高等职业院校教材

护 理 技 术

主　编　张绍敏

副主编　王艳兰

编　委　（按姓氏拼音排序）

　　　　郭　鹏　　黄　毅　　王艳兰　　吴方化

　　　　杨先爱　　叶　玫　　曾菲菲　　张绍敏

北京大学医学出版社

HULI JISHU

图书在版编目（CIP）数据

护理技术/张绍敏主编．—北京：北京大学医学
出版社，2012.9（2019.7 重印）

ISBN 978-7-5659-0427-1

Ⅰ．①护…　Ⅱ．①张…　Ⅲ．①护理学-医学院校-教
材　Ⅳ．①R472

中国版本图书馆 CIP 数据核字（2012）第 169330 号

护理技术

主　　编：	张绍敏
出版发行：	北京大学医学出版社
地　　址：	（100191）北京市海淀区学院路 38 号 北京大学医学部院内
电　　话：	发行部 010-82802230；图书邮购 010-82802495
网　　址：	http：//www.pumpress.com.cn
E - mail：	booksale@bjmu.edu.cn
印　　刷：	中煤（北京）印务有限公司
经　　销：	新华书店
责任编辑：许　立　　责任校对：金彤文　　责任印制：罗德刚	
开　　本：	787mm×1092mm　1/16　印张：23　字数：598 千字
版　　次：	2012 年 9 月第 1 版　2019 年 7 月第 6 次印刷
书　　号：	ISBN 978-7-5659-0427-1
定　　价：	45.00 元

前　言

　　《护理技术》是护理专业的核心课程，在护理专业国家级技能型紧缺人才培养方案中被确定为主干课程之一，是以护理基本技术为主要内容的应用技术课程。本版教材编写的宗旨是以培养学生良好的职业素质为核心，以培养高技能型人才为目标，目的是使学生掌握护理基本理论、基本知识和基本技能。本教材采用以护理程序为基本框架，以临床实际工作情境、工作任务为编写模式，以评估、计划、实施和评价为主线，以病人入院-住院-出院的实际工作情境作为学习情境，详细介绍了各项护理操作的基本内容，为学生在今后的临床护理岗位上打下坚实的基础。

　　全书共分为5个学习情境，21个学习任务，64个学习项目。结合护士资格考试大纲要求，情境一讲述了护理概论的基本知识，余下的学习情境讲述临床各科常用的基本护理技术。

　　在编写过程中，得到护理界同仁的热忱鼓励和支持，在此谨表示诚挚的感谢。

　　编者对本教材尽心尽力，但水平有限，遗漏和错误的地方在所难免，诚恳希望同行提出批评和指证。

张绍敏

目　录

任务一 护理学形成与发展

【任务达标】

1. 掌握护理学四个基本概念、整体护理概念。
2. 掌握护理学的性质。
3. 了解护理学的形成和发展。
4. 了解我国护理学的发展。

项目一 护理学的基本概念

护理学是自然科学和社会科学相互渗透的一门综合性的应用学科。它是通过"促进健康、预防疾病、恢复健康、减轻痛苦"来实现提高人的生命质量。它以基础医学、临床医学、预防医学、康复医学以及与护理相关的社会、人文科学理论为基础，形成其独特的理论体系、应用技术和护理艺术，为人们生老病死这一生命现象的全过程提供全面的、系统的、整体的服务。护理技术是研究临床护理的基本理论、基本知识、基本技术和方法的一门学科。它是临床各科护理的共性和基础，是护理学的一个重要组成部分。

一、护理学的四个基本概念

人、健康、环境和护理被认为是组成护理学的四个基本概念。对这四个概念的研究和描述，构成了护理学的基本要素和总体理论框架。每位护理理论家在阐述其理论时，都要首先对这些概念进行描述，以使他人了解其基本理论思想。

（一）人

人是护理服务的对象，对人的认识是护理理论、护理实践的核心和基础，并决定了护理工作的任务和性质。护理中的人不仅涉及个体、也包括由个体组成的家庭、社区、团体或整个社会，可以是健康人，也可以是患病的人。

1. 人是一个整体　人由身体、心理或精神、社会几个方面组成，各方面不能相互割裂而独立存在，而是通过相互联系、相互依赖、相互作用形成完整和独特的人。任何一个组成部分的不适或失调都会影响到其他部分以至整体。

2. 人是开放系统　人不是孤立存在的，人与周围环境不断进行着物质、能量和信息的交换。其基本目标是保持机体内环境的稳定和平衡，以适应外环境的变化。人既受环境的影响又可以影响环境。

3. 人有基本需要　人在不同发展阶段有不同层次的基本需要，护理服务的对象包括各个年龄阶段的人，虽然每一个人都有基本的需要：生理的需要、安全的需要、爱与归属的需要、尊敬的需要，以及自我实现的需要，但是不同年龄组的人有各自不同的发展特点和任务，基本需要的内容也就不尽相同。因此，每个人都是与众不同的、独特的个体。护士在提供护理服务时，要根据人的不同年龄和发展特点，运用不同的方法。

4. 人具有独特性 人是一个生物体，他不同于一般动物，他更具有社会性。每个人都是一个独特的个体，有独特的思想、情感、动机和需要。因此，在护理工作中，护士应尊重个体的独特性，满足患者的合理需要。

5. 人有自我概念 恢复、维持和促进健康是每个人的责任，人对自身的良好健康状态有所追求，人有不同程度的自我护理能力。因此，人不是被动地等待治疗和护理，而是主动寻找有关的健康信息，积极参与维护健康的过程。但自我概念低下者则对自身存在的价值持否定、怀疑态度，故可能会流露出对自己的失望、不满意甚至憎恨等。

（二）健康

南丁格尔指出健康是护理学所关注的中心。1947年世界卫生组织（WHO）对健康的定义是：健康不但是没有疾病或缺陷，而且是身体、精神和社会的完好适应状态。健康是一个动态的、连续变化的过程；健康是一个整体的概念；个人的健康观念受多种因素影响。

1. 健康是一个动态的、连续变化的过程 健康和疾病是一个连续的过程，没有绝对的分界线。每个人都会处于健康、疾病这一动态过程的某一位置，而这个位置又随时都在变化，不是静止不动的。

2. 健康是一个整体的概念 从WHO的健康定义可以看出人的健康包括了身体、心理和社会等各方面，健康是一个整体的概念，人的任何一方面出现不正常均会影响整体的健康状态。

3. 健康受多方面因素的影响 人生活在复杂的自然和社会环境中，健康观念受多种因素影响，每个人对健康都会有自己的看法或信念，社会背景、经济水平、文化观念等直接影响人们对健康的理解和认识，并进一步影响其在维持和促进健康方面所采取的行动，以及所采用的生活方式。

（三）环境

人的一切活动都离不开环境，环境与人相互作用，与人类的健康息息相关。

1. 人类与环境相互依存、相互作用 人的环境包括内环境和外环境。内环境是指人的生理，以及思维、思想、心理和社会等方面。外环境由自然环境和社会文化环境组成。自然环境包括，如人类生存的空间、空气、水、植物、动物等；社会环境包括经济条件、劳动条件、生活方式、人际关系、社会安全、宗教、文化、健康保健条件等。人的内环境和外环境持续进行着物质和能量的交换和相互作用，内、外环境往往不能截然分开。

2. 环境影响人的健康 人与环境的关系十分密切，自然环境和社会环境对健康保健的影响越来越被人们所重视。环境是动态和持续变化的，人需要不断调整机体的内环境，包括生理和心理的调节，使之适应外环境的变化。

（四）护理

在生物-心理-社会医学模式下，护理的服务对象是整体的人。

二、护理的概念

护理的内涵随着医学科学的日益发展而不断拓展，狭义的护理是指护理工作者所从事的以照料患者为主的医疗、护理技术工作，如对老幼病残者的照顾、维护患者的身心健康、满足人类生、老、病、死的护理需求等。广义的护理是指一项为人类健康服务的专业。护理专业是在尊重人的需要和权力的基础上，改善、维持或恢复人们所需要的生理、心理健康和在社会环境变化中的社会适应能力，达到预防疾病、提高健康水平的目的。

三、整体护理的概念

整体护理是以人为中心，以现代护理观为指导，以护理程序为基本框架，并且把护理程序系统化地运用到临床护理和护理管理中去的指导思想，整体护理的目标是根据人的生理、心理、社会、文化、精神等多方面的需要，提供适合人的最佳护理。

1. 护理是科学与艺术的结合　护理是为人的健康提供服务的过程，护理活动是科学、艺术、人道主义的结合。其科学性表现为护理工作是以护理学、基础医学、社会人文科学等知识和理论为指导，而不是只凭经验；艺术性表现为护士必须针对不同人和不同情况，创造性地应用知识和能力，提供有效和高质量的护理服务。

2. 护理是助人的活动　护士需有爱心、同情心、耐心、设身处地为服务对象着想。护理工作就是使不同年龄、不同心理状态、不同社会文化背景的人都能恢复、维持或促进达到其最佳的健康状态。

3. 护理是一个过程，其方法是护理程序　护理活动是一个过程，护理是有目的、有组织、具有不断创造性的活动，护理程序是护理的基本方法。

综上所述，人、健康、环境和护理是护理学的四个基本概念，对它们的理解决定了护理学的基本概念框架。这四个概念之间又相互关系、相互作用。人是护理的服务对象，人的健康是护理的中心。人与环境之间进行着持续不断的相互作用，以达到促进、维持或恢复健康的目标。人的内环境和外环境因素影响健康状态，环境的变化如果超出了人的代偿能力，包括生理代偿能力、心理适应能力以及社会支持系统的补充能力，人的健康状态就会向不良的方向发展。

项目二　护理学的形成和发展

一、护理的形成

自有人类以来，就有了生、老、病、死的问题，护理是人们谋求生存的本能和需要。远古人在与自然的搏斗中，经受了猛兽的伤害和恶劣自然环境的摧残，自我保护成为第一需要。北京猿人在火的应用中，逐步认识到烧热的石块、砂土不仅可以给局部供热，还可以消除疼痛。当人类社会发展至母系氏族公社时代，氏族内部分工为男子狩猎，妇女负责管理氏族内部事务，采集野生植物，照顾老、幼、病、残者，家庭的雏形由此产生。

（一）古代护理

医护为一体是古代护理的特点之一，19世纪之前，世界各国都没有护理专业。被古希腊誉为"医学之父"的希波克拉底就很重视护理，他教患者漱洗口腔，指导精神病患者欣赏音乐，调节心脏病、肾脏病患者的饮食。从现代观点看，这些都是有益于患者康复的护理。历代名医如华佗，他擅长外科，医术高明且医护兼任。明代中药学巨著《本草纲目》的作者李时珍，他虽然是著名的药学家，而他能医善护，为患者煎药、喂药，被传为佳话。还有唐代杰出医药学家孙思邈创造的葱叶去尖插入尿道，引出尿液的导尿术。明、清时代为防治瘟病而采用的燃烧艾叶、喷洒雄黄酒消毒空气和环境，用蒸汽消毒法处理传染病患者的衣物等护理技术，至今仍不失其科学意义。

古代护理的另一个特点是受宗教影响至深。在东方佛教、西方基督教支配下，救护病残者成为宗教的慈善事业。僧人、修女治疗与护理患者，主要以怜悯、施恩的人道主义精神照顾患者，应用科学技术是有限的。正由于历史的局限性所决定，15世纪以前的护理只能是以一种劳务的方式存在，处于家庭护理、经验护理阶段。

（二）现代护理的诞生与南丁格尔的贡献

在19世纪中后期，由于科学的不断发展，欧洲相继开设了一些"训练护士"的学校，护理的质量及地位有一定的提高，1836年，德国牧师西奥多·弗里德尔在坎萨尔斯瓦茨建立了世界上第一个较为正规的护士训练班。南丁格尔就读于此，现代护理学的发展主要是从南丁格尔时代开始。

1. 南丁格尔（1820年—1910年）时期　南丁格尔1820年5月12日出生于意大利的佛罗伦萨，出身于贵族之家，受过良好的高等教育，懂德、法、意大利等国语言，富有同情心，性格坚毅，具有开拓精神。1851年，她不顾家人阻挠，有目的的学习护理、卫生及伦理学课程，并毅然决定献身于护理事业。1854年—1856年，英、俄、土耳其等国在克里米亚交战，英军伤亡惨重。英政府选定南丁格尔，由她率领38名护士奔赴战地医院，负责救护工作。她克服重重困难，以忘我的工作精神、精湛的护理技术和科学的工作方法，经过半年的艰苦努力，使伤员的死亡率由原来的42%降至2.2%。南丁格尔的创造性劳动，证明了护理的永恒价值和科学意义，改变了人们对护理工作的看法，震动了全英国。通过实践，南丁格尔坚信护理是科学事业，护士必须接受严格正规的科学训练，只有品德高尚、具有献身精神的人才能胜任。1860年，她用英国政府奖励她的44000英镑，开办了世界上第一所护士学校，为近代科学护理事业打下了理论和实践基础。

南丁格尔在克里米亚战争中救护伤员的卓越成就和牺牲精神，被国际红十字会确认为是红十字会工作的开端，为表彰她的功绩，1883年英国皇室授予她勋章；1912年，国际红十字会决定设立南丁格尔奖章，作为奖励世界各国有突出贡献的优秀护士的最高荣誉。人们为了纪念她，将她的生日5月12日定为国际护士节。南丁格尔以其为护理事业奋斗不息的献身精神，成为全世界护士的楷模。她是近代护理学的奠基人。

南丁格尔对护理的贡献突出表现在以下几个方面：

（1）为护理向正规的科学方向发展奠定了基础：她认为护理是一门艺术，有其组织性、务实性及科学性。她确定了护理学的概念和护士的任务，提供了公共卫生的护理思想，重视患者的心理和生理护理，并发展了自己独特的护理环境学说。同时，由于她的努力，使护理摆脱了教会的控制及管理而成为一门独立的职业。

（2）著书立说，阐述其基本护理思想：南丁格尔一生撰写了大量报告和论著，在1858年及1859年分别写了《护理札记》、《医院札记》。最著名的是《护理札记》，阐述了护理工作应遵循的指导思想和原理，详细论述了对患者的观察及精神、卫生、饮食对患者的影响。该书被称为护理工作的经典著作。

（3）致力于创办护理学校：1860年南丁格尔在英国圣托马斯医院创办南丁格尔护士学校，以传授科学的护理专业知识和高尚的道德为主，培养了一批新型护士，使护理由学徒式教导成为正式的学校教育，为护理教育奠定了基础。

（4）创立了一整套护理制度：这套制度首先提出护理要采用系统化的管理方式，强调在设立医院的同时必须先确定相应的政策，使护理人员担负起护理患者的责任，并适当授权，充分发挥每位护理人员的潜能。要求护理人员必须受过专门的培训。要求每个医院必须设立护理部，并由护理部主任来管理工作。设立了医院设备和环境方面的管理要求，提高了护理工作的效率和护理质量。

（5）其他方面：强调了护理伦理和人道主义护理理念，要求平等对待每一位患者，不分信仰、种族、贫富，给患者平等护理。注重护理人员的训练及资历要求等。

2. 现代护理学的诞生　19 世纪以后，现代护理学的发展与各国经济、文化、教育、宗教、妇女地位及人民生活水平的改善有很大的关系，西方国家的护理学发展较快，护士的地位相对较高，其他国家的护理学发展相对滞后。

现代护理学从职业向专业发展的历程，主要表现为以下几个方面：

（1）建立完善的护理教育体制：自 1860 年后，欧美许多国家的南丁格尔护士学校如雨后春笋般出现，如在美国，1901 年约翰霍普金斯大学开设了专门的护理课程，1924 年耶鲁大学首先成立护理学院。学生毕业后取得护理学士学位，并于 1929 年开设硕士学位。1964 年加州大学旧金山分校开设了第一个护理博士学位课程。1965 年美国护士协会提出：凡是专业护士都应该有学士学位。期间，其他国家及地区也创办了许多护士学校及护理学院，形成了多层次的护理教育体制。

（2）护理向专业化方向发展：主要表现在对护理理论的研究及探讨、对护理科研的重视及投入和各种护理专业团体的形成。护理学作为一门为人们健康服务的专业，得到了进一步的提高。

（3）护理管理体制的建立：南丁格尔以后，世界各国都相继应用南丁格尔的护理管理模式，并将管理学的原理及技巧应用到护理管理中，强调了护理管理中的人性管理，并指出护理管理的核心是质量管理。同时护理管理要求更加具体严格，如美国护理协会对护理管理者有具体的资格及角色要求。

（4）临床护理分科：由于科技的发展及现代治疗手段的进一步提高，使护理专科化的趋势越来越明显，要求越来越高，如目前在美国，除了传统的内、外、妇、儿、急症等分科外，还有重症监护、职业病、社区及家庭等不同分科的护理。

二、现代护理学的发展

现代护理学的发展可以概括性的分为以下 3 个阶段。

（一）以疾病为中心的护理阶段（19 世纪 60 年代—20 世纪 40 年代）

人们对健康的认识处于"有病就是不健康，健康就是没有疾病"的阶段，且认为健康是由于细菌或外伤引起的机体结构改变或功能异常，因此一切医疗行为都围绕着疾病进行，以消除病灶为基本目标，受这种医学指导思想的影响，协助医生诊断和治疗疾病成为这一时期护理工作的主要内容。

特点：护理已成为一个专门的职业，护士从业前须经过专门的训练，护理工作的主要内容是执行医嘱和各项护理技术操作，护理教育者和管理者都把护理操作技能作为护理工作质量的关键。以疾病为中心的护理是现代护理学发展初期的必然产物，为护理学的进一步发展奠定了基础，然而，其致命弱点是只关心患者局部的病症，以协助医生消除患者身体上的病灶为目的，忽视了人的整体性，因而护理从属医疗，护士成为医生的助手，护理研究领域十分局限，束缚了护理专业的发展。

（二）以患者为中心的护理阶段（20 世纪 40 年代—20 世纪 70 年代）

1948 年，世界卫生组织（WHO）提出了新的健康观："健康不仅仅是没有躯体疾病和身体缺陷，还要有完整的生理、心理状况和良好的社会适应能力。""护理程序"的提出，使护理有了科学的工作方法。1977 年，美国医学家恩格尔提出了"生物－心理－社会医学模式"。

特点：强调护理是一个专业，护理人员是健康保健队伍中的专业人员，医患双方是合作伙伴。护士不再是单纯被动地执行医嘱和护理技术操作，而是应用科学的工作方法——护理程序，对患者实施身、心、社会等全方位的、连续的、系统的整体护理，解决患者的健康问题，满足患者的健康需求。护理学通过吸收相关学科的理论及自身的实践和研究，逐步形成了自己的理论知识体系，建立了以患者为中心的教育模式。以患者为中心的护理改变了护理的内容和方法，但护理的研究内容仍局限于患者的康复，护理的工作场所限于医院内，尚未涉及群体保健和全民健康。

（三）以人的健康为中心的护理阶段（20 世纪 70 年代至今）

1977 年（WHO）提出了"2000 年人人享有卫生保健"的战略目标，已成为各国健康保健人员的努力方向。

特点：护理学已发展成为现代科学体系中综合人文、社会、自然科学知识的独立的为人类健康服务的应用学科。护理任务已超出了原有的患者或疾病护理的范畴，而扩展到了对所有人生命周期的所有阶段的护理。护理工作场所也相应地从医院扩大到了工厂、学校、家庭、社区、幼儿园、老人院或临终关怀院等。护理人员的工作方法仍然使用科学的解决问题法，即护理程序。

三、中国近代护理发展

我国近代护理学是随西医的传入而起始的。1935 年，在广东省建立了第一所西医医院，外国人为了利用中国的廉价劳动力，以短训班形式培训护理人员。1887 年，美国护士在上海妇孺医院开办护士训练班。1888 年，在福州开办我国第一所护士学校，首届只招收了 3 名女生。那时医院的护理领导和护校校长、教师等多由外国人担任，护士教材、护理技术操作规程、护士的培训方法等都承袭了西方的观点和习惯，形成欧美式的中国护理专业。

1912 年中华护士会成立护士教育委员会，并对全国护校注册。1914 年 6 月在上海召开第一次全国护士代表大会。在这次会议上，钟茂芳是第一位被选为学会副理事长的中国护士。钟茂芳认为从事护理事业的人是有学识的人，应称之为"士"，故将"nurse"创译为"护士"，被沿用至今。那时的理事长由外国人担任，直至 1924 年才由我国护士伍哲英接任理事长。1922 年，我国参加国际护士会。1925 年，中华护士会第一次派代表出席在芬兰召开的国际护士会会员国代表大会。

1921 年，北京协和医院联合燕京、金陵、东吴、岭南大学创办高等护理教育，学制 4～5 年，并授予毕业生学士学位。1932 年在南京创立我国第一所国立中央高级护士职业学校。1934 年，教育部成立护士教育委员会。然而，在半封建半殖民地的旧中国，经过 60 年（1888 年—1948 年）的漫长岁月，正式注册的护校只有 180 所，总计培养护士三万多人，远不能满足亿万人民对卫生保健事业的实际需要。

1976 年 10 月以后，迎来了建设我国现代护理的春天。国家卫生部于 1979 年先后颁发了《加强护理工作的意见》和《关于加强护理教育工作的意见》，从宏观上强化了对护理专业的管理，加速了现代护理学的发展进程。1982 年卫生部医政司成立城市护理处，各医院重建护理部，狠抓人才培养，充实护理队伍。至 1990 年，我国护士增至一百万人左右，进一步建立、健全护理规章制度及护理质量标准，中等护理教育得到加强。据 1984 年统计，全国有独立护校及设有护理专业的卫生学校共 439 所。1984 年 1 月，教育部、卫生部联合召开了全国高等护理专业教育座谈会，提出积极开展多层次、多规格的护理教育要求；1985 年批准北京医科大学等 11 所医科大学设置护理本科专业，学制 5 年，毕业生授予学士学位。同时，大专护理、护理继续教育应运而生，一个中专、大专、本科齐全的护理教育体系已初具规模。

1979 年，国务院批准卫生部颁发的《卫生技术人员职称及晋升条例》明确规定了护理人员的专业技术职称。这一重大举措，对提高护士的社会地位，改变护士的知识结构，构建具有我国特色的现代护理专业，有极其重大的意义。1980 年以来，我国现代护理呈现出一派生机和活力：①护理概念发生了重要变化，身心结合的整体护理、责任制护理在逐步展开；②护理功能得到拓展，从医院护理逐渐走向社区护理；③护理装备有所更新；④护理业务技术水平明显提高，心理护理、重症监护、器官移植、显微外科等专科护理技术发展较快；⑤护理教育模式的转变带来护士知识结构的改善，一批知识品位较高的学科带头人正在茁壮成长；⑥护理学会在为推动我国现代护理学的发展，加速人才培养，开展国际间护理学术交流等方面作出了新的贡献。1977 年 9 月《护理杂志》复刊，1981 年改名为《中华护理杂志》，同年 4 月，该杂志与国外护理期刊交流；⑦1985 年中国护理中心建成，对我国现代护理学的研究和发展起推动作用；⑧1983 年，我国著名护理专家王秀瑛教授以她高尚的品德、渊博的学识，成为我国第一位南丁格尔奖章获得者。此后，又有中华护理学会名誉理事长林菊英等 10 多位护理工作者获此殊荣。老一辈护理专家和无数优秀护士对护理事业的执著追求和无私奉献精神是我国现代护理得以发展的根本动力。

【执业考试考核知识点】

1. 识记

（1）护理学的四个基本概念。

（2）南丁格尔对护理事业作出的贡献。

（3）现代护理学发展经历的三个阶段。

2. 领会

（1）护理学的形成及护理学的性质。

（2）整体护理观念及中国近代护理发展。

3. 应用

临床护理工作中，如何满足患者需要，实施整体护理。

（张绍敏）

任务二 护理工作方式与方法

 【任务达标】

1. 掌握护理工作的常用方式及其特点。
2. 掌握护理程序、护理诊断的概念、护理诊断的组成部分、护理诊断的陈述、护理诊断与医疗诊断的区别。
3. 掌握护理程序中评估、计划、实施、评价的方法。
4. 熟悉护理工作方式的优缺点。
5. 了解护理程序的理论基础。

项目一 护理工作方式

随着医学模式的转变，护理模式也发生了相应的变化，对患者的护理已经由机械性地执行医嘱以满足患者的身体或疾病恢复的需要，转变到了根据患者的问题，采取各种护理方法，以满足患者身体、心理、精神、社会文化等方面的需要。

目前临床上常用的护理工作方式有5种，现分述如下。

一、个案护理

（一）个案护理定义

个案护理是由专人负责实施个体化护理，一名护理人员负责一位患者全部护理的护理工作方式。适用于抢救患者、脏器移植、大手术后患者的护理。

（二）优点

1. 护士能意识到患者的生理、心理、感情、精神、社会文化等方面的所有需要。
2. 一位护士负责患者的所有护理活动，职权分明。
3. 护士的才能得到充分发挥，可体现个人的能力，满足其成就感。
4. 护患交流增加，能建立良好的护患关系。
5. 家属能了解患者及护士的情况，从而能间接地参与患者的护理活动。

（三）缺点

1. 一位护理人员负责一位患者，只能在她上班的时候给予患者护理，无法保障护理的连续性。
2. 不适合所有患者的护理。
3. 对护理人员要求高，耗费人力、财力、物力。

二、功能制护理

（一）功能制护理的定义

功能制护理是一种集权式的护理方式，它以工作任务为中心，以日常事务为主要工作内容，进行岗位分工，达到完成患者常规护理的一种护理分工方式。其指导思想是以疾病护理为中心。护士长对病房的护理活动负全责，负责把工作分配给每位护士，如"治疗护士"、"生活护理护士"、"办公室护士"等，她们各自按流水作业进行工作。

（二）优点

1. 护士分工明确，便于组织和管理。

2. 工作效率高，节省护士人力，能有效、经济地达到各种既定目标。

3. 从事某项护理工作的护士对所承担的技术工作非常熟悉。

（三）缺点

1. 护士按照工作标准及操作程序工作，很少考虑患者的心理及社会文化因素，对患者的情况缺乏整体的了解，患者得不到连续护理。

2. 重复性的劳动易导致护士的疲劳、厌烦、进取心差、知识面变窄。不易发挥护士的工作积极性。

3. 一位护士只负责患者护理的一个方面，不利于建立良好的护患关系。

三、小组护理

（一）小组护理的定义

小组护理是一种分权式的护理工作方式，20世纪50年代，小组护理的方式开始在西方国家实行，具体方法为将病区护士分为2～3个小组，每护理小组负责照顾10～20名左右的患者，由一名学历较高，有经验的护士担任组长，领导小组工作。

（二）优点

1. 小组成员彼此共同合作、共同计划、分享护理成果，有利于充分发挥小组成员的智慧和经验，可维持良好的工作气氛。

2. 有利于护士对患者实施整体护理。

3. 护理的系统性、连续性好。

4. 护士从事各种护理活动机会多。

（三）缺点

1. 需要较多的人力设备，护理人员间需要花费较多的时间进行沟通。

2. 小组成员分工护理患者，归属感差且责任感降低。

3. 小组长的领导能力及技巧，会影响小组的护理质量。

4. 患者住院期间由不同的护理人员照顾，会影响护理质量。

四、责任制护理

（一）责任制护理的定义

责任制护理是20世纪70年代医学模式转变过程中发展起来的比较理想的护理方式，80年代我国的一些大医院也开始试行，但受条件限制没有能够推广。

责任制护理是一种连续性、整体性、协调性、以患者为中心的护理方式。由责任护士对患者的身心健康实施有计划、有目的的整体护理。即患者从入院到出院由专人负责全面计划和实施护理。护士不是医嘱的机械执行者，护理也不仅是对患者机体的护理，而是强调心身整体护理，要对患者的生理、心理、社会和家庭生活等全面了解，以调动患者主观能动性，使之在生理、心理方面都处于接受治疗的最佳状态。

（二）优点

1. 护士提供连续性、整体性、协调性、个别化的护理服务。

2. 工作的重点是患者，培养了护士的责任感和权威性。

3. 有利于建立良好的护患关系，提高了护士的工作满意度。

4. 患者归属感和安全感增加。

（三）缺点

1. 护士 24 小时负责不客观，难以实现。

2. 对护士能力要求高。

3. 要求的护士量增多，财力消耗性大。

4. 文字书写任务过重。

五、综合护理

（一）综合护理的定义

综合护理是一种通过有效地利用人力资源，恰当地选择并综合运用上述几种工作方式，为服务对象提供低成本、高质量、高效率护理服务的工作方式。临床常用的综合护理是将小组护理与功能制护理相结合，或是将责任制护理与小组护理相融合等。

（二）优点

1. 工作效率高，注重成本效益。

2. 为护士提供了良好的发展空间，护士责任心、成就感增强。

3. 为患者实施连续性、整体性、协调性、个别化的护理服务。

（三）缺点

1. 对护士能力要求高。

2. 要求的护士量增多，财力消耗性大。

总之，上述几种护理工作方式各有利弊。临床工作中，护理管理者需要根据具体情况，认真分析，恰当选择并综合运用。

项目二　护理程序

护理工作与人们的健康息息相关，由于人们的健康问题极为复杂，需要有一套科学的解决问题的方法，以帮助护理人员为服务对象提供科学、有效的健康照顾。因此，护理界提出了护理程序的方法，以此提高健康照顾质量，并推动护理学的专业化发展。

一、护理程序的概念

护理程序是以促进和恢复护理对象的健康为目标，所进行的一系列、有目的、有计划的护理活动，是一个综合的、动态的、具有决策和反馈功能的过程，是对护理对象进行主动、全面的整体护理，使其达到健康的最佳状态。

"程序"是做事情的先后顺序，护理程序是护士在为护理对象提供护理照顾时所运用的工作程序，是一种科学的确认问题和解决问题的工作方法和思想方法。

护理程序包括 5 个步骤：评估、诊断、计划、实施、评价，它们之间相互联系、相互影响，是一个循环往复的过程。

二、护理程序的特点

1. 以护理对象为中心　护士运用护理程序时需要充分考虑护理对象的个体性，根据护理对象的生理、心理和社会需求安排护理活动，充分体现以人为中心的指导思想。

2. 循环的、动态的过程　护理程序按照评估、诊断、计划、实施、评价的步骤进行护理活动，但无绝对的起点与终点，需要根据病情及患者的变化，及时作出评价并采取相应的措施。

3. 普遍适用性　无论护理对象是个人、家庭还是社区，无论护理工作的场所是医院还是社区，护士都可以运用护理程序为护理对象提供护理服务。

4. 组织性和计划性　正确的运用护理程序能有效地避免护理活动出现杂乱无章的现象，保证护理工作紧张有序地进行。

5. 互动性和协作性　护士在运用护理程序的过程中，需要随时与患者、家属、医生及其他医务人员进行交流和协作，共同为恢复和促进护理对象的健康服务。

6. 创造性　护士需要运用评判性思维的方法，根据护理对象的健康问题及特殊需求，创造性地设计解决问题的方法。

7. 具有理论依据　护理程序是以行为科学、人文科学、心理－社会科学为理论基础的学说，要求护理人员具有充实的专业知识。

三、护理程序的理论基础

在运用护理程序的过程中会涉及很多的理论，如一般系统论、基本需要理论、沟通理论、压力与适应理论等。一般系统论构成了护理程序的基本框架，同时促进了整体护理思想的发展；人的基本需要理论为评估护理对象的健康状况，预见其健康需求，提供了可靠理论依据。这些理论一方面互相联系，共同为护理程序提供理论上的支持，另一方面，又分别在护理程序实践过程的不同阶段、不同方面发挥独特的指导作用。

四、护理程序对护理实践的指导意义

（一）对护理专业的意义

护理程序的应用是护理学专业化的重要标志之一，它规范了护理工作的方法；护理程序的应用对护理教育在课程的设置、教学内容的安排、教学方法的运用等诸多方面的改革具有指导性的意义；护理程序对护理管理者提供了一种科学地解决问题的方法，同时，对护理管理提出了更高的要求，尤其使临床护理质量的评价有了新的突破。

（二）对护理对象的意义

应用护理程序的主要目的是为了给护理对象提供更系统、全面、个体化、高质量的健康照顾，护士运用护理程序越充分，护理对象参与护理的机会越多，对自己所要达到的健康目标也就越清楚，因此，合作性也越强，从而保证了优质高效的护理质量。

（三）对护理人员的意义

在护理实践过程中运用护理程序，使护理工作摆脱了多年来单纯执行医嘱的被动工作局面，使护士由医生的助手转变为合作者，提高了护士的工作成就感；在解决问题的过程中，培养了护士独立发现问题、解决问题的能力；在护理工作过程中，护士不断与患者、家属及其他医务人员接触，从而增强了护士的人际交往能力。

护理评估

护理评估是护理程序的初级阶段，是护士系统、全面地收集护理对象的资料并对资料加以整理的过程。评估是护理程序的基础，评估时收集的资料是否可靠、全面，将直接影响护理诊断、护理计划的准确性。评估又是一个连续不断的动态过程，它从患者入院时即已开始，此后，护士每次与患者接触都会收集有关病情变化和患者反应的资料，以便及时发现问题，调整护理计划。可以说，评估贯彻于护理工作的始终。评估包括两个方面的工作，收集资料和整理分析资料。

一、收集资料

（一）收集资料的目的

1. 为作出正确的护理诊断提供依据。

护士提出护理诊断时不能凭想象，必须实事求是，应以护理评估所获得的资料作为基础，在分析判断之后，作出护理诊断。

2. 为制定护理计划提供依据。

提出护理诊断后，具体解决服务对象的问题，应先制定一个计划。同一个问题的导致因素不同，解决的方式就不同。要根据护理评估的资料进行分析，才能制定出适合护理对象的护理计划。

3. 为评价护理效果提供依据。

护理计划实施后，最终的目的是要看是否达到预期结果，通过什么来判断，必须进一步收集资料，与目标进行对比才能评价护理效果，所以，评估为护理效果提供了依据。

4. 为护理科研积累资料。

任何一个专业，没有科学研究就没有发展，护理工作亦是如此，护理研究是用科学的方法反复探索护理领域的问题，通过对服务对象的基础资料、导致健康不佳的因素进行分析而获得。而这些资料的来源是通过对护理对象的评估。

（二）资料的来源

1. 直接来源

护理对象是直接资料的来源，通过护理对象的主诉和对护理对象的观察、体格检查等获得的资料。

2. 间接来源

（1）与护理对象有关的人员，如亲戚、朋友、同事等。

（2）其他医务人员，如医生、营养师、理疗师及其他护理人员。

（3）病案记录和实验室检查报告。

（4）医疗和护理的有关文件记录。通过有关的医学、护理学的各种文献，可以获得各种重要的数据标准；不同的文化背景、不同的民族与护理对象健康生活有关习俗和宗教信仰方面的资料，他们能为基础资料提供参考的信息。

（三）资料的种类

1. 主观资料

主观资料即患者的主诉，多为患者的主观感觉，即患者对其所经历、所感觉、所思考、所担心的内容诉说，如疼痛、乏力、恶心、瘙痒或"我的头痛得像要裂开一样"等。

2. 客观资料

客观资料是护士通过观察、会谈、体格检查以及借助医疗设备检查所获得的有关护理对象的资料，如皮肤破溃、面色发绀、血压升高、水肿、心律失常等。客观资料获取是否全面和准确，主要取决于检查者是否具有敏锐的观察能力及丰富的临床经验。

【课堂互动】

护理程序的发展史

护理程序是 1955 年由美国护理学家利迪亚·赫尔首先提出，她认为护理是"按程序进行的工作"。之后，1961 年奥兰多在《护士与病人的关系》一书中第一次使用了"护理程序"一词。1967 年尤拉和奥斯完成了第一本权威性的《护理程序》教科书。1973 年北美护理诊断协会在协会的第一次会议后，确定了护理程序为 5 个步骤，即评估、诊断、计划、实施、评价。20 世纪 80 年代初，美籍华人李式鸾博士到中国讲学，首次将护理程序引入我国，以护理程序为中心的责任制开始实行。1994 年，经美籍华人袁剑云博士介绍，全国部分医院开始试点开展系统化整体护理，目前，整体护理与护理程序正在健康发展中，广大护理人员正在积极探索适应我国国情的护理实践模式。

（四）资料的内容

护士应收集与患者健康状况及护理活动有关的资料，内容涉及患者的生理、心理、社会、文化、经济等方面，具体包括：

1. 一般资料 包括姓名、性别、年龄、民族、职业、婚姻状况、受教育水平，家庭住址、联系人等。

2. 现在健康状况 包括主诉、现病史、目前的饮食、营养、排泄、睡眠、自理、活动情况等日常生活型态。

3. 既往健康状况 包括既往病史、创伤史、手术史、过敏史及既往日常生活型态、烟酒嗜好，女性患者还应了解月经史和婚育史。

4. 家族史 应了解家庭成员是否有类似的疾病或有无其他家族遗传性疾病。

5. 护理体检的检查结果 主要项目包括身高、体重、生命体征、意识、瞳孔、皮肤、口腔黏膜、四肢活动度、营养状况以及心、肺、肝、肾的主要阳性体征。

6. 实验室及其他检查结果 查看护理对象最近的各种检查结果报告，实验室检查的数据，了解护理对象病情变化的第一手资料。

7. 患者的心理情况 包括患者对疾病的认识态度、健康的信心、病后精神、行为及情绪的变化、患者的人格类型、应对能力、近期生活中的应激事件（如是否有离婚、丧偶、失业、家人生病等）。

8. 社会情况 包括工作情况、目前享受的医疗保健待遇、经济状况、家庭成员对患者的态度和对疾病的了解、社会支持系统状况等。

（五）收集资料的方法及途径

收集资料的方法包括交谈法、观察法、护理体检、查阅。

1. 交谈 与护理对象交谈是第一手、也是最重要的资料来源，要获知患者的情况，最常用的方法就是与患者交谈。一般可分为正式交谈和非正式交谈，正式交谈是指先通知患者，有计划、有特定目的的交谈，如患者入院后的病史采集；非正式交谈是指护士日常生活工作中与患者进行的随意而自然的交谈，此时患者可能感觉是一种闲谈，但这样的谈话往往使患者及家属感到亲切、放松而愿意说出内心的真实想法和感受，以便护士得到尽可能多的、真实的材料，了解患者对疾病的情绪反应，护士应运用沟通技巧，关心和体贴患者，与患者建立起互相信任的关系。谈话时应注意以下几个问题：

（1）安排合适的环境：谈话环境要安静、舒适，不受干扰，并有适宜的照明，让患者在轻松、较少压力的情况下，陈述自己的内心感受。

（2）说明交谈的目的及需要的时间：正式交谈时向患者解释交谈的目的、交谈所需的时间，让患者有心理准备。

（3）引导患者抓住交谈主题：在交谈中，引导患者抓住主题，如护士事先准备好提纲，引导患者按顺序讲出，一般从主诉、一般资料开始，再引向过去健康状况、心理社会情况等。当患者叙述时不要随意打断或提出新的话题，对患者的陈述和提出的问题，要给予适当的反应，如点头、微笑等。交谈结束时，可按交谈内容做一小结。并征求患者的意见，离开前要向患者致谢。

2. 观察　护士与患者的初次见面就意味着观察的开始，在患者住院的整个期间，护士应对患者连续性观察，一般与交谈同时进行。是指运用视、听、嗅、触等多种感觉器官获得有关的患者心理、生理、精神、文化及社会等方面的健康信息，并对信息加以分析，作出判断。护士观察需要按照一定的顺序进行，以防止遗漏重要的资料，这种观察方法称为系统性观察，需要护士在实践中不断培养和锻炼，才能得以发展和提高。

（1）视觉观察：是护士通过视觉观察病情、了解护理对象一般情况的一种方法，如观察护理对象的精神状态、皮肤黏膜、营养发育状况、四肢活动能力、面部表情、运动、呼吸等。

（2）听觉观察：是护士利用听觉器官辨别护理对象的各种声音，如说话的声音、婴儿的哭声、咳嗽的声音；借助于听诊器，可以听到护理对象的心音、肠鸣音等。

（3）嗅觉观察：是护士通过嗅觉感受器辨别护理对象发出的各种异常气味，如体表、口腔、呕吐物、排泄物的气味，以判断疾病的性质和变化。

（4）触觉观察：是护士通过触觉感受器辨别护理对象某些器官或组织的物理特征的一种检测方法，如皮肤的温度、适度、弹性、肌肉紧张、肿物的大小及软硬度等。

3. 护理体检　护士应掌握一定程度的体检技能，能够为护理对象进行身体评估，身体评估是指从头到脚，依次对患者身体的各个系统进行检查，收集有关患者身体状态的客观资料，以便及时了解病情变化和发现护理对象的健康问题。所用的方法有望、触、叩、听。护士进行身体评估时重点收集与护理活动有关的资料，并注意保持与医生所收集资料的一致性。

4. 查阅　包括护理对象的病历、各种护理记录、实验室及其他检查报告、既往健康记录，以及有关文献等。

（六）资料的记录

（1）收集的资料应及时记录：记录时要正确反映患者的问题，不能带有自己的主管判断和结论。

（2）主观资料的记录应尽量用患者自己的语言，并加上引号。

（3）客观资料的记录要用医学术语，描述的词语应确切，要能正确反映患者的健康问题，避免护士的主观判断和结论。

二、整理资料

（一）资料的分类

评估所获得的资料涉及各个方面，内容庞大，需要对资料进行分类，以避免重复和遗漏，临床上常用的是按马斯洛的需要层次论进行分类。

（1）生理需要：是人类维持自身生存的最基本要求，包括饥、渴、衣、住、性等方面的要求。

（2）安全的需要：这是人类要求保障自身安全、摆脱事业和丧失财产威胁等方面的需要，如对环境的陌生、对各种治疗和检查产生焦虑和恐惧、担心经济负担等。

（3）爱与归属的需要：如患者想家、想孩子，害怕孤独，希望有亲友来探望等。感情上的需要比生理上的需要更重要，它和一个人的生理特性、经历、教育、宗教信仰都有关系。

（4）尊重与被尊重的需要：如患者患病后希望医护人员能听取自己的意见、尊重自己的个人习惯等。马斯洛认为，尊重需要得到满足，能使人对自己充满信心，对社会满腔热情，体验到自己活着的用处和价值。

（5）自我实现的需要：是最高层次的需要，它是指实现个人理想、抱负，发挥个人的能力到最大程度，完成与自己的能力相称的一切事情的需要。如担心住院会影响自己工作和学习等。

（二）资料的核实

将资料整理分类之后，检查有无漏掉的内容，并及时补充，以保证获取生理、心理、社会各方面的整体资料。

1. 核实主观资料　主观资料是患者的主诉，核实主观资料并非对患者不信任，而是由于患者的感知有时可能出现偏差，因而需要用客观资料都主观资料进行核实。如患者自诉"我感觉在发热"，则护士需要测量患者的体温进行核实。

2. 澄清含糊的资料　如患者主诉"大便正常"，这项资料不够准确，需要进一步询问患者大便的具体情况，如次数、性状、排便是否费力等。

（三）资料的记录

目前，各医疗机构通常使用"入院评估表"记录患者入院时综合评估所得的资料。此表格目前尚无统一的格式，各机构多按照资料的分类方法，结合各自的特点而自行设计，患者入院评估表不仅便于护士记录患者的资料，还可指导护士收集资料，以免资料的遗漏。

除入院评估表外，各医疗机构也使用"住院评估表"记录日常评估患者所得的资料。

护理诊断

一、护理诊断的定义

护理诊断是护理程序的第 2 步，是护士对评估所得的资料进行分析和判断的过程，它为护理计划的制订提供了依据，为护理活动的实施和评价奠定了基础。1973 年，美国护士协会正式将护理诊断纳入护理程序。

1990 年，在北美护理诊断协会第 9 次会议上，护理诊断被正式定义为"是关于个人、家庭、社区对现存的或潜在的健康问题或生命过程反应的一种临床判断"，它是护士为达到预期结果选择护理措施的基础，这些预期结果应是护理职责范围能够达到的。

从护理诊断定义可以看出：

1. 护理诊断描述的是人类的健康问题或生命过程反应，而非护理需要和护理措施。

2. 护理诊断涉及与人的生命有关的生理、心理、社会文化、发展和精神等各个方面的问题。

3. 护理诊断所描述的人类健康问题，必须在护理工作范围之内，能够通过护理职能解决或缓解。

4. 护理诊断所描述的人类健康问题，不仅包括已经存在的，还包括潜在的和可能的。

二、护理诊断的组成

北美护理诊断协会认可的护理诊断基本上是由名称、定义、诊断依据及相关因素/危险因素 4 部分组成。

（一）名称

名称是对护理对象健康状况的概括性的描述。一般用改变、减少、缺乏、缺陷、不足、过多、增加、功能障碍、受伤、损伤、无效或低效等特定的用语来描述健康问题。如"气体交换受损""缺乏娱乐活动"等。

（二）定义

定义是对护理诊断的一种清晰、精确的描述和解释，并以此和其他诊断鉴别。

例如：体温过高

定义：为个体处于体温高于正常范围的状态。

（三）诊断依据

诊断依据是作出护理诊断的临床判断标准，是护理对象的主诉、被检查出来的症状、体征及有关病史。诊断依据分为必要依据、主要依据和次要依据，必要依据是作出某一护理诊断时必须具备的依据，主要指证实一个特定诊断时通常需要存在的症状和体征，次要依据指可能出现的症状和体征。这 3 种依据的划分并非随意而为，而是通过严谨的科研证实的，如"活动无耐力"中主要依据是活动中有虚弱、头晕、呼吸困难；次要依据是可能存在面色苍白、意识模糊、眩晕等。

（四）相关因素

相关因素是指影响个体健康状况的直接因素，现存性或健康性护理诊断的存在是因为有相关因素，而危险性护理诊断的存在是因为有危险因素。

相关因素可以来自以下几方面：①疾病方面：如"体液过多"可能是与机体调节机制不佳有关；②治疗方面，如使用呼吸机的患者出现的"语言沟通障碍"可能与气管插管有关；③心理方面，如"便秘"可能是与患者处于较严重的抑郁状态有关；④情境方面，涉及环境、支持系统、生活经历、生活习惯、角色等方面因素，如"营养失调：低于机体需要量"可能是与不良的饮食习惯有关；⑤发展方面，涉及与年龄相关的各方面，包括认知、生理、心理、社会、情感的发展状况等，比单纯年龄因素所包含的内容更广。如老年人发生便秘，常与活动少、肠蠕动减慢有关。

三、护理诊断的步骤

（一）分析资料，找出异常

对评估所得资料加以分析，与正常值对比，以找出异常。为了准确地进行比较，护士要熟练地掌握护理学、医学、人文科学中的各种正常值/范围，还要考虑人的个体差异性，根据不同年龄阶段、不同背景条件，全面、评判性地作出比较。

（二）明确相关因素和危险因素

相关因素是导致护理诊断出现的最直接原因。一个护理诊断可以有多个相关因素，对于不同的相关因素，采取不同的护理措施，所以明确相关因素非常重要，是制定护理措施的关键。

确定危险因素同样重要，可以帮助护士预测今后患者可能发生的问题。如某患者下肢骨折需要长期卧床，护士应预测到将来可能发生便秘，必须采取预防措施。

（三）确定患者的健康问题

通过分析资料，找出患者存在的健康问题及相关因素或危险因素后，在形成护理诊断之前，护士必须再次确认所收集的患者资料是否准确无误，并重点确认哪些为异常资料。

（四）形成护理诊断

再次确认患者确实存在的健康问题后，护士即可结合相关因素或危险因素，形成护理诊断或合作性问题。

四、护理诊断的类型

（一）现存的护理诊断

现存的护理诊断是对个人、家庭或社区对于现存的健康状况/生命过程所产生的反应的描述，如"尿潴留""恐惧"等。现存性护理诊断一般有诊断依据。

（二）危险性护理诊断

危险性护理诊断是对一些易感的个人、家庭或社区对于健康状况/生命过程可能出现的反应的描述，如"有感染的危险""有孤独的危险"等。这类护理诊断目前虽没有发生，但如果不采取护理措施则非常有可能出现健康问题。

（三）健康的护理诊断

健康性护理诊断是对个人、家庭或社区所具有的加强健康以达到更高健康水平的潜能的描述，如"有增强精神健康的趋势""母乳喂养有效"等，健康性护理诊断是护士在为健康人群提供护理时可以用到的护理诊断。

五、护理诊断的陈述

完整的护理诊断陈述包括三部分，其中，P代表健康问题（problem），即护理诊断的名称；S代表症状和体征（symptoms and signs），也包括实验室、器械检查结果；E代表病因（etiology），即相关因素，故又称PSE公式。

1. 三部分陈述：多用于现存的护理诊断，即护理问题，症状或体征及相关因素三者齐全。

例如：<u>体液过多</u>：<u>腹水、水肿</u>：<u>与肝功能减退、静脉高压引起的钠水潴留有关</u>
　　　　　P　　　　S　　　　　　　　　　E

2. 二部分陈述：即PE公式，只有护理诊断名称和相关因素，没有临床表现，多用于潜在的护理诊断。

例如：<u>有便秘的危险</u>：<u>与纤维摄入不足有关</u>
　　　　　P　　　　　　E

有体液不足的危险：与呕吐、禁食、出血有关
　　　　　　P　　　　　　　　　E

3. 一部分陈述：只有 P，即不存在相关因素，常用于健康的护理诊断。

例如：有增强精神健康的趋势
　　　　　　P

母乳喂养有效
　　P

六、护理诊断与医疗诊断的区别

医疗诊断是用于确定一个疾病或病理状态的医疗术语；护理诊断是护士用于判断个体和人群对健康状态/健康问题的反应，包括生理、心理、社会反应的护理术语。医疗诊断的侧重点在于对患者的健康状态及疾病的本质作出判断，特别要作出病因诊断、病理解剖诊断和病理生理诊断；而护理诊断则侧重于对患者现存的或潜在的健康问题或其他反应作出判断。每个患者的医疗诊断数目较少且在疾病发展过程中相对稳定不变；护理诊断数目较多，并可随病情的发展而改变。

护理诊断与医疗诊断的区别

项目	护理诊断	医疗诊断
临床判断的对象	对个体、家庭、社区的健康问题/生命过程反应的一种临床判断	对个体病理生理变化的一种临床判断
描述的内容	描述的是个体对健康问题的反应	描述的是一种疾病
决策者	护士	医疗人员
职责范围	在护理职责范围内进行	在医疗职责范围内进行
适应范围	适用于个体、家庭、社区的健康问题	适用于个体的疾病
数　量	往往有多个	一般情况下只有一个
是否变化	随病情的变化而改变	一旦确诊则不会改变

七、合作性问题

（一）定义

合作性问题是指医生和护士合作才能解决的问题，多指由于脏器的病理生理改变所致的潜在并发症，在合作性问题中，护士主要承担监测职责。如心肌梗死患者，在发病 24 小时内最易出现心律失常，如室性心动过速、心室颤动，即潜在并发症"心律失常"。因为护理措施无法预防，只能通过连续心电监测及时发现严重心律失常的发生。

（二）陈述方式

合作性问题有固定的陈述方式，都是以"潜在并发症"（简称 PC）开始，即都以"潜在并发症：××××"或"PC：××××"的陈述方式。例如：潜在并发症：出血性休克（或 PC：出血性休克）

（三）与护理诊断的区别

临床上出现的并发症很多，并非所有的并发症都属于合作性问题，如果护士能提供独立

的护理措施，并能预防其发生的并发症则属于护理诊断；而护士不能通过护理措施独立预防和独立处理的并发症才是合作性问题。如皮肤长期受压而导致的"有皮肤完整性受损的危险"可通过护理措施来预防或处理，即为护理诊断；而对于术后患者伤口出血，仅通过护理措施是无法预防的，则这一问题属于合作性问题。

八、书写护理诊断的注意事项

1. 使用统一的护理诊断名称 所列的护理诊断应简明、准确、规范。应使用 NANDA 认可的护理诊断名称，有利于护理人员间的交流与探讨、国际间的接轨和护理教学的规范。不要随意编造护理诊断。

2. 贯彻整体护理观念 患者的护理诊断、诊断依据、相关因素都应包括生理、心理、社会各方面，以体现整体护理观念。

3. 正确陈述和确定相关因素 相关因素的陈述，应使用"与……有关"的方式，如"睡眠型态紊乱：与环境嘈杂有关。确定相关因素时，要避免相关因素与临床表现相混淆，如"睡眠型态紊乱：与醒后不易入睡有关"是不正确的，因为醒后不易入睡是睡眠型态紊乱的一种表现形式，而非相关因素。

4. 有关知识缺乏的护理诊断 "知识缺乏"的护理诊断在陈述上有其特殊之处，应为"知识缺乏：缺乏××（方面的）知识"，如"知识缺乏：缺乏结核病的预防方面的知识"。在这类诊断的陈述中如果使用"与……有关"的陈述方式则不合逻辑。

5. 一项护理诊断只针对一个问题，避免和护理目标、措施、医疗诊断相混淆。

6. 所列的护理诊断应是护理职责范围内能够给予解决或部分解决的问题。

7. 在书写相关因素时，不能有引起法律纠纷的陈述。如"皮肤完整性受损：与护理人员未定时给予翻身有关"。

护理计划

制订护理计划是护理程序的第 3 部，是护士在确认了现存性和危险性护理诊断以及合作性问题（潜在并发症）后，明确设计出可以排除、减轻或预防这些问题的护理活动过程。

制定护理计划的步骤包括：排列护理诊断顺序、设定预期目标、制定护理措施、护理计划成文。

一、排列护理诊断顺序

在一般情况下，护理对象可以存在多个护理诊断，在实际工作中，常需要将这些护理诊断按轻、重、缓、急确定先后顺序，以保证护理工作高效、有条不紊的进行。

（一）护理问题的分类

根据护理诊断的重要性和紧迫性可将护理问题分为 3 类：

1. 首优问题 指那些对生命威胁最大，需要立即采取行动予以解决的问题。如昏迷患者的"清理呼吸道无效"；脱水患者的"体液不足"等问题。在紧急状态下，尤其是急、危、重患者，可以同时存在多个首优问题。

2. 中优问题 指那些虽然不直接威胁生命，但对护理对象的身心造成痛苦，严重影响护理对象健康的问题。如"活动无耐力""便秘""有感染的危险"等，使用呼吸机的患者出现"语言沟通障碍等"。

3. 次优问题　是指与此次发病关系不大或无直接关系的问题。这些问题并非不重要，而是指安排护理工作时可以安排在稍后考虑。如"缺乏娱乐活动"，对于疾病急性期的患者，可将其列为次优问题，等患者进入恢复期后再做处理。

（二）排列护理诊断应遵循的原则

1. 按照 Maslow 的人类基本需要层次论进行排列　生理需要未满足的问题首先解决。但 Maslow 学说并未说明各种生理需要的优先顺序，因此应将对生理功能平衡状态威胁最大的问题排在最前面。如对氧气的需要优先于对水的需要，对水的需要优先于对食物的需要。

2. 注重护理对象的主观感受，即护理对象认为最为迫切的问题，如果与治疗、护理原则无冲突，可考虑优先解决。

3. 一般认为现存问题应优先解决，但有时潜在的和需协同处理的问题并非都不是首优问题，有时后者比前者更重要。护理人员应根据理论知识和临床经验对潜在的问题全面评估。

二、设定预期目标

预期目标也称预期结果，是指护理对象通过接受护理照顾之后，期望能够达到的健康状态或行为的改变。设定预期目标可以明确护理工作的方向，指导护士对预期目标制定护理措施，也是护理效果评价的标准。

（一）预期目标的种类

根据实现目标所需时间的长短可将预期目标分为长期目标和短期目标。

1. 短期目标　是指在较短的时间内（几天、几小时）能够达到的目标，一般不超过 7 天。如"第 4 天时患者能将右臂举至肩水平"；"24 小时患者排出大便"。适合于住院时间较短、病情变化快的患者。

2. 长期目标　是指需要相对较长时间（数周、数月）才能够达到的目标。可以分为两类：一类是需要护理人员针对一个长期存在的问题采取连续性行动才能达到的长期目标，如"化疗期间患者不发生感染"等。另一类是需要一系列短期目标的实现才能达到的长期目标。如长期目标是"7 天内患者能够自己护理人工肛门"，所包含的一系列短期目标如下：第 1 天，患者能说出护理假肛的重要性；第 2 天，患者不在回避注视伤口；第 3 天，护士在护理假肛时，患者能给予配合；第 5 天，患者在护士协助下完成假肛护理；第 7 天，患者能够自己护理假肛。一系列的短期目标不仅可以使护士分清各阶段的工作任务，也可以使患者因短期目标的逐步实现而增加实现长期目标的信心。

长期目标和短期目标在时间上没有明显的分界，所谓"长期""短期"只是相对的概念。有些护理诊断可能只有短期目标或长期目标，有些则可能同时具有长期、短期目标。

（二）预期目标的陈述方式

预期目标可以按下列形式进行陈述：主语＋谓语＋行为标准＋状语（条件状语和评价时间）。

1. 主语　是指护理对象（主要是患者、还有健康的人群，如孕妇、产妇、患者家属以及家庭和社区），也可以是护理对象的机体或生理功能的一部分，如患者的体温、皮肤等。护理对象在目标陈述中充当主语时，可被省略。

2. 谓语　是指主语将要完成且能被观察到的行为。患者叙述什么、做什么，该行为必须是可观察到的，所用的动词是可测量的，如能够做到说明、演示、行走、喝等。

3. 行为标准 是指主语完成该行为将要达到的程度。包括时间、距离、速度、次数等。如每天步行 50 米，每次 10 分钟。

4. 条件状语 是指护理对象完成该行为所必须具备的条件状况，并非所有目标陈述时都包括此项。

5. 评价时间 限定患者应在何时达到目标中的预期结果，即何时对目标进行评价。这一成分的重要性在于限定了评价时间，可以督促护士有计划地帮助患者达到目标。

下面举例分析以上各成分。

例 1：4 天内　　患者　　借助双拐　　行走　　100m
　　　　评价时间　主语　　条件状语　　谓语　行为标准

例 2：病人　　出院前　　步行　　50 米，每次 10 分钟
　　　主语　　评价时间　谓语　　　　行为标准

例 3：住院期间　　病人体重　　增加　　5kg
　　　评价时间　　主语　　　谓语　行为标准

（三）制定预期目标的注意事项

1. 预期目标的主语一定是护理对象或护理对象的一部分 预期目标是护士期望护理对象接收护理后发生的改变，而不是护理行动本身或护理措施，所以目标的主语应该是护理对象或护理对象的某一部分，而不是护士。

2. 一个预期目标中只能出现一个行为动词 如果一个预期目标中包含多个行为动词，则不方便工作结束时的评价。如预期目标为"2 天内患者能够实施有效的咳嗽并每天饮水1500ml"，假如 2 天内患者只做到了每天饮水 1500ml 而并未能实现有效咳嗽，则很难评价目标是否完成。

3. 目标应切实可行，属于护理工作范围 制定预期目标时，应考虑患者的身心情况、智力水平、既往经历及经济条件，使所制定的目标现实、可行。如要求上消化道大出血的患者"2 周内爬 4 层楼不感到心慌、气短"是不现实的。

4. 目标应具体 预期目标应是可观察、可测量的，避免使用含糊不清、不明确的词。一个目标只针对一个护理诊断。

5. 预期目标应由护士和护理对象共同制定 让护理对象参与预期目标的制定，可以使护理对象认识到他对于自己的健康应承担的责任，使他主观上愿意积极配合护士，共同努力以保证目标的实现。

三、制定护理措施

护理措施是有助于实现预期目标的护理活动及其具体实施方法。护理措施的制定必须针对护理诊断提出的原因，结合患者的具体情况，运用护理知识和经验作出决策。

（一）护理措施的分类

1. 独立的护理措施 是指护理人员运用护理知识和技能够独立完成的护理活动，不依赖医生的医嘱，包括：

（1）协助完成患者日常生活活动：如协助进食、洗漱、如厕等。

（2）治疗性护理措施：如给氧、吸痰、饮食护理、各种引流管的护理等。即便是遵医嘱提供的治疗性护理，护士也能发挥独立功能，如遵医嘱静脉输入升压药时，护士不仅仅按医嘱输液就可以了，还需要观察用药后的效果、副作用，定期测量血压，教育患者不要擅自调

快滴数等，这些都是护士应该完成的独立性护理措施。

（3）防止危险问题的发生：如护士为了防止患者坠床而加床档、为防止交叉感染而采取无菌技术等。

（4）对患者病情和心理、社会反应进行监测和观察。

（5）为患者和家属提供健康教育和咨询。

（6）为患者提供心理支持。

（7）制定出院计划。

2. 互相依赖的护理措施　是指护理人员与其他医务人员共同合作完成的护理活动，如与营养师一起制定符合护理对象病情的饮食计划。

3. 依赖性的护理措施　是指护士执行医嘱的护理活动，如：遵医嘱给药。然而，护理人员不是盲目地执行医嘱，应能够判别医嘱的正确与否。

（二）护理措施的内容

包括基础护理、病情观察、执行医嘱、各种检查以及手术前后的护理、心理护理、症状护理、功能锻炼和健康教育等。

（三）制定护理措施的注意事项

1. 护理措施要保证患者的安全　任何情况下保证患者的安全都是必要的。如长期卧床患者开始下地活动时应逐步增加活动时间和强度，避免过度活动造成患者不能耐受而发生危险。

2. 护理措施应切实可行　制定护理措施时需要考虑以下问题：

（1）患者的具体情况：整体护理强调要为患者制定个体化的护理方案，护理措施应该符合患者的年龄、身体条件、病情、认知情况以及患者自己对改变目前状况的愿望等。

（2）护理人员的构成情况：护理人员的数量及知识、技术水平等也是制定护理措施时要考虑的。

（3）设施、设备情况：如计划让患者通过看录像了解有关知识，则必须有录像带、影响设备、放映室等。

3. 护理措施应针对护理目标　制定护理措施是为了解决健康问题，达到预期目标，所以，应针对预期目标制定护理措施，否则即便护理措施没有错误，也无法促进目标的实现。如肺炎患者有"清理呼吸道无效"的问题，目标是患者能顺利咳出痰液，但如果措施是教会患者如何预防肺炎，针对目标而言，就显得很不合适。

4. 护理措施与其他医疗措施一致：制定护理措施应参阅医嘱和有关病历记录，意见不同时应与医生或其他保健人员一起协商，达成共识，否则容易让患者不知所措，造成不信任感。

5. 护理措施应具体：护理措施要明确时间和内容，以便于措施的执行和检查。如护理措施为连续监测生命体征，则应注明间隔多长时间测量和观察一次，不能笼统地描述为"定时测量生命体征"。

6. 护理措施应有科学依据：每项护理措施都应以自然科学、行为科学、人文科学的知识为依据，严禁将没有经过科学研究证实作为有效措施，甚至一些非法的措施用于患者。

（四）护理计划成文

护理计划成文是将护理诊断、预期目标和护理措施以一定的格式记录下来，用以指导和评价护理活动。它是观察护理对象健康问题发生、发展的纪录；是医护人员相互沟通的依据。目前，护理计划的书写没有固定的格式，不同的医院有各自的具体要求，不同的科室有不同的特点。无论采取何种书写格式，只要能准确反应护理对象的情况和问题，能够促进护理工作，就可以采用。下面介绍一种护理计划单的书写格式，供参考(表1-2-1)。

表1-2-1　护理计划单

姓名：××　　性别：×　　科室：××　　床号：××　　住院号：××

日期	2004-03-12
护理诊断	清理呼吸道无效：与肺部炎症、长期卧床、营养状况差、痰液黏稠有关
预期目标	一周内患者有效地咳嗽，痰液易咳出
护理措施	1. 提供整洁舒适的环境，避免刺激 2. 增加营养、给予高蛋白、高维生素，足够热量的饮食，每天饮水1500ml以上 3. 促进有效的排痰，指导患者深呼吸和有效的咳嗽，给予雾化吸入或胸部叩击与胸壁震荡 4. 密切观察咳嗽、咳痰的情况，详细记录咳嗽咳痰的色、量、质等

实　施

实施是护理程序的第4步，是为了达到预期目标而将护理计划中的内容付之于实际行动的过程。实施这一步骤要求护士不仅具备丰富的专业知识，还要具备熟练的操作技能和良好的人际沟通能力，以保证患者得到高质量的护理。

一、实施的内容

（一）将计划中的护理措施进行分配、实施。

（二）解答患者及家属咨询的问题，进行健康教育，指导他们共同参与护理计划的实施。

（三）及时评估计划实施的质量、效果，注意观察患者病情的发展变化，处理突发急症。

（四）继续收集资料，及时准确地完成护理记录，不断补充、修订护理计划。

（五）与其他医务人员保持良好的合作关系，提高工作效率。

二、实施方法

（一）分管护士直接为护理对象提供护理。

（二）与其他医务人员合作进行护理。

（三）教育患者及其家属共同参与护理。在执行过程中，注意了解患者及家属的年龄、职业、文化程度，目前的健康状态和能力等。掌握教育的内容与范围，采用恰当的方法和通俗易懂的语言，以取得满意的效果。

三、实施的过程

一般而言，实施应该发生在护理成文之后，但在某些特殊情况之下，如抢救患者时，护士只能先在头脑中迅速形成一个初步的护理计划并立即采取紧急救护措施，事后再补上完整的护理计划。实施的过程包括实施前准备、实施和实施后记录。

（一）实施前准备

护士在执行护理计划之前，应该考虑以下几个问题，即解决问题的"5个W"。

1. 做什么（what） 是指评估患者目前的情况，回顾以制定好的护理计划，以保证计划的内容与患者的目前情况相符合，并且是科学、安全的。将患者实施的措施进行组织，安排好工作的顺序，提高工作效率。

2. 谁去做（who） 将护理措施进行分工和分类，确定由护工做还是由护士或辅助护士做；是由一名护士单独执行还是多名护士协助完成。

3. 怎样做（how） 实施前，护士应掌握实施过程中需要的技术、技巧等；此外，还需考虑如果实施过程中遇到比较棘手的问题，如患者情绪不佳、无法合作，或者实施出现意外，护士该如何应对。

4. 何时做（when） 护士应根据患者的情况，医疗上的需要等多方面的因素选择执行护理措施的时机。例如：健康教育应选择在患者情绪稳定、身体状况良好且与其他医疗或护理措施无冲突时进行，如患者正身体不适或情绪不佳，或正准备去做其他检查，此时进行健康教育则无法取得预期效果。

5. 在何地（where） 实施前应确定在什么环境下实施护理措施，对于涉及患者隐私的操作或谈话，应选择在较隐蔽的场所。

（二）实施

实施是护士运用操作技术、沟通技巧、观察能力、合作能力和应变能力等去执行护理措施的过程。这一过程不仅使护理诊断/护理问题得以解决，同时也使护士的自身能力得以提高，实践经验得以丰富，并有利于护士和患者之间建立良好的治疗性护患关系。在执行护理措施的同时，护士也要对病情及患者的反应进行评估，并对护理措施的实施效果进行及时评价，为进一步修订护理计划提供资料，因此，实施过程也是评估和评价的过程。

（三）实施后的记录

1. 记录的目的

护士对其所执行的护理措施及执行过程中观察到的问题进行记录是一项很重要的工作，其意义在于：

（1）可以描述患者接受护理照顾期间的全部反应。

（2）有利于其他医务人员了解该患者的情况。

（3）可作为护理评价的一项内容。

（4）为以后的护理工作提供资料和经验。

2. 记录的方式

记录的方式通常有两大类：叙述式和以问题为导向式。叙述式即采用文字描述进行记录的方式；而以问题为导向式的记录方式常用 PIO 格式（表 1-2-2）。

表 1-2-2 护理记录单（PIO 格式）

姓名：某某   性别：×   科室：××   床号：××   住院号：××

日期	时间	护理记录（PIO）	签名
2005-02-14	08：00	P：恐惧：与担心手术有关	王××
	08：00	I：1. 给患者讲解手术及术后的大致情况	
		2. 介绍将为其手术的医生和麻醉师情况	
		3. 让家人尽可能陪伴患者	
	16：00	O：患者自述恐惧感降低	王××

PIO 格式是我国多用的方式，其中，P（problem）代表问题；I（intervention）代表措施；O（outcome）代表结果。由于 PIO 格式记录中仍然存在 I（措施）重复书写的现象，故现又简化为重点记录 P、O 的格式。

3. 护理记录的要求

（1）客观、真实：资料的记录要反映事实，应客观地记录护士的临床所见和患者的主诉，不能带有护士的主观判断和结论。如对疼痛的记录，记"患者疼痛严重"就不如患者述"我从没这么疼过"为好，因为"严重"是一种主观感觉，不如记录患者的原话更为科学。

（2）使用专业术语：对客观资料的记录尽量使用专业术语。

（3）全面、清晰、简洁：护理记录是重要的法律文书，护理人员要认真仔细、全面系统地记录所收集的有关资料，不可遗漏或重复。字迹规整、清晰，不得随意涂改或剪贴，不得滥用简化字。

四、实施过程中的注意事项

1. 贯彻"整体"观念　护理活动的核心是整体的人，在实施护理措施时应全面考虑患者各方面的情况，如信仰、价值观、年龄、健康状况等，以尽可能适应患者的需要。如进行饮食营养方面的健康教育时，需要考虑患者有无特殊的个人习惯或宗教信仰。

2. 注重安全　护理措施必须保证患者的安全。如为患者做口腔护理时，动作轻柔，以免粗暴的动作损伤患者的口腔黏膜。

3. 注重科学性和灵活性　护士不要机械性地实施计划，应合理组织护理活动，而且要把病情观察和收集资料贯穿于其中，对病情变化及时作出判断，灵活实施护理。

4. 注重互动　患者的合作有助于提高护理活动的效率，护理活动中使用通俗的语言与患者沟通和交流，鼓励患者积极、主动地参与护理活动，并给予适时的教育、支持和安慰。

5. 明确医嘱，不盲目实施　护士在执行医嘱时，应明确意义，对于有疑问的医嘱应澄清后再执行。

护理评价

评价是指实施护理计划后，将护理对象的健康状况与护理计划中规定的护理目标比较，作出判断的过程，是护理程序的第 5 个阶段。评价发生在收集资料、作出诊断、制订计划、按计划实施之后，但这并不表示评价只在最后阶段进行，事实上评价存在于护理程序的每一步。

一、评价的方式

（一）持续性评价

持续性评价方式是指护士按照护理计划实施护理措施时，检查和评估患者的健康状态的变化及对护理措施的反应，然后根据情况修订计划，并将所执行的护理活动与结果记录于护理记录中。

（二）总结式评价

总结式评价方式是指护士按照预期目标所设定的期限，将患者现在的健康状况与预期目标进行比较，以衡量目标是否达到。

二、评价内容

可以从结构、过程、效果 3 个方面来评价对患者所提供护理的质量。

（一）结构评价

所谓结构是指为患者提供护理的机构，对结构的评价即对机构的管理方式、经济状况、人员配备、设备等的评价。没有足够的护理人员和资源配备则不可能有高质量的护理，然而，有足够的护理人员和资源配备并非就一定能保证护理质量。对护理的结构评价是指是否为患者提供了足够数量的有胜任能力的护理人员、是否运用了最佳设备、仪器等方面进行评价。

（二）过程的评价

护理过程的评价是指检查护士进行护理活动的行为过程是否符合要求，如各种护理操作的过程、与患者沟通交流的情况、健康教育的组织开展过程等。

（三）效果的评价

对护理效果的评价是指评价患者经护理人员照顾后的健康状态是否达到了预期目标。

三、评价步骤

（一）收集资料

列出执行护理措施后护理对象的反应，包括评价护理对象身体的健康状况及功能、特殊症状与体征、心理和情感以及获取健康知识情况等方面的内容。

（二）判断结果

将护理对象的反应与护理目标进行比较，衡量实现情况。目标的实现程度有 3 种：①目标完全实现；②目标部分实现；③目标未实现。

（三）分析原因

对目标部分实现或未实现的原因进行分析和探讨，如收集资料是否准确、全面？护理诊断是否正确？护理目标是否切实可行或可评价？护理措施是否得当？护理措施是否已经执行？

（四）修订计划

对已经实现护理目标和已解决的护理问题，停止原有的护理措施；对继续存在的健康问题，修正不当的诊断、目标或措施；对出现的新问题，在再收集资料的基础上作出新的诊断、制定新的目标和措施，进行新一循环的护理活动，直至达到护理对象的最佳健康状态。

【执业考试考核知识点】

1. 识记

（1）护理程序的理论基础。

（2）护理工作常用方式的特点。

（3）护理程序的概念、护理程序的步骤。

2. 领会

（1）护理工作方式的优缺点。

（2）评估、计划、实施、评价的概念。

3. 应用

（1）护理程序在整体护理当中的应用。

（2）护理程序中评估、计划、实施、评价的方法。

（3）各种护理记录的书写。

（4）临床护理工作中根据实际情况运用不同的护理工作方式。

任务三　护士素质与礼仪规范

【任务达标】

1. 掌握护理用语的原则。
2. 掌握护士基本素质及行为规范。
3. 能够应用规范的语言与患者沟通与交流。
4. 具备护士的礼仪规范。

项目一　护士素质

护理工作是医疗卫生工作的重要组成部分。护理工作的对象是人，而"人"不仅有其生物属性，更有来自心理、社会文化等诸多方面的社会属性。由于护理对象的千差万别，它不仅要求护士具有丰富的医学理论知识，熟练的护理操作技术，还必须加强自身的修养，提高思想道德素质、科学文化素质、专业素质、身体心理素质，用丰富的知识来武装自己才能适应飞速发展的医学护理需要。

一、护士素质

护士素质是在一般素质基础上，结合护理专业特性，针对护理工作者提出特殊的职业要求。即护士通过培养、教育和自我锻炼所获得的学识、能力、品德和风格。护士素质的基本内容包括思想品德素质、科学文化素质、专业素质、心理素质、身体素质等。具有良好的职业素质是护士从事护理工作的基本条件，也是护理专业发展的决定性要素。

（一）思想品德素质

具有热爱社会主义、热爱祖国、热爱中国共产党、热爱人民、坚持四项基本原则、全心全意为人民服务的信念。热爱护理事业，忠于职守，忠于人民的卫生事业。树立救死扶伤、实行革命人道主义信念和崇高的奉献精神。

（二）业务素质

1. 要有扎实的专业理论知识，掌握各种常见病的症状、体征和护理要点，能及时准确地制订护理计划。掌握护理心理学和护理伦理学知识，了解最新的护理理论和信息，积极开展和参与护理科研。

2. 要有规范的实践操作能力，熟练的护理操作技术是一个优秀护士应具备的基本条件，除了常见的医疗护理技术外，对现岗位的专科护理技术应精通，能稳、快、准、好地完成各项护理工作，高超的护理技术不仅能大大减轻患者的痛苦，而且能增强自己的自信心，给人一种美的享受。

3. 要有敏锐的洞察能力，善于捕捉有用的信息；有丰富的想象力，勇于技术创新。有较强的语言表达力，掌握与人交流的技巧，能根据患者的具体情况灵活运用语言进行心理护理。

4. 要有分析解决问题的能力。

5. 要有评断性思维能力。

6. 要有机智灵活的应变能力。

7. 要有独立学习和创新能力。

（三）职业素质

1. 作风上　要谦虚谨慎、严肃认真、沉着冷静、敏捷果断。

（1）护理人员要有冷静的头脑，要勤于管理，保持病房的良好秩序，在工作中要严肃，不开玩笑，不打闹，不在病房大声讲话，创造整洁肃静的休养环境。

（2）具有严谨的科学作风和严肃认真的科学态度，勤学苦练，刻苦钻研，不断提高护理业务水平。

（3）做好基础护理、心理护理和责任制护理，为患者服务主动、勤快，做到四勤：口勤、腿勤、眼勤、手勤，并做到三不怕：不怕脏、累、麻烦。

（4）具有"慎独"品格，上班坚守岗位，尽职尽责，不干私活，不串科聊天、不看小说。

（5）护理工作要做到严、细、勤、查、想。严：严格执行规章制度。细：观察患者细。勤：昏迷、重危患者勤巡视。查：岗位责任制完成情况。想：接班后想一下本班工作，做到心中有数，下班前要想一下有无遗漏的工作。

2. 行为上　要公正无私、遵纪守法、爱护集体、团结同志。

（1）尊重患者人格，维护患者合法权益，品德端正，和患者保持正常医患关系。

（2）不通过患者买卖商品或办其他事。

（3）在患者面前不谈工作人员之间的事。

（4）工作中同志之间有分歧时，要顾全大局，求大同存小异，不犯自由主义。

【知识链接】

慎　　独

慎独是儒家的一个重要概念，慎独讲究个人道德水平的修养，看重个人品行的操守，是儒风（儒家风范）的最高境界。对于其含义，人们一般理解为"在独处无人注意时，自己的行为也要谨慎不苟"或"在独处时能谨慎不苟"。因为护理工作常常在患者及家属不知情或患者意识不清时独自进行，比如单独值夜班、无菌操作、抽吸药物、昏迷患者护理等。护士的工作往往在没有人监督的情况下进行的，最能体现一个人的素质和道德水平，是护士必须具备的美德。

（四）心理、身体素质

1. 心理素质　护士是临床护理工作的主体，要提供最佳的护理服务，就必须加强自身修养，有一个良好的精神面貌和健康的心理素质，积极向上，乐观自信的生活态度，稳定的情绪，遇挫折不灰心，有成绩不骄傲；临危不惧，在困难和复杂的环境中能沉着应对。护士对患者要有耐心、爱心、责任心、诚意和善意，尊重患者人格，做到慎言守密。同仁间相互尊重友爱、团结协作，建立良好的人际关系。

2. 身体素质　护理工作是一个特殊的职业，是体力与脑力劳动相结合的工作。护士特定的生活环境及工作特点，决定了护士的身体素质要全面发展，做到体质健康、耐受力强、反应敏捷、精力充沛。只有具备了良好的身体素质，才能有健美的体魄，端正的举止，工作的魄力和雷厉风行的工作作风。

二、护士素质的形成与提高

现代医学模式的转变和健康观念的改变对护理产生着重要影响，高端领域的运用促进了护理专业技术水平的迅速提高，家庭护理、临终关怀、老年护理和多样化社区护理服务不断发展。为适用护理工作的要求，护士需要不断提高自身的素质。

（一）推行素质教育对护士素质的形成起重要作用

素质既有先天形成，又需要在后天的教育和影响下形成和发展，根据 21 世纪的社会需求，护理教育应着眼于提高学生的全面素质，融传授知识、培养能力和提高素质为一体，共同构筑护士素质教育的基本框架。

（二）护士素质教育应贯穿于护理教育的各门课程中

在政治教育、思想教育和专业教育中重视护士的培养，当前影响护理人员工作质量和效率的首要因素是护士的敬业精神和职业道德，因此，坚持德育教育摆在首位，开展多种形式的德育教育，提高学生的思想素质，是护士素质教育的当务之急。

（三）护士素质的提高在于强化自我修养、自我完善

护理是健康所系、性命相托的事业，合格护士应将培养和提高自身素质作为追求的人生目标之一。每个护士都需要明确护士素质的基本内容、目标和要求，并在实践中积极学习，不断完善和提高，努力使自己成为一名高素质的护士。

项目二　礼仪规范

一、护士行为规范

护士作为白衣天使，应该容貌服饰端庄大方、言行举止优雅得体，这样才能显示出护士的独特韵味。培养合格而优秀的护士，必须从护生的语言、仪态、仪容、服饰等方面注重培养。

（一）语言礼仪

1. 语言礼仪的原则　人与人交往之间约有 35％运用语言性沟通技巧，因为它能清楚地将信息传递给对方。在进行语言沟通过程中应注意以下原则：

语言的规范性　语言要严谨，符合伦理道德。言语要清晰、温和，措辞要准确，语调要适中，交代护理意图要简洁，通俗易懂。

语言的情感性　语言是沟通护患之间感情的"桥梁"，护士一进入工作环境，就进入了护士角色。护士应热情对待患者，将对患者的爱心、同情心和真诚相助的情感融化在语言中。如晨间护理时，护士应微笑进病房向患者说声"早上好，我打开窗户交换一下空气好吗？"或针对不同情况，如"您昨晚睡得好吗？"这些都是护患之间一种情感的交流。总之"良言一句三分暖，恶语伤人七分寒"。

语言的保密性　护患之间应建立在真诚的基础上。护士要实事求是地向患者解释病情和治疗情况，因为患者有知情权。护士可视不同对象不同对待，有的可直言，有的必须委婉、含蓄。对危重患者尽量减少他们的精神压力。特别要注意，护士必须尊重患者的隐私权，对患者的隐私如生理缺陷、精神病、性病等要保密，患者不愿陈述的问题不要追问。

2. 日常护理用语培养 语言交流礼仪是指在交流中语言应具有的礼仪规范。在临床护理工作中，护患之间的相互交往与沟通主要通过语言形式完成的。通过语言了解患者的病情、需要，通过语言建立良好的医护、护护、护患关系，通过语言表达治疗康复信息，因此使用语言的能力直接影响护理工作的效果。每个领域、每个行业都有自己独特的语言特色。在与患者交流时应注重以下几方面的培养。

(1) 介绍用语：患者被送到病区，首先由护士接待，此时，护士应礼貌地进行自我介绍，如："王三同志，您好！我是您的责任护士，我的名字是张霞，我们护士长姓杨，您的主管医生姓王。我给你介绍一下医院的情况吧！"介绍病区环境、作息时间、探视陪护制度、卫生清洁、用餐等管理制度。"希望你能与我们积极配合，有事请随时来找我"。

患者刚入院时，面对陌生的环境，自然会产生陌生感、孤独感和不安全感。护士作为接待患者入院的第一位医务人员，其态度、言行举止对患者入院后的治疗和生活起着很大作用。

(2) 迎送用语：新患者入院，护士应充分认识到这是建立良好护患关系的开始，应该立即起身面带笑容迎接患者，同时应用欢迎用语，如："您好！有什么需要我帮忙吗?"接收住院证时说："欢迎您来我科住院！这是消化内科二病区，您的床位是 8 床。""请先测体重"，并记录结果。"现在我送您到病房，请跟我来。这是您的病床"。出院当日：送到门口或电梯口告别："请回去后好好休息，保重身体，再见（或请走好）!"

(3) 电话用语：打电话礼仪：打电话前应该选择对方合适的时间，准备好打电话的内容。耐心等待，如果电话响了五六声还没人接，可以挂断电话。听到对方声音先问候对方，然后报出自己的单位和姓名，并说出你要找的人。对方不在时应用"对不起，打扰了，再见"的话结束通话。通话尽量简明扼要，时间不宜过长。

接电话礼仪：电话铃一响，拿起电话机首先自报家门，然后再询问对方来电的意图等。电话交流要认真理解对方意图，并对对方的谈话作必要的重复和附和，以示对对方的积极反馈。应备有电话记录本，重要的电话应做记录。电话内容讲完，应等对方结束谈话再以"再见"为结束语。对方放下话筒之后，自己再轻轻放下，以示对对方的尊敬。

(4) 感谢用语：在护理过程中，当你的工作给患者带来不便、妨碍、打扰时，不妨恰到好处地使用一句道歉用语，如"请多多包涵"、"真对不起，让你受疼了"、"打扰了"等。

3. 护士的非语言行为

(1) 倾听：在倾听过程中，要全神贯注、集中精力、用心倾听，要保持眼神的接触，双方保持的距离必须以能看清对方表情、说话不费力但能听得清楚为度。用心倾听可以表示对所谈话题的兴趣，使患者感觉到护士对自己的关心，并愿意继续交流。

(2) 面部表情：护士亲切的微笑可显示出护士的关心、爱心、同情、理解，为患者营造一个愉快、安全、信赖的氛围。

(3) 专业皮肤接触：皮肤接触与心理状态有着密切的关系，使患者感到舒适、放松。根据临床观察，皮肤接触可以治疗和预防婴儿某些疾患，特别是怀抱婴儿（肤触）。因此，在病情允许的情况下，护士应经常在护理病孩时，抚摸其背、头、肢体等部位。怀抱与爱抚，不仅对婴儿，即使对儿童、成人的身心健康，也能起到无法估量的作用。抚摸对一般患者来讲，是一种无声的安慰，可传递关爱之情。

(4) 沉默：沟通中利用语言技巧固然重要，但不是唯一的可以帮助人的方法。护士以沉默的态度表示关心，也是尊重对方的愿望，会很有效。它可以表达护士对患者的同情和支持。

（5）人际距离：

亲密区：0～0.46m。

关系亲密 熟人区：0.4～1.2m，关系融洽。

社交区：1.2～3.6m，社交活动或会议。

演讲区：大于 3.6m，演讲，做报告。

【课堂互动】

　　分组角色扮演：日常护理用语的使用

（二）仪态礼仪

站立姿势：护士的站姿要求，头正颈直，嘴角微微上翘，双眼平视，两肩外展，双臂自然下垂。挺胸收腹，收臀并膝，两脚脚尖距离 10～15 公分，脚跟距离 3～5 公分。两手交叉于腹部，右手四指在上，握左手手指。这是规范站立姿势，主要用于比较正规的场合，平时的时候可以采用自然站姿，即在规范站姿的基础上双手自然垂于身体两侧。

端坐姿势：坐姿显示了一个人的文化素养。护士坐在椅子上，应该左进左出，从椅子后面走到椅子前面，然后，将右脚后移半步，稍微侧头，顺左眼余光，抬左手从腰间往后下挪动理顺白大褂下摆，缓缓落座，臀部占椅面的 1/2～2/3。

行走姿势：在站立姿势的基础上，双手臂自然前后摆动 30°左右，双脚落地在一条直线，不要扭动臀部。要求抬足有力，柔步无声。

下蹲拾物：要求侧身蹲下，先移右脚半步，左手整理衣服，缓缓下蹲，挺胸收腹，调整中心，收回右脚。注意面不对他人蹲下，也不要背对他人蹲下。

持护理盘：护士端盘的时候，应用双手拇指和食指掌住盘的两侧，其余三指分开托于盘的底部，原则上要求双手不能触及盘的内缘，需要开门时不要用脚踹门，可用后背开门。

推治疗车：肩、上身、两腿同行走的要求。身体略向前倾，治疗车距身体前略 30cm，两手扶治疗车左右两侧扶手，肘部自然放松，约成 135°～160°角，向前轻轻推动治疗车，尽量减少治疗车推行过程中发出声响。

（三）仪容礼仪

仪容，通常是指人的外观、外貌。其中的重点则是指人的容貌。在护理人际交往中，每个护士的仪容都会引起交往对象的特别关注，并将影响到对方对自己的整体评价。护士的仪容美主要体现为自然美、修饰美、内在美三个方面。在这三者当中，仪容的内在美是最高境界，仪容的自然美是人们的普遍心愿，而仪容的修饰美则是护士仪容礼仪关注的重点。

1. 化妆的步骤

（1）基底妆：首先洁面、润肤；打粉底；定妆。

（2）基点状：画眉毛；涂眼影；画眼线；画唇线和涂唇膏；涂颊红；检查妆面。

2. 微笑服务，这种笑应是发自内心的，为了使你的笑容自然真诚，你可以在内心想着高兴的事情，让会讲话的眼睛里流露出更诚挚的笑意。保持嘴角略微上翘，露出上面正中的 6 颗牙齿。也可以在内心发"一"的声音。

（四）服饰礼仪

护士应当用心爱护自己的职业装。护士服装一般包括护士帽、护士服、护士裤、护士鞋和护士袜。

1. 燕式帽　它是我们护士职业的标志，授帽仪式的庄重程度一点也不比入党仪式和授博士学位的仪式差。护士必须衣帽整洁，头发不宜过肩，前面露发 3～5 公分，后面的长发可用发网套住。

2. 护士服　它不但要体现美观、大方、清洁、合体，更应表现出护士的重要地位和沉稳平和的气质。护士服式样简洁、美观，穿着合体，操作活动自如。面料挺括、透气、不透明、易洗、易消毒。一般来讲，一所医院或一个病区的护士服应该是统一的，护士、护生、护理员着装有着严格的区分。

3. 护士裤　要与护士服的颜色相协调，且长短、肥瘦适中。

4. 护士鞋　护理工作繁忙，工作时间内需要不停地走动，为了不影响患者的休息，满足患者良好的情绪需要，并减少护士的劳累程度，护士鞋的选择应是：软底、坡跟或平跟、防滑。护士鞋的选择要注意颜色与服装协调，以白色为主，要始终保持鞋面的清洁。

护士的工作是平凡而伟大的，护士在日常工作中同患者接触的机会最多，时间最长。护士的一言一行、一举一动可以反映出一个人、一个民族、一个国家的道德、文化素养和精神风貌，因此，在踏入工作岗位以前，护士礼仪的培养非常重要。

【执业考试考核知识点】

1. 识记

（1）语言礼仪的原则及护士仪态礼仪。

（2）护士基本素质。

2. 领会

（1）护士仪容要求。

（2）护士素质的形成和提高。

3. 应用

（1）护士的非语言行为在临床中的运用。

（2）护理工作场景中的行为要求。

（张绍敏）

任务一　　医院环境

【任务达标】

1. 掌握医院的任务。
2. 熟悉医院环境、医院、门诊、急诊、病区的概念。
3. 能划分医院的种类。
4. 能独立完成门诊、急诊、病区的护理工作。
5. 能耐心、细致地为患者服务，尊重、爱护患者。
6. 能与患者进行有效的沟通。

项目一　　医院概述

医院是以防病治病为主要任务的医疗、预防机构。防病治病，实行革命的人道主义，全心全意为伤病员服务是医院工作的宗旨。在这一宗旨的指导下，努力提高医疗护理质量，保障人民健康，促进医学科学的发展是医院的基本职能和作用。

一、医院的概念及任务

医院是对人民群众进行健康保健和防病、治病的场所，备有一定数量的病床设施、相应的医务人员和必备的医疗设备，通过医务人员的相互合作，运用医学科学理论知识和技术，达到对住院患者或门诊患者实施科学的诊疗、护理为目的的医疗事业机构。

根据卫生部颁发的《全国医院工作条例》规定，医院的任务是"以医疗为中心，在提高医疗质量的基础上，保证教学和科研任务的完成，并不断提高教学质量和科研水平。同时，做好扩大预防，指导基层和计划生育的技术工作"。

【知识链接】
医院一词来自拉丁文，原意为"客人"，因为最初设立时，是供人避难，还备有娱乐节目，使来者舒适，有招待意图。后来，才逐渐成为收容和治疗患者的专门机构。

二、医院的种类

（一）按分级管理划分

我国从 1989 年开始，实施医院分级管理制度。根据卫生部提出的《医院分级管理标准》，医院按功能与任务及技术质量水平、管理水平、设施条件划分为三级（一级、二级、

33

三级)、十等(每级医院都分甲、乙、丙等,三级医院增设特等)。

1. 一级医院　是直接向一定人口的社区提供医疗卫生服务。为本地区提供医疗、护理、康复、保健等综合服务的基层医院。如农村乡、镇卫生院和城市街道医院。

2. 二级医院　直接向多个社区提供医疗卫生服务并承担一定教学、科研任务的地区性医院。一般市县医院及直辖市的区级医院,以及相当规模的工矿、企事业单位的职工医院。是地区性医疗预防中心。

3. 三级医院　直接指向几个地区甚至全国范围内提供医疗卫生服务的医院。指导一级、二级医院业务工作与相互合作。全国省、市直属的市级大医院,以及医学院的附属医院。是具有医疗、护理、教学科研能力的医疗预防中心。

（二）按收治范围划分

1. 综合性医院　在各类医院中占有较大的比例,是诊治各类疾病的医院,院内设有内科、外科、妇产科、儿科、耳鼻喉科、眼科、皮肤科、中医科等专科,还设有药剂、检验、影像等医技部门,并配有相应工作人员和仪器设备的医院。

2. 专科医院　为诊治各类专科疾病而设置的医院,如妇产科医院、传染病医院、精神卫生中心、结核病防治医院、肿瘤医院、口腔医院、职业病医院等。

3. 按特定任务（服务对象）划分　可分为军队医院、企业医院等,有其特定任务及服务对象。

4. 按所有制划分　可以分为全民所有制、集体所有制和个体所有制医院。

三、医院的组织结构

我国医疗机构体制已形成三级医疗网络。当前医院的组织结构模式,大致可以分为三大系统,即诊疗部门、诊疗辅助部门和行政后勤部门。

（一）诊疗部门

包括门诊部、住院部的临床诊疗部门,如内科、外科、儿科、妇产科、眼科、口腔科、皮肤科、传染科、中医科等,是医院的主要业务部门。

（二）辅助诊疗部门

包括检验科、康复科、理疗科、病理科、麻醉科、手术室、营养室、供应室、内镜室、药剂科等,利用专门的技术和设备辅助诊疗工作。

（三）行政后勤部门

包括院长办公室、人事科、医务科、科教科、护理部、财务科、保卫科、总务科、医疗设备科等进行人、财、物保障的辅助部门,是医院的重要组成部分。

项目二　门诊部护理工作

一、门诊环境及护理工作

门诊是医院面向社会的窗口,是医疗工作的第一线,是直接为服务对象进行早期诊断、及时治疗、预防保健和健康教育的场所。

（一）门诊的设置和布局

1. 设置　门诊设有挂号室、收费处、化验室、药房、综合治疗室与分科诊察室等。

2. 布局　医院门诊的候诊、就诊环境以方便患者为目的、突出公共卫生为原则，做到美观、安静、整洁、美化、绿化、布局合理，备有醒目的标志和指路牌。设有门诊布局示意图、收费项目价目表等。使患者感到亲切、宽松、对医院有信任感、安全感。

诊察室内备有诊查床，床前有遮隔设备，室内设洗手池，桌面整洁，各种检查用具及化验单、检查申请单、处方等放置有序。门诊设综合治疗室，治疗室内备有必要的急救设备，如氧气、急救药品等。

（二）门诊的护理工作

1. 预检分诊　这是患者来医院就诊的第一步，预检护士需由有经验的护士担任，应主动热情接待来院就诊的患者，简要询问病史，观察病情后作出判断，给予合理的分诊指导和传染病的管理。做到先预检分诊，后挂号诊疗。

2. 安排候诊和就诊　患者挂号后，分别到各科候诊室依次就诊。护士应做好就诊患者的护理工作。

（1）开诊前准备好各种检查器械和用物，检查诊疗环境和候诊环境。

（2）分理初诊和复诊病案，收集整理化验单、检查报告等。

（3）根据病情测量体温、脉搏、呼吸等，并记录于门诊病案上。

（4）按先后次序叫号就诊。必要时护士协助医生进行诊查工作。

（5）随时观察候诊患者的病情，遇到高热、剧痛、呼吸困难、出血、休克等患者，应立即安排提前就诊或送急诊室处理；对病情较严重或年老体弱者，可适当调整就诊顺序。

3. 健康教育　利用候诊的时间开展健康教育，可口头、图片、黑板、电视录像或赠送宣传小册子等形式开展健康教育。对患者提出的询问应耐心、热情予以回答。

4. 治疗工作　需在门诊进行的治疗，如注射、换药、导尿、灌肠、穿刺等，必须认真执行查对制度，严格执行操作规程，确保治疗安全、有效。

5. 消毒隔离　门诊人群流量大，患者集中，易发生交叉感染，因此要做好消毒隔离工作，传染病或疑似传染病的患者，应分诊到隔离门诊就诊，并做好疫情报告。门诊的空间、地面、墙壁、桌椅、诊察床、推车、担架等，定期进行清洁、消毒处理。

6. 保健门诊　经过培训的护士可直接参与各类保健门诊的咨询或诊疗工作。

二、急诊环境及护理工作

急诊科是医院诊治急诊患者的场所，是抢救患者生命的第一线，对危及生命及意外灾害事件，应立即组织人力、物力、按照急救程序进行抢救。急诊科护士要求责任心强，要有良好的素质，具备一定的急救知识和经验，技术熟练，动作敏捷。

（一）急诊的设置和布局

1. 设置　急诊科设有预检处、诊疗室、治疗室、抢救室、监护室、观察室、扩创室等。此外，还设有药房、化验室、X线室、心电图室、挂号室及收费室等，形成一个相对独立的医疗服务单元。

2. 布局　急诊科环境要宽敞，空气流通，光线明亮，安静整洁，设有专用通道和宽敞的出入口，标志和路标醒目，夜间有明显的灯光。室内光线明亮、空气流通，安静整洁，物品放置有序。以最大限度地缩短就诊前的时间为原则，赢取抢救时间。

（二）急诊的护理工作

1. 预检分诊　患者送到急诊科，有专人负责出迎救护车，预检护士要掌握急诊就诊标准，做到一问、二看、三检查、四分诊。遇到危重患者立即通知值班医生及抢救室护士；遇意外灾害性事件立即通知护士长和有关科室；遇有法律纠纷、刑事案件、交通事故等事件，应迅速向医院保卫部门报告或与公安部门取得联系，并请家属或陪送者留下。

2. 抢救工作

（1）物品准备：

1）一般物品准备：血压计、听诊器、张口器、压舌板、舌钳、吸氧管、吸痰管、胃管等。

2）无菌物品及无菌急救包：各种注射器、输液器、输血器、静脉切开包、气管切开包、开胸包、导尿包、各种穿刺包、无菌手套及各种无菌敷料等。

3）抢救设备：中心供氧系统、吸引器、除颤器、心脏起搏器、心电监护仪、呼吸机、洗胃机等，条件许可备 X 线机、手术床、多功能抢救床。

4）抢救药品：中枢神经兴奋剂、镇静剂、镇痛药、抗休克药、抗心力衰竭药、抗心律失常药、抗过敏药，各种止血药、激素、解毒药、止喘药；纠正水、电解质紊乱及酸碱平衡失调药物以及各种输入液体、局部麻醉药及抗生素类等。并备有简明扼要的说明卡片。

5）通讯设备：设有自动传呼系统、对讲机、电话等。

一切抢救物品要做到"五定"，即定数量品种、定点放置、定人保管、定期消毒和灭菌、定期检查维修，使急救物品完好率达 100％。护士必须熟知抢救物品性能和使用方法，并且能排除一般性故障。

（2）配合抢救：

1）严格按抢救程序、操作规程实施抢救措施，应做到分秒必争。医生未到抢救现场之前，护士应根据病情做出初步判断，并给予紧急处理，如测血压、吸痰、给氧、止血、配血、建立静脉通道、实施人工呼吸、胸外心脏按压等；医生到达后，立即报告处理情况及病情，正确执行医嘱，积极配合抢救，严密观察病情变化，为医生提供抢救资料。

2）做好抢救记录，严格查对制度。要求抢救记录字迹清晰、及时、准确；必须注明时间，包括患者和医生到达时间、抢救措施实施及停止时间；记录执行医嘱的内容及病情的动态变化。

抢救中在执行口头医嘱时必须向医生复诵一遍，双方确认无误后方可执行。抢救完毕后，请医生及时补写医嘱和处方。各种急救药品的空安瓿需经两人核对后方可丢弃；输液空瓶、输血空袋等应集中放置，需经两人核对是否与医嘱相符后方可弃去。

3. 留观室　又称急诊观察室。设有一定数量的观察床，收治已明确诊断或暂不能确诊以及病情危重但暂时住院困难的患者。留观时间一般是 3～7 天。

留观室护理工作：

（1）入室登记，建立病案，认真填写各项记录，书写病情报告。

（2）主动巡视与观察病情，及时完成医嘱，做好晨晚间护理，加强生活及心理护理。

（3）做好出入室患者及家属的管理。

项目三　病区环境

病区是住院患者接受诊疗、护理及修养的场所，也是医护人员全面开展医疗、预防、教学、科研活动的重要基地。

一、病区的设置和布局

(一) 设置

每个病区设有普通病室、危重病室、抢救室、治疗室、换药室、护士办公室、医生办公室、主任办公室、库房、配膳室、浴室、洗涤间、厕所及医护休息室等。

(二) 布局

病区实行科主任、护士长负责制,每个病区设30~40张病床为宜,两床之间的距离不可少于1m。有条件者应设布帘相隔。抢救室和治疗室应紧邻医护办公室。

二、病区的环境管理

(一) 社会环境

医院是社会的一部分,也是就诊患者集中的场所,为了保证患者能获得安全、舒适的治疗性环境,得到适当的健康照顾,必须为患者创造和维持一个良好的社会环境。

1. 人际关系 人患病时往往会产生一些情绪和行为上的变化,感到焦虑、恐惧、孤独、烦躁不安,依赖性增加,缺乏自信和自尊,甚至有与世隔离之感。在照顾患者时,既要考虑患者的生理需要,同时也要考虑患者的心理、社会需求,为患者提供安全舒适的社会环境。

(1) 护患关系:护患关系是一种特殊的人际关系,是服务者与被服务者之间的关系,在护患关系中,护士的影响力是占主导地位的,作为服务者的护士,应对患者认真负责、一视同仁,满足患者身心需要,尊重患者权利与人格;善于正确应用治疗性语言,发挥语言积极作用,让患者感到诚恳、友善、好意,赢得患者信任,并使其正确认识和对待疾病,减轻消极情绪,肯定自身价值和自尊;行为举止上应庄重、沉着、热情、关切、机敏、果断,操作时稳、准、轻、快,以增加患者的信任感;在患者面前应注意控制自己的情绪,始终以乐观、开朗、饱满的情绪去感染患者,激发患者良好的心理反应。

(2) 病友关系:病室中每一位病友是社会环境中的一员,在共同的治疗、康复和生活中相互影响。他们在交往中相互照顾、帮助,并交流治疗、护理常识和生活习惯等,有利于消除患者的陌生感和不安全感,增进患者之间的友谊和团结。护士应协助病友间建立良好的情感交流,引导病室内的群体气氛向积极的方向发展,以调动患者的乐观情绪,更好地配合医护工作的开展。

(3) 患者与其他人员的关系:患者在医院内还应与其他人员建立一个良好的人际关系。患者来到新的环境,护理人员应主动向其介绍其他医务人员和同病室病友,鼓励患者和其他人员沟通和交往。同时护理人员要注意观察和调整患者与亲人间的关系,亲友是患者的重要支持系统,他们对患者的支持更有助于患者的康复。

2. 医院规则 为使患者拥有良好的休息环境,保证诊疗护理工作的正常进行,预防和控制医院内感染的发生,促进患者的尽快康复,每个医院根据各自的具体情况制订了院规,如入院须知、探视制度、陪住制度等。这些院规既是对患者行为的指导,又对患者是一种约束,会对患者产生一定的影响。协助患者熟悉院规,可帮助患者适应环境。

(1) 耐心解释,取得理解:向患者和家属耐心解释每一项院规的内容和执行各项院规的必要性,使其理解并主动配合,自觉遵守执行院规。

(2) 让患者对其周围环境有一定的自主权:对患者居住空间表示尊重,进入病室时应先敲门;整理患者床单位或衣物时应先取得患者同意等。

（3）满足患者需求、尊重探视人员：患者的家属或亲友可协助患者满足其安全感、归属感、自尊的需要，减少患者寂寞与社会隔离。因此，要尊重探视人员。但如探视者不受患者欢迎，或探视时间影响医疗护理工作，则要适当加以劝阻和限制。

（4）提供有关信息与健康教育：进行任何检查、治疗、护理之前或过程中，都应对患者给予适当解释和心理支持，并允许、鼓励患者参与决策，以减少患者的焦虑和恐惧，增进其自我价值感、控制能力和对治疗护理的主动积极配合。

（5）尊重患者的隐私权：进行治疗护理时应避免不必要的暴露；对于患者的个人隐私应注意保密。

（6）鼓励患者自我照顾：在病情允许的情况下，创造条件并鼓励患者进行自我照顾，易恢复自信心与自我保护能力，有利康复。

（二）物理环境

医院的物理环境是影响患者生理与心理舒适的重要因素。环境性质决定患者的心理状态，关系着治疗效果及疾病的转归。因此，为护理对象提供一个安全、舒适的诊疗护理场所是护理人员的重要职责。物理环境要求包括：

1. 安静 病区内应避免噪声。长时间受噪声骚扰，易产生疲倦感和不安情绪，甚至出现眩晕、恶心、失眠及脉搏、血压的波动。WHO规定噪声标准，白天病区较理想的强度是35~40dB，噪声强度在50~60dB时则能产生相当的干扰，长时间暴露于90dB以上的环境中，易引起头痛、头晕、耳鸣、失眠等症状。工作人员在执行各项操作时要做到"四轻"，即说话轻、走路轻、操作轻、关门轻；病室的门、窗及桌、椅脚应加橡皮垫；推车的轮轴定时加注润滑油；护士应向患者及家属宣传，共同保持病室安静。

2. 整洁 主要指病区护理单元、患者及工作人员的整洁。

（1）病室的陈设齐全，规格统一，物品摆放以符合要求并使用方便为原则。

（2）患者的皮肤、头发、口腔要保持清洁，被服、衣裤要定期更换。

（3）工作人员要仪表端庄、服装整洁大方。

（4）治疗后用物及时撤去，排泄物、污染物及时清除。

3. 舒适

（1）温度和适度：适宜的室内温度，有利于患者休养及治疗，一般病室冬季温度以18~22℃为宜，婴儿室、产房、手术室以22~24℃为宜，室温过高，影响机体散热而使患者感到烦躁；室温过低，患者出现肌肉紧张，且易着凉。

病室相对湿度在50%~60%为宜。室内湿度过高，空气潮湿，有利于细菌繁殖，同时机体水分蒸发减少，出汗受抑制，患者感到闷热、不适，尿液排泄增加，对心、肾疾患者不利；室内湿度过低，空气干燥，水分蒸发快，导致呼吸道黏膜干燥、咽痛、口渴，对急性喉炎、气管切开和呼吸道感染的患者十分不利。因此，病室内应备有室温计和湿度计，以便随时评估室内温度和湿度。

（2）通风：空气流通可以调节室内温度、湿度，增加氧含量，降低二氧化碳及空气中微生物的密度。为保持空气新鲜，病室应定时开窗通风换气，每次通风30min左右。冬天通风时要注意保暖，避免冷风直吹患者。

（3）采光：病室的采光有自然光线和人工光线。充足的光线，可使患者愉悦，且有利于观察病情。光线较弱有利于患者休息和放松。进行诊疗和护理工作时，阳光不宜直射眼睛，以免引起目眩；午睡时应用窗帘遮挡光线；夜间睡眠时，应采用地灯或罩壁灯，既可保证夜间巡视患者又可使患者易于入睡。

（4）装饰：病室内和病区走廊上可适当摆设鲜花和种植绿色植物。既美观，又增添生机。过敏性疾病病室除外。色彩对人的情绪、行为及健康均有一定影响。绿色使人有安静、舒适感；浅蓝色使人心胸开阔；奶油色给人以柔和悦目宁静感；白色反光强、刺眼，使人感到疲劳。所以病室墙壁一般上方涂白色，下方涂浅绿或浅蓝色，不宜全部涂白色。

4. 安全　采用各种措施，预防和消除一切不安全因素。

（1）物理性损伤：避免各种原因引起的躯体损伤，如走廊、浴室、厕所的墙边应设置栏杆；病室、厕所、浴室地板要防滑，并配置呼叫系统；注意易燃物品的安全使用和保管，如被褥、纸张、化学制剂、氧气等；有防火设施及遇火警时的疏散措施。

（2）化学性损伤：护理人员应掌握常用药物的保管原则和药疗原则，避免药物浓度过大或过高、用药次数过多、配伍不当或用错药等引起化学性损伤。

（3）生物学损伤：预防和控制医院内部感染，即找到并消除感染源，切断传播途径及提高易感人群免疫力。医院要有严格的管理系统，采用综合措施，预防医院内感染。如严格执行无菌技术和消毒隔离制度，定期进行消毒、灭菌效果检测制度，建立健全门诊、急诊的预检分诊和入院患者卫生处置制度。

（4）避免医源性损伤：医护人员言语及行为不慎而造成患者心理及生理上的损害，或为患者进行治疗、护理时无菌观念不强、动作粗暴所造成的医源性感染和损伤等。应加强医护人员职业道德教育，防止医源性损伤的发生。

【执业考试考核知识点】

1. 识记

（1）医院的任务及种类。

（2）医院、门诊、急诊、病区的概念。

2. 领会

医院物理环境及社会环境。

3. 运用

（1）门诊、急诊、病区的护理工作。

（2）能与患者进行有效的沟通。

（张绍敏）

任务二　医院感染预防及控制

【任务达标】

1. 掌握医院感染的概念、医院感染的预防和控制；
2. 掌握物理、化学消毒灭菌法的原理、适用范围、常用方法及注意事项；
3. 掌握无菌技术、隔离技术、无菌物品、无菌区域的概念；
4. 掌握化学消毒剂的使用原则、无菌技术操作原则、隔离技术原则；
5. 熟悉清洁、消毒、灭菌的概念，临床上常用的化学消毒剂；医院日常的清洁、消毒、灭菌工作；隔离病区的划分及隔离要求；隔离种类和措施；
6. 能正确使用无菌持物钳、无菌容器、无菌包、无菌物品取用法、正确铺无菌盘、戴无菌手套；
7. 能正确穿脱隔离衣、完成洗手、手的消毒；
8. 了解医院感染现状、感染的主要因素；供应室的工作内容、作用。

项目一　医院感染

在医院环境中，由于病原微生物相对集中、各种新医疗技术开展、大量抗生素和免疫抑制剂的广泛使用等，导致医院感染的发生率不断增加。医院感染不但影响到患者的健康，增加患者的心理痛苦，还给家庭、国家造成经济方面的重大损失。因此，医院感染已成为当前医院管理中的一个重要课题，正日益受到各级行政部门和医院领导的高度重视。WHO 提出有效控制医院感染的关键措施是：清洁、消毒、灭菌、无菌技术、合理使用抗生素、消毒与灭菌的效果监测。

一、医院感染的概念

（一）概念

医院感染又称医院获得性感染，是指患者、探视者或医院工作人员在医院内获得并产生临床症状的感染。包括在医院活动期间发生的感染和在医院内获得出院后发生的感染，但不包括入院前已有的或者入院时已处于潜伏期的感染。感染的主要对象是住院患者。

（二）医院感染的分类

医院感染按病原体来源可分为外源性感染和内源性感染。

1. 外源性感染　也称交叉感染，是指来自于患者体外的病原体，通过直接或间接感染途径，传播给患者的感染。

2. 内源性感染　又称自身感染，是指患者其自身携带的感染源侵袭而发生的感染。内源性感染病原体来自患者自身的体内或体表，主要是在人体定植、寄生的正常菌群，它们在正常情况下对人体无感染力，通常不致病。但当人的免疫功能受损、健康状况不佳、或正常菌群发生移位时就可能引起感染。

二、医院感染的形成

要引起医院感染，必须具备三个条件，即感染源、传播途径和易感宿主，三者组成感染链，三者相互联系，缺一不可。

（一）感染源

感染源是指已被病原体感染的人或动物，并能排出具有致病能力的病原体。包括患者、医务人员、患者家属及探视者、医院环境、医疗器械、动物等。

（二）传播途径

传播途径是指病原体从感染源传到易感宿主的途径和方式，主要可以通过四种途径传播。

1. 接触传播　是外源性感染的主要传播途径。包括直接传播和间接传播。

2. 空气传播　空气传播是以空气为媒介，空气中带有病原微生物的微粒随气流流动而造成感染传播，也称微生物气溶胶传播，包括飞沫传播、飞沫核传播、菌尘传播三种形式。

3. 生物媒介传播　动物或昆虫携带病原微生物作为人类疾病传播的中间宿主，如蚊子可传播疟疾、乙型脑炎等，若蚊子叮咬了患者再去叮咬健康人，则易致病。

4. 共同媒介传播　也称为共同途径传播，可以通过被病原菌污染的水、食物等媒介而在人群中暴发流行。

（三）易感宿主

易感宿主是指对感染性疾病缺乏免疫力而易感染的人。包括：

1. 患有严重影响或损伤机体免疫系统功能疾病的患者，如白血病患者。

2. 侵入性诊断治疗的患者。

3. 接受各种免疫抑制疗法的患者。

4. 大量长期使用抗生素的患者。

5. 老年人、婴幼儿、营养不良者。

三、医院感染的管理与控制

全国性医院感染研究与控制检测工作的开展，逐步建立了以医院感染管理委员会为主体的三级管理体系，制订了控制医院感染的管理制度、检测标准、操作规范和控制措施，使医院感染管理不断向规范化、制度化、标准化方向发展。

1. 医院感染三级管理体系的建立　医院成立医院感染管理委员会，在院长和业务副院长的领导下开展工作，并根据医院的规模和性质设置医院感染管理机构或专职人员。建立由专职医生、护士为主体的医院内感染监控组织三级护理管理体系。一级管理——病区护士长和兼职监控护士；二级管理——专科护士长；三级管理——护理部副主任兼医院管理委员会副主任。

2. 健全各项规章制度　医院感染管理制度的健全必须依照国家有关卫生行政部门的法律、法规实施。

（1）管理制度：如清洁卫生制度、消毒隔离制度以及感染管理报告制度等。

（2）监测制度：包括对灭菌效果、消毒剂使用效果、一次性医疗器材及门诊和急诊室常用器械的监测；对感染高发科室，如手术室、供应室、分娩室、换药室 、监护室、血透室等消毒卫生状况的检测。

（3）消毒质控标准：如国家卫生部颁布的医院消毒卫生标准，规定了各类从事医疗活动的空气环境、物体表面、医护人员手、医疗用品、消毒剂、污水、污物处理卫生标准。

3. 医院感染管理措施的落实 预防与控制医院感染必须切实做到控制感染源、切断传播途径、保护易感人群。具体措施包括：

（1）医院环境布局合理，设施有利于消毒隔离。

（2）清洁、消毒、灭菌及其效果检测。

（3）无菌及预防隔离技术。

（4）合理使用抗生素。

（5）医院污水、污物的处理。

4. 医院感染学教育的开展 是医院感染管理的重要环节，对全体医务人员加强医院感染学的教育，使其明确在医院感染中的职责，增加预防与控制医院感染的自觉性。

项目二　清洁、消毒、灭菌

一、概念

1. 清洁 清洁是指用物理方法清除物体表面的污垢、尘埃和有机物，其目的是去除和减少微生物，而不能杀灭微生物。常用的清洁方法包括：水洗、机械去污和去污剂去污。适用于医院地面、墙壁、家具等物体表面的处理和物品消毒灭菌前的处理。

特殊污染，如碘酊可用乙醇处理；甲紫可用乙醇、草酸处理；陈旧血迹可用过氧乙酸处理；高锰酸钾可用维生素 C、0.2%～0.5%过氧乙酸处理。

2. 消毒 是指用物理或化学方法清除或杀灭芽胞以外的所有病原微生物。使其数量减少到无害程度的过程。

3. 灭菌 是指用物理或化学的方法杀灭全部微生物，包括致病和非致病微生物以及芽胞。

二、消毒、灭菌方法

消毒灭菌的方法有两大类：物理消毒灭菌法和化学消毒灭菌法。

（一）物理消毒灭菌法

物理消毒灭菌法是利用物理因素作用于病原微生物，将之清除或杀灭。常用方法有热力、光照、辐射、过滤除菌等。

1. 热力消毒灭菌法 利用热力破坏微生物的蛋白质、核酸、细胞壁和细胞膜，从而导致其死亡。分干热法和湿热法。

（1）干热法：是指相对湿度在 20%以下的高热灭菌。是由热源通过空气传导、辐射对物体进行加热，传热较慢，是在有氧而无水的条件下作用于微生物。因此干热灭菌所需温度高，作用时间长。

1）燃烧法：是一种简单、迅速、彻底的灭菌方法。常用于无保留价值的污染物品，如污纸及破伤风、气性坏疽、铜绿假单胞菌等特殊感染的敷料处理；某些金属类器械和搪瓷类物品，急用时也可用燃烧法灭菌。

方法：无保留价值的物品放于焚化炉中燃至灰烬；金属器械可在火焰中烧灼 20s；开启

或关闭培养用的试管或烧瓶塞子，应在火焰上来回转动2～3次，避免污染；搪瓷类容器可倒入少量95％以上的乙醇，点火燃烧至熄灭。在此过程中不断转动容器，使火焰分布均匀。

注意事项：①远离易燃、易爆物品，如乙醚、氧气、汽油等；②火焰燃烧过程中注意不可添加酒精以免引起火灾；③锋利及贵重器械禁用此法，以免锋刃变钝或器械损坏。

2）干烤法：利用特制的烤箱，通电升温后进行灭菌，其热力传播与穿透主要靠空气对流和介质的传递，灭菌效果可靠。常用于玻璃、金属、搪瓷类物品、油脂及各种粉剂等的灭菌。消毒：温箱120～140℃，时间10～20min；灭菌：温箱180℃，时间20～30min。也可根据不同的箱型选择适当的温度。

(2) 湿热法：湿热消毒灭菌法是通过水和水蒸气对物体进行加热。由于水和水蒸气传递热能的效率比空气大，传递快，穿透力强。因此消毒灭菌的时间短，温度也低。

1）煮沸消毒法：是应用最早的消毒方法之一，也是家庭常用的消毒方法之一。适用于耐湿、耐高温的物品，如金属、搪瓷、玻璃和橡胶类等。

方法：将物品洗刷干净，全部浸没在水中，加热煮沸，从水沸开始计时，煮沸100℃，经5～10min，能杀死一般细菌的繁殖体。多数细菌芽胞煮沸15min可将其杀灭，但某些热抗力极强的细菌芽胞需经煮沸更长的时间，如破伤风杆菌的芽胞需煮沸60min方可杀灭，而肉毒杆菌芽胞则需煮沸3h才能将其杀灭。水中加入2％碳酸氢钠，可提高其沸点达105℃。既可促进芽胞的杀灭，又能防止金属器皿生锈。

注意事项：①玻璃类用纱布包好，应于冷水和温水时放入，以免突然高热或碰撞而破损；②橡胶类用纱布包裹，待水沸后放入，消毒后及时取出，以免使橡胶变软粘连；③器械的轴节及容器的盖要打开，大小相同的碗、盆不能重叠，以使物品各面都能与水接触；④较小的物品要用纱布包好使其沉入水中；⑤如煮沸途中加入物品，则在水沸后开始计时；⑥尖锐器械不宜用此法，以免受热损坏变钝；⑦高山地区气压低、沸点低，应适当延长消毒时间，海拔每增高300m，延长消毒时间2min。

2）压力蒸汽灭菌法：高压蒸汽灭菌器装置严密，输入蒸汽不外逸，温度随蒸汽压力增高而升高，当压力增至103～137kPa时，湿度可达121.3～126℃。经20～30min即达灭菌的目的。是热力消毒灭菌法中效果最为可靠、临床使用最广泛的一种方法。主要适用于耐高温、高压，不怕潮湿的物品，如敷料、搪瓷、橡胶、手术器械、玻璃制品、药品、细菌培养基等。

目前医院常用的压力蒸汽灭菌器有手提式压力蒸汽灭菌器、卧式压力蒸汽灭菌器、预真空压力蒸汽灭菌器等。前两者为下排气式压力蒸汽灭菌。

手提式压力蒸汽灭菌器：为金属圆筒，分为两层，隔层内盛水，有盖，可以旋紧，加热后产生蒸汽。锅外有压力表，当蒸汽压力升高时，温度也随之相应升高。该灭菌器体积小，便于携带。

操作方法：在灭菌器中盛水3000ml；将拟灭菌的物品随同盛装的桶放入灭菌器内；加盖旋紧，勿使漏气；锅下加热，打开排气活门，放出冷空气（一般在水沸后排气10～15min左右），关闭放气活门，使压力逐渐上升至103kPa，温度达121.3～126℃，维持20～30min后，排气至"0"时，慢慢打开盖子。如果突然开盖，冷空气大量进入，蒸汽凝成水滴，使物品潮湿，且玻璃类易发生爆裂。

卧式高压蒸汽灭菌器：其结构原理同手提式高压蒸汽灭菌器，因其体积大，一次可灭菌大量物品。操作人员须经专业培训，合格后方能上岗。

预真空式压力蒸汽灭菌器：是利用机械抽真空的方法，使灭菌柜室内形成 2.0~2.7kPa 的负压，蒸汽得以迅速穿透到物品内部进行灭菌，其工作参数为：温度 132℃，压力 205.8kPa，时间 4~5min。

压力蒸汽灭菌法注意事项：器械或物品灭菌前洗净并晾干或擦干；无菌包不宜过大，下排气式压力蒸汽灭菌器的物品包不大于 30cm×30cm×25cm，用预真空压力蒸汽灭菌器的物品包不得超过 30cm×30cm×50cm；灭菌包放置合理，各包之间留有空隙，布类物品放于金属、搪瓷类物品之上；消毒前，打开贮槽或盒的通气孔，有利于蒸汽流通，消毒完毕关上容器孔，以保持物品的无菌状态；经灭菌物品待干燥后才能取出；随时观察压力及温度情况；定期监测灭菌效果。

高压蒸汽灭菌效果的监测：①物理监测法：将甩至 50℃ 以下的 150℃ 或 200℃ 的留点温度计放入待灭菌的包内，灭菌后检查其读数是否达到灭菌温度；②化学监测法：利用化学指示卡或化学指示胶带在 121℃、20min 或 135℃、4min 灭菌后观察颜色或性状的改变来判断灭菌效果；③生物监测法：是最可靠的监测法，利用对热耐受力较强的非致病性嗜热脂肪杆菌芽胞作为指示剂，灭菌后取出培养，全部菌片均无细菌生长表示灭菌合格。

2. 光照消毒法　又称辐射消毒，主要利用紫外线的杀菌作用，使菌体蛋白光解、变性而导致细菌死亡。

（1）日光暴晒法：日光具有热、干燥和紫外线作用，具有一定的杀菌力，将物品放在直射日光下，暴晒 6h，定时翻动，使物体各面均受日光照射。此法多用于被褥、床垫、毛毯、书籍等物品的消毒。

（2）紫外线灯管消毒法：紫外线因其光谱位于紫色可见光之外，故称紫外线。属于电磁波辐射，根据波长可分为 A 波、B 波、C 波和真空紫外线。消毒使用的是 C 波紫外线，其波长范围为 200~275nm，最佳杀菌波长为 250~270nm。

1）方法：常用的紫外线灯管有 15W、20W、30W、40W 四种，可采用悬吊式和移动式灯架照射，用于物品消毒时，如选用 30W 紫外线灯管，有效照射距离为 25~60cm，时间为 25~30min（物品要摊开或挂起，扩大照射面）。用空气消毒时，室内每 10m² 安装 30W 紫外线灯管 1 支，有效距离不超过 2m。照射时间为 30~60min，照射前清扫尘埃，照射时关闭门窗，停止人员走动。

2）注意事项：①注意眼睛、皮肤的保护，照射时嘱患者勿直视紫外线光源，可戴墨镜，或用纱布遮盖双眼，用被单遮盖肢体，以免引起眼炎或皮肤红斑；②紫外线灯管要保持清洁透亮，灯管要轻拿轻放。关灯后应间隔 3~4min 后才能再次开启。一次可连续使用 4h；③定期监测消毒效果。紫外线的杀菌力取决于紫外线输出量的大小，灯管的输出强度随使用时间的增加而减弱。故日常消毒多采用紫外线强度计或化学指示卡进行监测，新管（30W）不低于 100μW/cm²；如灯管强度低于 70μW/cm² 者应更换，或建立使用登记卡，凡使用时间超过 1000h 者应予以更换。定期进行空气细菌培养，以检查杀菌效果。

（3）臭氧灭菌灯（电子灭菌灯）消毒法：灭菌灯内装有 1~4 支臭氧发生管，在电场作用下，将空气中的氧气转换成高纯臭氧。臭氧主要依靠其强大的氧化作用而杀菌。使用灭菌灯时，关闭门窗，确保消毒效果。用于空气消毒时，人员须离开现场，消毒结束后 20~30min 方可进入。

3. 微波消毒灭菌法　微波是频率高、波长短的电磁波，在电磁波的高频交流电场中，物品中的极性分子发生极化，高速运动，并频繁改变方向，互相摩擦，使温度迅速上升，达到消毒灭菌的作用。微波可以杀灭各种微生物，包括细菌繁殖体、真菌、病毒和细菌芽胞、真菌孢子等，常用于食品及餐具的处理、医疗药品及耐热非金属材料、器械的消毒灭菌。

4. 电离辐射灭菌法　应用 γ 射线或电子加速器发生的高能量电子束进行灭菌。适用于忌热物品的常温灭菌方法。又称"冷灭菌"。尤其对一次性应用的医疗器材、密封包装后需长期储存的器材、精密医疗器材和仪器，以及移植和埋植的组织和人工器官，节育用品等特别适用。

5. 过滤除菌　是医院空气净化措施中采取的现代化设备。即使空气通过孔隙小于 $0.2\mu m$ 的高效过滤器，利用物理阻留、静电吸附等原理除去介质中的微生物。通过过滤除菌使病室、手术室或无菌药物控制室内的空气达到绝对净化的目的。其中有臭氧空气消毒机、紫外线空气消毒机、等离子空气消毒机、光触媒空气消毒机等。

注意事项：使用时应关闭门窗；为保证消毒效果，消毒时间不低于 120min；使用紫外线循环风进行消毒，机器周围空间保持畅通，无物体阻挡；使用中发现异常（如有异味或灯管损坏等）应及时处理，关闭电源开关，拔出插头；连续使用累计时间达 1000h，应清洗过滤布和紫外线灯管。

（二）化学消毒灭菌法

利用液体或气体的化学药物抑制微生物的生长繁殖或杀灭微生物的方法。凡不适用物理消毒灭菌而耐潮湿的物品，如锐利的金属、刀、剪、缝针和光学仪器（胃镜、膀胱镜等）及皮肤、黏膜，患者的分泌物、排泄物、病室空气等均可采用此法。

1. 化学消毒剂的作用原理

（1）与菌体蛋白的氨基酸结合，使蛋白质变性、酶活性消失，如甲醛、碘酊。

（2）与菌体蛋白质的巯基、氨基结合，使蛋白质变性，如戊二醛。

（3）通过对菌体蛋白质分子的烷基化作用，干扰酶的正常代谢而杀灭微生物，如环氧乙烷。

（4）抑制细菌酶活性，破坏细胞代谢导致菌体死亡，如含氯杀菌剂漂白粉、优氯净。

（5）使菌体蛋白凝固变性，如 70%～75% 的乙醇。

（6）破坏细胞膜的酶活性，使胞浆膜破坏。如氯己定。

2. 化学消毒剂的分类　各种化学消毒剂按其作用分为灭菌剂、高、中、低效消毒剂四类。

（1）灭菌剂：可杀灭一切微生物，包括细菌芽胞，杀菌谱广、消毒方法多样，如甲醛、戊二醛、过氧乙酸、环氧乙烷等。

（2）高效消毒剂：指可杀灭一切细菌繁殖体、病毒、真菌及其孢子。并对细菌芽胞有显著杀灭作用的制剂。如含氯消毒剂、过氧化氢等。主要用于受结核杆菌、真菌、病毒、细菌芽胞等各类微生物严重污染的物品的消毒处理，或接触、进入人体后对人体健康可能构成严重危害的物品的消毒处理，如胃镜。

（3）中效消毒剂：能杀灭细菌芽胞以外的细菌繁殖体、真菌、病毒及其他微生物的制剂。如乙醇、碘消毒剂等。主要用于受到细菌、真菌、病毒等非细菌芽胞污染的各类物品的消毒处理，人体体表消毒以及接触人体后对人体健康可能构成危害的物品的消毒，如体温计的消毒。

（4）低效消毒剂：只能杀灭细菌繁殖体、亲脂病毒和某些真菌的制剂，如氯己定等。

3. 化学消毒灭菌剂的使用原则

（1）根据物品的性能及病原体的特性，选择合适的消毒剂。

（2）严格掌握消毒剂的有效浓度、消毒时间和使用方法。

（3）需消毒的物品应洗净擦干，浸泡时打开轴节，将物品浸没于溶液里。

（4）消毒剂应定期更换，挥发剂应加盖并定期测定比重，及时调整浓度。

（5）消毒液中不能放置纱布、棉花等物，因这类物品可吸附消毒剂，降低消毒效力。

（6）浸泡过的物品，使用前需用无菌等渗盐水冲洗，以免消毒剂刺激人体组织。

4．常用化学消毒灭菌方法

（1）浸泡法：选用杀菌谱广、腐蚀性弱、水溶性消毒剂，将物品浸没于消毒剂内，在标准的浓度和时间内，达到消毒灭菌目的。

（2）擦拭法：选用易溶于水、穿透性强的消毒剂，擦拭物品表面，在标准的浓度和时间里达到消毒灭菌目的。

（3）喷雾法：用喷雾器均匀喷洒消毒剂于空气中和物体表面，如墙壁、地面等，按标准浓度和时间到达消毒作用。

（4）熏蒸法：加热或加入氧化剂，使消毒剂呈气体，在标准的浓度和时间里达到消毒灭菌目的。

常用化学消毒剂使用方法

消毒剂名称	消毒水平	适用范围	注意事项
甲醛	灭菌剂	常使用熏蒸法。摊放或挂起消毒物品，调节消毒箱内的温度、湿度，使温度达到 52～56℃，相对湿度为 70%～90%，消毒按 100g/L、灭菌按 500g/L 计算甲醛用量，密闭消毒箱，作用 3h 以上	1. 使用甲醛消毒箱消毒物品时，不可用自然挥发 2. 消毒时严格控制温度和湿度的范围 3. 被消毒的物品应摊开放置，以便甲醛气体与各面充分接触 4. 可用抽气通风或氨水中和法去除残留气体 5. 甲醛具有致癌作用，不易用于室内空气的消毒
戊二醛	灭菌剂	2%溶液用于不耐热医疗器械和精密仪器，如窥镜等，消毒时间 20～45min，灭菌时间 10h	1. 消毒后的物品于使用前用无菌等渗盐水冲洗 2. 戊二醛对手术刀片等碳钢制品有腐蚀性，使用前应先加入 0.5%亚硝酸钠防锈 3. 盛装戊二醛的容器加盖保存，注意加强其浓度的检测 4. 戊二醛对皮肤有刺激性，接触溶液时戴橡胶手套，并防止溅入眼内和吸入体内
环氧乙烷	灭菌剂	1. 用于电子仪器和不耐高温物品，如皮革、皮毛、化纤织物、一次性高分子医疗器材等的灭菌处理 2. 少量物品可装入塑料袋或丁基橡胶袋中消毒，大量物品则用环氧乙烷灭菌柜，作用时间 6h	1. 环氧乙烷易燃易爆，且有一定毒性，必须熟悉使用方法并严格遵守安全操作程序 2. 放置阴凉通风无火源、无明火，储存温度不可超过 40℃，以防爆炸 3. 灭菌后的物品应放入解析器内清除环氧乙烷残留方可使用

消毒剂名称	消毒水平	适用范围	注意事项
过氧乙酸	灭菌剂	1. 0.2%溶液用于皮肤的消毒 2. 0.02%溶液用于黏膜冲洗 3. 0.2%～1%溶液用于浸泡消毒 4. 0.2%～0.4%溶液用于环境喷洒，作用时间为30～60min	1. 溶液有刺激性及腐蚀性，配制时要戴口罩和橡胶手套，须谨慎防止溅到皮肤黏膜和眼内，一旦溅入，及时用清水冲洗 2. 存于阴凉处，防高温引起爆炸 3. 易氧化分解可降低浓度和杀菌力，故须现配现用
过氧化氢	高效消毒剂	1. 用于不耐热的塑料制品、餐具、服装、饮水等消毒和口腔含漱、外科伤口清洗 2. 3%的过氧化氢溶液浸泡、擦拭待消毒物品，作用时间30min	1. 存放于通风阴凉处，使用前测定有效含量 2. 稀释液应现用现配，配置时忌与还原剂、碱、碘化物、高锰酸钾等强氧化剂混合 3. 对金属制品有腐蚀性，对织物有漂白作用 4. 溶液有刺激性，使用时防止溅入眼内或皮肤黏膜，一旦溅上，及时用清水冲洗
含氯消毒剂（漂白粉、氯胺T、84消毒液）等	高效消毒剂	1. 0.5%漂白粉溶液或0.5%～1%氯胺溶液用于餐具消毒、便器消毒浸泡30min 2. 1%～3%漂白粉溶液或0.5%～3%氯胺溶液喷洒或擦拭地面、墙壁及物品表面 3. 干粉用于消毒排泄物，如漂白粉与粪便以1∶5的量搅拌后放置2～6h，尿液100ml加漂白粉1g，放置1h。用于肝炎患者的餐具消毒，浸泡1～2h 4. 对肝炎病毒、结核杆菌污染的物品表面，用含有效氯0.01%的消毒液作用60min以上 5. 有效氯含量为1.1%～1.3%的"84消毒液"，可杀灭肠道致病菌、化脓性球菌和细菌芽孢。适用于一般物体表面、白色衣物、医院污染物品的消毒	1. 配制的澄清液性质不稳定，密封保存时间不可超过1周 2. 有腐蚀及退色作用，不宜用于金属制品、有色衣物及油漆、家具。布类消毒后应立即清洗，以防被腐蚀 3. 84消毒液有一定的刺激性与腐蚀性，必须稀释以后才能使用。一般稀释浓度为2‰～5‰，即1000ml水里面放2～5ml 84消毒液。浸泡时间为10～30min。被消毒物品应该全部浸没在水中，消毒以后应该用无菌等渗盐水冲洗干净后才能使用。 4. 84消毒液是一种含氯消毒剂，而氯是一种挥发性的气体，因此盛消毒液的容器必须加盖盖好，否则达不到消毒的效果
碘酊	中效消毒剂	1. 2%溶液用于皮肤消毒，擦后1min后再用75%乙醇脱碘 2. 2.5%溶液用于脐带断端的消毒，擦后20s，再用75%乙醇脱碘	1. 对皮肤有较强的刺激作用，不能用于黏膜消毒，如会阴、肛门、阴囊、眼、口、鼻部手术消毒以免引起灼伤 2. 皮肤过敏者禁用
乙醇	中效消毒剂	1. 用75%的乙醇加盖浸泡消毒物品5～10min以上 2. 用75%的乙醇棉球擦拭待消毒皮肤或物体表面	1. 乙醇浓度超过80%时消毒效果会降低 2. 易挥发，需加盖保存，并定期测量有效浓度 3. 有刺激性，不宜用于黏膜及创面的消毒。易燃，应加盖置于避火处

消毒剂名称	消毒水平	适用范围	注意事项
聚维酮碘（碘伏）	中效消毒剂	1. 0.05%碘伏溶液浸泡消毒清洗晾干的物品，加盖浸泡30min 2. 0.25%～0.5%的碘伏溶液擦拭消毒部位两次，作用2～3min 3. 0.025%碘伏溶液冲洗阴道黏膜及伤口黏膜创面3～5min，达到消毒作用	1. 应于阴凉、避光、防潮处密封保存 2. 碘伏稀释后稳定性差，应现用现配 3. 不易用于二价金属制品的消毒，因对其有腐蚀性
苯扎溴铵（新洁尔灭）	低效消毒剂	1. 0.01%～0.05%溶液用于黏膜消毒 2. 0.1%～0.2%溶液用于皮肤消毒 3. 0.1%～0.2%溶液用于消毒金属器械，浸泡15～30min（加入0.5%亚硝酸钠以防锈）	1. 对肥皂、碘、高锰酸钾等阴离子表面活性剂有拮抗作用 2. 有吸附作用，会降低药效，所以溶液内不可投入纱布、棉花等
氯己定（洗必泰）	低效消毒剂	1. 0.02%溶液用于手的消毒，浸泡3min 2. 0.05%溶液用于黏膜消毒 3. 0.1%溶液用于器械消毒、浸泡30min	同苯扎溴铵（新洁尔灭）

项目三　无菌技术

无菌技术是指在医疗、护理操作过程中，保持无菌物品不被污染、防止一切微生物侵入或传播给他人的一系列操作技术和管理方法，是预防医院感染的一项重要的基本措施。

一、基本概念

1. 无菌物品　经过物理或化学方法灭菌后，未被污染的物品。
2. 无菌区域　经过物理或化学灭菌处理而未被污染的区域。
3. 非无菌物品或区域　未经灭菌或经灭菌后被污染的物品或区域。

二、无菌技术操作原则

1. 环境清洁　进行无菌技术操作前半小时，停止卫生处理，减少人员走动，以降低室内空气中的尘埃。治疗室每日用紫外线灯照射消毒一次。

2. 工作人员着装符合无菌技术操作要求　无菌操作前，衣帽穿戴整洁，修剪指甲、洗手，戴口罩，口罩遮住口鼻，最好用一次性口罩，一般情况下，口罩应4～8小时更换，一经潮湿应及时更换。

3. 物品管理有序　无菌物品必须存放于无菌包或无菌容器内，无菌包外注明物品名称，有效期一般情况下为7天，并按有效期先后顺序排放。无菌物品和非无菌物品应分别放置。无菌物品一经使用或过期、潮湿应重新进行灭菌处理。

4.取无菌物品方法正确　操作者身体与无菌区保持一定距离，约为20cm；取无菌物品时须用无菌持物钳（镊）；不可触及无菌物品或跨越无菌区域，手臂应保持在腰部以上。无菌物品取出后，不可过久暴露，若未使用，也不可放回无菌包或无菌容器内。疑有污染，不得使用。

5.一物一人，一套无菌物品，只供一个患者使用，以防交叉感染。

三、无菌技术基本操作法

（一）无菌持物钳的使用

【目的】

用于夹取和传递无菌物品。

【评估】

1.操作环境是否整洁、安全，操作台是否清洁、干燥、平坦。

2.根据物品的种类、大小选择持物钳。

3.无菌物品放置是否合理。

【计划】

1.操作者准备　衣帽整洁，修剪指甲、洗手，戴口罩。

2.用物准备　持物钳的种类（图2-2-1），临床上常用的持物钳有三叉钳、卵圆钳和长短镊子三种。

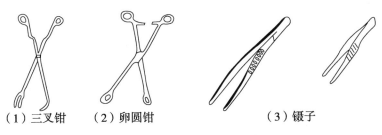

（1）三叉钳　　（2）卵圆钳　　　　（3）镊子

图2-2-1　持物钳的种类

（1）三叉钳：结构和卵圆钳相似。不同处是钳的下端为三叉类，呈弧形向内弯曲。用以夹取盆、盒、瓶、罐等较重的物品。

（2）卵圆钳：用以夹取刀、剪、钳、镊、治疗碗及弯盘等。由于两环平行紧贴，不能持重物。

（3）镊子：镊的尖端细小，使用时灵巧方便。适用于夹取棉球、棉签、针头、注射器、缝针等小物品。

无菌持物钳的存放：

（1）无菌持物钳（镊）应浸泡在盛有消毒溶液的无菌广口容器内，液面需超过轴节以上2～3cm或镊子1/2处（图2-2-2）。容器底部应垫无菌纱布，容器口上加盖。

（2）每个容器内只能放一把无菌持物钳（镊）。

（3）无菌持物钳和存放容器应定期灭菌。浸泡保存时，一般病房可7天更换一次，同时更换消毒液，使用较多的部门如手术室、门诊、注射室、换药室等应每日更换一次；无菌持物钳灭菌后可将其保存在灭菌后的干燥容器中，此法常用于手术室。每个容器只放一把持物钳，干燥保存可持续使用4～6h。

3. 环境准备　环境整洁，操作区域宽敞、安全，物品放置合理；操作前 30min，停止卫生处理，减少走动。

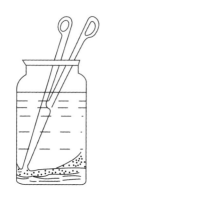

图 2-2-2　无菌持物钳浸泡保存法

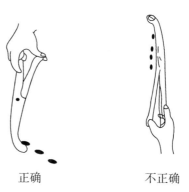

正确　　　　　　　　不正确

图 2-2-3　取放无菌持物钳

【实施】

1. 操作步骤

步骤	要点说明
1. 护士着装整洁，洗手、戴口罩。根据操作目的准备环境及用物	
2. 操作者手固定在持物钳上 1/3 部分，闭合持物钳前端，并将持物钳移至容器中央	• 以防嵌端触及容器口边缘及液面以上的容器内壁，造成污染
3. 保持嵌端向下取出持物钳，在容器上方滴尽消毒液后再使用	• 以免消毒液倒流置嵌（镊）柄后再流下污染无菌部分（图 2-2-3）
4. 使用无菌持物钳时，始终保持嵌端向下，且持物钳只能在持物者的胸、腹部水平移动，不可过高或过低	• 防止视线范围外造成污染
5. 持物钳使用后，应嵌端闭合垂直放入容器中，并打开嵌端浸泡消毒备用	• 使嵌端与消毒液充分接触，以保持无菌

2. 注意事项

（1）无菌持物钳只能用于夹取无菌物品，不能用于夹取油纱布或换药。

（2）使用无菌持物钳时，嵌端不可高举，手不可触及无菌持物钳的浸泡部分。

（3）无菌持物钳使用后应立即放回容器内，不得在空气中暴露过久。

（4）如到远处夹取物品，应将持物钳放入容器内一同搬移。

（5）无菌持物钳一经污染或疑有污染时，不得再放回容器内，应重新消毒。

【评价】

1. 使用无菌持物钳的方法正确，符合无菌技术操作原则。

2. 操作者能够对自己的操作效果作出客观的评价，并提出改进措施。

（二）无菌容器的使用

【目的】

盛放无菌物品并使其在一定时间内保持其无菌状态。

【评估】

1. 操作区是否整洁、宽敞、安全；操作台是否清洁、干燥、平坦。

2. 无菌容器的种类、大小及用途。

3. 无菌物品放置是否合理。

【计划】

1. 操作者准备 衣帽整洁，修剪指甲、洗手、戴口罩。

2. 用物准备 根据操作目的准备合适的无菌容器，常用的无菌容器有无菌盒、罐、盘及储槽等，无菌容器内盛放无菌物品如棉球、纱布、治疗碗等；无菌持物钳。

3. 环境准备 环境整洁，操作区域宽敞、安全，物品放置合理；操作前 30min，停止一切打扫工作，减少走动。

【实施】

1. 操作步骤

步骤	要点说明
1. 护士着装整洁，洗手，戴口罩，备齐用物 2. 查对无菌物品名称及灭菌有效期 3. 打开无菌容器盖 4. 用无菌持物钳从容器中取出无菌物品 5. 取毕无菌物品立即将容器盖严	•防止污染盖内面，如需将容器盖放于桌面上，应放于稳妥处并使盖的内面朝上（图 2-2-4）避免容器内物品在空气中暴露过久，造成污染

2. 注意事项

（1）夹取无菌容器内物品时，无菌持物钳及无菌物品不可触及容器的边缘。

（2）移动无菌容器时，应托住底部，手不可碰及无菌容器内边缘。

（3）从无菌容器内取出的无菌物品，虽未使用，也不得放回无菌容器内。

（4）无菌容器应定期灭菌，一般有效期为 7 天。

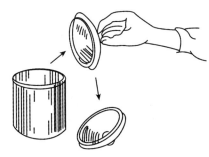

图 2-2-4 打开无菌容器法

【评价】

1. 使用无菌持物钳的方法正确，符合无菌技术操作原则。

2. 操作者能够对自己的操作效果作出客观的评价，并提出改进措施。

（三）无菌包的使用

【目的】

存放无菌物品并使包内物品在一定时间内保持无菌状态。

【评估】

1. 操作环境是否整洁、安全；操作台是否清洁、干燥、平坦、宽敞。

2. 取用无菌物品的目的、种类及大小。

3. 无菌物品是否放置合理，无菌包或容器外标签是否清楚、有无失效。

【计划】

1. 操作者准备 衣帽整洁，修剪指甲、洗手、戴口罩。

2. 用物准备 根据操作目的准备无菌包，灭菌后使用；包布选用质厚、致密、未脱脂的双层纯棉布制成；待灭菌的物品，根据包的用途内放治疗巾、敷料、治疗碗、器械等；化学指示胶带、标签、无菌持物钳、盛放无菌物品的容器、笔等。

3. 环境准备 环境整洁，操作区域宽敞、安全，物品放置合理；操作前 30min，停止一切打扫工作，减少走动。

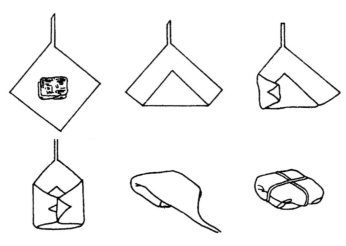

图 2-2-5 无菌包包扎法

【实施】

1. 操作步骤

步骤	要点说明
1. 护士着装整洁，洗手，戴口罩，备齐用物	
2. 包扎无菌包	
（1）将待灭菌的物品放在包布中央	
（2）将包布内角盖在物品上，然后折盖左右两角（左右角的尖端向外翻折），盖好最后一角后，系好带子，贴好化学指示胶带（图 2-2-5）	
（3）贴上注明物品名称及灭菌日期的标签，送灭菌处理	• 一般灭菌物品有效期为 7 天，如超过有效期则不可使用
3. 打开无菌包	
（1）取出无菌包，先查看无菌包的名称、灭菌日期、化学指示胶带的颜色，无菌包有无潮湿及破损	• 潮湿环境可因毛细现象而造成污染 • 开包时手不可触及无菌区域
（2）将无菌包放于清洁、干燥、平坦处，解开系带，卷放在包布下。按顺序依次打开包的左右两角，最后打开内角。如用双层包布包裹无菌包，则内层需用无菌持物钳打开	• 避免跨越无菌区
（3）用无菌持物钳取出所需物品，放在准备好的无菌区域内	
（4）如包内物品一次未用完，应按无菌原则按原折痕包好，并注明开包日期、时间	• 有效时间为 24h

步骤	要点说明
4. 手上打开无菌 如需将包内物品一次全部取出，可将包托在手上打开，另一手将包布四角抓住，稳妥地将包内物品投入无菌区域内（图2-2-6）	

2. 注意事项

（1）打开无菌包时，手不可触及包布的内面，操作时手不可跨越无菌区；

（2）无菌包过期、潮湿或包内物品被污染时，均须重新灭菌；包布有破损时不能使用；

（3）打开过的无菌包，如包内物品一次未用完，在未被污染的情况下，有效期为24h；

（4）目前，临床上无菌包已采用化学指示胶带粘贴固定。

【评价】

1. 无菌包的使用方法正确，符合无菌操作原则。

2. 操作者能够对自己的操作效果作出客观的评价，并提出改进措施。

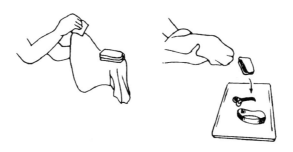

图2-2-6 包内物品一次取出法

（四）无菌溶液取用法

【目的】

使无菌溶液在一定时间内保持无菌状态。

【评估】

1. 操作环境是否整洁、安全；操作台是否清洁、干燥、平坦、宽敞。

2. 无菌溶液的用途、种类及量。

3. 无菌物品放置是否合理。

【计划】

1. 操作者准备 衣帽整洁，修剪指甲、洗手、戴口罩。

2. 用物准备 无菌溶液、弯盘、盛装无菌溶液的容器、消毒溶液、无菌棉签、笔等。

3. 环境准备 环境整洁，操作区域宽敞、安全，物品放置合理；操作前30min，停止一切打扫工作，减少走动。

【实施】

1. 操作步骤

步骤	要点说明
1. 护士着装整洁，洗手，戴口罩，备齐用物	
2. 检查无菌溶液的名称及使用有效期，瓶盖有无松动，瓶体及瓶底有无裂痕，查看溶液有无沉淀、浑浊、絮状物、变色等不能使用的情况	• 确定质量可靠方可使用
3. 用两拇指将瓶塞边缘向上翻起，再用一手拇指和示指拉出瓶塞（若为"T"塞，常规消毒后，夹取无菌纱布包裹瓶塞打开）	• 手不可触及瓶塞盖住瓶口的部分
4. 另一手握瓶签侧，倒出少量溶液，冲洗瓶口后，再由原处倒出无菌溶液至无菌容器内	• 以防粘湿瓶签，影响查对 • 保持所取无菌溶液的无菌 • 防止污染
5. 塞进瓶塞，消毒后盖好，并注明开瓶日期和时间	• 已开启的溶液瓶内的溶液可在 24h 内使用

2. 注意事项

（1）检查溶液质量时要倒转瓶体，对光检查。

（2）翻盖瓶塞时，手不可触及瓶塞盖住瓶口的部分。

（3）倒溶液时，瓶口不可触及无菌容器，亦不能将无菌敷料堵塞瓶口或伸入瓶内蘸取溶液。

（4）已倒出的溶液，虽未使用也不得倒回瓶内。

（5）剩余溶液如继续使用，有效期为 24 小时。

【评价】

1. 无菌溶液的取用方法正确，符合无菌操作原则。

2. 操作者能够对自己的操作效果作出客观的评价，并提出改进措施。

（五）铺无菌方盘

【目的】

将无菌治疗巾铺在清洁干燥的治疗盘内，形成一无菌区，用于短时间放置物品。

【评估】

1. 操作环境是否整洁、安全；操作台是否清洁、干燥、平坦、宽敞。

2. 无菌盘的名称，无菌盘内物品的数量及大小。

3. 无菌物品放置是否合理。

【计划】

1. 操作者准备　衣帽整洁，修剪指甲、洗手、戴口罩。

2. 用物准备　无菌持物钳、无菌治疗包；治疗盘、无菌敷料罐、小毛巾、卡片、笔等。治疗巾的折叠方法有横折法和纵折法，折好包扎灭菌后备用。

横折法：将治疗巾横折后再纵折，成为 4 折，再重复一次。（图 2-2-7）

纵折法：将治疗巾纵折两次成 4 折，再横折两次，开口边向外。（图 2-2-8）

3. 环境准备　环境整洁，操作区域宽敞、安全，物品放置合理；操作前 30min，停止一切打扫工作，减少走动。

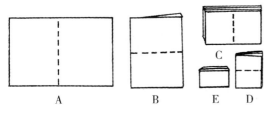

图2-2-7　治疗巾横折法

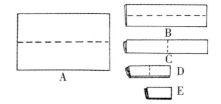

图2-2-8　治疗巾纵折法

【实施】

1. 操作步骤

步骤	要点说明
1. 护士着装整洁，洗手，戴口罩 2. 检查无菌物品名称、包装是否完整及灭菌有效期 3. 打开无菌治疗巾包，按无菌包的使用法取出治疗巾放于治疗盘内 4. 铺治疗巾 （1）单层底铺法：双手捏住无菌巾一边两角外面，轻轻展开，双折铺于治疗盘上，将上层折成扇形，边缘向外，治疗巾内面构成无菌区（图2-2-9） （2）双层底铺法：双手捏住无菌巾一边两角外面，轻轻展开，从远到近3折成双层底，上层呈扇形折叠，边缘向外，治疗巾内面构成无菌区（图2-2-10） 5. 取所需无菌物品放入无菌区，覆盖上层无菌巾，使上、下层边缘对齐，开口处向上反折两次，两侧边缘向下反折一次 6. 注明铺盘名称及时间，整理用物	• 如包内治疗巾未用完则按原折包好，注明开包日期和时间 • 手不可触及治疗巾的内面 • 保持盘内无菌，4h内有效

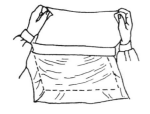

图2-2-9　单层底铺盘法

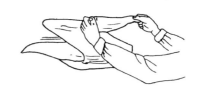

图2-2-10　双层底铺盘法

2. 注意事项

（1）操作时，非无菌物品及身体应与无菌盘保持适当的距离，身体部位不可跨越无菌区。

（2）无菌盘应保持干燥，避免潮湿污染。

（3）已铺好的无菌盘应尽早使用，保留时间不得超过4h。

【评价】

1. 铺无菌方盘正确，符合无菌操作原则。

2. 操作者能够对自己的操作效果作出客观的评价，并提出改进措施。

（六）无菌手套的使用

【目的】

医疗护理操作过程时确保无菌效果，保护患者免受感染。

【评估】

1. 操作环境是否整洁、宽敞、安全。

2. 根据需要选择合适的手套。

3. 无菌物品放置是否合理。

【计划】

1. 操作者准备　衣帽整洁，修剪指甲、洗手、戴口罩。

2. 用物准备　无菌手套包（或一次性无菌手套）。

无菌手套包的准备：把手套布袋打开放在操作台面上；将手套内面涂上滑石粉；将手套开口处反折约 7～10cm，掌心向上分别放入手套袋的左右口袋内；将手套袋用包布包裹或放储槽内，贴好标签，注明型号和灭菌日期，送灭菌处理。

3. 环境准备　环境整洁，操作区域宽敞、安全，物品放置合理；操作前 30min，停止一切打扫工作，减少走动。

【实施】

1. 操作步骤

步骤	要点说明
1. 修剪指甲、洗手、戴口罩 2. 核对手套袋外的手套号码、灭菌日期，检查有无潮湿及破损 3. 将手套袋平放在清洁、干燥处打开 4. 戴手套 ▲分次提取手套戴法 （1）一手提起手套袋开口处外层，另一手伸入袋内，捏住手套反折部分（手套内面）取出，对准五指戴上 （2）用未戴手套的手同法提起另一袋口，已戴手套的手指插入另一手套反折内面（手套外面）取出手套，同法将手套戴好（图 2 - 2 - 11） ▲一次提取手套戴法 （1）两手同时提起手套袋开口处上层，分别捏住两手套的反折部分，取出手套 （2）将两只手套掌心相对，先戴一只手，再用已戴手套的手指插入另一手套的反折内面（手套外面），同法将手套戴好 ▲一次性手套戴法 （1）检查手套袋封口生产日期、有效期及手套型号	• 贯彻无菌操作原则 • 戴手套时，应避免手套外面（无菌面）触及任何非无菌物品

步骤	要点说明
（2）从标记"撕开处"将手套袋撕开，取出手套内包放在操作台上 （3）戴手套的方法可选用上述分次提取戴手套或一次提取戴手套 5. 调整手套　将手套反折部分翻上戴在工作服衣袖口上，并轻轻推搓手套，使之与手贴合 6. 脱手套 （1）用戴手套的手捏住另一手套的套口外面翻转脱下 （2）已脱下手套的手指插入另一手套口内，将其翻转脱下 （3）将手套浸泡在消毒液中（或医用垃圾袋内），洗手	• 戴上无菌手套的双手应保持在腰部以上视线范围内 • 将手套口翻转脱下，不可用力强拉手套边缘或手指部分 • 脱手套时，手勿接触手套脏污部分

2. 注意事项

（1）戴手套后如发现破损，应立即更换。

（2）戴手套后，手臂不可下垂，双手应保持在腰部以上，视线范围以内，避免污染。

（3）脱手套时，应从手套口翻转脱下，不可强拉手指和手套的边缘，以免损坏。如手套上有血迹或污染严重时，应先冲净手套表面污物，再翻转脱下。

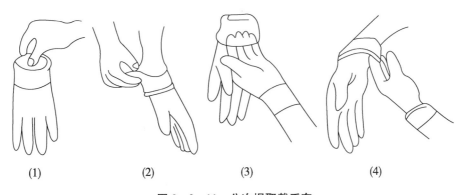

(1)　　　　(2)　　　　(3)　　　　(4)

图 2 - 2 - 11　分次提取戴手套

【评价】

1. 戴脱手套方法正确，符合无菌技术原则。

2. 操作者能够对自己的操作效果作出客观的评价，并提出改进措施。

【工作任务】

案例　患者男性，20 岁，因外伤后局部感染，现需备无菌方盘给患者局部清洗、换药。

任务　应如何实施无菌操作？

【任务实施】

任务　无菌技术操作程序

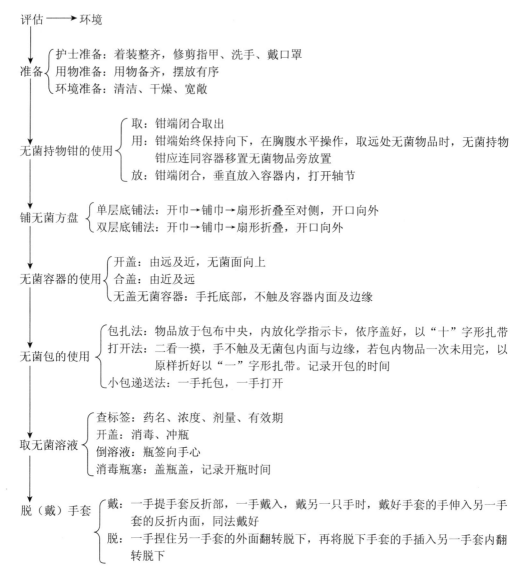

评估 —— 环境

准备 { 护士准备：着装整齐，修剪指甲、洗手、戴口罩
用物准备：用物备齐，摆放有序
环境准备：清洁、干燥、宽敞

无菌持物钳的使用 { 取：钳端闭合取出
用：钳端始终保持向下，在胸腹水平操作，取远处无菌物品时，无菌持物
钳应连同容器移置无菌物品旁放置
放：钳端闭合，垂直放入容器内，打开轴节

铺无菌方盘 { 单层底铺法：开巾→铺巾→扇形折叠至对侧，开口向外
双层底铺法：开巾→铺巾→扇形折叠，开口向外

无菌容器的使用 { 开盖：由远及近，无菌面向上
合盖：由近及远
无盖无菌容器：手托底部，不触及容器内面及边缘

无菌包的使用 { 包扎法：物品放于包布中央，内放化学指示卡，依序盖好，以"十"字形扎带
打开法：二看一摸，手不触及无菌包内面与边缘，若包内物品一次未用完，以
原样折好以"一"字形扎带。记录开包的时间
小包递送法：一手托包，一手打开

取无菌溶液 { 查标签：药名、浓度、剂量、有效期
开盖：消毒、冲瓶
倒溶液：瓶签向手心
消毒瓶塞：盖瓶盖，记录开瓶时间

脱（戴）手套 { 戴：一手提手套反折部，一手戴入，戴另一只手时，戴好手套的手伸入另一手
套的反折内面，同法戴好
脱：一手捏住另一手套的外面翻转脱下，再将脱下手套的手插入另一手套内翻
转脱下

项目四　隔离技术

隔离是通过控制感染源、切断感染途径、保护易感人群的措施，达到防止微生物在患者、工作人员及媒介物中播散的目的。隔离可分为传染病隔离和保护性隔离两大类。传染病隔离是指将处于传染期的传染病患者、可疑传染病患者及病原携带者安置在特定区域，与一般人群暂时分离，缩小污染范围，减少传染病传播机会，同时，也便于污染物的集中消毒及处理；保护性隔离是指将免疫功能低下的少数易感者置于基本无菌的环境中，使其免受感染。

一、隔离病区的管理

（一）传染病区的设置要求

传染病区应与普通病区分开，并远离水源、食堂和其他公共场所。传染病区应设有多个出入口，以便工作人员和患者分道出进。病区内配置必要的卫生、消毒设备。

1. 以患者为单位 每位患者有单独的生活环境和用具与其他患者隔开,如综合性医院普通病区的隔离患者。

2. 以病种为单位 同种传染病的患者,可住在同种病室,但应与其他病种的传染患者相隔离。

3. 凡未确诊或发生混合感染及危重患者有强烈的传染性时,应住单间隔离。与清洁区、污染区划分。

(二) 工作区域的划分及隔离要求

1. 清洁区 凡未被病原微生物污染的区域称为清洁区。如更衣室、值班室、治疗室、配膳室及库房等。

2. 半污染区 有可能被病原微生物污染的区域称为半污染区。如医护办公室、病区走廊、化验室、出院卫生处置室等。

3. 污染区 凡被病原微生物污染或被患者直接接触和间接接触的区域称为污染区,如病室、厕所、浴室等。污染区内的物品未经消毒不准带入它处。

(三) 隔离原则

1. 明确清洁与污染的概念,病室门口和病床要悬挂隔离标志。门口备有泡手的消毒液及洒有消毒液的擦鞋垫和挂隔离衣用的立柜或壁橱。

2. 进入隔离区按规定戴工作帽、口罩及穿隔离衣。穿隔离衣前,备齐所用物品,不易消毒的物品应放入塑料袋内避污,穿隔离衣后,只能在规定范围内活动。

3. 病室内每日须用紫外线行空气消毒一次,或用消毒液喷洒消毒。每日晨起后用1‰氯胺溶液或其他消毒液擦拭病床及床旁桌椅。

4. 病室内污染物品必须先经过消毒后再进行清洁处理。任何物品均不可放在地上,已经在地上或落地的物品视为污染,必须经过消毒后再用。患者接触过的用物,须经严格消毒后方可递交,患者的信件、票证、书籍等须经熏蒸消毒处理后才能重新使用。

5. 患者的传染性分泌物经培养三次,结果为阴性或确已渡过隔离期,经医生开出医嘱解除隔离。解除隔离后患者经过沐浴更衣方可离开,病室所有用物必须终末消毒。

6. 终末消毒 终末消毒是对出院、转科或死亡患者及其用物、所住病室和医疗器械进行消毒处理。

(1) 患者的终末处理:患者转科或出院前应进行沐浴,换上清洁衣服;个人用物消毒后方能带离隔离区。死亡患者应用消毒液浸湿的棉花球塞住口、鼻、肛门及阴道,尸体用消毒液浸湿的尸单包裹。尸体放入注有"传染"标记的不透水的袋子内火葬。

(2) 病室单位的终末处理:被服放入污物袋,消毒后再清洗;将棉被展开,床垫、枕芯竖放;打开抽屉、柜门,紧闭门窗后用紫外线灯或熏蒸消毒,消毒后开门窗通气,用消毒液擦拭家具、墙面及地面。

二、隔离的种类

传染病患者是病原携带者,能向体外排出病原体而成为传染源,所以,应根据不同传染病病原体的排出方式与传播途径,采用不同的隔离措施。

(一) 严密隔离

适用于传染性强或传播途径不明的疾病所采取隔离措施。如鼠疫、霍乱等烈性传染病。

主要措施有：要求患者住单人房间（同病种可住一室），室内物品力求简单并耐消毒，门口挂有醒目标志，禁止探视；进入病室要戴口罩、手套、穿隔离衣、换鞋，不得随意开启门窗；患者的分泌物、呕吐物和排泄物应严格消毒处理；污染敷料装袋标记后集中焚烧处理；室内空气每日消毒1次，地面及距地面2m以下的墙壁、家具用消毒液每日擦洗1次。

（二）呼吸道隔离

适用于病原体经呼吸道传播的疾病所采取的隔离方法。如麻疹、白喉、百日咳、流行性脑脊髓膜炎等。

主要措施有：同种患者可住一室，但相互间不得借用物品或传阅书籍；接近患者时应戴口罩、帽子和穿隔离衣，并保持干燥；为患者准备专用痰杯，口鼻分泌物需经消毒处理后方可丢弃；病室内空气每日消毒1次。

（三）肠道隔离

适用于病原体通过污染食物、食具、手及水源，并经口引起传播的病症所给予的隔离方法。如病毒性肝炎、伤寒、细菌性痢疾等。

主要措施：不同种患者应尽可能分室收住，如同住一室，须做好床边隔离，每一病床应加隔离标记，患者不得互相交换物品；接触患者时应穿隔离衣，护理不同病种的患者应更换隔离衣，并消毒双手；患者的食具、便器各自专用，严格消毒，呕吐物、排泄物须严密消毒后才能倒掉；被粪便污染的物品要随时装袋，做好标记后集中消毒或焚烧处理。

（四）接触隔离

适用于经体表或伤口直接或间接接触而感染的疾病，如破伤风、炭疽、狂犬病等。

主要措施：同种患者分室收住，不得接触他人；接触患者时须戴口罩、帽子、手套、穿隔离衣，工作人员的手或皮肤有破损者应尽量避免接触患者；凡患者接触过的物品，如被单、衣物、换药器械等均应先灭菌，然后再进行清洁、消毒或灭菌。被患者污染的敷料应装袋标记后集中焚烧处理。

（五）血液－体液隔离

适用于病原体通过血液、体液（引流物、分泌物）等传播的疾病的隔离方法。如肝炎、艾滋病病毒等感染性疾病。

主要措施：同种病原体感染者可同住一室，必要时单人隔离；为防血溅，应戴口罩及防护镜；接触血液和体液时需戴手套；若血液或体液可能污染工作服时需穿隔离衣；严防被注射器针头等利器刺破，如手被血液、体液污染或可能被污染，应立即用消毒液洗手；被血液或体液污染的物品，应装袋标记后集中消毒或焚烧；被血液或体液污染的室内表面物品，立即用消毒液擦拭或喷洒；患者用过的针头应放入防水、防刺破并有标记的容器内，焚烧处理；探陪人员应采取相应的隔离措施。

（六）昆虫隔离

适用于病原体通过蚊、虱、蚤等昆虫传播的疾病所进行隔离的方法。如流行性乙型脑炎、疟疾、斑疹伤寒等。

主要措施：病室应有严密的防蚊设备；虱传播的疾病，患者要洗澡、更衣并经灭虱处理后方可进入病室。

（七）保护性隔离

亦可称为反向隔离。适用于抵抗力低下或易感染的患者，如大面积烧伤患者、早产婴儿、白血病患者及脏器移植患者等所采取的保护性措施，避免由他人（包括医护人员）将病室外的致病菌带进病室内而采用的隔离方法。

主要措施：患者住单间病室，家具及地面每日均应严格消毒并通风换气；接触患者前需洗手、戴口罩、帽子、换鞋并穿清洁隔离衣；患有呼吸道疾病者或咽部带菌者应避免接触患者，未经消毒处理的物品不可带入隔离室；探视者应采取相应的隔离措施。

三、使用口罩、帽子

1. 口罩的使用　可防止飞沫污染无菌物品；口罩应盖住口鼻，系带松紧适宜，不可用污染的手触及；不用时不宜挂于胸前，应将清洁面向内折叠后放入干净衣袋内。口罩一经潮湿，则病菌易于侵入，应及时更换；一次性口罩使用时间不超过 4h；戴脱口罩前应洗手（图 2 - 2 - 12）。

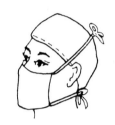

图 2 - 2 - 12　戴口罩帽子法

2. 帽子的使用　戴工作帽可防止头发上的灰尘及微生物落下造成污染，头发全部塞入帽内，不得外露；每周更换两次，手术室或严密隔离单位，应每次更换。

四、手的清洁与消毒

（一）洗手

【目的】

去除手上污垢和大部分暂居微生物。

【评估】

（1）进入或离开病房之前。

（2）在病室中由污染区进入清洁区之前。

（3）处理清洁或无菌物品之前。

（4）无菌操作前后。

（5）手上有污染或与微生物污染的物品或体液接触后。

（6）接触患者伤口前后。

（7）手与任何患者接触前后。

（8）在同一患者身上，当从污染部位操作转为清洁部位操作之间。

（9）戴手套之前，脱手套之后。

（10）戴、脱口罩前后，穿、脱隔离衣前后。

（11）上厕所前后。

【计划】

1. 操作者准备　衣帽整洁，符合隔离原则要求。

2. 用物准备　流动水洗手设备，采用感应式、脚踏式或肘式开关，清洁肥皂或无菌皂液（或快速手消毒剂）、纸巾、红外线干手机。

3. 环境准备　环境准备、宽敞、安全，物品放置合理。

【实施】

1. 操作步骤

步骤	要点说明
1. 取下手上的饰物，卷袖过肘，调节合适水流及水温，流水浸湿双手 2. 取清洁肥皂或无菌皂液涂抹双手 3. 按"七步洗手法"揉搓双手。①掌心相对，手指并拢相互摩擦；②手心对手背沿指缝相互搓擦，交换进行；③掌心相对，双手交叉沿指缝相互摩擦；④一手握另一手大拇指旋转搓擦，交换进行；⑤弯曲各手指关节，在另一手掌心旋转搓擦，交换进行；⑥指尖在掌心中转动搓洗，交换进行；⑦手掌握住手腕交互揉擦。整个过程持续15～30s，范围为双手、手腕及腕上5～10cm	• 注意指尖、指缝、拇指、指关节等处清洁干净 • 每个步骤至少做5次，揉搓时间不少于15s，范围至腕上10cm
4. 让流水从上至下冲洗双手，洗净后关闭水管 5. 用纸巾从上而下擦干双手或烘干双手 6. 洗手条件受限时，如手无明显污染，可用快速手消毒剂揉搓双手，待自然干燥，以取代洗手	• 防止水溅到身上或地上

2. 注意事项

（1）洗手时身体勿靠近水池，以免溅湿工作服。

（2）流水冲洗时，腕部要低于肘部，使污水从腕部流向指尖，并避免水流向袖内。

（3）操作中保持水龙头清洁。

【评价】

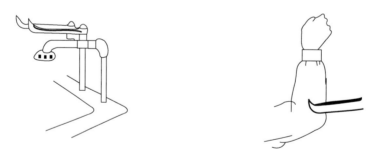

图 2－2－13　当手污染时用肘部开关长臂水龙头

1. 洗手方法正确，未溅湿工作服。

2. 操作者对自己操作效果作出客观的评价，并提出改进措施。

（二）手的消毒

【目的】

去除和破坏暂居微生物，避免感染和交叉感染，避免污染无菌物品和清洁物品。

【评估】

下列情况需要进行手的消毒。

（1）实施侵入性操作前。

（2）诊查、护理、治疗免疫功能低下的患者前。

（3）接触感染伤口和体液、血液后。

（4）接触致病微生物污染物品后。

【计划】

1. 操作者准备　衣帽整洁，符合隔离原则要求。

2. 用物准备　快速手消毒剂、消毒液、洗手液、消毒手刷、消毒小毛巾、纸巾、红外线干手机。其余同卫生洗手用物。

3. 环境准备　环境整洁、宽敞、安全、物品放置合理。

【实施】

1. 操作步骤

步骤	要点说明
▲消毒剂涂擦法 （1）首先进行卫生洗手并擦干 （2）用快速手消毒剂 3～5ml 依次涂擦双手，顺序为：手掌对手掌、手掌对手背、两手指缝相对互擦、指尖对手掌、手指掌面及手掌擦手腕，重复三遍，涂擦约2min，任其自干	• 以提高消毒效果 • 使消毒剂充分发挥作用
▲刷手法 （1）浸湿双手 （2）用手刷蘸洗手液或肥皂液，依次刷洗双手，顺序为：前臂、腕部、手背、手掌、手指、指缝、指甲，每只手刷 30s，用流水冲净，换刷同法刷另一只手；按上述顺序再刷一遍，共刷 2min （3）让流水自前臂向指尖进行冲洗 （4）用小毛巾或纸巾自上而下擦干双手或用干手机烘干	• 按顺序刷手，避免遗漏 • 刷手范围应超过被污染的范围 • 防止水溅到工作服上
▲浸泡消毒法 将双手浸泡于盛有消毒液的盆中，用小毛巾或手刷反复擦洗 2min，然后在清水盆内洗净，用小毛巾擦干。	• 消毒液泡手能有效地去除手上的微生物。常用的泡手消毒液有：0.5％聚维酮碘（碘伏）、0.2％的过氧乙酸、氯己定等

2. 注意事项

（1）刷手时身体勿靠近水池，以免隔离衣污染水池边缘或被溅湿。

（2）流水冲洗时腕部要低于肘部，使污水从前臂流向指尖，并避免水流入衣袖内。

（3）操作中保持水龙头清洁。

（4）肥皂液每日更换，手刷及容器应每日消毒。

【评价】

1. 消毒手的方法正确，符合隔离技术要求。

2. 操作者能够对自己的操作效果作出客观的评价，并提出改进措施。

五、开关水龙头法

1. 脚踏开关水龙头　用脚踏开关，可避免引起交叉感染。
2. 长臂水龙头　当手污染时，用肘部或刷子开关（图2-2-13）。
3. 一般水龙头　当手污染时，用刷子敲开，刷手毕，用清洁手关上水龙头。

六、使用避污纸

避污纸是备用的清洁纸片。使用避污纸拿取物品或作简单操作，保持双手或用物不被污染，以省略消毒手续。如收取污染的药杯，拿患者用过的物品，或拾取掉在污染区地面上的物件等，可垫避污纸以避免污染工作人员的手，以污染的手接触清洁物品时，可垫着避污纸，避免污染用物，如开自来水龙头，电源或门窗。

使用避污纸时，要从上面抓取，不可掀页撕取（图2-2-14）。用后放进污物桶内，集中焚烧。

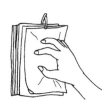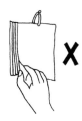

图2-2-14　取避污纸法

七、穿脱隔离衣

【目的】
1. 防止病原体的传播。
2. 保护工作人员和患者，避免相互间交叉感染；避免无菌物品或无菌区域被污染。
【评估】
1. 护理患者有可能被传染性的分泌物、渗出物和排泄物污染时。
2. 进入易引起播散的感染性疾病如水痘患者的隔离室时。
3. 护理免疫力低下的患者时，如大面积烧伤患者、器官移植等患者。
【计划】
1. 操作者准备　着装整洁，洗手、戴帽子、口罩。
2. 用物准备　隔离衣、挂衣架、夹子、消毒手设备、污物袋。
3. 环境准备　环境整洁、宽敞、安全、物品放置合理，符合隔离要求。
【实施】
1. 操作步骤

步骤	要点说明
▲穿隔离衣法 1. 备齐操作用物 2. 戴好帽子、口罩、取下手表，卷袖过肘（冬季卷过前臂中段）	• 穿隔离衣前应准备好工作中的一切需用物品
3. 手持衣领取下隔离衣，将隔离衣清洁面朝向自己，露出衣袖内口	• 隔离衣长短合适，需完全遮盖内面工作服，并完好无损
4. 右手持衣领、左手伸入袖筒内。右手上拉衣领，使左手露出袖口	
5. 左手持衣领，依上法穿好右袖	
6. 双手顺衣领边缘向后将领口系好	• 系领口时，勿使衣袖触及面部、衣领及工作帽
7. 系好左右两袖口	
8. 系腰带：自一侧衣缝顺腰带下移 5cm 处将隔离衣后身向前拉，见到衣边捏住外侧，再依同法将另一边捏住。两手在背后将隔离衣的后开口边对齐，一边向另一边折叠，将腰带在背后左右交换，然后到前面系一活结	• 注意此时手也污染 • 手不可触及清洁面 • 穿隔离衣后，只限在规定区域内活动，不得进入清洁区
▲脱隔离衣 1. 解开袖口，将衣袖轻轻上拉，在肘部将衣袖向内塞入工作服内	• 避免袖口污染隔离衣的清洁面
2. 消毒清洗双手，擦干	
3. 右手伸入左侧衣袖内拉下袖口过手，用遮盖的左手捏住右袖外面，将右袖拉下过手，双手在袖笼内解开腰带，在前面打一活结	• 洗手时，隔离衣不得污染洗手设备 • 注意保持双手的清洁
4. 右手自袖管内退出，右手衣服搭于左侧手臂上，用右手解开领带。左手自袖管内退出后，双手提起衣领，将隔离衣边缘对齐折好	• 注意保持衣领清洁
5. 双手持衣领将隔离衣挂在衣钩上。如隔离衣不再穿用，则将清洁面向外折叠放入污衣袋内	• 挂隔离衣时，若在半污染区，不得露出污染面；若在污染区，不得露出清洁面

2. 注意事项

（1）隔离衣长短要合适，需全部遮住工作服，若有破损则不可使用。

（2）隔离衣的衣领及内面为清洁面（如为反向隔离，则内面为污染面），穿脱时要避免污染。

（3）隔离衣挂在半污染区，清洁面向外；挂在污染区，则污染面向外。

（4）穿隔离衣后不得进入清洁区。

（5）隔离衣应每日更换，如潮湿或内面污染，应立即更换。

【工作任务】

案例　患者男性，20 岁，破伤风隔离患者，现遵医嘱进行药物治疗。

任务一　应如何穿脱隔离衣？

任务二　对本次操作进行评价？

【任务实施】

任务一　穿脱隔离衣操作

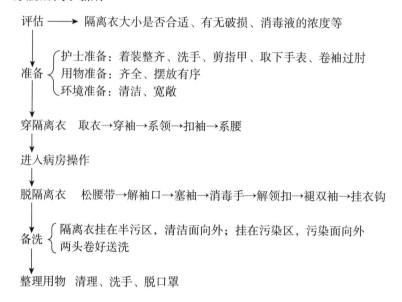

评估 ——→ 隔离衣大小是否合适、有无破损、消毒液的浓度等

准备 ⎰ 护士准备：着装整齐、洗手、剪指甲、取下手表、卷袖过肘
　　　 用物准备：齐全、摆放有序
　　　 环境准备：清洁、宽敞

穿隔离衣　取衣→穿袖→系领→扣袖→系腰

进入病房操作

脱隔离衣　松腰带→解袖口→塞袖→消毒手→解领扣→褪双袖→挂衣钩

备洗 ⎰ 隔离衣挂在半污区，清洁面向外；挂在污染区，污染面向外
　　　 两头卷好送洗

整理用物　清理、洗手、脱口罩

任务二　评价

1. 穿脱隔离衣方法正确，符合隔离技术要求。

2. 刷洗手时隔离衣未溅湿，也未污染水池。

【执业考试考核知识点】

1. 识记

（1）医院感染、无菌技术、隔离技术、清洁、消毒、灭菌的概念。

（2）无菌技术原则、隔离技术原则、化学消毒剂的使用原则。

（3）隔离病区的划分及隔离要求；隔离种类和措施。

（4）物理、化学消毒灭菌的常用方法及注意事项。

2. 领会

（1）医院感染的分类。

（2）无菌技术、穿脱隔离衣操作注意事项。

（3）物理、化学消毒灭菌的注意事项。

3. 运用

（1）无菌技术在临床工作中的运用。

（2）隔离技术在临床工作中的运用。

（3）医院感染的预防和控制。

（张绍敏）

任务一　入院患者护理

【任务达标】

1. 掌握新患者的入院程序、患者入院的护理内容。
2. 熟悉分级护理适用对象及护理内容。
3. 能够应用规范的语言与患者沟通与交流。
4. 具备护士规范的仪容仪表。

入院患者护理

入院护理是护理工作的内容之一。做好患者入院护理是将整体护理理念贯穿于始终，也是满足患者身心需要的具体体现，对于入院的患者，护士应根据入院护理程序，对患者进行评估，给予有针对性的护理，使患者入院后能尽快适应环境，并建立起良好的护患关系，积极配合医疗护理活动，从而缩短病程，促进康复。

> 【知识链接】
>
> **入院护理**
>
> 入院护理是指患者入院后，护理人员对患者所进行的一系列护理工作，包括入院程序和患者入病区后的初步处理。

一、患者入院护理

经门诊或急诊医生初步诊断后，认为需要住院观察、检查和治疗的患者，由医师填写住院证，护理人员根据患者情况提供相关的护理措施，协助患者入院。患者入院护理包括入院程序和患者入病区后的初步护理两部分。

（一）入院程序

1. 办理入院手续　患者经初步诊断，确定需住院治疗时，应由医师签发住院证，患者或家属持住院证到住院处办理相应住院手续，并缴纳住院保证金及填写登记表格等；住院处接收患者后，应立即通知相应病区的值班护士根据患者病情轻重做好接纳新患者的准备。

2. 卫生处置　根据患者病情轻重及身体状况，在卫生处置室对其进行相应的卫生处理，如给患者理发、沐浴、更衣、修剪指甲等。危、重、急症的患者可酌情予以免浴。对有虱虮者，应先行灭虱，再行以上的卫生处置；对传染病患者或疑似传染病的患者，应送隔离室处置。患者换下的衣物和暂不需用的衣物可交家属带回或按相关手续暂存放于住院处。

3. 护送患者入病区 住院处护理人员应携病历护送患者入病室，对能步行的患者可扶助步行，对不能行走或病情危重者可用轮椅、平车或担架护送。护送时注意保暖，不中断输液或给氧。护送患者入病室后，应与所在病区值班护士就该患者的病情、已经采取或需继续的治疗及护理措施、个人卫生情况及物品进行交接。根据病情安置合适卧位，保证患者安全。

（二）患者入病区后的初步护理

1. 一般患者入病区后的初步护理

（1）准备患者床单位：病区护士接住院处通知后，按需要安排床位。危重者安置在重危病室，传染病患者应安置在隔离室以便抢救或隔离。备齐患者所需用物，如热水瓶、痰杯、面盆等。将备用床改为暂空床，根据病情可在床上加橡胶单和中单；

（2）迎接新患者：新患者入院进入一个陌生的环境后，希望被认识、被理解和被尊重，护理人员应以热情的态度、亲切的语言接待患者，向患者作自我介绍，说明自己将为患者提供的服务内容及职责，并为患者介绍同室病友，以自己的行动和语言消除患者的不安情绪，使患者有宾至如归的感觉，从而增加患者的安全感和对护士的信任；

（3）测量体温、脉搏、呼吸、血压，对能站立的患者测身高、体重并记录；

（4）填写住院病历和有关护理表格；

1）用蓝色钢笔逐页填写住院病历眉栏及各种表格；

2）用红色钢笔将入院时间竖写在当日体温单相应时间的 40～42℃ 之间，记录首次体温、脉搏、呼吸、血压、身高及体重值；

3）填写入院登记本、诊断卡（插入患者一览表上）、床头卡（置于病床床头或床尾牌夹内）。

（5）做好介绍和指导：向患者及家属介绍病室环境、有关规章制度、床单位及其设备的使用方法，指导常规标本（如粪、尿、痰）的留取方法、时间及注意事项；

（6）按医嘱执行各项治疗和护理措施，通知营养室准备膳食；

（7）进行入院护理评估：对患者的健康状况进行评估，了解其基本情况和身心需要，拟订初步护理计划。

2. 急诊患者入院后的初步护理

病区接收的急诊患者多从急诊室直接送入或由急诊室经手术室手术后转入，护士接到通知后应根据患者情况立即做好以下工作。

【课堂互动】
分组角色扮演：迎接新患者入院

（1）准备床单位：危重患者应置于重危患者监护病室或抢救室，立即备好床单位，并在床上加铺橡胶单和中单；对急诊手术患者，需铺好麻醉床；

（2）备好急救物品及药品：如氧气、吸引器、输液器具、急救车等，报告医生做好抢救准备；

（3）配合抢救：患者入病室后，应严密观察生命体征及病情变化，并积极配合医生进行抢救，做好危重患者护理记录。如医生未到之前，护士应根据病情作出初步判断，给予紧急处理，如吸氧、吸痰、止血、建立静脉通道等；

（4）对意识不清的患者或婴幼儿，暂留陪送人员，以便询问病史等有关情况。

二、分级护理

分级护理是指根据患者病情的轻、重、缓、急，拟定相应的护理要求，给予不同级别的护理，有利于护理质量的提高。除危重患者设有特别护理外，等级护理分一、二、三级。

1. 特别护理 凡各种复杂的大手术、严重外伤、脑外伤、病危等，应设专人负责 24h 护理，称之为特别护理。

护理要求：根据病情制订护理计划，严密观察病情及生命体征变化；保持水、电解质平衡，准确记录液体出入量；备齐急救药品、器材以应急需；认真细致地做好皮肤、口腔护理，满足患者生理、心理需求，严防并发症；避免有害因子的刺激，确保患者安全。

2. 一、二、三级护理的适用对象和护理内容见表 3-1-1。

表 3-1-1 分级护理的适用对象及护理内容

护理级别	适用对象	护理内容
一级护理	病情危重，需绝对卧床休息的患者，如各种大手术后、休克、昏迷、瘫痪、高热、大出血、肝肾衰竭者和早产婴儿等	①每 15～30min 巡视一次，观察病情及生命体征；②制订护理计划，严格执行各项诊疗及护理措施，及时准确填写特护记录；③做好基础护理，防止并发症，满足患者身心需要
二级护理	病情较重，生活不能自理患者，如重症恢复期、年老体弱、慢性病不宜多活动者和幼儿等	①每 1～2h 巡视一次，观察病情；②按护理常规护理；③生活上给予必要的协助，了解患者的心理，满足患者身心需要
三级护理	病情较轻，生活基本能自理的患者，如一般慢性病、疾病恢复期或准备手术者等	①每日巡视两次，观察病情；②按护理常规护理；③给予卫生保健指导，督促患者遵守院规，满足患者身心需要

【工作任务】

案例 患者杨某，因头颈部疼痛一月余伴左手拇指麻木感一周而经门诊入院。

任务一 如何为该患者进行入院护理？

任务二 请为该患者进行住院指导？

任务三 对本次操作作出评价？

【任务实施】

任务一 入院护理流程

评估 ——→ 病情、病床、用物等

准备
- 操作者准备：着装整齐、洗手
- 用物准备：齐全、摆放有序
- 病床准备：备暂空床、按需铺橡胶单和中单
- 环境准备：宽敞明亮、清洁、安静

迎接新病人 ——→ 热情迎接，送至病床，妥善安置，介绍、指导（环境、制度等）

测量生命体征 ——→ 侧体温、脉搏、呼吸、血压

记录 ——→ 取出体温计，看明度数→记录4项数据→整理（病人、床单位、用物）→洗手

填写住院病历 ——→ 用蓝钢笔填各单眉栏→用红钢笔在体温单40～42℃横线间纵向填入院时间→
　　　　　　　　 在体温单记录首次T、P、R、BP值→通知医生诊视病人

填单、卡 ——→ 填入院记录本→填一览表卡（插一览表上）→填床头/尾卡（插床头/尾牌上）→
　　　　　　　填饮食通知单（送营养室）

执行医嘱 ——→ 执行入院医嘱及给予紧急护理措施

评估 ——→ 了解病人基本情况、健康问题和身心需要

任务二　住院指导

1. 进行心理疏导 使之心情轻松愉悦。

2. 根据病情需要，养成良好的饮食习惯，一般生病期间应饮食清淡，有胃肠问题的更应少吃多餐，相应的疾病应注意相应的问题，如糖尿病患者应注意糖和脂肪的摄入等。

3. 做好个人卫生。

4. 病情允许进行适当的运动。

5. 遵医嘱用药，积极配合治疗。

任务三　评价

1. 患者感觉安全，心情放松。

2. 生命体征测量方法正确，数值准确。

3. 相关内容填写完整、正确。

【执业考试考核知识点】

1. 识记

（1）住院处患者护理、患者入病区后的初步护理。

（2）分级护理内容。

2. 领会

分级护理适用对象。

3. 运用

（1）入院护理的程序。

（2）如何为患者作入院指导。

（叶玫　张绍敏）

任务二 床单位的准备

【任务达标】

1. 掌握铺备用床、暂空床、麻醉床的方法。
2. 熟悉铺备用床、暂空床、麻醉床的目的及麻醉护理盘用物的准备。
3. 熟悉铺床法操作注意事项。
4. 具备护士规范的仪容仪表。

铺床是为了保持床单位整齐，满足患者休息的需要；铺好的病床应舒适、安全、实用、耐用；常用的铺床法有备用床、暂空床、麻醉床。

一、患者床单位及设施

患者床单位是指住院期间医疗机构提供给患者使用的家具和设备，它是患者休息、睡眠、饮食、排泄、活动及治疗的最基本的生活单位。以患者的舒适、安全、有利于治疗护理和康复为目的对患者床单位的设备进行管理。患者床单位的固定设备有床、床上用品、床旁桌、床旁椅及床上小桌；另外床头墙壁上有照明灯、呼叫装置、供氧和负压吸引管道；每个房间还设有卫生间和储存患者衣物的衣柜。

（一）患者床单位的设施

1. 病床 医院病床除要符合实用、耐用、安全、舒适的原则外，还应具备以下特点（图3-2-1）：

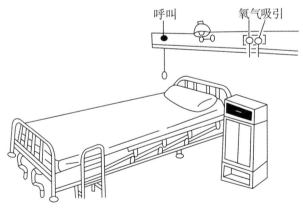

图3-2-1 患者单位的设施

（1）病床高度能升降：一般病床长2m、宽0.9m，高0.6m；将病床升高可满足护理人员操作的需要，防止工作时身体过度伸展和弯曲，避免工作人员腰背部肌肉过度疲劳，导致肌肉损伤的发生；病床降低又能方便患者上下床，避免跌床的危险。

（2）能调整床上、下部分的高度：病床可以根据患者的需要分别摇起床头、床尾或膝下支架，方便患者睡卧和休养，减轻不适症状和方便与其他人员交往。

（3）装置脚轮：病床的四角设置脚轮，以方便移动；同时脚轮装有固定器，可以防止病床的移动。

（4）床档：病床的两侧安有活动的护栏，可以预防老人、小孩、意识不清的患者从床上跌落，保证患者的安全。

2.床上用品

（1）床垫：长宽与床同规格，厚10cm。可用棕丝、棉花、木棉、马鬃或海绵制作垫芯，包布选用牢固的布料制作。

（2）床褥：长宽与床垫相同，多以棉花制作褥芯。床褥铺在床垫上，吸水性好，并可防止床单滑动。

（3）棉胎：长2.3m，宽1.6m，多用棉花胎、人造棉或羽绒被。

（4）枕芯：长0.6m，宽0.4m，内装木棉、蒲绒、羽绒或人造棉。

（5）大单：长2.5m，宽1.8m，棉布制作。

（6）被套：棉布制作，开口于尾端或侧端并钉有布带或钮扣。

（7）枕套：长0.65m，宽0.45m，棉布制作。

（8）中单：长1.7m，宽0.85m，棉布制作。

（9）橡胶中单：长0.85m，宽0.65m，长的两端各加棉布0.4m。

3.床旁桌　放置于病床旁的小桌，为患者存放常用物品使用，抽屉下方应有隔板，可拉出就餐。两侧均有毛巾挂杆。床旁桌应坚固，桌面应光滑，方便清洁，不易被化学物质损坏。床旁桌的脚应装置有固定器的橡胶轮，方便移动。

4.床旁椅　供患者或来访者使用。可有两种形式，一为无扶手的垂直靠背椅，另一为有扶手和坐垫的休闲椅。

5.床上桌　由杆轴支托而立，可调整高度，供患者在床上进食、写字、阅读之用。也可以暂时放置医护人员所需的清洁或无菌物品。用毕需将桌面清洁并放回原处。

6.床头墙壁装置

（1）壁灯或床头灯：于墙壁或靠近床头墙壁进行设计，可调节亮度。用于阅读或医护人员治疗护理时照明。

（2）呼叫系统：为输液、卧床和行动不便的患者呼叫护士的通话设施。呼叫设备的使用方法应在患者入院护理时介绍。当患者寻求帮助时，护理人员应立即给予回应。

（3）其他装置：中心供氧、中心负压吸引等设备，供治疗和抢救患者时使用。

（二）各单的折叠方法

1.大单　反面在外，纵向对折两次后，再横向对折。

2.中单　反面在外，横向对折两次后，边与中线对齐，再对折。

3.橡胶中单　同中单。

4.被套　正面在外，横向对折两次后，边与中线对齐，再将两端分别纵向向中线对折。

5.棉胎或毛毯　纵向3折后，再横向S形折叠。

6.床褥　横向S形3折后，再纵向对折1次。

项目一 备用床

【目的】

保持病室整洁、美观，准备接收新患者。

【评估】

1. 病室内患者有无进行治疗或进餐。

2. 病床及床垫是否完好、安全，床单、被套是否符合床及棉胎的尺寸及季节需要。

3. 床旁设施 呼叫系统、照明灯是否完好，供氧和负压吸引管道是否通畅，有无漏气。

【计划】

1. 操作者准备 洗净双手，戴口罩，着装整齐。熟悉铺备用床的操作方法。

2. 用物准备 床褥、大单、被套、棉胎、枕套、枕芯。

3. 环境准备 病室内无患者治疗或进餐。

【实施】

1. 操作步骤

步骤	要点说明
1. 备齐用物，将护理车推至患者床旁。再次检查床垫、根据需要更换或翻转床垫。有脚轮的床应先固定脚轮，调整床的高度	• 避免多次走动，提高工作效率，避免床垫局部受压面凹陷 • 避免床移动，方便操作，节省体力
2. 移开床旁桌离床约 20cm，移椅至床尾正中、离床约 15cm	
3. 取床褥齐床头平铺在床垫上，将所有用物放于床旁椅子上	• 方便拿取
4. 铺大单	
(1) 大单正面向上，中缝与床中线对齐，分别向床头床尾散开。顺序为床头→床尾→中间	• 减少来回走动，省力
(2) 先铺近侧床头大单：一手将床头的床垫抬起，一手伸过床头中线将大单塞入床垫下，在距床头约 30cm 处，向上提起大单边缘使其同床边缘垂直，呈一等边三角形，以床缘为界，将三角形分为两半，上半三角覆盖于床上，下半三角平整塞在床垫下，再将上半三角翻下塞于床垫下	• 正确运用人体力学 • 使用肘部力量，双脚分开，两膝关节稍弯曲，并确保身体平稳 • 保证大单平整、美观，患者睡卧舒适
(3) 至床尾拉紧大单，一手托起床垫，一手握住大单，同法铺好床角	
(4) 两手将中部大单边缘拉紧，塞入床垫下	
(5) 转至对侧，同法铺好对侧大单	
5. 铺盖被 被套式 "S"形式	• 有利于棉胎放入被套 • 将棉胎竖方向三折，再 S 形横向折叠三折
(1) 被套正面向外使被套中线与床中线对齐平铺于床上	
(2) 开口端的被套上层翻转向上约 1/3	
(3) 将"S"形折好的棉胎放入被套开口内，底边同被套开口边齐	

步骤	要点说明
（4）拉棉胎上边至被套封口处，再将竖折的棉胎两边打开与被套平齐（先近侧，后对侧），对好两上角，逐层拉平棉被，系带打结	• 棉胎上端与被套封口处紧贴，保持被头充实
（5）盖被上沿与床头平齐，两侧边缘向内折叠与床沿平齐，尾端塞于床垫下或内折与床尾平齐	• 床面整齐、美观，方便患者睡卧
卷筒式	
（1）将被套反面向外，铺于床上，开口端朝床尾	
（2）棉胎平铺于被套上，上缘和被套封口边齐	
（3）将棉胎同被套上层一并由床尾卷至床头或由床头卷至床尾，自开口处翻转，拉平系带	
（4）盖被上沿与床头平齐，边缘向内折叠与床沿平齐。尾端向内折叠与床尾齐	
大单式	
（1）铺衬单：将衬单反铺于床上，对齐中线、上端反折约 25cm 与床头平齐，床尾按铺大单法铺好床角	
（2）铺棉胎（毛毯）于衬单上，上端与床头平齐，将床头衬单反折部分盖于棉胎（毛毯）上，床尾部分按铺大单法铺好床角	
（3）铺罩单：正面向上对齐中线，上端反折约 15cm 与床头平齐。床尾部分折成 45°斜角垂于床边，转至对侧同法铺好	
7. 套枕套：	
（1）将枕套套于枕芯外，使四角充实，整理枕头并拍松	• 枕头充实平整，患者睡卧舒适
（2）枕头横放于床头盖被上，开口端背门	• 开口端背门放置，病室整齐美观
8. 移回床旁桌、椅	
9. 整理用物，洗手	• 病室物品统一放置

2. 注意事项

（1）在患者进餐或进行治疗时应暂停铺床，床如有损坏修理后再用。

（2）用物准备齐全，按使用顺序放置，减少走动次数。

（3）铺床完毕，整理床单位和周围环境，保持病室整洁、美观。

（4）操作中正确应用节力原则：调整病床至合适高度，避免腰部过度弯曲或伸展，铺床时身体尽量靠近床边，上身保持直立，两腿间距与肩同宽，两膝稍弯曲，两脚前后或左右分开，有助于扩大支持面，增加身体稳定性，既省力，又能适应不同方向操作，降低重心，使用肘部力量，动作平稳有节律，连续操作，避免无效动作（姿势正确，层次分明、动作轻巧迅速）。

【工作任务】

案例　外科病房接住院处通知，一转移性右下腹疼痛的患者即将入病房。

任务一　护士应为该患者备什么床单元？做好接收准备。

任务二　对本次操作进行评价。

【任务实施】

任务一　护士应为患者备好备用床，接收新患者

评估 ——→ 病室内有无患者就餐；有无患者做治疗

准备 ｛ 护士准备：衣帽整齐、着护士鞋、洗手、戴口罩
用物准备：按顺序放置在护理车上
环境准备：开窗通风 ｝

携用物至床旁 ——→ 检查床垫有无凹陷，固定病床脚轮

翻转床垫

铺床前准备 ｛ 移开床旁桌，离床约20cm
移床尾椅子至床尾正中，离床尾约15cm
将所有用物放于床尾椅子上
取床褥齐床头平铺于床垫上 ｝

铺大单 ——→ 大单中线对正床正中线，依次打开，铺成斜角塞于床垫下

套被套 ｛ 被套齐床头，中线与床中线对齐放置
S型式、卷筒式套被套法
吻合套好，折成被筒，两侧与床沿齐，尾端塞于床垫下 ｝

套枕套 ——→ 于床尾或床尾椅上套，达到四角充实，平整，持枕头从床尾拉至床头，上端与床头齐，横放于床头盖被上，开口背门

桌椅归位 ——→ 移回床旁桌、椅子，整理用物，洗手

任务二　对本次操作进行评价

1. 病床符合实用、耐用、舒适、安全原则。
2. 大单中缝对齐，四角平整、紧扎。
3. 被头充实，盖被平整、两缘内折对称。
4. 枕头平整充实，开口端背门放置。
5. 操作流畅，注意节力原则。
6. 病室及患者床单位环境整洁美观。

项目二　暂空床

【目的】

1. 保持病室整洁，供暂离床活动的患者使用。
2. 迎接新患者。

【评估】

1. 新入院患者病情、诊断。

2. 住院患者的病情是否可以暂时离开病床。

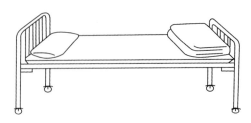

图 3-2-2　暂空床

【计划】

1. 护士准备　洗手戴口罩，着装整齐。熟悉铺暂空床的操作方法。
2. 用物准备　床褥、大单、被套、棉胎、枕套、枕芯，必要时准备橡胶单、中单。
3. 环境准备　病室内无患者治疗或进餐。

【实施】

1. 操作步骤

步骤	要点说明
1. 备齐用物，携至床旁 2. 移开床旁桌、椅 （1）被套式：将备用床的盖被三折叠于床尾 （2）被单式：将罩单反折部分包裹棉胎或毛毯上端，再将衬单反折部分包裹棉胎和罩单，然后将罩单、棉胎、衬单的上段一起扇形三折于床尾	• 方便患者使用，保持病室整齐美观
（3）根据病情需要，将橡胶单中线和床中线对齐，上缘距床头 45～50cm，铺橡胶单、中单，转至对侧，同法铺好（图 3-2-2） 3. 将床旁桌椅移回原处，洗手	• 避免污染床单和床褥

2. 注意事项　同备用床。

【工作任务】

案例　患者王老师，因患胆囊炎需作超声波检查，现已离开病房。

任务一　护士此时应为患者准备什么病床单元？

任务二　铺暂空床操作程序？

任务三　对本次操作进行评价。

【任务实施】

任务一　护士应为患者备好暂空床，保持病室整洁和美观

任务二　操作流程

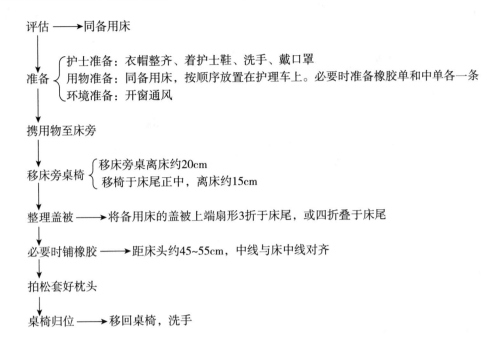

评估 ——→ 同备用床

准备 ｛护士准备：衣帽整齐、着护士鞋、洗手、戴口罩
　　　　用物准备：同备用床，按顺序放置在护理车上。必要时准备橡胶单和中单各一条
　　　　环境准备：开窗通风

携用物至床旁

移床旁桌椅 ｛移床旁桌离床约20cm
　　　　　　移椅于床尾正中，离床约15cm

整理盖被 ——→ 将备用床的盖被上端扇形3折于床尾，或四折叠于床尾

必要时铺橡胶 ——→ 距床头约45~55cm，中线与床中线对齐

拍松套好枕头

桌椅归位 ——→ 移回桌椅，洗手

任务三　评价

1. 病床符合实用、耐用、舒适、安全原则。
2. 操作方法正确，符合节省体力的原则。
3. 用物准备符合病情需要。
4. 枕头平整充实，开口端背门放置。
5. 患者上下床方便，躺卧时感觉舒适。

项目三　麻醉床

　　为手术患者准备好床单位，使患者舒适安全，预防并发症的发生，同时可以保护床单位不被污染（图3-2-3）。

【知识链接】

麻　醉

　　麻醉一词源于希腊语表示知觉、感觉丧失。感觉丧失可以是局部性的，即体现在身体的某个部位，也可以是全身性的，即体现为患者全身知觉丧失。

铺麻醉床

【目的】

1. 便于接收和护理麻醉手术后的患者。
2. 避免床上用物被污染，便于更换。
3. 使患者安全舒适，预防并发症。

【评估】

1. 患者的诊断、病情、手术名称和麻醉方式、术后需要的抢救或治疗物品等。

2. 呼叫系统、供氧管道、负压吸引器是否完好通畅。

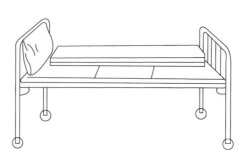

图 3-2-3　麻醉床

3. 病室环境符合铺床操作的进行。

【计划】

1. 操作者准备　洗手，戴口罩，着装整齐。熟悉铺麻醉床的操作方法和麻醉护理盘的准备。

2. 用物准备

（1）床上用物：床褥、大单、中单和橡胶单、被套、棉胎或毛毯、枕芯、枕套。

（2）麻醉护理盘：

1）治疗巾内：开口器、舌钳、通气导管、牙垫、治疗碗（内盛 0.9% 氯化钠溶液）、氧气导管或鼻塞管、吸痰管、棉签、压舌板、平镊、纱布。

2）治疗巾外：手电筒、血压计和听诊器、治疗巾、弯盘、胶布、护理记录单、笔，有条件时准备心电监护仪。

3）其他：输液架、吸痰器、氧气筒、胃肠减压器；天冷时按需准备热水袋、毛毯等。

3. 环境准备：病室内无患者进行治疗或进餐，清洁通风。

【课堂互动】

　　分组讨论：麻醉床与备用床、暂空床有何异同。

【实施】

1. 操作步骤

步骤	要点说明
1. 洗手，按使用顺序备好用物携至床旁 2. 检查床垫，必要时更换 3. 移开床旁桌离床约 20cm，移开床旁椅于床尾正中，离床尾约 15cm，用物放在椅上 4. 将床褥齐床头平铺于床垫上 5. 按备用床程序铺近侧大单	• 避免床垫局部经常受压而凹陷，导致患者睡卧不舒适 • 节省时间和体力，便于操作

步骤	要点说明
6. 根据患者麻醉方式和手术部位，按需要铺好橡胶单和中单 （1）将橡胶单和中单分别对好中线，铺在床头、床中部或床尾，边缘平整的塞入床垫下 （2）根据病情可将另一橡胶单和中单铺在床头，上端齐床头，下端压在中部的橡胶单和中单上，边缘平整的塞入床垫下 7. 转至对侧用同样的方法铺好大单、橡胶单和中单 8. 按备用床法套好被套盖被	• 颈胸部手术可铺在床头；腹部手术可铺在床中部；下肢手术可铺在床尾 • 若需铺在床中部，则橡胶单和中单的上端应距离床头 45~50cm • 保护床褥，防止呕吐物、分泌物或伤口渗出物污染病床
9. 盖被上端与床头平齐，两侧边缘向内折和床缘平齐，尾端内折与床尾平齐 10. 将盖被三折叠于一侧床边，开口朝向门 11. 将枕套套于枕芯上，四角充实，拍松枕头，将其横立于床头，开口端背门放置 12. 移回床旁桌，床旁椅放在接收患者对侧的床尾 13. 麻醉护理盘放置于床旁桌上，其他物品按需要放置，确认符合要求后离开	• 天冷时可加盖毛毯，将热水袋放在盖被内，使患者温暖、舒适 • 方便患者手术后由平车移至床上 • 平整、舒适；可防止患者躁动撞伤头部 • 便于患者移至床上 • 以备需要和抢救，护理时及时取用

2. 注意事项

（1）在患者进餐或进行治疗时应暂停铺床，床如有损坏修理后再用。

（2）用物准备齐全，按使用顺序放置，减少走动次数。

（3）铺床完毕，整理床单位和周围环境，保持病室整洁、美观。

（4）操作中正确应用节力原则：调整病床至合适高度，避免腰部过度弯曲或伸展，铺床时身体尽量靠近床边，上身保持直立，两腿间距与肩同宽，两膝稍弯曲，两脚前后或左右分开，有助于扩大支持面，增加身体稳定性，既省力又能适应不同方向操作，降低重心，使用肘部力量，动作平稳有节律，连续操作，避免无效动作（姿势正确，层次分明、动作轻巧迅速）。

（5）铺麻醉床时应换上洁净的被单，保证术后患者舒适及预防感染。

（6）中单要遮盖橡胶单，避免橡胶单与患者皮肤接触而引起患者的不适；颈胸部手术应将橡胶单和中单铺在床头；腹部手术铺在床中部；下肢手术铺在床尾。铺在床中部的橡胶单和中单的上端应距床头 45~50cm。

（7）麻醉未清醒的患者应去枕平卧、头偏向一侧，枕头横立于床头可防止患者因躁动撞伤头部。

【工作任务】

案例　患者王老师于已今晨 8：30 离开病房进入手术室在腰麻下行阑尾切除术，现手术尚在进行中。

任务一　请为该患者准备好床单位。

任务二　对本次操作进行评价。

【任务实施】

任务一　操作步骤

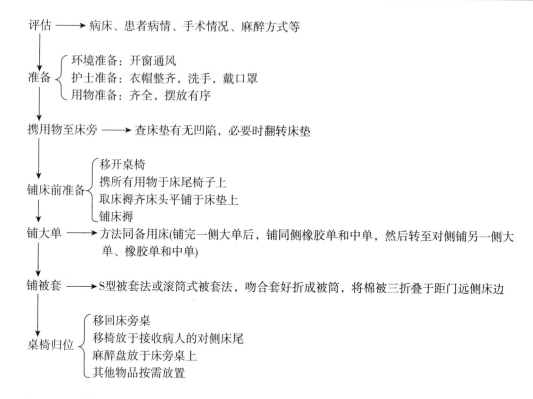

评估 ——→ 病床、患者病情、手术情况、麻醉方式等

准备 ｛ 环境准备：开窗通风
护士准备：衣帽整齐，洗手，戴口罩
用物准备：齐全，摆放有序

携用物至床旁 ——→ 查床垫有无凹陷，必要时翻转床垫

铺床前准备 ｛ 移开桌椅
携所有用物于床尾椅子上
取床褥齐床头平铺于床垫上
铺床褥

铺大单 ——→ 方法同备用床(铺完一侧大单后，铺同侧橡胶单和中单，然后转至对侧铺另一侧大单、橡胶单和中单)

铺被套 ——→ S型被套法或滚筒式被套法，吻合套好折成被筒，将棉被三折叠于距门远侧床边

桌椅归位 ｛ 移回床旁桌
移椅放于接收病人的对侧床尾
麻醉盘放于床旁桌上
其他物品按需放置

任务二　评价

1. 病床符合实用、耐用、舒适、安全原则。

2. 患者感觉舒适、安全。

3. 护理术后患者的用物齐全，患者能及时得到抢救和护理。

【执业考试考核知识点】

1. 识记

（1）铺备用床、暂空床、麻醉床的目的。

（2）铺备用床、暂空床、麻醉床的操作注意事项。

2. 领会

铺床过程中节力原理的应用。

3. 运用

铺备用床、暂空床、麻醉床的操作方法。

（叶玫　张绍敏）

任务三 运送患者法

【任务达标】

1. 掌握运送及搬运患者的方法。
2. 熟悉运送及搬运患者的注意事项。
3. 了解运送及搬运的目的。
4. 能够应用规范的语言与患者沟通和交流。

对不能自行移动的患者在入院、出院、接受检查或治疗时，根据病情选用不同的运送法，运送患者法分为轮椅运送法和平车运送法。在运送过程中护理人员必须熟练掌握搬运和护送患者的技术，保证患者安全、舒适，避免发生损伤。

项目一　轮椅运送法

【目的】

1. 护送能坐起但不能行走的患者入院、出院、检查、治疗及室外活动。
2. 协助患者下床活动，以促进血液循环及体力恢复。

【评估】

1. 患者的一般情况　年龄、体重、病情、病变部位与躯体活动能力。
2. 患者的认知反应　对轮椅运送技术的认识、心理状态、理解合作程度。
3. 轮椅各部件的性能是否良好。

【计划】

1. 操作者准备　着装整齐、洗手，熟悉轮椅运送的操作方法，向患者解释轮椅运送中的注意事项。掌握沟通交流技巧。
2. 用物准备　轮椅，据季节备毛毯、别针，需要时准备软枕。
3. 患者准备　患者了解轮椅运送的方法和目的能主动配合。
4. 环境准备　环境宽敞，无障碍物，地面防滑。

> **【知识链接】**
>
> 轮椅
>
> 轮椅是不能步行者的重要代步工具，轮椅有多种类型，常用的有普通型、单侧驱动型、体育活动型、三轮车型以及电动型。

【实施】

1. 操作步骤

步骤	要点说明
1. 协助患者坐轮椅 （1）检查轮椅性能，将轮椅推至床旁，使椅背与床尾平齐，天冷需用毛毯保暖时，将毛毯单层的两边平均地直铺在轮椅，使毛毯上端高过患者颈部约 15cm，将脚踏板翻起，拉起车闸以固定车轮	• 应仔细检查轮椅车轮、椅坐、椅背、脚踏板及刹车等各部件性能，以保证安全 • 缩短距离，方便患者入座；防止车轮滑动 • 寒冷季节注意保暖
（2）核对床号、姓名，再次向患者解释操作目的、方法与配合事项	
（3）扶患者坐起，协助坐于床缘，嘱患者以手掌支撑于床面维持坐姿，协助穿衣及鞋袜下床（图 3-3-1）	• 询问和观察患者有无眩晕和不适。身体虚弱者，坐起后适应片刻，以免发生体位性低血压
（4）扶患者上轮椅。护士站在轮椅后面固定轮椅，嘱患者手扶轮椅扶手，身体置于椅座中部向后靠坐稳；对于不能自行下床的患者，可扶患者坐起并移至床旁，护士面对患者双脚分开站立，请患者双手置于护士肩上，护士双手环抱患者腰部，协助患者下床，告知患者以其近轮椅侧手扶住轮椅外侧把手，转身坐入轮椅中，或由护士环抱患者协助患者坐入轮椅中；防止前倾	• 移动中随时观察患者病情有无变化 • 如患者身体不能保持平衡者应系安全带固定，避免发生意外
（5）患者坐稳后，翻下脚踏板，患者双脚置于脚踏板上	• 使足部获得支托，保持舒适 • 患者如有下肢水肿、溃疡或关节疼痛，可在脚踏板上垫以软枕，抬高患肢
（6）嘱患者扶住轮椅扶手，尽量向后靠坐稳，抬头，不可前倾、自行站起或下轮椅	• 确保患者安全
（7）将毛毯上端边缘翻折约 10cm 围在患者颈部，以别针固定，并用毛毯围裹两臂做成两个袖筒，各用一个别针在腕部固定，再以毛毯围好上身，并将双下肢和两脚包裹在毛毯内（图 3-3-2）	• 需毛毯保暖者
（8）整理好床单位，铺成暂空床	
（9）观察患者，确认患者无不适后打开车闸，推患者至目的地	
2. 推轮椅　嘱患者手扶轮椅扶手、尽量靠后坐、身体勿向前倾或自行下车	• 推行中注意观察患者情况，下坡应减速，并嘱患者抓紧扶手；过门槛时翘起前轮，避免过大的震动，保证患者安全
3. 协助患者下轮椅　轮椅推至床旁，固定轮椅，翻起踏脚板，扶患者下轮椅	• 轮椅推置床尾，椅背平床尾
4. 协助患者取舒适体位，盖好盖被	
5. 整理床单位，观察病情，推轮椅回原处放置，需要时做好记录	

2. 注意事项

（1）使用前检查轮椅性能，以确保正常使用。

（2）推轮椅时，嘱患者手扶轮椅扶手，身体尽量向后靠，勿向前倾或自行下车；随时观察患者病情。推轮椅速度要慢，尤其下坡时要减慢速度，以免患者感觉不适或发生意外。

（3）寒冷季节注意保暖。

【工作任务】

案例　患者刘大爷，60 岁，因外出不慎跌倒，致脚踝部外伤，经门诊而入院。

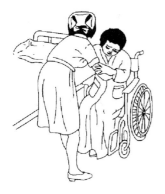

图 3-3-1　协助患者坐轮椅

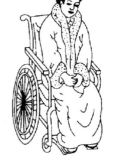

图 3-3-2　轮椅上患者包盖保暖法

任务一　该怎样运送该患者到病区?

任务二　如何为该患者进行健康教育?

任务三　对本次操作进行评价。

【课堂互动】
　　分组讨论:运用轮椅搬运患者时应注意哪些问题?

【任务实施】

任务一　轮椅运送患者操作流程

评估 —→ 患者体重,意识状态,病情及活动能力,病损部位及合作度

准备 ⎧ 护士准备:着装整齐,洗手戴帽
　　　⎨ 用物准备:齐全,轮椅各部位性能是否良好
　　　⎪ 病人准备:使用便盆
　　　⎩ 环境准备:宽敞明亮

核对解释 —→ 床号,姓名,解释操作目的及方法,取得合作

固定轮椅 —→ 轮椅背与床尾平齐,面向床头,翻起脚踏板,固定车闸

协助患者坐起 —→ 坐于床缘,穿上外衣及袜鞋

协助坐于轮椅 ⎧ 能自行下床的患者:护士椅后抵住轮椅,嘱患者手扶轮椅的扶手入坐轮椅,
　　　　　　　　　　　　身体尽量靠后坐
　　　　　　　⎨ 不能自行下床的患者:护士面对患者两腿分开站立,患者双手放在护士肩上,
　　　　　　　　　　　　护士环抱患者腰部,协助患者下床或护士环抱患者坐入
　　　　　　　　　　　　轮椅

坐入后处理 —→ 翻下脚踏板(冬季注意保暖),嘱患者扶轮椅扶手,尽量靠后坐,整理床铺成暂
　　　　　　　　空床

运送患者 —→ 进出门时,不可用车撞门,观察患者病情

协助上床休息 —→ 推至床尾,制动车闸,翻下脚踏板,协助站立,慢慢坐回床缘,脱去外衣和
　　　　　　　　　鞋子,取舒适体位,盖好被子

整理用物、洗手

任务二　健康教育

1. 向患者介绍搬运的过程、方法及注意事项，说明应如何配合搬运。

2. 鼓励患者参与搬运过程，以维持及增强肌肉张力。

3. 向患者介绍在搬运过程中如有不适等感觉，应立即说明，防止意外的发生。

任务三　评价

1. 患者坐于轮椅舒适、无疲劳不适感，无病情改变，搬运安全顺利，患者主动配合、乐于接受。

2. 护患沟通良好，达到预期结果。

3. 护士操作规范，动作轻稳、省力协调。

项目二　平车运送法

【目的】

运送病情重不能起床的患者入院、出院、检查、治疗、手术或转运。

【评估】

1. 患者的一般情况　年龄、体重、病情与躯体活动能力及病变部位。

2. 患者的认知反应　对平车运送技术的认识、心理状态、合作程度。

3. 平车性能是否良好。

【计划】

1. 操作者准备　着装整洁；根据患者情况决定搬运人数，熟悉搬运和平车运送的操作。掌握沟通交流技巧。

2. 用物准备　平车（上置大单和橡胶单包好的垫子及枕头），带套的毛毯或棉被；如为骨折患者，应有木板垫于平车上，并将骨折部位固定稳妥；如系颈椎、腰椎骨折或病情较重的患者，应备有帆布中单。

3. 患者准备　了解平车的作用、运送方法及配合事项。

4. 环境准备　环境宽敞，道路畅通无障碍物。

【实施】

1. 操作步骤

步骤	要点说明
1. 将平车推至床旁，核对患者，向患者或家属解释操作目的、方法与配合事项	• 确认患者，取得合作
2. 妥善固定好患者身上的导管、输液管等	• 避免导管脱落、受压或逆流
3. 搬运患者	• 应根据患者体重及病情确定需几人进行搬运
▲挪动法	
（1）移开床旁桌椅，松开盖被，嘱患者自行移动至床边	• 适用于病情允许且能配合者
（2）将平车紧靠床边，大轮端靠床头，固定车闸	• 平车贴近床边便于搬运
（3）协助患者移动，顺序：上半身、臀部、下肢的顺序依次向平车挪动，头部卧于大轮端；自平车移回床时，顺序相反，先移动下肢，再移上半身（图3-3-3）	• 搬运者应固定平车，防止平车移动

步骤	要点说明
▲单人搬运法： （1）移开床旁椅至对侧床尾，推平车至床尾，平车头端（大轮端）与床尾呈钝角，固定好车闸 （2）松开盖被，协助患者穿好衣服 （3）护士立于床边，屈膝，两脚前后分开，一臂自患者腋下伸至对侧肩部外侧，另一臂伸至患者大腿下，嘱患者双臂交叉依附于护士颈后并用力握住，护士将患者抱起，移步转身，轻放于平车中央（图3-3-4）	• 适用于体重较轻或儿科患者，且病情允许者 • 缩短搬运距离
▲两人或三人搬运法： （1）移开床旁椅至对侧床尾，推平车至床尾，平车头端（大轮端）与床尾呈钝角，固定好车闸 （2）松开盖被，协助患者穿好衣服	• 适用于病情较轻但自己不能活动且体重又较重者
（3）两人搬运时：护士甲、乙站在同侧病床边，将患者两手交叉置于胸腹部，协助其移至床边，甲一手臂托住患者头、颈、肩部，另一手臂托住腰部；乙一手臂托住臀部，另一手托住腘窝处，两人同时用力抬起，使患者身体向搬运者倾斜，同时移步将患者放于平车上（图3-4-5）	• 身高者托住患者上半身，使患者头处于高位，以减轻不适 • 患者尽量靠近搬运者，缩短阻力臂，以减轻身体重力线的偏移程度，起到省力作用
（4）三人搬运时：护士甲、乙、丙站在同侧病床边，患者两手交叉置于胸腹部，协助其移至床边，甲托住患者头、颈、肩和背部，乙托住患者腰和臀部，丙托住患者腘窝和小腿部，三人同时用力抬起，使患者身体向搬运者倾斜，同时移步将患者放于平车上（图3-4-6）	• 三位搬运者由床头按身高顺序排列，高者在患者床头，使患者头处于高位，以减轻不适 • 由一人喊口令，同时用力，以保持平稳，减少意外伤害的发生
▲四人搬运法： （1）移开床旁椅至对侧床尾，松开盖被，在患者腰、臀下铺帆布兜或中单	• 适用于颈、腰椎骨折患者或病情较重者 • 中单的质量一定要能承受患者的体重
（2）将平车紧靠床边，大轮端靠床头，固定车闸 （3）护士甲站在床头，托住患者头、颈、肩部；护士乙站在床尾，托住患者双腿；护士丙和丁分别站在病床和平车两侧，紧紧抓住帆布兜或中单四角（图3-4-7） （4）四人同时用力抬起患者轻放于平车上	• 骨折患者车上需垫木板，并固定好骨折部位 • 多人搬运时动作必须协调一致，护士站于患者头侧，以便观察病情变化 • 对颈椎损伤或怀疑颈椎损伤的患者，搬运时要保持头部处于中立位，并沿身体纵轴向上略加牵引颈部或由患者自己用双手托起头部，缓慢移至平车中央。患者取仰卧位，并在颌下垫小枕或衣物，头颈两侧用衣物或沙袋加以固定。如搬运不当会引起高位脊髓损伤，患者则立即发生高位截瘫，甚至在短时间内死亡
4. 协助患者卧于平车中央躺好，用盖被包裹患者，先盖脚部，然后两侧，露出头部，上层边缘向内折叠	• 患者保暖舒适，整齐美观
5. 整理患者床单位	• 保持病室整齐、美观
6. 打开车闸，推患者至指定地点	• 运送过程确保患者安全、舒适

2. 注意事项

（1）搬运前要仔细检查平车，以确保患者安全。

（2）搬运时要注意节力，身体尽量靠近患者，同时两腿分开，以扩大支撑面。搬运动作要轻、稳，多人搬运时应协调一致，以保证患者的安全、舒适。

（3）运送过程中应注意。

1）患者头部应卧于大轮端，以减轻由于转动过多或颠簸所引起的不适。

2）护士站在患者头侧，以利于观察病情。

3）平车上、下坡时，患者的头部应在高处，以防引起患者不适。

4）有引流管及输液管时，要固定妥当并保持通畅。

5）运送骨折患者，平车上要垫木板，并将骨折部位固定好。

6）运送过程中要保持车速平稳。

7）进出门时，应先将门打开，不可用车撞门，以免震动患者、损坏建筑物。

8）冬季要注意保暖，以免受凉。

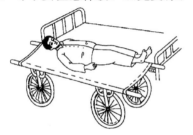

图 3 - 3 - 3　患者仰卧挪动上平车

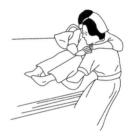

图 3 - 3 - 4　一人搬运法

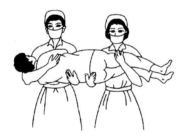

图 3 - 3 - 5　二人搬运法

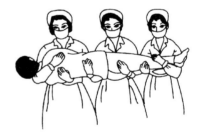

图 3 - 3 - 6　三人搬运法

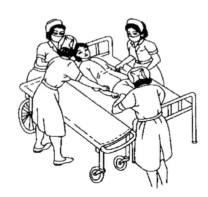

图 3 - 3 - 7　四人搬运法

【工作任务】

案例　患者陈女士，30 岁，因车祸诉腹痛难忍，血压持续下降，需行急诊剖腹探查术。

任务一　护士应怎样运送该患者入手术室？

任务二　如何为该患者进行健康教育？

任务三　对本次操作进行评价。

【任务实施】

任务一　平车运送患者操作流程

评估 ⟶ 患者病情，意识状态，肢体活动受限情况及合作程度

准备
- 护士准备：着装整齐，洗手
- 用物准备：齐全，摆放有序
- 患者准备：是否使用便盆
- 环境准备：宽敞，冬季注意室温调节

核对解释 ⟶ 核对床号，姓名

运送前准备 ⟶ 将平车推至患者床旁，固定平车，正确放置平车，妥善处理患者身上的导管

搬运病人
- 挪动法：上身→臀部→下肢挪动(平车头靠床头，平床边)
- 一人搬运法：自腋下伸到对侧肩，另一手伸入患者股下至对侧(平车大轮端与床尾呈钝角)
- 二人搬运法：一人：头颈，肩，腰；另一人：臀部，膝部
- 三人搬运法：一人：头颈，肩，胸背部；另一人：腰部臀部；第三人：膝部，小腿
- 四人搬运法：一人托颈，一人托腿，两人拉中单

运送患者
- 开车闸
- 运送中头在高处，上坡时头在前，下坡头在后
- 维持治疗，观察病情
- 进出门不可用车撞

移回病床 ⟶ 关闸制动，松开盖被，挪动法按：下肢—臀部—上身顺序，其他搬运同前

整理用物

任务二　健康教育

1. 向患者介绍搬运的过程、方法及注意事项，说明应如何配合搬运。

2. 鼓励患者参与搬运过程，以维持及增强肌肉张力。

3. 向患者介绍如在搬运过程中有不适等感觉，应立即说明，防止意外的发生。

任务三　评价

1. 患者安全、舒适、无损伤等并发症，患者持续治疗不受影响。

2. 护患沟通有效，达到预期效果。

3. 护士能运用人体力学原理，操作动作规范、正确、节力、配合协调。

【执业考试考核知识点】

1. 识记

（1）轮椅、平车运送法的目的。

（2）轮椅、平车运送法的注意事项。

2. 领会

运送及搬运过程中节力原理。

3. 应用

（1）轮椅运送法、平车运送法。

（2）搬运患者的方法。

（叶玫）

任务四　生命体征的观察与护理

【任务达标】

1. 掌握生命体征的测量方法及注意事项；
2. 掌握各种异常生命体征的诊断及临床意义；
3. 能够正确绘制体温单；
4. 熟悉各种体温表、血压计的构造及体温计的消毒；
5. 能够应用规范的语言与患者沟通和交流。

　　生命体征是体温、脉搏、呼吸、血压的总称。是机体内在活动的一种客观反映，是评价机体身心状况的可靠指标。正常情况下，人的生命体征在一定范围内相对稳定，变化很小；但在病理情况下，变化极其敏感。护理人员通过观察其变化，可以了解疾病的发生、发展及转归，为预防、诊断、治疗、护理提供依据。因此，掌握生命体征的观察和护理是临床护理中极为重要的内容之一。

【知识链接】

体温的概念

　　体温通常是指身体内部胸腔、腹腔、中枢神经的温度，又称为体核温度，其特点是相对稳定且较皮肤温度高；皮肤温度又称为体壳温度，可受环境温度和衣着情况的影响，且低于体核温度。

项目一　体温的观察与护理

一、正常体温的生理变化

（一）体温的产生及生理调节

1. **体温的产生**　体温是由三大营养物质——糖、脂肪、蛋白质氧化分解而产生。三大营养物质在体内氧化时所释放的能量，其总量的 50% 以上迅速转化为热能，以维持体温，并不断地散发到体外；其余不足 50% 的能量贮存于三磷腺苷（ATP）内，供机体利用，最终转化为热能散发到体外。

　　正常人的体温相对恒定的，它通过大脑和丘脑下部的体温调节中枢的调节和神经体液的作用，使产热和散热保持动态平衡。在正常生理状态下，体温升高时，机体通过减少产热和增加散热来维持体温相对恒定；反之，当体温下降时，则产热增加而散热减少，使体温仍维持在正常水平。

2. **产热与散热**

（1）产热方式：人体以化学方式产热，主要的产热器官是肝脏和骨骼肌，产热的主要方式有：食物氧化、骨骼肌运动、交感神经兴奋、甲状腺素分泌增多、体温升高等，机体的产热过程是细胞的新陈代谢过程。

（2）散热方式：人体通过物理方式进行散热。人体最主要的散热器官是皮肤，呼吸、排泄也散发部分热量，散热的方式有辐射、蒸发、对流、传导四种。

辐射：是热由一个物体表面通过电磁波的形式传至另一个与它不接触的物体表面的散热方法，辐射散热量占总散热量的 60%～65%。在低温环境中，它是主要的散热方式。

传导：传导是机体的热量直接传给它接触的温度较低物体的一种散热方式。传导散热量取决于所接触物体的导热性能。临床上采用冰袋、冰帽为高热患者物理降温，就是传导散热的原理。

对流：对流是传导散热的一种特殊形式，是指通过气体或液体的流动来交换热量的一种散热方式。

蒸发：由液态变为气态，同时带走大量热量的一种散热方式。蒸发散热占总散热量的 20%～30%。当环境温度等于或高于人体皮肤温度时，蒸发是主要的散热方式。临床上对高热患者进行乙醇擦浴方法，是通过乙醇的蒸发起到降温作用。

3. 体温调节 人体体温的相对恒定除了自主性体温调节以外，还和行为性体温调节有关。自主性体温调节是在下丘脑体温调节中枢控制下，随机体内外环境温度刺激，通过一系列生理反应，调节机体的产热和散热，使体温保持相对恒定的体温调节方式。行为性调节是指人类有意识的行为活动，通过机体在不同环境中的姿势和行为改变而达到调节体温的目的，如增减衣服等。通常意义上的体温调节是指自主性体温调节，行为性调节是自主性调节的补充。

（二）正常体温及生理变化

1. 正常体温 通常所说的正常体温指的是一定的温度范围；临床上测量体温常以口腔、直肠、腋窝温度为标准，其中直肠温度最接近人体深部温度，但口腔及腋下温度的测量最为常见、方便。温度可用摄氏温度（℃）和华氏（℉）来表示，摄氏温度和华氏温度的换算公式为：

摄氏度＝（华氏度－32）×5/9　　　华氏度＝摄氏度×9/5＋32

正常体温的平均值及范围见表 3-4-1。

表 3-4-1 成人体温平均值及正常范围

部位	平均温度	正常范围
口温	37.0℃	36.3～37.2℃
肛温	37.5℃	36.5～37.7℃
腋温	36.5℃	36.0～37.0℃

2. 生理变化 体温可随昼夜、年龄、性别、情绪等因素变化而在一定范围内出现生理性波动，但波动范围很小，一般不超过 0.5～1.0℃。

（1）昼夜：清晨 2～6 时活动量少，体温最低，午后 2～6 时活动量大，体温较高。

（2）年龄：婴幼儿新陈代谢旺盛，体温略高于成年人，另外新生儿尤其是早产儿，因体温调节中枢尚未发育完善，体温易受外界环境温度影响而随之波动，老年人由于代谢率降低，体温略低于成年人。

（3）性别：同年龄段，同体形的女性体温平均比男性高 0.3℃，且女性的基础体温随月经周期出现规律性变化，即排卵后体温升高，这与体内孕激素水平周期性变化有关。

（4）活动：劳动或运动可使骨骼肌紧张并强烈收缩，代谢增强，产热增加而使体温升高；临床上测量体温应在患者安静状态下测量，小儿测量时应防止哭闹。

（5）药物：麻醉药物可抑制体温调节中枢或影响传入路径的活动并能扩张血管，增加散热，降低机体对寒冷环境的适应能力，因此对于手术患者在术中、术后应注意保暖。

（6）其他：如环境、饮食、情绪等都会对体温有影响，在测量时要加以考虑。

二、异常体温的观察与护理

（一）体温过高

体温过高又称发热，是由于致热源作用于体温调节中枢或体温调节中枢功能障碍等原因，使产热增加而散热减少，导致体温超过正常范围。发热是临床常见的症状，导致发热的原因大致可分为两类：感染性和非感染性发热。感染性发热较为常见，主要由各种病原体感染引起，非感染性发热由病原体以外的各种物质引起，如无菌性坏死物质的吸收引起的吸收热、变态反应性发热、体温调节中枢功能失常引起的中枢性发热。

1. 发热程度的判断　以口腔温度为例，发热程度可划分为：

（1）低热：37.3～38.0℃；

（2）中等热：38.1～39.0℃；

（3）高热：39.1～41.0℃；

（4）超高热：41.0℃及以上。

人体最高的耐受温度为40.6～41.4℃，直肠温度持续升高超过41.0℃，可引起永久性脑损伤；高热持续在42.0℃以上2～4h常导致休克及严重并发症，体温高达43.0℃则很少存活。

2. 发热的临床过程　发热的临床过程一般包括三个阶段：

（1）体温上升期：此期特点是产热大于散热。临床表现患者自感畏寒、无汗、皮肤苍白。由于皮肤血管收缩，皮温下降所致。体温上升方式有骤升和渐升，骤升是体温突然升高，在数小时内体温上升到最高峰，如肺炎双球菌性肺炎、疟疾等；渐升是体温逐渐升高，在数日内上升到最高点，如伤寒等。

（2）高热持续期：此期特点是产热和散热趋于平衡。体温维持在较高状态。患者表现出颜面潮红，皮肤灼热，口唇干燥，呼吸和脉搏加快，此期可持续数小时、数天甚至数周。

（3）退热期：此期特点是散热大于产热，体温恢复至正常水平。患者表现为大量出汗和皮肤温度下降。退热的方式有骤退和渐退两种。骤退型体温急剧下降；渐退型为体温逐渐下降。体温下降时，由于大量出汗体液丧失，老年体弱及心血管病者，易出现血压下降、脉搏细速、四肢厥冷等虚脱休克现象，应密切观察、加强护理。如果体温突然下降，脉搏、呼吸增快，全身症状加重，则是病情恶化的表现。若是体温下降，症状减轻，则表示病情好转，趋向正常。

3. 热型　各种体温曲线的形状称为热型。常见热型见图3-4-1。

（1）稽留热：体温持续在39～40℃左右，数天或数周，24h波动范围不超过1℃。多见于肺炎球菌性肺炎、伤寒等。

（2）弛张热：体温在39℃以上，波动幅度大，24h温差在2℃以上，最低体温仍然高于正常水平。常见于败血症、风湿热等。

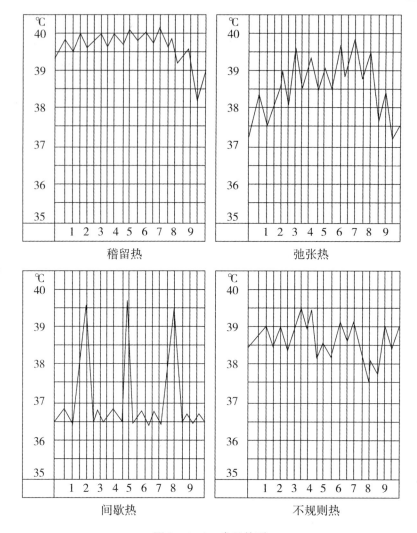

图 3-4-1　常见热型

（3）间歇热：体温骤然升高至 39℃ 以上，持续数小时或更长，然后下降至正常或正常以下，经过一个间歇，又反复发作，即高热与正常体温交替出现。常见于疟疾。

（4）不规则热：体温在 24h 变化不规则，持续时间不定。常见于流行性感冒、癌性发热等。

4. 体温过高的护理

（1）降温：可选用物理降温或药物降温方法。物理降温有局部和全身冷疗两种；化学降温应用退热药而达到降温的目的，行降温措施 30min 后应测量体温并记录。

（2）休息：体温升高时代谢增快，进食少，消耗大，体质虚弱，故应卧床休息，减少活动，降低能量消耗，利于机体康复。

（3）饮食：少量多餐补充易消化的高热量、高蛋白、高维生素的流质或半流质食物，以提高机体的抵抗力。不能进食者，遵医嘱予以静脉输液或鼻饲，以补充水分、电解质和营养物质。

（4）保持清洁和舒适：①加强口腔护理：发热时唾液减少、口腔黏膜干燥，且抵抗力下降、有利于病原体生长繁殖，易出现口腔感染，故应于晨起、餐后、睡前协助患者漱口，保持口腔清洁；②加强皮肤护理：退热期往往大量出汗，应随时擦干汗液、更换衣服和床单，防止着凉、保持皮肤清洁干燥，对于长期持续高热卧床者，要注意防止压疮的发生。

（5）安全护理：高热者有时出现躁动不安、谵妄，应防止坠床、舌咬伤，必要时加床档或约束带固定患者。

（6）心理护理：观察发热各阶段患者的心理状态，对体温的变化及伴随的症状予以耐心解释，以缓解其焦虑、紧张的情绪。

（7）加强病情观察：高热患者应每 4 h 测量 1 次体温；体温降至 38.5℃（口腔温度）以下时，改为每天测量 4 次；体温降至正常 3 天后，改为每日 1～2 次。

（8）健康教育：与患者共同讨论分析发热原因及防护措施；教育患者加强营养、锻炼，以增强身体素质、提高防病能力。

（二）体温过低

由于各种原因引起的产热减少或散热增加而致体温低于正常范围，称为体温过低。常见于早产儿及全身营养衰竭的危重患者。前者由于体温调节中枢尚未发育成熟，对外界温度变化不能自行调节；后者则因末梢循环不良，特别是在低温环境中，如保暖措施不当，极易导致体温不升。

1. 原因

（1）散热过多：长时间暴露在低温环境中，使机体散热过多、过快。

（2）产热减少：重度营养不良、极度衰弱等，使机体产热减少。

（3）体温调节中枢受损：中枢神经系统功能不良，如颅脑外伤、脊髓受损；药物中毒等。

（4）体温调节中枢发育不完善：新生儿尤其是早产儿体温调节中枢发育不完善，产热不足，体表面积相对较大，散热较多，致使体温不升。

2. 体温过低程度的判断

（1）轻度：32～35℃；

（2）中度：30～32℃；

（3）重度：＜30℃，瞳孔散大，对光反射消失；

（4）致死温度：23～25℃。

3. 症状　皮肤苍白、口唇耳垂呈紫色、轻度颤抖、心跳呼吸减慢、血压降低、尿量减少、意识障碍、甚至昏迷。

4. 护理

（1）保暖措施：给予毛毯、棉被、电热毯、热水袋，添加衣服，防止体热散失，给予热饮料，提高机体温度；新生儿置温箱内。

（2）环境温度：提供合适的环境温度，维持室温在 22～24℃。

（3）去除病因：去除引起体温过低的原因，使体温恢复正常。

（4）病情观察：监测生命体征的变化，至少 1 次/小时，直至体温恢复到正常且稳定，同时注意呼吸、脉搏、血压的变化。

（5）健康教育：讲解引起体温过低的因素及如何避免体温过低的发生。

三、体温的测量

（一）体温计的种类

1. 玻璃汞柱体温计 分口表、肛表、腋表三种（图3-4-2）。

2. 电子体温计 采用电子感温探头来测量体温，测得的温度直接由数字显示，测温准确且灵敏度高（图3-4-3）。

3. 可弃式体温计 一次性使用的体温计。其构造为一含有对热敏感的化学指示点薄片，测温度时点状薄片随机体的温度而变色，最后的变色点位置即为所测温度（图3-4-4）。

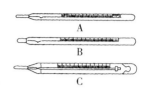

图3-4-2 水银温度计
A. 口表 B. 肛表 C. 腋表

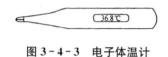

图3-4-3 电子体温计

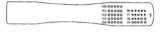

图3-4-4 可弃式体温计

（二）水银体温计的检查和消毒

1. 水银体温计的检查 在使用新体温计前或定期消毒体温计后，应对体温计进行检查以保持其准确性。方法：将全部体温计的水银柱甩至35℃以下，于同一时间放入已测好的40℃（36～40℃）以下的水中，3min后取出检视，凡误差在0.2℃以上、水银柱自动下降、玻璃管有裂缝则取出不用，合格体温计擦干后放入清洁容器内备用。

2. 水银体温计的消毒 为防止交叉感染，用过的体温计应进行消毒处理。消毒方法分为两种：

（1）患者单独使用的体温计：用后放入盛消毒液的容器中浸泡，使用前取出，清水冲洗擦干。

（2）集体测量体温后的体温计：将体温计全部浸泡于有盖消毒液容器5min后取出清水冲洗，用离心机或用腕部力量甩下水银（35℃以下），再放入另一有盖容器内消毒液浸泡30min取出，用清水冲洗，再用消毒纱布擦干，存放在清洁盒内备用。口表、腋表、肛表应分别消毒存放，肛表使用后先用消毒纱布擦净，再按上述方法消毒。

常用消毒液有1%过氧乙酸、70%酒精、0.5%聚维酮碘溶液或其他有效消毒液。消毒液每日更换一次，容器、离心机每周消毒一次，门急诊用量大的除每天更换消毒液外，容器、离心机等每周至少消毒两次。

（三）测量体温的方法

【目的】

1. 判断体温有无变化。

2. 动态监测体温变化，分析热型。

3. 协助诊断，为预防、治疗、康复、护理提供依据。

【评估】

1. 患者的年龄、性别、病情、意识、治疗等情况。

2. 影响体温测量准确性的因素。

3. 患者的心理状态、合作程度。

【计划】

1. 操作者准备 洗手，熟悉测量体温方法，向患者解释监测目的及注意事项。

2. 用物准备 已消毒的体温计（根据测量体温患者数量准备，并检查是否完好，水银柱是否在35℃以下）、消毒液纱布、弯盘（内衬纱布）、记录本、笔、有秒针的表，若测肛温，另备润滑剂（凡士林或石蜡油）、棉签、卫生纸。

3. 患者准备

（1）体位舒适，情绪稳定；

（2）测量体温前30min内，无运动、进食、冷热饮、洗澡、坐浴、灌肠等活动。

4. 环境准备　整洁、安静、安全。

【实施】

1. 操作步骤

步骤	要点说明
1. 备齐用物携至床旁，核对解释 2. 视患者情况选择合适的测量体温方法 ▲测量口温 （1）将口表水银端斜放于舌下热窝（舌系带两侧图3-4-5） （2）嘱患者闭唇含住口表，用鼻呼吸，勿用牙咬 （3）测量时间3min ▲测量腋温 （1）擦干腋下的汗液，将体温计水银端放于腋窝深处并紧贴皮肤（图3-4-6） （2）屈臂过胸，夹紧，必要时托扶患者手臂 （3）测量时间10min ▲测量肛温 （1）患者侧卧、屈膝仰卧或俯卧位，露出臀部 （2）在肛表水银端涂润滑剂，将肛温计的水银端轻轻插入肛门3～4cm （3）测量时间3min 3. 取出体温计，以消毒纱布擦拭 4. 读数、记录　先记录在记录本上，再绘制在体温单上（表3-4-1） 5. 协助患者穿衣、裤，取舒适体位 6. 消毒体温计	• 确认患者，取得合作 • 最方便但易引起交叉感染 • 舌下热窝靠近舌动脉，是口腔中温度最高的部位 • 获得正确的测量结果 • 安全易接受但准确性不高 • 腋下有汗液会影响所测温度的准确性 • 形成人工体腔，保证测量准确性；不能合作者应协助完成 • 准确但不方便 • 便于测量 • 便于插入及避免擦伤或损伤肛门及直肠黏膜 • 肛表取出后用卫生纸擦净患者肛门处 • 评估体温是否正确，若与病情不符，应重新测量，有异常及时处理 • 使患者舒适整洁 • 防止交叉感染

2. 注意事项

（1）根据病情选择合适的测温方法：精神异常、昏迷、婴幼儿、口鼻手术或呼吸困难不能合作者不宜测口温；腹泻、直肠或肛门手术、心肌梗死患者不宜测肛温；腋下出汗较多或有创伤、手术、炎症者，肩关节受伤或极度消瘦夹不紧体温计者不宜测腋温。

（2）进食、饮水或面颊部热敷、吸烟、坐浴或灌肠、腋窝局部冷热敷等情况时，应间隔30min后再测量相应部位的体温。

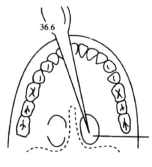

图 3-4-5 舌下热窝

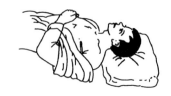

图 3-4-6 腋温测量法

（3）测量口温时，嘱患者勿用牙咬体温计，若不慎咬破应立即清除玻璃碎屑，以免损伤唇、舌、口腔、食管、胃肠道黏膜；口服蛋清或牛奶、以延缓汞的吸收；若病情允许，可服粗纤维食物，以加速汞的排出。

（4）为婴幼儿、重患者、躁动者测温时，应有专人守护，以防发生意外。

（5）发现体温与病情不相符时，应在床旁重新监测，必要时作肛温和口温对照复查。

（6）甩体温计用腕部力量，不能触及它物，以防撞碎；切忌将体温计放于热水中清洗，以防爆裂；用离心机甩体温计时，先消毒后放入离心机内。

【评价】

1. 患者理解测量体温的目的，愿意配合。

2. 患者了解体温的相关知识。

3. 测量结果准确。

4. 测量过程中患者有安全感、舒适感。

项目二 脉搏的观察与护理

一、正常脉搏的生理变化

（一）脉搏的产生

当心脏收缩时，左心室将血射入主动脉，主动脉内压力骤然升高，动脉管壁随之扩张。当心脏舒张时，动脉管壁弹性回缩。这种动脉管壁随着心脏的舒缩而出现周期性的起伏搏动形成动脉脉搏，这种搏动在浅表的动脉可触摸到，临床简称为脉搏。

（二）正常脉搏及其生理变化

1. 脉率 脉率是每分钟脉搏搏动的次数（频率）。正常情况下，脉率和心率是一致的。当脉率微弱难以测定时，应测心率。正常成人在安静状态下，脉率为 60～100 次/分。影响脉率的因素：

（1）年龄：年龄愈小，脉搏愈快，新生儿可达 130～140 次/分，随年龄的增长而逐渐减慢，到老年时轻度增加。

（2）性别：女性比男性稍快。通常平均脉率相差 5 次/分钟。

（3）体形：身材细高者比矮胖者脉率慢。

（4）其他因素：进食、运动、情绪激动时脉搏可暂时增快；休息、睡眠时较慢。

2. 脉律 脉律是指脉搏的节律性。它反映了左心室的收缩情况。正常脉律是搏动均匀，间隔时间相等。但正常小儿、老年和部分成年人中，可见到吸气时脉搏增快，呼气时减慢，称为窦性心律不齐，无临床意义。

3. 脉搏的强度 即触诊时血液冲击血管的一种感觉。正常情况下每搏强弱相同。它取决于心搏出量、脉压、外周阻力和动脉壁的弹性。

4. 动脉壁的情况 触诊时可感觉到的动脉壁的性质。正常动脉壁光滑、柔软、具有弹性。

二、异常脉搏的观察与护理

（一）异常脉搏的观察

1. 脉率异常

（1）速脉：成人脉率超过 100 次/分，称为速脉（心动过速）。常见于发热、大出血、甲亢、心力衰竭、休克等。

（2）缓脉：成人脉率低于 60 次/分，称为缓脉（心动过缓）。常见于颅内压增高、房室传导阻滞等。正常人如运动员也可有生理性窦性心动过缓。

2. 节律异常

（1）间歇脉：在一系列正常规则的脉搏中，出现一次提前而较弱的脉搏，其后有一较正常延长的间歇（代偿间歇），称为间歇脉（过早搏动）。常见于各种心脏病或洋地黄中毒患者。

（2）二联律、三联律：隔一个或两个正常搏动后出现一次过早搏动，前者称二联律，后者称三联律。常见于各种器质性心脏病。

（3）绌脉：在同一单位时间内脉率少于心率称为绌脉（脉搏短绌）。其特点是心律完全不规则，心率快慢不一，心音强弱不等。常见于心房纤颤的患者。

3. 强度的异常

（1）洪脉：当心输出量增加，外周动脉阻力较小，动脉充盈度和脉压较大时，脉搏强大有力，称洪脉。见于高热、甲亢、主动脉瓣关闭不全等。

（2）丝脉：当心输出量减少，外周动脉阻力较大，动脉充盈度降低时，脉搏细弱无力，扪之如细丝，称丝脉（细脉）。见于心功能不全、大出血、休克、主动脉瓣狭窄的患者，是一种危险脉象。

（3）水冲脉：脉搏骤起骤落，急促而有力，主要由于收缩压偏高、舒张压偏低使脉压增大所致，有如洪水冲涌，故名水冲脉。主要见于主动脉瓣关闭不全、动脉导管未闭、甲亢、严重贫血患者。检查方法是将患者前臂抬高过头，检查者用手紧握患者手腕掌面，可明显感知水冲脉。

（4）交替脉：交替脉指节律正常而强弱交替出现的脉搏。交替脉是左心室衰竭的重要体征。常见于高血压性心脏病、急性心肌梗死、主动脉瓣关闭不全等患者。

（5）奇脉：当平静吸气时，脉搏明显减弱甚至消失的现象称奇脉。常见于心包积液、缩窄性心包炎、心包填塞的患者。其发生主要与在吸气时由于病理原因使心脏受束缚，引起左心室搏出量减少有关。

4. 动脉壁异常

动脉管壁的弹性纤维减少，胶原纤维增加，使血管壁变硬而失去弹性，呈条索状或迂曲状，触诊时犹如按在琴弦上。常见于动脉硬化的患者。

（二）异常脉搏的护理

1. 观察病情 观察患者脉搏的脉率、节律、强弱及动脉壁情况，并观察患者的相关症状。

2. 休息与活动 指导患者增加卧床休息时间，减少氧的消耗。

3. 给氧　根据病情实施氧疗。

4. 根据病情准备好急救物品及药物。

5. 健康教育　教育患者保持情绪稳定、戒烟限酒、饮食清淡易消化。告知患者及家属监测异常脉搏的相关知识、简单的急救技巧。

三、脉搏的测量

（一）脉搏的测量部位

身体浅表、且靠近骨骼的大动脉均可作为测量脉搏的部位。临床上最常选择的诊脉部位是桡动脉（图 3 - 4 - 7）。

（二）测量脉搏的方法（以桡动脉为例）

【目的】

1. 判断脉搏有无异常。

2. 动态监测脉搏变化，间接了解心脏状况。

3. 协助诊断，为预防、治疗、康复、护理提供依据。

> 【课堂互动】
> 　　分组讨论：脉搏短绌的患者如何测量？

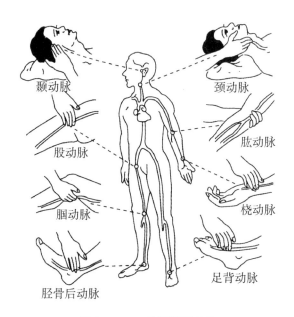

图 3 - 4 - 7　脉搏测量部位

【评估】

1. 患者的年龄、病情、治疗等情况。

2. 影响脉搏测量的因素。

3. 患者的心理状况、合作程度。

【计划】

1. 操作者准备　洗手，熟悉测量脉搏的方法，向患者解释监测的目的及注意事项。掌握沟通交流技巧。

2. 用物准备　有秒针的表、记录本、笔、听诊器（必要时）。

3. 患者准备

（1）体位舒适，情绪稳定。

（2）测量脉搏前30min内，无剧烈运动、紧张、恐惧、哭闹等活动。

4. 环境准备　整洁、安静、安全。

【实施】

1. 操作步骤

步骤	要点说明
1. 备齐用物携至床旁，核对、解释	• 确认患者，取得合作
2. 调整合适的体位，使患者舒适地端坐或躺卧，手腕伸展、手臂放松自然地平置于舒适、有扶托的位置上	• 患者舒适，护士便于测量
3. 护士将食指、中指、无名指的指端触按于患者的桡动脉上，按压力量适中，能清楚地测得脉搏为宜	• 压力太大阻断脉搏波动，压力太小感觉不到脉搏搏动
4. 计数：正常脉搏测30s，乘以2，即为脉率；异常脉搏、病重患者应测1min；脉搏细弱难以触诊时应测心尖搏动即心率1min	• 测得正确的心率与脉率
5. 如发现绌脉者，应由两名护士同时测量，一人听心率，另一人测脉率，由听心率者发出"起"、"停"口令，计时1min	• 心脏听诊部位可选择左锁骨中线内侧第5肋间隙处
6. 记录：先记录在记录本，再在体温单上相应数字栏内用红"●"表示脉率，红"○"表示心率。	• 脉搏短绌者，以分数形式记录，记录方式为心率/脉率/min

2. 注意事项

（1）若测脉率前有剧烈活动、紧张、恐惧等强烈情绪反应者应休息30min，待安静、情绪稳定后再测。

（2）偏瘫患者，应选健侧肢体测脉率。

（3）不可用拇指诊脉，因拇指小动脉搏动较强，易与患者脉搏相混淆。

（4）测脉率同时应注意脉搏强弱、节律、动脉壁弹性等，为疾病变化提供依据。

3. 健康教育

（1）讲解脉搏监测的重要性。

（2）指导家属正确测量脉搏。

（3）指导患者及家属能够监测脉搏的异常情况。

【评价】

1. 患者理解测量脉搏的目的，愿意配合。

2. 患者了解脉搏的正常值及测量过程中的注意事项。

3. 测量结果准确。

项目三　呼吸的观察与护理

一、正常呼吸的生理变化

机体在新陈代谢过程中，需要不断地从外界吸取氧气排出二氧化碳，这种机体和环境之间的气体交换，称为呼吸。呼吸的全过程由三个组成部分，即外呼吸、气体在血液中的运输和内呼吸。呼吸运动是外呼吸的一种综合表现，包括吸气与呼气两个过程。

（一）呼吸运动的调节

1. **呼吸中枢**　指中枢神经系统内产生和调节呼吸运动的神经细胞群，分布于大脑皮层、间脑、脑桥、延髓和脊髓等部位。在呼吸运动调节过程中，各级中枢发挥各自不同的作用，相互协调和制约。延髓和脑桥是产生基本呼吸节律性的部位，大脑皮质可随意控制呼吸运动。

2. **呼吸的反射性调节**

（1）肺牵张反射：由肺的扩张和缩小所引起的吸气抑制和兴奋的反射，称肺牵张反射，又称黑－伯氏反射。其生理意义是能使吸气不致过长、过深，促使吸气转为呼气，与脑桥呼吸调节中枢共同调节着呼吸的频率和深度，维持正常的呼吸。

（2）本体感受性反射：指呼吸肌本体感受器传入冲动引起的反射性呼吸变化。当呼吸道阻力增加时，可加强呼吸肌的收缩力量，使呼吸运动增强。反射性地参与维持正常呼吸运动。

（3）防御性呼吸反射：包括咳嗽反射和喷嚏反射，其目的是排出呼吸道刺激物和异物，是对机体有保护作用的呼吸反射。

（4）其他内外感受性反射：突然的冷热、疼痛、血压的变化都可刺激机体的内外感受器，导致呼吸的增强或抑制。

3. **化学性调节**　动脉血氧分压（PaO_2）、二氧化碳分压（$PaCO_2$）和氢离子浓度［H^+］的改变对呼吸运动的影响，称化学性调节。

（二）正常呼吸及生理变化

1. **正常呼吸**　正常成人安静状态下呼吸频率为16～20次/分，节律规则，呼吸运动均匀无声且不费力（图3-4-8）。呼吸与脉搏的比例为1∶4，男性及儿童以腹式呼吸为主，女性以胸式呼吸为主。

2. **生理变化**　呼吸运动受很多生理因素的影响在一定范围内波动。

（1）年龄：年龄越小呼吸频率越快，如新生儿的呼吸约为44次/分。

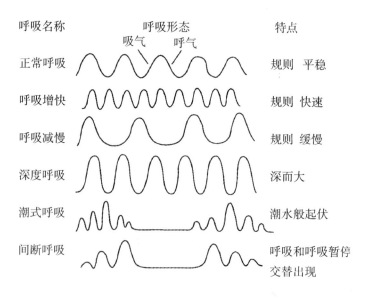

图3-4-8　正常和异常呼吸

（2）性别：同年龄的女性呼吸频率稍快于男性。

（3）活动：剧烈运动可使呼吸加深、加快，休息和睡眠使呼吸减慢。

（4）情绪：强烈的情绪变化，如紧张、恐惧、愤怒、悲伤、害怕等刺激呼吸中枢，引起呼吸加快或屏气。

（5）其他：如环境温度升高或海拔增加，均会使呼吸加深加快。

二、异常呼吸的观察与护理

（一）异常呼吸的观察

1. 频率异常

（1）呼吸增快：称为呼吸过速，也称气促，指成人呼吸超过 24 次/分。见于发热、疼痛、缺氧、甲亢等患者。一般体温每升高 1℃，呼吸频率大约增加 3～4 次/分。

（2）呼吸减慢：称为呼吸过缓，指成人呼吸低于 12 次/分。见于颅内压增高、巴比妥类药物中毒等。

2. 节律异常

（1）潮式呼吸：又称陈—施呼吸，是一种呼吸由浅慢逐渐变为深快，然后再由深快转为浅慢，再经过一段时间的呼吸暂停（5～30s），又开始重复以上的周期性变化，其形态如潮水起伏（图 3-4-8）；多见于中枢神经系统疾病，如脑炎、脑膜炎、颅内压增高及巴比妥类药物中毒等。其产生的机制是当呼吸中枢兴奋性减弱时，呼吸减弱至停，造成缺氧及血中二氧化碳潴留，通过颈动脉体和主动脉弓的化学感受器反射性地刺激呼吸中枢，引起呼吸由弱到强，随着呼吸的进行，二氧化碳排出，使二氧化碳分压降低，呼吸再次减弱至停止，从而形成周期性呼吸。

（2）间断呼吸：又称毕奥呼吸，表现为呼吸与呼吸暂停现象交替出现；其产生机制同潮式呼吸，但比潮式呼吸更为严重、预后更为不良，常在临终前发生。

3. 深度异常

（1）深度呼吸：又称库斯莫氏呼吸，是一种深而规则的大呼吸。见于糖尿病酮症酸中毒和尿毒症酸中毒等。

（2）浅快呼吸：是一种浅表而不规则的呼吸，有时呈叹息样。见于呼吸肌麻痹、某些肺与胸膜疾病，如肺炎、胸膜炎、肋骨骨折等，也可见于濒死患者。

4. 声音异常

（1）蝉鸣样呼吸：表现为吸气时有一种高音调似蝉鸣样的音响，产生机制是由于声带附近阻塞，使空气吸入发生困难。多见于喉头水肿、痉挛、喉头异物等。

（2）鼾声呼吸：表现为呼气时发出粗糙的鼾声，由于气管或支气管内有较多的分泌物蓄积所致。多见于昏迷患者。

5. 形态异常

（1）胸式呼吸减弱、腹式呼吸增强：正常女性以胸式呼吸为主；由于肺、胸膜或胸壁的疾病，如肺炎、胸膜炎、肋骨骨折、肋间神经痛等产生的剧烈疼痛均可使胸式呼吸减弱、腹式呼吸增强。

（2）腹式呼吸减弱、胸式呼吸增强：正常男性及儿童以腹式呼吸为主；如腹膜炎、大量腹水、肝脾极度肿大、腹腔内巨大肿瘤等使膈肌下降受限，造成腹式呼吸减弱、胸式呼吸增强。

6. 呼吸困难：呼吸困难是指患者自感空气不足，呼吸费力，可出现发绀、鼻翼煽动、端坐呼吸，辅助呼吸肌参与呼吸活动，造成呼吸频率、深度、节律的异常。临床上可分为：

（1）吸气性呼吸困难：其特点是吸气显著困难、吸气时间延长，出现三凹征（吸气时胸骨上窝、锁骨上窝、肋间隙出现凹陷）。由于上呼吸道部分梗阻，气流不能顺利进入肺，吸气时呼吸肌收缩，肺内负压极度增高所致。常见于气管阻塞、气管异物、喉头水肿。

（2）呼气性呼吸困难：其特点是呼气费力，呼气时间延长。由于下呼吸道部分梗阻、气流呼出不畅所致。常见于支气管哮喘、阻塞性肺气肿等。

（3）混合性呼吸困难：其特点是吸气和呼气均感费力，呼吸频率增加。由于广泛性肺部病变使呼吸面积减少，影响换气功能所致。常见于肺部感染，大量胸腔积液和气胸。

（二）异常呼吸的护理

1. 密切观察病情变化　观察有无咳嗽、咳痰、咯血、发绀、呼吸困难等症状与体征。

2. 休息与活动　剧烈、频繁咳嗽需卧床休息，根据病情取合适的体位，以减少耗氧量，病情好转则适当增加活动，以不感到疲劳为度。

3. 饮食　患者若无心、肝、肾功能障碍，应给予充足的水分及热量，并适当增加蛋白质与维生素，进餐不宜过饱，避免产气食物，以免膈肌上抬、影响呼吸。

4. 环境　注意环境舒适、安静、空气清新，调节好室内的温度、湿度。

5. 保持呼吸道通畅　及时清除呼吸道分泌物，必要时吸痰，保持呼吸道通畅。

6. 吸氧　根据病情给予氧气吸入或人工呼吸机，以改善呼吸困难。

7. 心理护理　消除紧张恐惧心理，产生安全感，以配合治疗护理。

8. 健康教育　讲解保持呼吸道通畅的重要性，认识呼吸监测的意义，指导患者学会有效咳嗽。

三、呼吸的测量

【目的】

1. 判断呼吸有无异常。

2. 动态监测呼吸变化，了解患者呼吸功能情况。

3. 协助诊断，为预防、治疗、康复、护理提供依据。

【评估】

1. 患者年龄、病情、意识、治疗等情况。

2. 影响呼吸测量的因素。

3. 患者心理状况、合作程度。

> 【课堂互动】
> 　分组讨论：危重患者如何测量呼吸？

【计划】

1. 操作者准备　洗手，熟悉测量呼吸的方法，向患者解释监测的目的及注意事项。

2. 用物准备　有秒针的表、记录本、笔、棉花（必要时）。

3. 患者准备

（1）体位舒适，情绪稳定。

（2）保持自然呼吸状态。

4. 环境准备　整洁、安静、安全。

【实施】

1. 操作步骤

步骤	要点说明
1. 备齐用物携至床旁，核对、解释	• 确认患者，取得合作
2. 协助取舒适体位	
3. 护士保持诊脉手势，观察患者的胸腹部，一起一伏为一次呼吸，测量30s	• 避免引起患者紧张 • 女性以胸式呼吸为主，男性和儿童以腹式呼吸为主
4. 正常情况下测30s，异常呼吸、呼吸不规律或婴幼儿应测1min；呼吸微弱或危重患者呼吸不易观察时，用少许棉絮置于患者鼻孔前，观察棉花吹动情况，计数1min，以得到准确的结果	• 正常测30s×2，同时观察呼吸深度、节律、声音、形态及有无呼吸困难
5. 记录、向患者作简要解释，再绘制在体温单上	

2. 注意事项

（1）测量呼吸前如有剧烈运动、情绪激动等，应休息30min后再测量。

（2）由于呼吸受意识控制，因此测量呼吸时应不使患者察觉。

3. 健康教育

（1）讲解呼吸监测的重要性。

（2）指导患者及家属正确测量呼吸。

（3）指导患者及家属能够识别呼吸的异常情况。

【评价】

1. 患者及家属理解测量呼吸的目的，愿意配合。

2. 患者知道呼吸的正常值及测量过程中的注意事项。

3. 测量结果准确。

项目四　血压的观察与护理

血压是血液在血管内流动时对血管壁的侧压力，通常指的是动脉血压。如无特别注明，均指肱动脉的血压。收缩压：当心室收缩时，动脉血压上升达最高值称收缩压。舒张压：心室舒张时，动脉血压下降达最低值称舒张压。脉压：收缩压与舒张压之差为脉压。平均动脉压：在一个心动周期中，动脉血压的平均值称为平均动脉压。

一、正常血压的生理变化

（一）血压的形成

循环系统中，足够的血液充盈是形成血压的前提条件，心脏收缩射血和外周阻力则是形成血压的两个重要因素。大动脉的弹性对血压的形成也起到重要作用。

（二）影响血压形成的因素

1. 每搏输出量　在心率和外周阻力不变时，如果每搏输出量增大，心缩期射入主动脉的血量增多，收缩压明显升高。

2. 心率　在每搏输出量和外周阻力不变时，心率增快，心舒期缩短，心舒期内流向外周的血量减少，心舒末期主动脉内存流的血量增多，舒张压明显升高。

3. 外周阻力　在心输出量不变而外周阻力增大时，心舒期中血液向外周流动的速度减慢，心舒末期存留在主动脉中血量增多，舒张压明显升高。

4. 主动脉和大动脉管壁的弹性　大动脉管壁弹性对血压起缓冲作用。

5. 循环血量和血管容积　正常情况下，循环血量和血管容积相适应，才能保持一定水平的体循环充盈压。

（三）正常血压及生理变化

1. 正常血压　正常成人安静状态下血压范围为：

收缩压 90～139mmHg（12.0～18.5kPa），舒张压为 60～89mmHg（8.0～11.8kPa），脉压为 30～40mmHg（4.0～5.3kPa）。（换算公式：1kPa=7.5mmHg 1mmHg=0.133kPa）

2. 生理变化

（1）年龄和性别：血压随着年龄的增长而增高，新生儿最低，小儿比成人低，男女之间血压差异较小。

（2）昼夜和睡眠：清晨起床前的血压最低，饭后略有升高，晚餐后的血压值最高，睡觉时又会降低。睡眠不佳时，血压稍增高。

（3）体位：站位血压 ＞ 坐位血压 ＞ 卧位血压。

（4）环境：寒冷环境血压可升高，高温环境血压可下降。

（5）部位：一般右上肢高于左上肢，因右侧肱动脉来自主动脉弓的第一大分支无名动脉，左侧肱动脉来自动脉弓的第三大分支左锁骨下动脉，由于能量稍有消耗，故测得压力稍低 0.3～0.5kPa。下肢血压比上肢高 2.6～5.3kPa，因股动脉的管径较肱动脉粗，血流量多，故在正常情况下，下肢血压比上肢高。

（6）其他因素：情绪激动、剧烈运动、兴奋、疼痛、吸烟等均可使血压升高。

二、异常血压的观察与护理

（一）异常血压的观察

1. 高血压　收缩压≥140mmHg 和（或）舒张压≥90mmHg 称为高血压。

2. 低血压　收缩压低于 90mmHg，舒张压低于 60mmHg 称为低血压。常见于休克、大量失血、心肌梗死。

3. 脉压的变化

（1）脉压增大：常见于主动脉瓣关闭不全、动脉硬化、甲亢等；

（2）脉压减小：常见于主动脉瓣狭窄、心包积液、末梢循环衰竭等。

（二）异常血压的护理

1. 密切观察病情　监测血压的变化；观察药物的不良反应；注意有无潜在并发症的发生；监测血压时要做到"四定"：定时间、定部位、定体位、定血压计。

2. 休息与活动　注意休息，减少活动，保证充足的睡眠时间。

3. 饮食　进食易消化、低脂肪、低胆固醇、高维生素、富含纤维素的食物，根据血压高低适当限制盐的摄入，避免辛辣等刺激性食物。

4. 环境　安静、舒适，温湿度适宜。

5. 健康教育　戒烟限酒；保持大便通畅，必要时给予通便剂；情绪稳定，生活规律；学会监测高血压并发症的先兆症状。

三、血压的测量

（一）血压计的种类与构造

1. 血压计的种类　主要有水银血压计、无液血压计、电子血压计三种。水银血压计分为台式和立式两种，立式血压计可随意调节高度（图3-4-9）。

2. 血压计的构造　由三部分组成。

（1）加压气球和压力阀门；

（2）袖带：袖带为长方形扁平橡胶带，长24cm，宽12cm，外层套一48cm长的布袋，橡胶带上有两根橡胶管，一根与加压气球相连，另一根与压力表相通；新生儿袖带长5～10cm，宽2.5～4cm，婴儿袖带长12～13.5cm，宽6～8cm，儿童袖带长17～22.5cm，宽9～10cm。袖带的长度和宽度应符合标准。

（3）血压计：

1）水银血压计　玻璃管、标尺、水银槽三部分组成。测量准确可靠，但较笨重，且玻璃管部分易碎、水银溢出造成污染。

2）无液血压计　又称弹簧式血压计、压力表式血压计，外形呈圆盘状，正面盘上标有刻度，盘中央有一指针指示血压数值；携带方便，但测量欠准确。

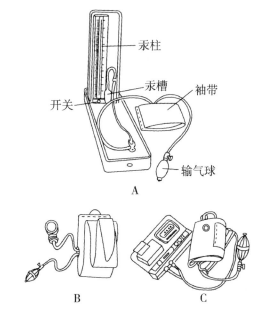

汞柱
汞槽
袖带
开关
输气球

A

B　C

图3-4-9　血压计的种类
A. 水银血压计　B. 无液血压计　C. 电子血压计

3）电子血压计　袖带内有一换能器，有自动采样电脑控制数字运算、自动放气程序，数秒内可测得血压、脉搏数值；操作方便，不用听诊器，省略放气系统，排除听觉不灵敏、噪音干扰等造成的误差，但测量欠准确。

（二）测量血压的方法（以水银血压计测量肱动脉血压方法为例）

【目的】

1. 判断血压有无异常。

2. 动态监测血压变化，间接了解循环系统的功能状况。

3. 协助诊断，为预防、治疗、康复、护理提供依据。

【评估】

1. 患者年龄、病情、治疗等情况。

2. 影响血压变化的因素。

3. 患者心理状态、合作程度。

【计划】

1. 操作者准备　洗手，熟悉测量血压方法，向患者解释监测目的及注意事项。掌握沟通交流技巧。

2.用物准备　血压计（注意玻璃管有无破损、水银有无漏出、输气球及橡胶管有无老化、漏气）、听诊器、记录本、笔。

3.患者准备

（1）体位舒适、情绪稳定、愿意配合。

（2）测量前 30min 内无运动、吸烟、情绪激动等活动。

4.环境准备　整洁、安静、光线充足。

【实施】

1.操作步骤

步骤	要点说明
1.备齐用物携至床旁，核对、解释	• 确认患者，取得合作
2.体位：坐或卧位；坐位时肱动脉平第四肋软骨水平，仰卧位时肱动脉平腋中线水平	• 血压计的"0"点应与肱动脉、心脏处于同一水平，避免血压受血液重力作用的影响，保证测量值准确
3.卷袖，露出上臂，伸直肘部、手掌向上	• 必要时脱袖，以免衣袖过紧影响血流
4.放平血压计于上臂旁，排尽袖带内空气，袖带中部对着肘窝，下缘距肘窝 2～3cm，平整无折地缠于上臂，松紧以能放入一指为宜	• 袖带过紧，血压测量值偏低；袖带过松或不均匀，血压测量值偏高 • 胸件勿塞入袖带内
5.打开水银槽开关，戴好听诊器，将听诊器胸件紧贴肱动脉搏动最明显处，一手固定、另一手关紧加压气球的阀门，用手握橡皮球、均匀充气，充气至肱动脉搏动音消失，再升高 20～30mmHg	• 充气不可过快过猛，以免水银溢出和患者不适 • 充气不足或过度均会影响测量结果
6.放气　渐松加压气球阀门缓慢放气，使水银柱缓慢下降，速度以每秒下降 4 mmHg 左右为宜，同时听肱动脉搏动，并注意水银柱刻度，测量者视线与血压计水银柱的弯月面保持同一水平	• 放气太慢，舒张压偏高；放气太快，听不清声音的变化 • 视线低于水银柱弯月面，读数偏高；反之，读数偏低
7.收缩压与舒张压辨别　在听诊器中听到第一声搏动声，此时水银柱所指刻度即为收缩压，当搏动声突然变弱或消失，此时水银柱所指刻度即为舒张压	• WHO 规定，以动脉搏动音的消失作为判断舒张压的标准
8.测量完毕，排尽袖带余气，拧紧阀门，解开袖带，将血压计右倾 45°关闭水银槽开关，防止水银倒流；将袖带卷好，连同橡皮球一同放入血压计盒内的固定位置，关闭血压计盒盖	• 水银全部返回水银槽，避免水银外溢 • 避免损坏玻璃管，水银溢出
9.协助患者取舒适体位	• 当变音与消音之间有差异时，或危重患者，两个读数都应记录：收缩压/变音/消音 mmHg
10.记录　分数式表示：收缩压/舒张压 mmHg	

2.注意事项

（1）测量前检查血压计及听诊器是否符合要求：袖带宽窄是否合适、水银是否充足、玻璃管有无裂缝、玻璃管上端是否和大气相通、橡胶管和加压气球有无老化漏气、听诊器是否完好等。

（2）测量血压前患者如有运动、情绪激动、吸烟、进食等活动，应安静休息 20～30min 再测。

（3）保护血压计：打气不可过猛、过高，如水银柱出现气泡，应调节或检修，不可带气泡测量，用毕应及时关闭水银柱下面的开关。

（4）需要密切观察血压者应做到四定：即定时间、定部位、定体位、定血压计。

（5）正确选择测量肢体：有偏瘫者应选择健侧肢体，一侧肢体正在输液或施行手术，应选择对侧肢体测量。

（6）发现血压听不清或有异常时应重测，注意使水银柱降至"0"点，休息片刻后再测，必要时双侧对照。

（7）防止产生误差：

1）设备方面：袖带太窄需要较高的压力才能阻断动脉血流，故测得血压值偏高，袖带过宽使大段血管受压，以致搏动音在达到袖带下缘之前已消失，故测出血压值偏低。

2）患者方面：手臂位置低于心脏、吸烟、进食、运动、膀胱充盈等，可使测得的血压值偏高；手臂位置高于心脏，可使测得的血压值偏低。

3）测量过程：测量者视线低于水银柱弯月面或袖带过松使橡胶袋充气后呈球状，以至有效的测量面积变窄，测得血压偏高，测量者视线高于水银柱弯月面或袖带过紧使血管在未充气前已受压，故测出血压偏低；放气速度太慢，可使测得的舒张压偏高，放气速度太快，听不清声音的变化。

【评价】

1. 患者理解测量血压的目的，愿意配合。

2. 患者了解血压的正常值及测量过程中的注意事项。

3. 操作正确，测量结果准确。

4. 测量过程中患者有安全感。

项目五　体温单的绘制

体温单用于记录患者的体温、脉搏、呼吸、血压及其他情况，如出院、手术、分娩、转科或死亡时间、大小便、出入量、体重、药物过敏等。患者住院期间，体温单排列在病案首页，以便于医务人员查阅（表3-4-1）。

一、眉栏填写

1. 用蓝墨水钢笔填写姓名、科别、病室、床号、住院号及日期、住院日数等项目。

2. 填写"日期"栏时，每页第一日应填写年、月、日，其余六天只写日，如在第六天中遇到新的年度或月份开始，则应填写年、月、日或月、日。

3. "住院日数"　从入院第一天开始写，直至出院。

4. 用蓝墨水钢笔填写"手术后日数"，以手术次日为第一日，连续填写14天。若在7天内进行第二次手术，则将第一次手术日作为分母，第二次手术日作为分子填写。如为分娩产妇，以分娩次日为第一日，连续填写7天。

二、中栏填写

（一）40～42℃之间填写

用红墨水钢笔纵行在40～42℃之间相应时间格内填写入院、转入、手术、分娩、出院、死亡、外出等。除手术不写具体时间外，其余均应按24h制写出相应时间，如"转入于二一点三十分"。转入时间由转入病室填写。

（二）体温、脉搏曲线和呼吸的绘制

1. 体温曲线的绘制

（1）体温符号：口温为蓝色"●"、腋温为蓝色"X"，肛温为蓝色"○"。

（2）每小格为0.1℃，按实际测量度数用蓝笔绘制于体温单35～42℃之间，相邻的温度用蓝色直线相连。

（3）体温不升，于35℃线处用蓝笔画一蓝色"●"，并与相邻的温度用蓝色直线相连，在蓝点处向下画箭头"↓"，长度不超过两小格。

（4）物理降温半小时后测量的体温以红色"○"表示，画在物理降温前温度的同一纵格内，并用红虚线与降温前的温度相连，下次测量的温度仍与降温前温度相连。

（5）擅自外出或拒绝测量体温、脉搏、呼吸者，体温单上不绘制，相邻两次体温和脉搏不连线。自外出之日起，每天在"15：00"的时间栏内填写"外出"。

（6）体温若与上次温度差异较大或与病情不符时，应重复测试，无误者在原体温符号上方用蓝笔写上一小英文字母"v."（verified，核实）。

（7）需每两小时测量体温时，应记录在q2h体温专用单上。

2. 脉搏曲线的绘制

（1）脉搏符号：以红色"●"表示，每小格为2次/分钟，相邻脉搏以红线相连；

（2）脉搏与体温重叠时，先画体温符号，再用红笔在体温符号外画"○"，表示为"⊙"；

（3）脉搏短绌时，心率以红"○"表示，相邻心率以红线相连，在脉搏与心率两曲线间用红笔画直线填满。

3. 呼吸曲线的绘制或表示方法

呼吸符号：以蓝色"●"表示，每小格为1次/分钟，相邻的呼吸用蓝线相连或用蓝笔在体温单呼吸相应栏目内填写患者自主呼吸的次数，相邻两次上下错开。患者使用辅助呼吸时，用"A"表示。

三、底栏填写

1. 大便次数　每24h记录一次，记录前一日的大便次数，如未解大便记"0"，大便失禁和假肛以"＊"表示，灌肠符号以"E"表示，例如，1/E表示灌肠后大便一次，0/E表示灌肠后无大便排出，1^1/E表示自行排便一次，灌肠后又排便一次。

> 【课堂互动】
> 　　分组讨论：如何绘制物理降温后复测的体温？

2. 尿量　以毫升计算，记录前一日24h的总尿量。

3. 出入液量　以毫升计算，记录前一日24h的出、入总量。

4. 体重　以千克计算填入。新入院患者记录体重，住院患者应每周记录体重一次。入院时或住院期间因病情不能测量体重时，分别用"平车"或"卧床"表示。

5. 血压　以mmHg计算填入。新入院患者记录血压，住院患者应每周至少记录血压一次。一日内连续记录血压者，则上午血压写在前半格内，下午血压写在后半格内，术前血压写在前面，术后血压写在后面。7岁以下患儿可以不测血压。

6. 药物过敏　如有药物过敏须在此栏写出。

7. 其他　该栏作为机动，根据病情需要填写，如特别用药、腹围等。

8. 页码　用蓝墨水钢笔逐页填写。

【工作任务】

案例　患者高大妈，高血压病史五年余，近日因肺炎入院。

任务一　完成对患者的生命体征测量。

任务二　如何对患者进行健康教育？

任务一　生命体征测量

评估 ——→ 患者病情、意识及合作程度

准备 { 护士准备：着装整齐、洗手、戴口罩
用物准备：齐全，摆放有序
患者准备：是否使用便盆
环境准备：宽敞、明亮、安静

核对解释 ——→ 床号、姓名

取体位 ——→ 仰卧位或半卧位

测量体温 { 口温：水银端斜放入舌下，患者用鼻呼吸，不用牙咬，测量3min
腋温：水银端置腋窝深处，屈臂过胸夹紧体温表，测量10min
肛温：石蜡油润滑肛表，轻轻插入直肠约3~4cm，测量3min

测脉搏 ——→ 右手中指、食指、无名指按压在桡动脉搏动点上，测量30s，将测得脉率乘以2，异常脉搏测量1min

测呼吸 { 测量脉搏的手不动，测胸腹起伏计数30秒，乘以2，异常呼吸测量1min
危重患者呼吸微弱不易观察时，可使用少许棉花置于患者鼻孔前，计数棉花被吹动次数，测量1min

测血压 { 暴露未放置体温计的上臂
取坐位(肱动脉平第四肋软骨)或取卧位(肱动脉平腋中线)缠袖带，松紧适宜，能插入一指为宜
打气与放气：打气高度，听不到肱动脉搏动后再打20~30mmHg，缓慢放气
听诊：收缩压，第一声搏动；舒张压，变调或消失

记录体温 { 取出体温计，消毒纱布擦净，平视读数，记录体温值
甩体温计35℃以下，浸入消毒溶液器中浸泡

整理记录

健康教育 ——→ 异常血压的注意事项，体温、脉搏、呼吸的正常范围等

任务二　健康教育

1. 讲解体温及血压监测的目的、注意事项及血压正常值的重要性。

2. 指导正确测量体温、指导患者及家属正确使用血压计和测量血压，并能动态观察和

正确判断测量结果。

　　3. 介绍体温过高、过低的护理方法。

【执业考试考核知识点】

1. 识记

（1）正常生命体征的正常值范围。

（2）异常生命体征的护理措施。

2. 领会

（1）测量生命体征的注意事项。

（2）血压计的构造。

（3）水银体温计的清洁、消毒和检查法。

3. 应用

（1）异常生命体征的诊断及观察。

（2）正确体温单的绘制。

（3）生命体征的正确测量。

（叶玫）

任务五　标本采集

【任务达标】

1. 掌握各种标本的正确采集方法。
2. 掌握标本采集原则。
3. 熟悉标本采集的意义。
4. 能够应用规范的语言与患者沟通与交流。
5. 具备护士规范的仪容仪表。

运用物理学、化学和生物学等实验室技术和方法对患者的血液、体液、分泌物、排泄物以及组织细胞等标本进行检验，获得反映其机体功能状态、病因、病理变化或治疗结果的客观资料，结合患者其他临床资料进行综合分析判断，对协助疾病诊断、观察病情、制订治疗方案和判断预后均有重要意义。

【知识链接】

标　本

标本是指采集患者少许的血液、排泄物、(尿、粪)、分泌物（痰、鼻分泌物）、呕吐物、体液（胸水、腹水）和脱落细胞（食管、阴道脱落细胞）等样品，经物理、化学和生物学的实验室技术和方法对其进行检验，作为判断患者有无异常的依据。

项目一　标本采集意义及原则

一、标本检查的意义

在临床护理工作中，经常要采集患者的排泄物、分泌物、呕吐物、血液、体液等标本送验，旨在通过实验室的检查方法来鉴定病原，了解疾病的性质及病情的进展情况；标本检验在一定程度上反映出机体正常的生理现象和病理改变。

正确的检验结果与正确地采集标本关系密切，护士必须了解各种检验的临床意义，掌握采集标本的正确方法，以保证检验结果不受影响，是护理工作的重要责任。因此，标本检查的意义为：①协助诊断疾病；②指定治疗措施；③推测病情进展；④观察病情变化。

二、标本采集的原则

1. 按照医嘱采集各种标本均应按医嘱执行，对检验申请单有疑问时，应及时核对，核对后方可执行。

【课堂互动】
　　分组讨论：怎样保证标本采集的质量？

2. 采集前做好充分准备

（1）采集任何标本前，都应明确检验项目、检验目的、选择采集的方法、采集量及注意事项。

（2）向患者解释检验项目的有关事宜，以消除顾虑，取得配合。

（3）根据检验目的准备好物品，选择适当的标本容器，在容器外贴上标签，标明科别、床号、姓名、性别、住院号、检验目的及送验日期。

（4）护士操作前做好自身准备，如衣帽整齐、修剪指甲、洗手；戴口罩、手套等。

3. 严格执行查对制度　查对是保证标本采集无误的重要环节。采集前认真查对医嘱、核对申请项目、床号、科室、住院号等；采集完毕及送检前再次查对。

4. 正确采集标本

（1）为了保证送检标本的质量，必须掌握正确的采集方法，如做妊娠试验要留晨尿。因晨尿内绒毛膜促性腺激素的含量高，容易获得阳性结果；采集标本要及时准确。

（2）凡采集细菌培养标本，应在患者使用抗菌药物之前采集，如已用药，应在检验单上注明。标本须放入无菌容器内，事先检查容器有无裂缝、瓶塞是否干燥、培养基是否足够、有无混浊、变质等。

（3）采集时应严格执行无菌操作，不可混入防腐剂、消毒剂及其他药物，以免影响检验结果。

5. 及时送检　采集各项标本均应按照规定要求做到及时采集，标本要新鲜，量要准确，按时送验，不应放置过久，以免标本被污染或变质影响检验结果，特殊标本要注明采集时间。

项目二　各种标本的采集方法

一、血液标本采集法

血液检查是判断体内各种功能及异常变化的最重要的指标之一，是临床最常用的检验项目，它不仅反映血液系统本身的病变，也可以协助诊断疾病、判断患者病情进展程度以及治疗疾病提供参考。临床血液标本的种类分为：

（1）全血标本：用于测定血常规、血沉、血液中某些物质的含量，如肌酐、尿素氮、尿酸、肌酸、血糖、血氨。

（2）血清标本：用于测定血清酶、脂类、电解质、肝功能等。

（3）血培养标本：用于查找血液中的病原菌。

（一）毛细血管采血法

用于血常规检查。该采血法目前均由检验人员执行，具体方法从略。

（二）静脉采血法

【目的】

协助临床诊断疾病，为临床治疗提供依据。

【评估】

【课堂互动】

分组讨论：如何正确采集血清标本？

1. 患者的一般情况、诊断和目前治疗情况、理解和接受能力，合作程度。

2. 患者需做的检查项目，决定采血量及是否需要特殊检查，如使用抗凝剂等。

3. 患者是否了解检查项目及注意事项。

4. 患者的穿刺部位及静脉状况。

【计划】

1. 操作者准备　穿着整齐，洗手、戴口罩，熟悉血液标本采集的方法和原则，向患者解释标本采集的目的及注意事项。掌握沟通交流技巧。

2. 用物准备　注射盘加止血带、一次性注射器（无菌干燥，5ml 或 10ml）、标本容器（抗凝管、干燥试管或血培养瓶）、检验单、酒精灯和火柴（采集血培养标本时用）等。

3. 患者准备　采血局部皮肤清洁，患者明确采血的目的及相关注意事项，并做好了相应的准备；如采集生化检验的标本，须在早晨空腹时采集。

4. 环境准备　整洁、宽敞、明亮，符合静脉穿刺的环境要求。

【实施】

1. 操作步骤

步骤	要点说明
1. 查对医嘱，标本容器外贴好化验单附联（科别、床号、姓名、检验目的、送检日期）、检查容器	• 防止发生错误
2. 携物至床边，核对、解释抽血的目的和配合方法	• 取得患者合作
3. 选择静脉、扎止血带（穿刺点上方约 6cm 处）、消毒皮肤	• 扎好的止血带尾端应远离穿刺点，避免穿刺点被污染 • 使静脉充盈，便于穿刺、抽血
4. 行静脉穿刺、见回血后抽取所需血量	
5. 松止血带、迅速拔针、以干棉签按压穿刺点（1～2min）	• 注意按压部位和时间，避免出现皮下血肿
6. 将血液注入标本瓶	• 采集血标本后应将注射器活塞略向后抽，以免血液凝固使注射器粘连或针头阻塞
▲血培养标本：密封培养瓶，应消毒瓶盖、更换针头、注入瓶内、摇匀；三角烧瓶的瓶口以硅胶塞及纱布包封，注入时取出塞子，迅速在酒精灯火焰上消毒瓶口，将血液注入瓶内，轻轻摇匀，再将硅胶塞经火焰消毒后塞好	• 一般采集 5ml，亚急性细菌性心内膜炎可采集 10～15 ml，以提高细菌培养阳性率
▲全血标本：取下针头，将血液如上法注入有抗凝剂的试管内，轻轻混匀	• 勿将泡沫注入 • 防止血液凝固
▲血清标本：取下针头，将血液顺管壁缓慢注入干燥试管内	• 避免震荡，以防红细胞破裂溶解
7. 帮助患者取舒适卧位、清理用物	
8. 将标本连同检验单及时送检	• 以免影响检验结果。特殊标本须注明采集时间
9. 用物按消毒隔离原则处理，洗手	• 预防医院内交叉感染

2. 注意事项

（1）血标本做生化检验，应在患者空腹时采取，血液化学成分处于相对稳定状态，不影响检验结果。因此，应事先通知患者，避免因进食而影响检验结果。

（2）根据不同的检验目的选择标本容器，并计算所需血量。

（3）取血后，应回抽注射器活塞，以防血液凝固造成针头阻塞、注射器粘连。

（4）同时抽取几项检验血标本，一般注入容器的顺序为：血培养瓶→抗凝管→干燥试管，动作应迅速准确。

（5）无菌操作，尤其采集培养标本时，应防污染，抽血前应检查培养基是否符合要求、瓶塞是否干燥，培养液不宜太少。

（6）严禁在输液、输血的针头处抽取血标本，以免影响检验结果。

二、痰标本采集

临床上为协助诊断呼吸系统的某些疾病，如肺部感染、肺结核、肺癌、卫氏并殖吸虫病、支气管哮喘、支气管扩张等，常采集痰标本作细胞、细菌、寄生虫等检查，并观察其颜色、性质、气味和量，协助诊断。

临床上常用的痰标本有三种：常规标本、痰培养标本和24h痰标本。

【目的】

1. 常规标本　检查痰的一般性状，涂片查细胞、细菌、虫卵等，协助诊断呼吸系统疾病。

2. 痰培养标本　检查痰液中的致病菌，以确定病菌类型或做药敏试验。

【知识链接】

痰　液

痰液是气管、支气管和肺泡的分泌物，正常情况下分泌很少，不会引起咳嗽和咳痰；当呼吸道黏膜受到刺激时，分泌物增多，产生痰液。

---

3. 24h痰标本　检查24h痰液的量及性状，协助诊断疾病。

【评估】

1. 患者的一般情况，临床诊断、病情和治疗情况。

2. 检查目的，采集标本的种类。

3. 患者的神志状况，理解和接受能力，合作程度。

【计划】

1. 操作者准备　穿着整齐，洗手、戴口罩，熟悉痰标本采集的方法和原则，向患者解释标本采集的目的及注意事项。掌握沟通交流技巧。

2. 用物准备

（1）患者能自行留痰者：①常规痰标本：痰盒；②痰培养标本：无菌容器、漱口溶液；③24h痰标本：容积约500ml的清洁广口集痰容器。

（2）患者无法咳痰或不合作者：集痰器、吸痰用物（吸引器、吸痰管）、0.9%氯化钠溶液、手套。痰培养标本需备无菌用物。

（3）检验单　按常规填写、准备。

3. 患者准备　患者明确收集痰液的目的、方法和注意事项。

【实施】

1. 操作步骤

步骤	要点与说明
1. 根据检验目的，选择适当容器，将检验单附联注明科别、病室、床号、姓名贴于标本容器上	• 防止发生错误
2. 携带用物至床旁，核对并再次向其解释留取痰标本的目的和方法	• 取得患者合作，消除患者紧张情绪，保证正确收集痰液
3. 收集痰标本	
▲常规标本	
（1）患者能自行留痰液	
①清晨醒来未进食前先漱口，去除口腔中的杂质	
②深呼吸后用力咳出气管深处的痰液	• 有效深呼吸可帮助患者咳出痰液，必要时教会患者有效咳嗽或协助患者咳嗽
③将痰液收集于痰盒内，盖好盒盖，如找癌细胞，应立即送验，也可用 95％乙醇或 10％甲醛固定后送验	
（2）无法咳痰或不合作患者	
①协助患者取适当卧位，叩击患者背部	• 帮助患者咳嗽
②戴好手套，集痰器分别连接吸引器和吸痰管，按吸痰法吸入 2～5ml 痰液于集痰器内（图 3-5-1）	• 集痰器高的一端连接吸痰器，低的一端连接吸痰管
▲痰培养标本	
（1）应于清晨收集，因此时痰量较多、痰内细菌也较多。护士须戴口罩，嘱患者用复方硼砂溶液漱口，再用清水漱口	
（2）深吸气后用力咳嗽，将痰吐入大口无菌培养盒内，加盖立即送验	
（3）昏迷患者留取痰培养标本时，可用吸痰管，接大号注射器抽吸	
▲24h 痰标本	
（1）在广口集痰瓶内加入少量清水	• 避免痰液黏附在容器壁上
（2）请患者留取痰液：从清晨（7am）醒来未进食前漱口后第一口痰开始留取，至次晨（7am）未进食前漱口后第一口痰作结束	• 正常人痰液量很少，每日约 25ml 或无痰液
（3）将 24h 痰液全部吐入集痰瓶内立即送验	
（4）根据患者需要给予漱口或口腔护理	• 使患者感觉舒适
（5）洗手，记录痰的外观和性状，24h 痰标本应记录总量	• 计算 24h 痰液量时，应扣除加入水的量
（6）及时送检	
（7）用物按消毒隔离要求处理	

2. 注意事项

（1）采集标本前要了解检验的目的、患者的病情及合作程度。

（2）检查标本容器有无破损，是否符合检验的目的和要求。

（3）采集标本操作规范，采集方法、采集量和采集时间要准确；如为培养标本，应严格无菌操作，避免因操作不当污染标本，影响检验结果。

（4）采集痰标本时，嘱患者勿将唾液、漱口水、鼻涕混入痰标本中。

（5）如患者伤口疼痛无法咳嗽，可用软枕或手掌压迫伤口，减轻伤口张力，减少咳嗽时的疼痛。

（6）标本采集后及时送检。

3．健康教育

（1）采集前向患者介绍留取痰标本的方法和注意事项。

（2）说明正确留取痰标本对检验结果的重要性。

（3）教会患者进行有效咳痰的方法，清除呼吸道分泌物，改善通气功能。

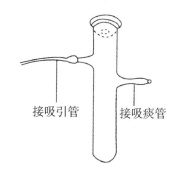

接吸引管　　接吸痰管

【评价】

1．根据检查项目的目的，正确采集痰标本。

2．痰培养标本应严格执行无菌操作。

3．能与患者进行交流，取得合作。

图 3 - 5 - 1　集痰器示意图

三、咽拭子标本采集

【目的】

从咽部或扁桃体采集分泌物作细菌培养或病毒分离，以协助临床诊断、治疗、护理。

【评估】

1．患者的临床诊断和目前的病情、治疗情况。

2．取咽拭子培养的目的。

3．患者的一般情况、理解接受能力及合作程度。

4．患者的进食时间，避免在进食后 2 小时内采集标本，以免引起不适。

【计划】

1．操作者准备　穿着整齐，洗手、戴口罩，熟悉咽拭子标本采集的方法和原则，向患者解释标本采集的目的及注意事项。掌握沟通交流技巧。

2．用物准备　无菌咽拭子培养管、酒精灯、火柴、压舌板、手电筒、手套、检验单。

3．患者准备　患者了解采集咽拭子标本的方法、目的和配合事项。

4．环境准备　整洁、宽敞、光线充足。

【实施】

1．操作步骤

步骤	要点说明
1．查对医嘱，将检验单附联注明科别、病室、床号、姓名外贴于咽拭子培养管上	• 防止发生错误
2．携带用物至病床旁，核对患者并向患者解释取咽拭子标本的目的和方法，戴手套	• 取得患者合作，顺利完成操作
3．点燃酒精灯，嘱患者张口，发"啊"音	• 暴露咽喉部，必要时可使用压舌板
4．用培养管内的长棉签蘸无菌生理盐水擦拭两侧腭弓及咽、扁桃体上分泌物。做真菌培养时须在口腔溃疡面采取分泌物	
5．将试管口在酒精灯火焰上消毒后，将棉签插入试管中，塞紧	• 防止标本污染
6．洗手、记录、送检	

2. 注意事项

（1）采集时，为防止呕吐，应避免在患者进食后 2h 内进行；动作轻稳、敏捷、防止引起患者不适。

（2）注意棉签不要触及其他部位，保证所取标本的准确性。

（3）采集后要及时送检，防止标本污染，影响检验结果。

（4）采集真菌培养标本，应在口腔溃疡面上采取分泌物。

【评价】采集标本方法正确，患者无恶心、呕吐等不适。

四、尿标本采集法

临床常采集尿标本作物理、化学、细菌学等检查，以了解病情，协助诊断和观察疗效。尿标本可分为三类：常规标本、培养标本和 12h 或 24h 标本。

【目的】

1. 尿常规标本　检查尿液的颜色、透明度、细胞及管型，测定比重，并做尿蛋白及尿糖定性检测等。

2. 尿培养标本　用于细菌培养或细菌敏感试验，以了解病情，协助临床诊断和治疗。

【课堂互动】
　　分组讨论：如何留取中段尿标本？

3. 12h 或 24h 标本　用于各种尿生化检查或尿浓缩查结核杆菌等检查。

【评估】

1. 患者病情、诊断和治疗情况。

2. 患者需做的检查项目、目的。

3. 患者的意识状态、排尿情况。

4. 患者的心理状态、理解能力及合作程度。

【计划】

1. 操作者准备　穿着整齐，洗手、戴口罩，熟悉尿标本采集的方法和原则，向患者解释标本采集的目的及注意事项。掌握沟通交流技巧。

2. 用物准备　检验单，根据检验目的准备。

（1）尿常规标本：一次性尿常规标本容器，必要时备便盆或尿壶。

（2）尿培养标本：无菌标本试管，无菌手套，无菌棉签，消毒液，长柄试管夹，便器，酒精灯和火柴，屏风，必要时备导尿包。

（3）12h 或 24h 标本：集尿瓶（容量 3000～5000ml），防腐剂。

3. 患者准备　患者理解采血标本的目的及方法，协作配合。

4. 环境准备　宽敞、安静、安全、隐蔽。

【实施】

1. 操作步骤

步骤	要点说明
1. 查对医嘱，标本容器外贴好化验单附联（科别、床号、姓名、检验目的、送检日期） 2. 携物至床边，核对、解释（目的、方法）	• 防止发生错误 • 保证检验结果准确 • 消除患者的紧张情绪，取得合作

续表

步骤	要点说明
3. 收集尿液标本 ▲尿常规标本 （1）能自理的患者：给予标本容器，嘱其将晨起第一次尿留于容器内，除测定尿比重需留取 100ml 外，其余检验留取 50ml 即可	• 晨尿浓度较高，未受饮食影响，故检验较准确
（2）行动不便的患者：协助床上使用便盆或尿壶，收集尿液于标本容器中	• 注意屏风遮挡、保护患者隐私 • 卫生纸勿丢入便盆内
（3）留置导尿的患者：于集尿袋下方引流孔处打开橡胶塞收集尿液 ▲尿培养标本 （1）中段尿留取法	• 婴儿或尿失禁者可用尿套或尿袋协助收集
①屏风遮挡，协助患者取适宜卧位，放好便器 ②按导尿术清洁消毒外阴	• 注意保护患者 • 防止外阴部细菌污染标本，消毒从上至下，一次一个棉球
③嘱患者排尿，弃去前段尿，用试管夹夹住试管于酒精灯上消毒试管口后，接取中段尿 5～10ml	• 应在患者膀胱充盈时留取，前段尿起到冲洗尿道的作用 • 留取标本时勿触及容器口
④再次消毒试管口和盖子，立即盖紧试管、熄灭酒精灯 ⑤清洁外阴，协助患者穿好裤子，整理床单位、清理用物	• 使患者舒适
（2）导尿术留取法 按照导尿术插入导尿管将尿液引出，留取尿标本 ▲12h 或 24h 标本	• 必须在医嘱规定时间内留取，不可多于或少于 12h 或 24h，以得到正确的检验结果
（1）将检验单附联贴于集尿瓶上并注明留取尿液的起止时间	
（2）留取 12h 尿标本：于晚 7 时排空膀胱后留取尿液至次晨 7 时止留取最后一次尿液；若留取 24h 尿标本：嘱患者于晨 7 时排空膀胱后，开始留取尿液，至次晨 7 时留取最后一次尿液	• 此次尿液为检查前存留在膀胱内，不应留取
（3）请患者先将尿液排在便盆或尿壶内，然后再倒入集尿瓶内	• 方便收集尿液
（4）留取最后一次尿液后，将 12h 或 24h 的全部尿液盛于集尿瓶内，测总量	• 记录尿液总量、颜色、气味等
4. 洗手、记录	
5. 标本及时送检	
6. 用物按消毒隔离原则处理	

2. 注意事项

（1）女患者在月经期不宜留取尿标本。

（2）会阴部分泌物过多时，应先清洁或冲洗后再收集。

（3）作早孕诊断试验应留晨尿。

（4）留取尿培养标本时，应注意执行无菌操作，防止标本污染，影响检验结果。

（5）留取 12h 或 24h 尿标本时，集尿瓶应放在阴凉处，根据检验要求在瓶内加入防腐剂（表 3 - 5 - 1）。

表 3 - 5 - 1　常用防腐剂的作用及用法

名称	作用	用法	举例
甲醛	固定尿中有机成分，防腐	每 30ml 尿液中加 40％ 甲醛 1 滴	艾迪计数
浓盐酸	防止尿中激素被氧化，防腐	24h 尿液中加 5～10ml	17 - 酮类固醇 17 - 羟类固醇
甲苯	保持尿液的化学成分不变，防腐	第一次尿液倒入后，在每 100ml 尿中加 0.5％～1％甲苯 2ml，使之形成薄膜盖于尿液表面，防止细菌污染。如果测定尿中钠、钾、氯、肌酐、肌酸等则需加 10ml	尿蛋白定量，尿糖定量

五、粪便标本采集

【目的】

1. 常规标本　检查粪便的性状、颜色及寄生虫等。

2. 培养标本　检查粪便中的致病菌。

3. 隐血标本　检查粪便内肉眼不能查见的微量血液。

4. 寄生虫及虫卵标本　检查粪便内寄生虫成虫、幼虫及虫卵。

【评估】

1. 患者病情、诊断和治疗情况。

2. 留取标本的目的，明确要收集的粪便标本的种类及注意事项。

3. 患者的意识状态、排尿状况及自理能力。

4. 患者的理解能力、合作程度。

【计划】

1. 操作者准备　穿着整齐，洗手、戴口罩，熟悉粪便标本采集的方法和原则，向患者解释标本采集的目的及注意事项。掌握沟通交流技巧。

2. 用物准备　检验单，手套

（1）常规标本：检便盒（内附棉签或检便匙）、清洁便盆。

（2）培养标本：无菌培养瓶、无菌棉签，消毒便盆。

（3）隐血标本：检便盒（内附棉签或检便匙）、清洁便盆。

（4）寄生虫及虫卵标本：检便盒（内附棉签或检便匙）、透明胶带及载玻片（查找蛲虫）、清洁便盆。

3. 患者准备　了解收集标本的目的及方法。

4. 环境准备　安静、安全、隐蔽。

【实施】

1. 操作步骤

步骤	要点说明
1. 查对医嘱，检便盒（培养瓶）外贴好化验单附联，注明科别、病室、床号、姓名	• 防止发生错误
2. 携物至床边，核对、解释留取标本的目的及方法	• 得到患者的理解、合作
3. 屏风遮挡，请患者排空膀胱	• 避免排便时尿液排出，大小便混合，影响检验结果
4. 收集粪便标本 ▲常规标本 (1) 嘱患者将粪便排于清洁便盆内 (2) 用无菌棉签或检便匙取粪便中央部分或取黏液、脓血等异常部分，量约 5g，放入检便盒内送检	
▲培养标本 (1) 嘱患者将粪便排于消毒便盆内 (2) 用无菌棉签或检便匙取粪便中央部分或取黏液脓血等异常部分，量约 2～5g，放入无菌培养瓶内，盖紧瓶塞	• 保证检验结果准确
▲隐血标本 按常规标本留取 ▲寄生虫及虫卵标本 (1) 检查寄生虫卵：嘱患者将粪便排于便盆内，用检便匙取不同部位带血或黏液粪便 5～10g 送检	
(2) 检查蛲虫：嘱患者入睡时或清晨未起前，将透明胶带贴在肛门周围处；取下并将已粘有虫卵的透明胶带面贴在载玻片上或将透明胶带对合，立即送检验室作显微镜检查	• 蛲虫常在午夜或清晨爬到肛门处产卵 • 有时需要连续数天采集
(3) 检查阿米巴原虫：采集前将便盆加温至接近人体温度，留标本后连同便盆一起立即送验	• 保持阿米巴原虫的活动状态，因阿米巴原虫在低温环境下失去活力而难以查到 • 及时送检，防止阿米巴原虫死亡
5. 用物按消毒隔离原则处理	• 避免交叉感染
6. 洗手、记录	• 记录粪便的形状、颜色、气味等

2. 注意事项

(1) 采集培养标本，如患者无便意，可用无菌长棉签蘸 0.9% 氯化钠溶液，轻轻插入肛门约 6～7cm，再沿一个方向轻轻旋转，退出后将棉签放入无菌培养瓶中，盖紧瓶塞。

(2) 采集隐血标本时，嘱患者检查前 3 天禁食肉类、动物肝、血和含铁丰富的药物、食物、绿叶蔬菜，3 天后收集标本，以免造成假阳性。

(3) 采集寄生虫标本，如患者服用驱虫药或做血吸虫孵化检查，应留全部粪便。

(4) 检查阿米巴原虫，在采集标本前几天，不应给患者服用钡剂、油质或含金属的泻剂，以免金属制剂影响阿米巴虫卵或胞囊的显露。

(5) 患者如有腹泻，水样便应盛于容器中送检。

【工作任务】

案例　王先生，62 岁，近一个月出现不明原因发热，体温在 38～39℃之间。厌食、进食后上腹饱胀、恶心、体重进行性下降、乏力、消瘦，来院就诊。医嘱：查血糖及肝功能、做血培养；留取尿标本及粪标本。

任务一　如何为王先生采集标本？

任务二　如何为王先生进行健康教育？

任务三　对本次操作进行评价。

【任务实施】

任务一　血标本采集操作流程

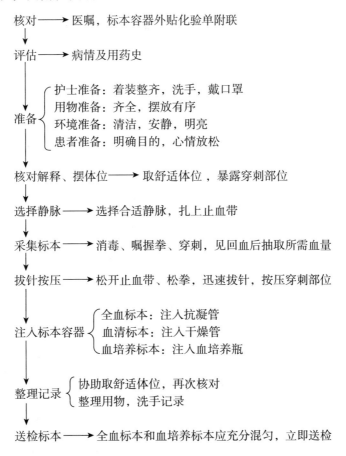

核对 ──→ 医嘱，标本容器外贴化验单附联

评估 ──→ 病情及用药史

准备
　护士准备：着装整齐，洗手，戴口罩
　用物准备：齐全，摆放有序
　环境准备：清洁，安静，明亮
　患者准备：明确目的，心情放松

核对解释、摆体位 ──→ 取舒适体位，暴露穿刺部位

选择静脉 ──→ 选择合适静脉，扎上止血带

采集标本 ──→ 消毒、嘱握拳、穿刺，见回血后抽取所需血量

拔针按压 ──→ 松开止血带、松拳，迅速拔针，按压穿刺部位

注入标本容器
　全血标本：注入抗凝管
　血清标本：注入干燥管
　血培养标本：注入血培养瓶

整理记录
　协助取舒适体位，再次核对
　整理用物，洗手记录

送检标本 ──→ 全血标本和血培养标本应充分混匀，立即送检

任务一　尿标本采集操作流程法

核对——→ 医嘱，标本容器外贴化验单附联

↓

评估——→ 病情及用药史

↓

准备 {
环境准备：清洁，安静，明亮
患者准备：明确目的，心情放松
护士准备：着装整齐，洗手，戴口罩
用物准备：齐全，摆放有序
}

↓

核对解释——→ 核对解释，取舒适体位

↓

采集标本 {
常规标本：嘱患者将晨起第一次尿 约100ml留于容器内
培养标本：嘱弃去前段尿→用试管夹夹住试管→酒精灯消毒试管口→接取中段尿
　　　　　5~10ml→再次消毒试管口和盖子→立即盖紧试管、熄灭酒精灯
12h或24h标本：1）7pm至次晨7am止留取最后一次尿液
　　　　　　　2）7am排空膀胱至次晨7am留取最后一次
}

↓

整理记录——→ 协助取舒适体位，再次核对，整理用物，洗手记录

↓

送检标本——→ 立即送检

任务一　粪标本采集操作流程

核对——→ 医嘱，标本容器外贴化验单附联

↓

评估——→ 病情及用药史

↓

准备 {
环境准备：清洁，安静，明亮
患者准备：明确目的，心情放松
护士准备：着装整齐，洗手，戴口罩
用物准备：齐全，摆放有序
}

↓

核对解释——→ 核对解释，取舒适体位

↓

采集标本 {
常规标本：粪便排于清洁便盆→无菌棉签或检便匙→取粪便、中央（黏液、脓血）
　　　　　2~5g→检便盒内
培养标本：粪便排于消毒便盆→无菌棉签或检便匙→粪便中央（黏液、脓血）
　　　　　2~5g→无菌培养瓶内→盖紧瓶塞
隐血标本：粪便排于清洁便盆→无菌棉签或检便匙→取粪便中央（黏液、脓血）
　　　　　2~5g→检便盒内
寄生虫及虫卵标本：
（1）检查寄生虫卵：粪便排于便盆→检便匙取不同部位带血或黏液粪便5~10g
（2）检查蛲虫：睡觉前或清晨未起床前→透明胶带贴在肛门周围→取下粘有
　　　　　　　　虫卵的透明胶带面贴在载玻片（或透明胶带对合）→立即送检
（3）检查阿米巴原虫：便盆加温→留标本→立即送检（连同便盆）
}

↓

整理记录——→ 协助取舒适体位，再次核对，整理用物，洗手记录

↓

送检标本——→ 立即送检

任务二 健康教育

1. 留取标本前根据检验目的的不同向患者介绍所留取标本的目的、方法和注意事项。

2. 说明正确留取尿标本对检验结果的重要性，教会留取方法，确保检验结果的准确。

3. 提供安全、隐蔽的环境，取得合作。

4. 注意与患者之间的交流，消除其恐惧心理。

任务三 评价

1. 采集的血标本符合检查项目要求。

2. 根据检查的项目，正确采集标本。

3. 与患者进行良好的交流，取得合作。

4. 严格按照无菌操作采集标本。

【执业考试考核知识点】

1. 识记

（1）标本采集的原则。

（2）标本采集的注意事项。

2. 领会

标本采集的意义。

3. 应用

各种标本采集方法。

（叶玫）

任务六　医疗文件

【任务达标】

1. 掌握医嘱的种类和处理方法及注意事项。
2. 掌握一般患者护理记录单、危重患者护理记录单、病室报告的书写。
3. 熟悉各种医疗和护理文件的书写，保管要求与排列顺序。
4. 了解医疗与护理文件记录的意义。

【课堂互动】

护生小王跟着带教老师整理出院患者的病案，看到每一页都填写得完整，书写得清楚、端正，白天晚间红蓝有别。小王告诫自己，我也必须写好每一页的护理记录，保证病案的质量。

1. 病案有什么作用？
2. 病案的书写有什么要求？
3. 病案如何管理？

医疗与护理文件记录

医疗与护理文件是患者就医的全部医疗、护理记录，是医院和患者的重要档案资料，也是医学教育、研究、管理和有关法律事务的重要资料。医疗护理文件记录患者疾病的发生、发展、诊断、治疗、康复或死亡的全过程，其中一部分由护士负责书写。护理文件是护理人员对患者的病情观察和实施护理措施的原始文字记载，它是临床护理工作的重要组成部分。因此，医疗和护理文件的书写必须规范并妥善保管，以保证其原始性、正确性和完整性。

一、医疗与护理文件概述

（一）医疗与护理文件记录的意义

1. 有利于信息交流　医疗与护理文件是关于患者病情变化、诊断治疗和护理全过程的记录。记录最主要的目的是便于医护人员通过阅读评估患者的需要，了解患者的治疗护理全貌，达到彼此沟通的目的。通过阅读记录资料，便于医护人员全面、及时、动态地了解患者的病情，保证诊疗、护理工作的连续性和完整性，加强医护之间的合作与协调。如病室交班报告可使值班护士在很短时间内掌握病室动态、危重患者病情、治疗护理和注意事项等。

2. 提供教学与科研资料　一份标准、完整的医疗与护理文件体现了理论在实践中的具体应用，是医学教学的最好教材，一些特殊病例还可用作护理个案分析与讨论。完整的护理记录是护理科研的重要资料，对回顾性研究更有其参考价值。同时，也为疾病调查、流行病学的研究、传染病管理等提供了医学统计的原始资料。

3. 提供评价资料 完整的医疗与护理文件可以较全面地反映医院的医疗与护理服务质量、技术水平及医护人员的业务素质，是衡量医院科学管理水平的重要标志之一。也是医院等级评定、医护人员考核的参考资料。

4. 提供法律依据 医疗与护理文件属合法文件，为法律认可的证据。医疗与护理文件记录内容反映了患者住院期间接受治疗、护理的具体情形，在法律上可作为医疗纠纷、人身伤害、保险索赔、犯罪刑案及遗嘱查验的证明。凡涉及以上诉讼案件，调查处理时都要将病案、护理记录作为依据加以判断，以明确医院及医护人员有无法律责任。因此，只有认真对待各项护理书写，就患者住院期间的病情、治疗、护理工作及时、完整、准确地记录，才能保护护士自身和患者的合法权益。

（二）医疗与护理文件记录的原则

及时、准确、完整、简明扼要、字迹清晰为书写医疗与护理文件应遵循的基本原则。

1. 及时 医疗与护理文件记录必须及时，不得拖延或提早，更不能漏记，以保证记录的时效性，维持最新资料。如入院护理评估要求于患者入院后24h内完成，因抢救危重患者，未能及时书写记录时，当班护士应在抢救后6h内据实补记，并加以说明。

2. 准确 患者基本资料记录必须正确无误，如姓名、床号、住院号；内容应为客观事实，尤其对患者的主诉和行为应进行详细、客观的描述，不应为护理人员的主观解释和偏见资料，如"患者拒绝更换卧位"则不能记为"不合作"，后者是护士的主观判定。内容必须真实、准确，以作为法律证明文件；记录时间时，应为实际给予药物、治疗、护理的时间，而非事先排定的时间；医疗护理文件书写不得出格跨行，不得粘贴、涂改或滥用简化字，应保证原记录清晰可辨。

3. 规范 按要求分别使用红、蓝墨水钢笔书写。字迹必须端正、清楚，一般白班用蓝钢笔、夜班用红钢笔记录，不能用铅笔，因易被涂改且无法永久保留。

4. 简要 医疗与护理文件记录时，应尽量简洁、流畅、重点突出。使用医学术语和公认的缩写，避免笼统、含糊不清或过多修辞，以方便护理人员快速获取所需信息，节约时间。

5. 完整 医疗与护理文件不得丢失，不得随意拆散，眉栏、页码必须逐项填写完整，避免遗漏。记录应连续，每项记录后应紧接着签全名，不留空白，以防添加。如患者出现病情恶化、拒绝接受治疗护理、自杀倾向、意外、请假外出、并发症先兆等特殊情况，应详细记录、及时汇报和交接班等。

（三）医疗与护理文件记录的保管要求

医疗机构建立专门的管理制度，设置专门人员或专（兼）职人员，具体负责其管理工作。严禁任何人涂改、伪造、隐匿、销毁或者抢夺病历资料。由于病案是医护人员临床实践的原始文件记录，对医疗、护理、教学、科研、法律等方面都至关重要，故无论是在患者住院期间还是出院后均应妥善保管。

1. 住院期间医疗与护理文件的管理

（1）按规定记录、使用后，将其放在固定位置；

（2）根据《医疗事故处理条例》规定，患者及家属有权复印体温单、医嘱单及护理记录单等，因特殊原因需借阅或复印等应按规定办理相关手续，用后及时归还；

（3）必须保持医疗护理文件的清洁、整齐、完整，防止污染、破损、拆散、丢失。

2. 出院或死亡后病案的保管

（1）按出院顺序排列整理后交病案室统一保管。

（2）如需借阅要办理手续，用后归还。

（3）病案按卫生行政部门规定的保存期限保管。

（四）病案的排列

病案由门诊病案和住院病案两部分组成。门诊病案包括首页、副页、各种检查报告单，随住院病案放置。住院病案包括医疗记录、护理记录、检查记录和各种证明文件等。

1. 住院期间患者病案排列顺序

（1）体温单（按时间先后倒排）。

（2）医嘱单（长期医嘱单和临时医嘱单均按时间先后倒排）。

（3）入院记录。

（4）诊疗计划（诊疗计划单是指在患者住院期间，医生为了确诊和治疗患者所需要进行的各项检查和治疗的时间安排表）。

（5）完全病历（病史及体格检查）。

（6）病程记录（含查房记录、病情记录等）。

（7）手术记录（手术同意书、术前讨论记录、麻醉记录、手术记录、输血记录等）。

（8）会诊记录（疑难病历讨论记录、教授查房记录等）。

（9）会诊单。

（10）药物记录单。

（11）各种检验和检查报告单。

（12）告知书（入院告知书、病危告知书、各种申请单、输血同意书、特殊治疗同意书等）。

（13）护理病历（患者入院护理评估表、患者住院护理评估表、病程记录单、健康教育计划及出院指导等）。

（14）护理记录单。

（15）住院病历首页。

（16）住院证。

（17）门诊或急诊病历。

2. 出院（转科、死亡）后患者病案排列顺序

（1）住院病历首页。

（2）住院证（死亡者加死亡报告单）。

（3）出院或死亡记录。

（4）诊疗计划。

（5）完全病历。

（6）病程记录（含查房记录、病情记录等）。

（7）手术记录（手术同意书、术前讨论记录、麻醉记录、手术记录、输血记录、产科记录等）。

（8）会诊记录。

（9）会诊单。

（10）药物记录单。

（11）各种检验和检查报告单。

（12）告知书。

（13）护理病历。

（14）护理记录单。

（15）医嘱单（长期医嘱单和临时医嘱单均按时间先后顺排）。

（16）体温单（按时间先后顺排）。

（17）各种费用清单（有的医院交患者保管，有的医院随病历放置）。

（18）门诊病历（有的医院交患者保管，有的医院随病历放置）。

【课堂互动】

　　护生小吴在晨间护理后跟着带教老师核对医嘱，在核对过程中，带教老师告诉小吴："医嘱是医生和护士共同实施治疗和护理的重要依据，不同的医嘱有不同的处理和执行方法，千万不能错。另外，护理文件也是医疗文件的重要组成部分，要认真学习，正确执行。"

　　1. 什么是医嘱？医嘱的种类有哪些？执行原则？

　　2. 常见的护理相关文件包括哪些？应怎样书写和处理？

二、医嘱单

医嘱是医生根据患者病情的需要，拟订检查、治疗、用药和护理等计划的书面嘱咐，由医护人员共同执行。医嘱单是护士处理和执行医嘱的依据。

（一）医嘱的内容

医嘱的内容包括日期、时间、床号、患者姓名、护理常规、隔离种类、护理级别、病危与否、饮食、体位、药物（剂量、用法、时间等）、各种检查和治疗、术前准备以及医生、护士的签名。

（二）医嘱的种类

1. 长期医嘱　医嘱有效时间在 24h 以上，当医生注明停止时间后医嘱才失效。如一级护理、流质饮食、异山梨酯 10mg tid（表 3-6-1）。

2. 临时医嘱　有效时间在 24h 以内，应在短时间内执行，有的需立即执行（st），一般只执行一次，如阿托品 0.5mg H st，需在 15min 内执行；有的需在限定时间内执行，如手术、会诊、检查、检验等。另外，出院、转科、死亡等也列入临时医嘱。需一日内连续执行数次的医嘱，如奎尼丁 0.2g q2h×5；每天一次需连续执行数天的医嘱，如痰培养 qd×3d，也可按临时医嘱处理（表 3-6-2）。

3. 备用医嘱

（1）长期备用医嘱（prn）：指有效时间 24h 以上，必要时执行。两次执行之间有间隔时间，由医生注明停止时间后方失效，如哌替啶 50mg im q6h prn。

（2）临时备用医嘱（sos）：仅在医生开写时起 12h 内有效，必要时执行，只用一次，过期未执行自动失效，如地西泮 5mg po sos。

（三）医嘱的处理

1. 医嘱的处理原则

（1）先急后缓：处理医嘱较多时，应首先判断执行医嘱的轻重缓急，以便合理、及时地安排执行顺序。

（2）先临时后长期：需即刻执行的临时医嘱，应立即安排执行。

（3）医嘱执行者须在医嘱单上签全名。

2. 医嘱的处理方法

（1）长期医嘱：医生开写在长期医嘱单上，注明日期和时间并签全名。护士将长期医嘱栏内的医嘱分别转抄至各种执行单上（如服药单、注射卡、治疗单、饮食单等），注明执行时间并签全名，在处理时间栏内注明处理医嘱的时间。定期执行的长期医嘱应在执行单上注明具体的执行时间，如青霉素 80 万 U im q8h，注射单（卡）上应书写为青霉素 80 万 U im 8 - 4 - 12；bid 为 8 - 4；tid 为 8 - 12 - 4；qid 为 8 - 12 - 4 - 8 等。

（2）临时医嘱：医生开写在临时医嘱单上，注明日期和时间并签全名。护士应先将医嘱单上的医嘱分别转抄至各种临时治疗单或治疗卡上，核对后分别在护士签名栏内和核对签名栏内签全名。护士执行后写上执行时间，并在执行签名栏内签全名。

（3）备用医嘱

1）长期备用医嘱（prn）：由医生开写在长期医嘱单上，患者需要时执行，按长期医嘱处理。每次执行时由医生在临时医嘱单上记录医嘱内容，护士每次执行后应在临时医嘱单上记录执行日期、时间并签全名，供下一班次使用时参考。每次执行前须先了解上一班次的执行时间。

2）临时备用医嘱（sos）：由医生直接开写在临时医嘱单上，护士将临时备用医嘱抄在特殊交班本上，待患者需要时执行，执行后按临时医嘱处理，写上执行时间，并在签名栏内签全名；过时（12h）未执行，则由护士用红笔在执行时间栏内写"未用"两字，并在签名栏内签全名。

（4）停止医嘱：医生在长期医嘱单原项医嘱内容的停止日期栏内注明停止日期和时间并签名。护士将该项医嘱在相应的执行单和各种卡片（如服药卡、饮食卡、注射卡等）上的有关项目注销（红笔标记 DC 或用红笔划去），在医嘱单原医嘱内容的终止栏内注明停止日期与时间，并在执行者栏内签全名。

（5）重整医嘱：当长期医嘱单上医嘱写满，或医嘱调整项目较多时需要重整医嘱。护士重整医嘱时，在原医嘱最后一行医嘱下面用红笔划一横线，在红线下面医嘱栏内用红笔写上"**重整医嘱**"四字，在红线上下均不得有空行，并注明日期和时间，再将红线以上需要继续执行的长期医嘱按原来日期、时间排列顺序抄录在红线以下的医嘱单上，抄录完毕需两人核对无误后，填写上抄写、核对者的签名。

遇转科、手术或分娩时也要重整医嘱。即在原医嘱最后一行医嘱的下面用红笔划一横线，以示前面医嘱一律作废，并在红线下面用红笔写上"**转科医嘱**"、"**手术医嘱**"、"**分娩后医嘱**"，同时将各执行单（卡）上的原医嘱注销。然后由医生重新开写医嘱。

表 3 - 6 - 1　长期医嘱单

姓名：蔡华　科别：呼吸内科　床号：18　住院号：2010835

开始日期		执行时间	长期医嘱	停止日期		执行时间
月日	时间			月日	时间	
	医生签名	护士签名			医生签名	护士签名
9 - 13	9：00 张华	9：00 王鹏	呼吸内科护理常规			
			一级护理			
			低盐、低脂饮食			

开始日期		执行时间	长期医嘱	停止日期		执行时间
月日	时间			月日	时间	
	医生签名	护士签名			医生签名	护士签名
			0.9%氯化钠溶液 100ml ivgtt Bid 头孢咪诺 1.0			
			5%G.S 500ml VitC 2.0 ivgtt Qd 10%kcl 10ml	9-20	9：00 张华	9：00 王鹏
			0.9%氯化钠溶液 20ml iv Bid 西咪替丁 0.4	9-20	9：00 张华	9：00 王鹏
	11：30 张华	11：30 王鹏	记录24h出入水量	9-20	11：30 张华	11：00 王鹏
	15：00 张华	11：30 王鹏	上　氧	9-16	15：00 张华	15：00 王鹏

表 3-6-2　临时医嘱单

姓名：蔡华　科别：呼吸内科　床号：4　住院号：2010835

日期	时间	医生签名	临时医嘱	执行时间	护士签名	
9-13	16：20	张华	头孢过敏试验	16：20	王鹏	
			血常规		王鹏	
9-16			复方氨基酸 500ml ivgtt	9：00	王鹏	
			脂肪乳 250ml ivgtt		王鹏	
			呋塞米 20mg iv		王鹏	
9-17	8：00	张华	复方氨基酸 250ml ivgtt	8：00	王鹏	
			脂肪乳 250ml ivgtt		王鹏	
9-18	9：00	张华	20%白蛋白 10g ivgtt	9：00	王鹏	
			呋塞米 20mg iv		王鹏	
9-20	9：00	张华	氨基酸 250ml ivgtt	9：00	王鹏	

3.注意事项

（1）医嘱必须经医生签名后方可生效。一般情况下不执行口头医嘱，在抢救或手术过程中医生提出口头医嘱时，执行护士应先向医生复诵一遍，双方确认无误后方可执行，并应及时由医生在医嘱单上补写医嘱。

（2）抄写及处理医嘱时，注意力要集中，做到认真、细致、准确、及时。要求字迹清楚，护士不得任意涂改。

（3）严格执行查对制度，发现有疑问，必须核对清楚后方可执行。医嘱须每班、每日核对，每周总查对，查对后签名。

（4）对已写在医嘱单上而又不需执行的医嘱，不得贴盖、涂改，应由医生在该项医嘱的标记栏内用红笔写"取消"，并在医嘱后用蓝钢笔签全名。

（5）凡需下一班执行的临时医嘱要交班，并在护士交班报告或记录板上注明，以防遗忘。

各医院医嘱的书写和处理方法不尽相同,目前,有些医院使用医嘱本;有些则由医生将医嘱直接写在医嘱记录单上,护士执行;有些使用计算机医嘱处理系统,医生开写医嘱,护士负责输入计算机执行。

三、护理记录单

护理记录是患者住院期间,护士运用护理程序及遵照医嘱对患者实施整体护理全过程的真实记录。护理记录分为一般患者护理记录和危重患者护理记录。

（一）一般患者护理记录

1. 记录内容 一般患者护理记录是指护士根据医嘱和病情对一般患者住院期间护理过程的客观记录。内容包括患者的姓名、科别、住院病历号、床号、页码、记录日期和时间、病情观察情况、护理措施和效果、护士签名等。

2. 书写要求

（1）一般患者入院、转入、转出、分娩当日应有记录。

（2）择期手术前一日及其他手术当日应有记录。

（3）二、三级护理的患者每周定期记录。

（4）病情变化及护理措施和效果应随时记录。

（二）危重患者护理记录

凡危重、大手术后或特殊治疗需严密观察病情的患者,应做好特别临床护理记录（表3-6-3），以便及时了解病情变化,观察治疗或抢救后的效果。

1. 记录内容 记录主要内容为患者的生命体征、神志、瞳孔、出入液量、用药、病情动态、给予的各种检查、治疗和护理措施及其效果等。

2. 书写要求

（1）眉栏各项用蓝笔填写。

（2）白班用蓝笔记录,夜班用红笔记录。

（3）首次书写特别护理记录单者,须有疾病诊断、目前病情,手术者应记录何种麻醉、手术名称、术中概况、术后病情、伤口、引流等情况。

（4）及时准确地记录患者的病情动态、治疗、护理措施及效果,每次记录后应签全名。因抢救危重患者未能及时记录病情时,护士应当在抢救结束后6h内据实补记。

（5）各班交班前,应将患者的病情及出入液量,作一简明扼要的小结,并签全名。24h出入液量应于次晨总结,并用蓝笔填写在体温单相应栏内。

（6）停止特别护理记录应有病情说明。

表 3 - 6 - 3 护理记录单

日期	时间	生命体征				神志	瞳孔	入量		出量			其他			病情观察、护理措施及效果	签名
		体温	脉搏	呼吸	血压			项目	量	大便	小便		卧位	皮肤			

四、病室护理交班报告

病室报告（交班记录）是由值班护士把值班时间内患者的病情动态、治疗和护理书写成书面交班报告。阅读病室报告（表3-6-4），可了解病室全天工作动态和患者的身心状况。使下一班护士能做到心中有数，护理工作能够连续和有计划地进行。

（一）书写要求

1. 应在深入病室、全面了解患者病情的基础上书写。

2. 书写内容要全面、正确、重点突出、简明扼要，有连续性，以利于系统的观察病情。书写字迹清楚，不得随意涂改。

3. 各班次均用蓝笔填写，并签全名。

4. 书写病人动态时白班、晚班、夜班之间空一行。

（二）书写顺序

1. 用蓝笔填写眉栏各项　如病室、日期、时间、患者总数和入院、出院、转出、转入、手术、分娩、病危及死亡患者数等。

2. 书写顺序　根据下列顺序，按床号先后书写报告。

（1）先填写当日离开病室的患者：即出院、转出、死亡者。

（2）再填写进入病室的新患者：即新入院或转入的患者。

（3）最后填写病室内重点护理患者：即手术、分娩、危重及有异常情况的患者。

（三）交班内容

首先报告患者的生命体征，注明测量时间，并根据不同患者的侧重点报告具体内容。

1. 出院、转出、死亡患者、出院患者　说明离去时间，转出患者注明转往何院、何科，死亡患者注明抢救过程及死亡时间。

2. 新入院或转入的患者　应报告入科时间和状态，患者主诉发病经过和主要症状、体征，给予的治疗、护理措施和效果，需要重点观察项目及注意事项等。

3. 危重患者　应报告患者的生命体征、瞳孔、神志、病情动态、特殊的抢救治疗、护理措施和效果以及注意事项等，对危重患者的病情变化要详细记录。

4. 手术后患者　应报告实施何种麻醉、何种手术、手术经过、清醒时间、回病室的情况，如生命体征，切口敷料有无渗血，是否已排气、排尿，各种引流管是否通畅，输液、输血和镇痛药的应用，需要重点观察的项目及注意事项等。

5. 准备手术、检查和行特殊治疗的患者　应报告将要进行的治疗或检查项目，术前用药和准备情况及应注意事项等。

6. 产妇　产前应报告胎次、胎心、宫缩及破水情况；产后应报告产式、产程、分娩时间、婴儿情况、出血量、会阴切口、有无排尿和恶露情况及有关注意事项等。

7. 老人、小儿和生活不能自理的患者　应报告生活护理情况，如口腔护理、压疮护理及饮食护理等。

8. 病情突然有变化的患者　应详细报告病情变化情况，采取的治疗和护理措施，需要连续观察和处理的事项。

表 3 - 6 - 4 病室护理交班报告

外二 病室　　　　2009 年 6 月 8 日

班次	原有	出院	转出	死亡	入院	转入	现有	手术	分娩	病危	病重	外出	特护	一级护理
白班	45	2	1	1	1	1	43	2		1	1	1	2	20
晚班	43					1	44	0		1	2	1	2	21
夜班	44						44			1	2	1	3	20

患者动态						特殊交班	
项目	床号	姓名	诊断	时间		发热：1 床 - 38.9℃，2 床 - 38.2℃	
出院	12	王月	胆结石	8：00	白	外出：14 床，17 床	
出院	37	李建国	胆结石	10：00		36 床手术未归	
转出	13	张伟	肝硬化	9：00		明天手术：8 床，18 床	
死亡	20	周安	胆管癌	12：00			
入院	25	李芬	急性胆囊炎	15：00			
转入	41	刘真真	急性阑尾炎	17：00	班		
手术	29	扬名	急性胆囊炎	11：00			
病危	12	张军	急性阑尾炎				
病重	8	欧阳军	胆结石				
转入	15	王鹏力	急性化脓性胆管炎	21：00			
病危	15	王鹏力	急性化脓性胆管炎	23：00			
手术	36	王利	急性化脓性胆管炎	21：00		签名：张红	
					晚	发热：1 床 - 38.7℃，15 床 - 39.4℃	
						25 床 李芬 20：00 输注青霉素时出现荨麻疹，已停药	
					班	15 床 王鹏力 患者高热，血压 70/40mmHg	
						23：00 下病危，请多观察	
						签名：王蓉	
					夜	发热：1 床 - 38.3℃，4 床 - 38.5℃	
						40 床，王霞，因外出做 B 超，7：00 体温未测	
					班	签名：刘辉	

五、护理病历

在临床应用护理程序过程中，有关患者的健康资料、护理问题、护理措施、病程等，均应有书面记录，这些记录构成护理病历。

各医院护理病历的设计不尽相同，一般包括入院护理评估表、住院护理评估表、病程记录单、出院指导和健康教育等。

1. 患者入院护理评估表　用于对新入院患者进行初步的护理评估，并通过评估找出患者的健康问题。目前国内常用的入院评估表格有两种，一种是以人的需求为理论框架设计的评估表（表 3-6-5）；另一种是根据 Marjory Gordon 的功能性健康形态设计的评估表。

2. 住院护理评估表　为及时、全面掌握患者病情的动态变化，护士应对其分管的患者视病情进行评估。评估内容可根据病种、病情不同而有所不同（表 3-6-6）。

3. 病程记录单　病程记录单是护士运用护理程序的方法为患者解决问题的记录。其内容包括患者的护理问题、护士所采取的护理措施和执行措施后的效果等。

4. 健康教育计划和出院指导

（1）健康教育计划：其内容可涉及与恢复和促进患者健康有关的各方面的知识与技能。主要包括：①疾病的诱发因素、发生与发展过程；②可采取的治疗护理方案；③有关检查的目的及注意事项；④饮食与活动的注意事项；⑤疾病的预防及康复措施。

（2）出院指导：其内容为对患者出院后活动、饮食、服药、伤口、随访等方面进行指导。教育和指导的方式可采用讲解、示范、模拟、提供书面或视听材料等。

表 3-6-5　患者入院护理评估表

姓名_____　性别_____　年龄_____　科别_____　病室_____　床号_____

住院号_____　职业_____　民族_____　出生地_____　婚姻_____　信仰_____

医疗费负担形式_____　文化程度_____　工作单位_____

邮政编码_____　联系方式_____　家庭住址_____

联系人姓名_____　与患者关系_____　联系人单位（住址）_____

联系方式_____

入院日期_____年_____月_____日　入院方式：步行　扶行　背入　轮椅　平车　担架　其他

病历记录日期_____年_____月_____日　病史陈述者_____可靠程度：可靠　基本可靠　不可靠

入院医疗诊断_____　主治医师_____　责任护士_____

主诉（入院求医的主要原因）：_____

现病史：_____

_____

既往病史：住院史、手术史及外伤史、流行病史_____

药物依赖：无/有_____　过敏史：_____

目前用药：无/有　药物名称_____　使用时间_____　用法与剂量_____　疗效_____

饮食：主食（面食　米　杂粮）_____两/天　菜（肉食　鱼　蔬菜）　口味（咸　甜　辣）

嗜好：吸烟　无/有_____年_____支/天　饮酒　无/偶尔/经常_____年_____两/天

意识状态：清楚　嗜睡　模糊　昏睡　昏迷　谵妄　其他_____　瞳孔：正常/异常_____

思维：正常　注意力分散　幻想　幻觉　其他_____　语言：正常/沟通障碍_____

营养状态：良好　过剩　中等　差　体重：无改变/增加/减少_____kg_____天

体位：自动体位　被动体位　强迫体位　卫生状况：良好　一般　差

睡眠：_____小时/天（安稳　入睡困难　易醒　早醒　多梦　失眠）辅助药物：无/有_____

排便：正常/异常_____　缓泻剂：无/有_____　排尿：正常/异常_____

活动能力：正常/改变_____　自理能力：完全自理　完全不能自理　部分自理

皮肤及黏膜：正常　水肿　黄染　苍白　发绀　破损（部位/大小_____）

舒适度：无不适　舒适改变　疼痛部位_____　程度_____

视力：正常/左、右、双目异常_____　听力：正常/左、右、双耳异常_____

对疾病的认识：不知道　一知半解　完全明白　所需医疗保险信息：有　无　不准确

近期事件：无/有　描述_____

应对能力：较强　无法做出选择　无力应对　描述＿＿＿＿＿＿＿＿＿＿＿＿＿＿＿＿

应对方式：逃避现实　否认事实　推卸责任　寻求促进健康信息　描述＿＿＿＿＿＿＿

应对效果：问题解决　适应新角色　应对无效　描述＿＿＿＿＿＿＿＿＿＿＿＿＿＿＿

情绪状态：乐观　镇静　紧张　焦虑　沮丧　易激动　忧伤　恐惧　悲哀　敌意　其他＿＿＿＿＿

心理感受：害羞　负罪感　无用感　无助感　自我否认　其他＿＿＿＿＿＿＿＿＿＿＿＿

治疗信心：充分　怀疑　缺乏　信仰：无/有　　信仰危机或困惑：无/有＿＿＿＿＿＿＿

兴趣爱好：音乐　体育　绘画　跳舞　看书　看报　听收音机　其他＿＿＿＿＿＿＿＿

家庭状况：独居　与家人同居　与亲友同居　与朋友同居　福利院　其他＿＿＿＿＿＿

家庭关系：和睦　一般　有矛盾　紧张　支持系统来自：家人　亲友　朋友　其他＿＿＿＿

家庭对患者的健康需要：忽视　不能满足　能满足　社交范围：广泛　一般　狭窄

就业状态：固定职业　短期丧失劳动力　长期丧失劳动力　失业　其他＿＿＿＿＿＿＿

专科护理评估：体温＿＿＿＿＿℃　脉搏＿＿＿＿＿次/分　呼吸＿＿＿＿＿次/分

血压＿＿＿＿＿mmHg　身高＿＿＿＿＿cm　体重＿＿＿＿＿kg

辅助或实验室检查：＿＿＿＿＿＿＿＿＿＿＿＿＿＿＿＿＿＿＿＿＿＿＿＿＿＿＿＿＿＿＿

主要护理问题＿＿＿＿＿＿＿＿＿＿＿＿＿＿＿＿＿＿＿＿＿＿＿＿＿＿＿＿＿＿＿＿＿

表 3-6-6　住院患者护理评估表

姓名＿＿＿＿＿＿＿　病室＿＿＿＿＿＿　床号＿＿＿＿＿＿　诊断＿＿＿＿＿＿　住院号＿＿＿＿＿＿

	项　目	日　期								
神经系统	神志：A. 清楚　B. 嗜睡　C. 昏睡　D. 昏迷									
	定向力：A. 准确　B. 障碍（时间　地点　人物）									
	语言：A. 清楚　B. 模糊　C. 失语									
	其他									
心血管系统	心律：A. 规则　B. 不规则									
	脉搏：A. 存在　B. 不存在									
	水肿：A. 指凹陷　B. 非指凹陷									
	其他									
呼吸系统	呼吸：A. 正常　B. 困难（轻　中　重）									
	咳痰：有痰（白　黄色　稀　稠）									
	其他									
肌肉骨骼系统	活动：A. 正常　B. 受限　C. 辅助活动									
	牵引：A. 肢体固定　B. 血运（好　差）									
	神经血管：A. 完整　B. 损伤　其他									
神经系统	腹部：A. 软　B. 硬　C. 触痛　D. 腹胀									
	呕吐：A. 胃内容物　B. 咖啡色液									
	管道：A. 无　B. 有									
	排便：A. 正常　B. 便秘　C. 腹泻　D. 失禁　E. 未解便　其他									
泌尿生殖系统	尿：A. 黄　B. 血　C. 白　D. 清　E. 沉淀　G. 凝块									
	排尿：A. 失禁　B. 导尿　C. 尿频　D. 尿急　E. 尿痛　其他									

项　目		日　期					
皮肤系统	皮色：A. 正常　B. 苍白　C. 淤血　D. 发绀　E. 黄疸　F. 潮红						
	温度：A. 温　B. 凉　C. 多汗						
	完整性：A. 完整　B. 损伤　其他						
心理资料	情绪状态：A. 平静　B. 焦虑　C. 恐惧　D. 易激动　E. 抑郁						
	其他						
舒适	舒适：A. 轻度疼痛　B. 剧烈疼痛　C. 不适						
	睡眠：A. 正常　B. 紊乱　睡眠_____小时						
护理级别	A. 特级　B. Ⅰ级　C. Ⅱ级　D. Ⅲ级						
饮食护理	A. 禁食　B. 禁水　C. 流质　D. 半流质　E. 软食　F. 普食						
	A. 喂饭　B. 自理						
	食欲：A. 好　B. 不好						
卧位	A. 主动　B. 被动　C. 被迫　其他						
卫生状况	A. 自理　B. 协助　C. 不能自理						
	A. 口腔护理　B. 皮肤护理　C. 会阴护理　D. 管道护理　其他						
安全	A. 床栏　B. 约束　C. 呼叫系统						
治疗监测	A. 吸氧　B. 输液　C. 呼吸机　D. 心电监护　E. 吸引器						
签名							

【执业考试考核知识点】

1. 识记

（1）医疗与护理文件的记录原则及管理要求。

（2）医嘱处理的注意事项。

（3）病区交班报告书写顺序及要求。

2. 领会

（1）医疗与护理文件记录的重要性。

（2）医嘱的种类。

3. 应用

（1）正确处理各种医嘱。

（2）准确书写特殊护理记录单、病区交班报告。

（3）护理病历的书写。

（曾菲菲）

任务一 药物治疗

【任务达标】

1. 掌握安全给药的原则，药物保管要求，口服给药的目的、给药基本程序、注意事项及健康教育。
2. 掌握超声雾化吸入法的操作方法及注意事项。
3. 掌握注射原则和药液抽吸的操作方法及注意事项。
4. 掌握皮试液的配制，试验方法、结果的判断及注意事项。
5. 掌握过敏反应的表现及处理。
6. 熟悉雾化吸入法的目的。
7. 熟悉给药时间的外文缩写及时间安排。
8. 能正确实施各种雾化吸入法。
9. 能与患者进行有效的沟通。

项目一 药物疗法的基本知识

药物疗法是临床工作中最常采用的一种治疗手段，其目的包括治疗疾病、减轻不适、协助诊断、维持正常生理功能、预防疾病以及促进健康。护士是药物疗法的直接执行者。为了合理、安全、有效地用药，最大限度地发挥药物治疗作用，减轻药物不良反应，护士在药物疗法执行过程中必须明确自身的职责，了解药物治疗方法的基本知识，掌握药物治疗的方法和技能，应用护理程序实施正确的给药技术，确保安全用药。

一、护士在执行药物治疗中的角色和职责

药物治疗是复杂的、涉及多方面领域的严肃工作。给药是药物疗法具体执行过程的综合，包括合理的给药方案、具体的给药技巧、评价给药的结果。护理人员在给药的过程中，应严格遵循安全给药的原则，参与病区药物管理，掌握正确的用药方法与技术，促进药物疗效的发挥，指导患者正确用药。

（一）严格遵守安全给药的原则

给药原则是一切用药的总则，给药中必须严格遵守。

1. 根据医嘱给药　这是执行药物疗法安全给药的前提。给药是一项非独立性的护理操作，在给药中护士必须严格按医嘱给药，不得擅自更改；对有疑问的医嘱，应确认无误后方可给药，切不可盲目执行；发生给药错误，应及时报告、处理。

2. 严格执行查对制度　这是安全给药的保障。查对制度是给药护理中的一项基本制度，必须严格遵守。

（1）三查：操作前、操作中、操作后查（查七对的内容）。

（2）七对：对床号、姓名、药名、浓度、剂量、用法、时间。

（3）检查药物的质量，以确保药物在有效期内并且没有变质。

3. 及时用药，做到五个准确　这是安全给药的保证。为确保安全及时用药，必须做到给药时间、给药途径、药物剂量、药物浓度、患者的准确；药物备好后及时分发使用，避免久置引起药物污染或药效降低；对易发生过敏反应的药物，使用前了解过敏史，按需要进行过敏试验，使用中加强观察。

4. 加强用药后的观察和记录　这是安全给药的评价。用药后注意观察药物疗效和不良反应，做好相应记录。

（二）参与病区药物管理

护士既是给药的具体执行者，也是病区药物的管理者。病区药品的领取、保管、使用都是由护士完成的，在药物管理中，护士应加强责任心、严格按要求进行。

（三）掌握正确给药的方法和技术

给药的方法有多种，根据药物性质和病情需要应采取不同的给药方法。每种给药方法有其相应的操作规程及要求，掌握正确的给药方法和技术是护士执行药疗工作的一个必备条件。

（四）促进疗效及减轻不良反应

药物作用的临床效应包括药物的治疗作用和不良反应。治疗作用是药物预期的疗效；不良反应是药物在产生治疗作用的同时，出现的与治疗作用无关的甚至是不利的反应，常见的不良反应包括：副作用、毒性反应、过敏反应、继发反应和后遗效应。在药物治疗中，护士应了解药物的基本药理知识，熟练采取有效措施以促进疗效并减轻药物的不良反应。

（五）及时与患者沟通，指导患者正确用药

给药前护理人员应向患者解释，以取得合作；在执行药物治疗过程中，护士有责任告知患者所用药物的名称、剂量、用法、时间安排等；加强与患者的交流沟通，应用熟练的技术减轻患者的痛苦，对需要患者掌握的用药知识、操作技术应耐心、详细地指导，以提高患者正确用药的能力。

药物的副作用是可以预知的，给药前应向患者解释清楚，以免误以为病情加重；几乎所有药物都有毒性反应，但是只要药物剂量合适、给药有一定的期限，大多数药物的毒性反应是可以避免的；过敏反应多见于特异质的个体，对易引起过敏反应的药物，使用前应作过敏试验，药物过敏试验结果为阴性者方可用药。

二、药物疗法的基本知识

在执行药物疗法的过程中，护士应做到了解药物的种类、掌握药物的领取及保管方法，熟知影响药物的因素并且合理安排给药时间，选择正确的给药途径以发挥药物的最大疗效。

（一）药物的种类

医院常用药物的种类根据其性质和作用途径不同分为四类，临床使用中常用外文缩写表示。常用药物种类的外文缩写见表4-1-1。

表 4-1-1　常用药物种类的外文缩写与中文译意

外文缩写	中文译意	外文缩写	中文译意
Liq	液体	Tab	片剂
Mist	合剂	Pil	丸剂
Sup	栓剂	Ung	软膏
Pulv	粉剂	Ext	浸膏
Syr	糖浆剂	Lot	洗剂
Tr	酊剂	Gtt	滴，滴剂
Caps	胶囊	Co	复方

1. 内服药　片剂、丸剂、胶囊、溶液、合剂、酊剂、散剂及纸型等。

2. 注射药　水剂、油剂、粉剂、结晶、混悬液等。

3. 外用药　软膏、酊剂、搽剂、滴剂、栓剂、粉剂、洗剂等。

4. 其他类　如新颖剂型粘贴敷片、植入慢溶药片、胰岛素泵等。

（二）药物的领取

药物的领取需凭医生的处方进行，通常门诊患者按医生处方在门诊药房自行领取药物；住院患者的药物领取由住院药房（又称中心药房）根据医生处方负责配备、病区护士负责领取，一般如下：

1. 病区设有药柜，存放一定基数的常用药物，按期根据消耗量领取补充。

2. 剧毒药、麻醉药类，病区内设有固定数，使用后凭专用处方和空安瓿领取补充。

3. 患者日常治疗用药根据医嘱由中心药房专人负责配药、核对，病区护士负责再次核对并领取。

（三）药物的保管

药物的性质通常决定了药物的保管方法。

1. 药柜位置符合要求并保持整洁　药柜应放在通风、干燥、光线明亮并应避免阳光直射处；药柜应由专人负责保管，并保持整洁。药物放置整齐，标签醒目。

2. 药物应分类存放标签明确　药物应按内服、外用、注射、剧毒等分类放置，并按有效期先后顺序排列；剧毒药和麻醉药应加锁专人保管，班班交接。药瓶标签明确、字迹清楚，注明药物名称、剂量、浓度。一般内服药用蓝色边标签、外用药用红色边标签、剧毒药和麻醉药用黑色边标签。当标签脱落或辨认不清应及时处理。

3. 定期检查药品质量以确保安全　按照规定定期检查药品质量，如发现药品有沉淀、浑浊、异味、变色、潮解、变性、超过有效期等，应立即停止使用。

4. 根据药物不同性质分别保存

（1）易挥发、潮解、风化的药物以及芳香性药物均须装瓶密盖保存。如乙醇、碘酊、糖衣片、干酵母等。

（2）易燃、易爆的药物，必须密闭并单独存放于阴凉低温处，远离明火，以防意外。如环氧乙烷、乙醚、乙醇等。

（3）易氧化和遇光变质的药物，应用深色瓶盛装或放在黑纸遮光的纸盒内，置于阴凉处。如维生素 C、氨茶碱、盐酸肾上腺素等。

（4）遇热易破坏的药物，应置于干燥阴凉（约20℃）处或按要求冷藏于2～10℃的冰箱内。如抗毒血清、疫苗、白蛋白、青霉素皮试液等。

（5）患者个人专用药，应单独存放并注明床号、姓名。

（四）影响药物疗效的因素

药物发挥疗效不仅取决于药物本身的理化性质，还受个体、给药方法、饮食营养等因素的影响。

1. 药物的体内过程对药物疗效的影响：从用药到药物发挥疗效一般经过三个过程：①药剂学过程，即从给药到药物处于可吸收的过程，包括药物的制剂、给药方法的选择；②药代动力学过程，即药物在人体内经过吸收、分布、代谢、排泄，在血浆中达到一定浓度的过程；③药效学过程，即药物以一定浓度进入作用部位，与机体相互作用产生疗效的过程。可见，药物在体内过程影响着药物疗效的发挥。

（1）药物的吸收：药物吸收指药物自给药部位进入血液循环的过程。药物的剂型、分子大小、药物理化性质、给药途径及给药部位、生理状况等影响着药物的吸收。如水溶性制剂比油剂、混悬液或固定剂型吸收快；小分子药物及脂溶性高、极性低的药物易通过细胞膜而被吸收；常用的给药途径有口服、注射、吸入、舌下含化、外敷、直肠给药等，不同给药途径药物的吸收快慢也不同，其吸收快慢的顺序为：静脉注射、吸入给药、舌下含化、肌内注射、皮下注射、直肠给药、阴道给药、口服给药、皮肤给药；给药部位血流加速可增加吸收率，血液减慢则吸收减少。

（2）药物的分布：药物的分布是指药物随血液循环向组织、脏器转运的过程。药物在各组织脏器中的分布是不均匀的，药物在靶器官的浓度决定药物作用的强度。血液循环、脏器血容量、血浆蛋白结合力、水电解质酸碱平衡、脂肪含量、药物对组织脏器的亲和力等影响药物的分布。

（3）药物的代谢：药物的代谢是指药物进入作用部位与组织细胞相互作用，发生化学变化，失去活性，易于排出的过程，也称药物的生物转化。肝脏是代谢的主要器官，凡是影响肝脏功能的因素也将影响药物的代谢。

（4）药物的排泄：药物的排泄是指药物及其代谢产物自机体排出体外的过程，也是药物自体内消除的重要方式。肾脏是排泄的主要器官。胆道、汗腺、肺、肠道等也可排出某些药物，这些部位的异常或病理改变，均可影响药物在体内的浓度和作用时间，而导致中毒或其他不良反应的发生。

2. 个体因素对药物疗效的影响

（1）年龄与体重：一般药物用量与体重成正比，通常所说的药物"常用量"是针对14～60岁的个体而言。由于儿童和老年人的生长发育状况、机体的功能与成人不同，对药物的反应也不同，用药剂量通常应酌减。小儿组织血流量充足，血脑屏障不完善，肝肾功能等发育尚不健全，对药物的敏感性较成人高，使药物的吸收和分布快，代谢和排泄减慢，易造成中毒；而老年人则因肝肾等器官功能的衰退影响药物的代谢和排泄，因而对药物的耐受性降低。

（2）性别：性别不同，对药物的反应也不同，女性通常较男性敏感。另外，用药时间应考虑到女性的生理状况，注意月经、妊娠、哺乳期间用药的特点，月经期禁用泻药、子宫收缩药等；妊娠期、哺乳期慎用药物。

（3）身体状况：疾病可影响机体对药物的敏感性，也可以影响药物的体内过程，从而影响药物的效应。如发热患者比体温正常的患者对解热镇痛药物敏感；当肝肾功能受损，药物代谢排泄慢，易致药物中毒。

（4）心理因素：药物的疗效并非单靠其理化性质，心理因素在一定程度上可影响药物的效应。其中以患者的情绪、对药物的信赖程度、医护人员的语言、暗示作用等最为明显。患者情绪乐观、愉快、信赖药物和医护人员，药物疗效较易收到良好的效果，反之不然。在给药过程中，护理人员应充分调动患者的主观能动性，以便更好地发挥药物疗效。

（5）个体差异：在年龄、性别、体重等基本相同的情况下，个体对同一药物的反应仍有不同。如特异体质的患者，对某些药物的敏感性高，很小剂量即可引起中毒；有些药物对个体敏感性低，需要大剂量才能达到同等疗效。

3. 给药方法对药物疗效的影响　给药途径、时间、次数、药物的联合应用、反复用药等均对药物作用有着重要影响。临床工作中常用外文缩写来描述给药时间、给药次数、给药部位等（表 4-1-2）。

表 4-1-2　医院常用给药方法的外文缩写与中文译意

外文缩写	中文译意	外文缩写	中文译意
qh	每 1 小时 1 次	st	立即
q2h	每 2 小时 1 次	prn	需要时（长期）
q3h	每 3 小时 1 次	sos	必要时（限用 1 次，12h 内有效）
q4h	每 4 小时 1 次	Dc	停止
q6h	每 6 小时 1 次	Aa	各
qd	每日 1 次	Ad	加至
bid	每日 2 次	Rp，R	处方
tid	每日 3 次	Inj	注射
qid	每日 4 次	Po	口服
qod	隔日 1 次	OD	右眼
biw	每周 2 次	OS	左眼
qm	每晨 1 次	OU	双眼
qn	每晚 1 次	AD	右耳
am	上午	AS	左耳
pm	下午	AU	双耳
12n	中午 12 点	ID	皮内注射
12mn	午夜 12 点	H	皮下注射
hs	睡前	IM/im	肌内注射
ac	饭前	IV/iv	静脉注射
pc	饭后	ivgtt	静脉滴注

（1）不同的给药途径不仅能改变药物作用的强度，有时也影响药物作用的效果，如硫酸镁口服产生导泻、利胆的作用；注射给药产生镇静和降压作用；外敷则可消肿。

（2）给药时间和次数取决于药物的半衰期以及人体的生理节奏，以维持有效血药浓度和发挥最大药效为最佳选择。半衰期是指血浆中药物浓度下降一半所需的时间。半衰期短的药物给药间隔时间短，半衰期长的药物给药间隔时间长。

（3）联合用药的目的是为了增强治疗效果，减少不良反应。联合用药使药物原有作用加强者，称为协同作用；联合用药后由于药物之间的相互作用使预期疗效降低，甚至出现毒性反应，称为拮抗作用。如头孢菌素类和氨基苷类抗生素在治疗大肠杆菌、铜绿假单胞菌等引起的感染有协同作用；强心苷类药物与糖皮质激素合用有拮抗作用，增加心脏对强心苷的敏感性，易致室颤。因此，给药中应熟悉药物的相互作用，注意药物的配伍禁忌，合理用药。治愈一些疾病一般需要反复用药，但有些药物反复应用后易产生耐药性，需加大剂量才能维持原有的疗效；有些药物反复使用容易成瘾。

4. 饮食对药物疗效的影响　饮食可以通过影响药物的吸收、排泄而影响着药物疗效的发挥。

（1）饮食促进药物的吸收，增强疗效。如高脂肪食物可促进脂溶性维生素的吸收；粗纤维食物可促进肠蠕动，增强驱虫剂的疗效。

（2）饮食干扰药物吸收，降低疗效。如高脂肪食物可抑制胃酸分泌而影响铁剂的吸收；菠菜中含有大量草酸，可与钙结合成草酸钙而影响钙剂的吸收。

（3）通过改变尿液 pH，影响药物的疗效。动物性食物在体内代谢产生酸性物质，豆制品和蔬菜在体内代谢产生碳酸氢盐，代谢产物影响尿液 pH 值，从而影响药物疗效。如氨苄西林在酸性尿液中杀菌力强，因此使用氨苄西林治疗泌尿系统感染时宜多食荤菜，使尿偏酸，增强抗菌作用；而应用磺胺类药物时，宜多食素食，以碱化尿液，增强疗效，促进代谢产物的排泄。

三、药物疗法的护理程序

护理人员在药物疗法中不是简单地执行医嘱，而应该主动参与，应用护理程序进行评估、决策，使药物疗法始终有计划地进行，以期达到药物治疗的最大效果。

【评估】

患者使用药物疗法前，护理人员有责任对患者用药的需要和可能出现的反应作出评估，并将评估贯穿于药物疗法的全过程。

1. 患者的生理情况　包括患者年龄、性别、体重、生命体征、意识程度、血液循环状况及自理能力等，注意有无听力、视力缺陷。评估女患者是否处于月经期、妊娠期、哺乳期，有无特殊需求。

2. 患者的病理状况　包括目前的医疗诊断、病情，评估肝肾功能、胃肠功能有无异常。

3. 患者的用药史和目前用药需求　包括患者既往已服药物及效果、有无药物过敏史与其他不良反应；患者目前健康状况与药物疗效的关系，所用药物的特性、治疗作用及可能出现的不良反应等。

4. 患者的心理社会因素　包括患者的文化程度、职业、经济状况、对治疗的态度、对药物的依赖、对给药计划的了解和认识程度、来自亲属的支持等。

【计划】

在评估的基础上制定合理的药物疗法的目标和护理措施。护理目标是患者在药物治疗中预期达到的最佳结果。通过采取适当的护理措施，充分考虑影响药物疗效的因素以最大限度地发挥药物疗效，减轻不良反应。

1. 选择合适的给药途径和方法　给药医嘱通常是根据病情、药物理化性质和作用目的确定的。护理人员根据给药医嘱选择合适的给药途径和方法，如对昏迷、神志不清不能合作者不宜选用口服给药，必要时将药物研碎由胃管注入。

2. 合理安排给药次数和时间　为了便于临床工作的安排与管理，医院一般药物的给药时间安排见表 4-1-3。但是为了真正提高药物疗效，发挥药物的治疗作用，应综合考虑用药的目的、药物性质和药物半衰期，根据个体情况合理安排给药次数和间隔时间。

表 4-1-3　医院常用给药时间安排

给药时间缩写	给药时间安排	给药时间缩写	给药时间安排
q2h	6am，8am，10am，12n，2pm，4pm……	qd	8am
q3h	6am，9am，12n，3pm，6pm……	bid	8am，4pm
q4h	8am，12n，8pm，12mn……	tid	8am，12n，4pm
q6h	8am，2pm，8pm，2am……	qid	8am，12n，4pm，8pm
qm	6am	qn	8pm

3. 确保给药过程中的观察要点，制定促进药物疗效的措施　将所用药物的作用及不良反应作为观察的重点，根据药物性质充分考虑影响药物疗效的因素，制定促进药物疗效的护理措施。

4. 加强健康教育，预防和减少不良反应　根据评估所得个体的心里社会资料制订健康教育计划，包括药物应用的基本知识，影响药物疗效的因素，患者的配合要求等。

【实施】

遵照制定的护理计划实施给药，在实施过程中应注意：

1. 准确给予药物　严格执行操作规程，做到五个准确：患者准确、药物准确、给药途径准确、剂量准确、给药时间准确。

2. 加强用药指导，调动患者积极性　对患者及家属进行用药指导，用药前向患者说明药物的作用、可能出现的反应、处理办法及自我监护的内容等，指导并鼓励患者采取积极的行为配合治疗，帮助其树立对药物治疗的信心，以争取最大疗效，减少和预防不良反应。

3. 及时、准确的进行护理记录　包括用药时间、方法和患者的反应等。

【健康教育】

1. 遵医嘱用药　教育患者遵照医嘱用药，包括药物的剂量、用药的时间间隔、用药的方法等，不可擅自调整用药的方案。

2. 解释所用药物的主要治疗目的和观察要点　向患者及家属说明药物的作用、可能出现的不良反应、处理办法及自我监护的内容等。

3. 饮食宜忌　根据药物与饮食的相互影响，指导患者在用药期间的饮食宜忌。

【评价】

在药物治疗过程中，护士应不断评价患者用药后的反应。患者对药物的反应通常在用药后立即或几天内出现，通过询问患者感觉、观察患者行为结合其体征变化、实验室检查结果等进行综合分析判断，对是否到达药物疗法的预期目标作出评价。

1. 要做到五准确　给药时仔细查对，一旦发生差错应立即报告，并采取适当的措施以尽可能减少或消除对患者的危害。

2. 患者依从药物治疗方案，理解有关用药知识。

3. 产生预期疗效，达到治疗效果。

4. 未出现不良反应，护理措施有效。

项目二　口服给药法

口服给药是将药物经口服用后通过血液循环到达局部或全身，达到治疗疾病的一种方法。属于最常用、最方便、又较经济、安全的给药方法。由于口服给药吸收慢，疗效易受胃肠功能、胃肠内容物的影响，故不适于急救、吞咽功能障碍、意识不清、呕吐不止、禁食等患者。

【目的】

通过口服给药，达到减轻症状、治疗疾病、维持正常生理功能、协助诊断、预防疾病的目的。

【评估】

1. 患者的年龄、病情及治疗情况是否适合口服给药，有无口腔、食管疾患，有无吞咽困难及呕吐。

2. 患者服药能否自理，对给药计划的了解、认识和合作程度。

3. 患者对服药的心理反应，是否具备所服药物的有关知识。

【计划】

1. 操作者准备　洗手、戴口罩，熟悉药物的药理作用及用法，向患者解释用药的目的及相应的注意事项。

2. 用物准备　发药车、药物、药盘、药杯、药匙、量杯、滴管、研钵、湿纱布、包药纸、饮水管、服药本、小药卡、治疗巾、水壶（内盛温开水）。

3. 患者准备　患者理解用药目的，了解所服用药物的相关知识并能积极配合。

4. 环境准备　备药的环境安静、整洁、光线适宜。

【实施】

1. 操作步骤

步骤	要点说明
1. 备药 （1）洗手、戴口罩 （2）根据服药本上床号、姓名填写的小药卡并按床号顺序将卡插入药盘内，放好药杯 （3）对照药本上床号、姓名、药名、浓度、剂量、时间进行配药 （4）根据不同药物剂型采取相应的取药方法 ▲固体药——用药匙取药 一手拿药瓶，瓶签朝向自己，另一手用药匙取出所需药量，放入药杯 ▲液体药——用量杯量取 ①摇匀药液 ②打开瓶盖，使其内面向上放置 ③一手持量杯，拇指置于所需刻度，并使其刻度与视线平；另一手将药瓶有瓶签的一面朝向手心，倒药液至所需刻度处（图4-1-1）	• 严格执行三查七对制度 • 如药卡字迹不清，需重写 • 通常由住院药房（又称中心药房）根据医生处方配备，护士负责核对 • 一个患者的药摆好后，再摆另一个患者的 • 粉剂、含化片用纸包好，放入药杯 • 使用单一剂量包装的药品，需在发药给患者时拆开包装 • 药物需碾碎时，将药在研钵内碾碎，用药匙刮出，包药纸包好 • 避免药液内溶质沉淀影响药物浓度 • 使药液水平与量杯刻度同高，保证剂量准确 • 防止倒药时污染瓶签

步骤	要点说明
④将药液倒入药杯 ⑤湿纱布擦净瓶口，药瓶放回原处 ⑥更换药液品种时，洗净量杯或滴管 ⑦油剂、按滴计算的药液或药量不足 1ml 时，用滴管吸取药液。盛药前药杯内应倒入少许温开水	• 不同的药液应分别倒入不同的药杯内 • 以免药液之间发生化学变化 • 1ml 以 15 滴计算，吸药时勿将药液吸至橡皮球内，滴药时滴管稍稍倾斜，使药量准确 • 以免药液附着杯壁，影响剂量
（5）备药完毕，整理药柜、将物品归还原处，并根据服药本重新核对一遍，盖上治疗巾 2. 发药 （1）洗手，根据服药本与另一名护士再次核对一遍 （2）携带服药本，备温开水，按床号顺序送药至患者床前 （3）核对床号、姓名、药名、剂量、浓度、时间、方法 （4）协助患者取舒适体位服药。能自理者，帮助其倒水，确认服下后方可离开；自理有困难者，如危重者及不能自行服药者应喂服；鼻饲者须将药物碾碎，用水溶解后从胃管注入，再以少量温开水冲净胃管 （5）再次核对	• 确保准确无误 • 确认无误后再发药 • 同一患者的药物应一次取出药盘；不同患者的药物不可同时取出，避免发错药物
3. 发药后处理 （1）服药后，收回药杯，按要求作相应处理 （2）清洁药盘 （3）随时观察患者服药后的反应，若有异常，及时与医生联系	• 药杯先浸泡消毒，后冲洗清洁（盛油剂的药杯，先用纸擦净再作初步消毒），再消毒备用；一次性药杯经集中消毒后按规定处理

2. 注意事项

（1）发药前护士应了解患者有关情况，如遇患者不在、特殊检查或手术需禁食，暂不发药，将药物带回保管，适时再发或交班；如患者病情有变化，暂不发药，及时报告。

（2）发药时如患者提出质疑，护士应重新核对，确认无误后，耐心解释再给患者服药。

（3）密切观察药物的疗效及不良反应。

（4）加强健康教育，尤其是慢性病患者和出院后继续服药者。

【工作任务】

案例　某医院的实习护士小徐要遵医嘱给所在科室的患者实施口服给药法，治疗疾病。

任务一　在实施这项操作时，应给予患者及家属哪些健康教育？

任务二　对本次操作作出评价？

【任务实施】

任务一　健康教育

向患者介绍药物的有关知识和严格遵从医嘱行为，使其主动配合治疗，以提高疗效和减轻不良反应的发生。并指导患者在服药前应该遵从以下要求：

1. 健胃及增进食欲的药物，宜饭前服。

2. 对胃黏膜有刺激的药物宜饭后服，使药物与食物混合，减少对胃黏膜的刺激。

3. 服强心苷类药物应先测脉率（心率）及心律，脉率低于 60 次/分或节律不齐，应停服，并报告医生。

4. 对牙齿有腐蚀作用或使牙齿染色的药物，如酸剂、铁剂，服用时应避免与牙齿的接触，可用吸水管吸入，服后及时漱口。

5. 止咳糖浆对呼吸道黏膜起安抚作用，服后不宜饮水，以免冲淡药液，降低疗效；同时服用多种药物，应最后服用止咳糖浆。

6. 服用磺胺类药物后宜多饮水，以免因尿液不足而致磺胺结晶析出，堵塞肾小管。

7. 服用利尿剂需记录出入量。

8. 口服药物通常用温开水送服，一般不用茶、牛奶等代替温开水。

9. 饮酒会影响药物疗效的发挥，服药前后禁忌饮酒。

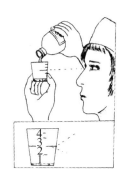

任务二 评价

1. 患者能主动配合，合作良好。

2. 患者安全正确地服药，达到治疗效果。

3. 患者能叙述所服药物的有关知识及注意要点。

图 4-1-1 倒药液法

项目三 雾化吸入疗法

雾化吸入法是应用雾化装置将药液分散成细小的雾滴以气雾状喷出，经鼻或口由呼吸道吸入的方法，吸入的药物除了对呼吸道局部产生作用外，还可通过肺组织吸收而产生全身性疗效。雾化吸入用药具有奏效较快、药物用量较小、不良反应较轻的优点，临床应用广泛。常用的雾化吸入法有超声波雾化吸入法、氧气雾化吸入法、压缩雾化吸入法和手压式雾化器雾化吸入法四种。

一、超声波雾化吸入法

超声波雾化吸入法是应用超声波声能，将药液转变为细微的气雾，再由呼吸道吸入的方法。其优点是雾量大小可以调节，雾滴小而均匀，药液可随深而慢的吸气到达终末支气管和肺泡。

【目的】

1. 湿化气道　呼吸道湿化不足所致的痰液黏稠、气道不畅者；也可以作为气管切开术后常规治疗手段。

2. 减轻和控制呼吸道感染　消除炎症，减轻呼吸道黏膜水肿，稀释痰液，帮助祛痰。常用于咽喉炎、支气管扩张、肺炎、肺脓肿、肺结核等患者。

3. 改善通气功能　解除支气管痉挛，保持呼吸道通畅。常用于支气管哮喘等患者。

4. 预防呼吸道感染　常用于胸部手术前后的患者。

5. 治疗肺癌　间歇吸入抗癌药物治疗肺癌

【评估】

1. 患者呼吸道通畅情况，如有无支气管痉挛、呼吸道黏膜水肿、痰液等。

2. 患者面部及口腔黏膜状况，如有无感染、溃疡等。

3. 患者的意识状态、自理能力、心理状态及合作程度。

【计划】

1. 护士准备　衣帽整洁、修剪指甲、洗手、戴口罩。

2. 用物准备

（1）超声波雾化器一套（图4-1-2）

①超声波发生器：通电后可输出高频电能，其面板上有电源开关、雾化开关、雾量调节旋钮、指示灯及定时器；②水槽盛蒸馏水。水槽下方有一晶体换能器，接发生器发出的高频电能，将其转化为超声波声能；③雾化罐（杯）盛药液。雾化罐底部的半透明膜为透声膜。当声能透过此膜与罐内药液作用，产生雾滴喷出；④螺纹管和口含嘴（或面罩）；

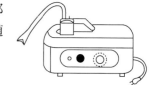

（2）作用原理：超声波发生器通电后→输出高频电能→通过水槽底部晶体换能器转换→超声波声能→声能震动并透过雾化罐底部的透声膜→使罐内药液表面张力破坏而成为细微雾滴→通过导管随患者的深吸气进入呼吸道；

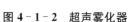

（3）水温计、弯盘、冷蒸馏水、生理盐水；

（4）常用药物：

1）控制呼吸道感染，消除炎症：庆大霉素、卡那霉素。

2）解除支气管痉挛：氨茶碱、沙丁胺醇。

3）稀释痰液，帮助祛痰：α-糜蛋白酶、乙酰半胱氨酸。

4）减轻呼吸道黏膜水肿：地塞米松。

图4-1-2　超声雾化器

3. 患者准备　患者了解超声波雾化吸入法的目的、方法、注意事项及配合要点，取舒适体位。

4. 环境准备　环境清洁、安静、光线、温湿度适宜。

【实施】

1. 操作规程

步骤	要点说明
1. 治疗室准备　洗手、戴口罩 （1）检查超声波雾化器　使用前检查雾化器各部件是否完好 （2）水槽中加入冷蒸馏水　水量视不同的雾化器而定，要求浸没雾化罐底部的透声膜。 （3）雾化罐中加入药液　根据医嘱准备药物稀释至30～50ml倒入雾化罐内。将罐盖旋紧，雾化罐置于水槽中，将水槽盖盖紧 2. 床旁操作 （1）核对：携用物至患者处，核对患者床号、姓名 （2）患者取坐位、半坐位或侧卧位，颌下铺治疗巾 （3）接通电源后打开雾化器开关（预热3～5min），调整定时开关到所需时间，调节雾量 （4）把口含嘴放入口中，指导患者做深呼吸	 •严格执行查对制度 •一般每次定时15～20min，雾量大小可随患者的需要和耐受情况适当调节，过大会使患者不适，过小达不到治疗效果 •深呼吸可以帮助药液到达呼吸道深部更好地发挥疗效

续表

步骤	要点说明
3. 治疗毕，取下口含嘴，先关雾化开关，再关电源开关	
4. 擦净面部，帮助患者取舒适体位，嘱 30min 内不外出，以免受凉感冒	• 协助患者翻身叩背促进痰液排出
5. 清理用物　倒掉水槽内的水并擦干；如一位患者专用，可用冷开水冲净口含嘴与雾化罐，一个疗程结束后再作消毒处理；如多位患者使用，应每次使用后用消毒液浸泡上述部件 1h，再洗净晾干备用	• 严格按消毒隔离原则清理用物

2. 注意事项

（1）水槽内无水，雾化罐内无药液不能开机。

（2）水槽内严禁加入温水或热水。使用中水槽内水温达到 50℃ 时或水量不足，应停机并更换或加入冷蒸馏水。

（3）治疗中如发现雾化罐中药液量过少而影响正常雾化时，应及时添加药液，加药可不关机。

（4）水槽底部的晶体换能器和雾化罐底部的透声膜质脆易碎，操作时应轻拿轻放。

（5）超声波雾化器连续使用，中间应间隔 30min。

二、氧气雾化吸入法

氧气雾化吸入法是利用高速氧气气流，使药液形成雾状，再由呼吸道吸入，达到治疗的目的

（一）结构与原理

1. 结构　雾化吸入器（图 4-1-3）为一特制玻璃器，其 1、2、3、4、5 五个管口，在球形器内注入药液，3 管口接上氧气，气流自 3 管冲向 4 管口出来，不起喷雾作用，但用中指堵住 4 管口时，气流即被迫从 1 管口冲出，2 管口附近空气密度突然降低，形成负压，球内药液经 4 管吸出，当上升到 2 管口时，又被来自 1 管口的急速气流吹散，形成雾状微粒从 5 管口喷出。

2. 原理　氧气雾化器的基本原理是借助高速气流通过毛细管并在管口产生负压，将药液由邻近的小管吸出；所吸出的药液又被毛细管口高速的气流撞击成细小的雾粒，成气雾喷出。

【目的】

1. 治疗呼吸道感染，消除炎症和水肿。

2. 解痉。

3. 稀释痰液，帮助祛痰。

【评估】同超声雾化吸入法。

【计划】

1. 操作者准备　衣帽整洁、修剪指甲、洗手、戴口罩。

2. 患者准备　同超声雾化吸入法。

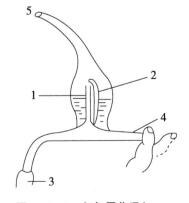

图 4-1-3　氧气雾化吸入

147

3. 环境准备　环境清洁、安静，光线、温湿度适宜。

4. 用物准备　氧气雾化吸入装置 1 套、弯盘、药液。

【实施】

1. 操作步骤

步骤	要点说明
1. 检查氧气雾化吸入器，按医嘱抽药液，用蒸馏水稀释或溶解药物在 5ml 以内，注入雾化器	• 使用前检查雾化器各部件是否完好，有无漏气
2. 将用物携至床边，核对，向患者解释，以取得合作，初次做此治疗，应教给患者使用方法	• 严格执行查对制度
3. 嘱患者漱口以清洁口腔，取舒适体位，将喷雾器的"3"端连接在氧气筒的橡胶管上，取下湿化瓶，再调节氧流量达 6～8L/min，便可使用	• 操作中注意严格安全用氧
4. 患者手持雾化器，把喷气管"5"放入口中，紧闭口唇，吸气时以手指按住"4"出气口，同时深吸气，可使药液充分到达至支气管和肺内，吸气后再屏气 1～2s，则效果更好，呼气时，手指移开气口，以防药液丢失。如患者感到疲劳，可放松手指，休息片刻再进行吸入，直到药液喷完为止，一般 10～15min 即可将 5ml 药液雾化完毕	
5. 吸毕，取下雾化器，关闭氧气筒，清理用物，将雾化器放入消毒液中浸泡 30 分钟，然后再清洁、擦干、物归原处，备用。	• 严格按消毒隔离原则清理用物
6. 观察疗效并记录	

2. 注意事项

（1）严格执行查对制度及消毒隔离制度。

（2）指导患者做深呼吸，使药液充分吸入，呼气时，需将手指移开出气口，以防药液丢失。

（3）操作中，避开烟火及易燃物，注意安全用氧。

（4）吸入过程中，喷管口应放在舌根部，尽可能深长吸气，以达治疗效果。

【评价】

1. 患者感觉轻松、舒适，痰液易咳出，症状缓解。

2. 操作正确，护患沟通有效。

三、压缩雾化吸入法

压缩雾化吸入法是利用压缩空气将药液变成细微的气雾（直径 $3\mu m$ 以下），使药物直接被吸入呼吸道的治疗方法。

【目的】同氧气雾化吸入法。

【评估】同超声雾化吸入法。

【计划】

1. 操作者准备　衣帽整洁、修剪指甲、洗手、戴口罩。

2. 患者准备　同超声雾化吸入法。

3. 环境准备　环境清洁、安静、光线、温湿度适宜。

4. 用物准备

(1) 压缩雾化吸入器装置（图4-1-4）构造：①空气压缩机：通电后可将空气压缩。其面板上有电源开关、过滤器及导管接口；②喷雾器：其下端有空气导管接口与压缩机相连，上端可安装进气活瓣（如使用面罩，则不用安装进气活瓣），中间部分为药皿，用以盛放药液；③口含器：带有呼气活瓣。

(2) 作用原理：空气压缩机通电后输出的电能将空气压缩，压缩空气作用于喷雾器内的药液，使药液表面张力破坏而形成细微雾滴，通过口含器随患者的呼吸进入呼吸道。

(3) 常用药物　同超声雾化吸入法。

(4) 其他用物　弯盘、纱布、治疗巾、电源插座。

【实施】

1. 操作步骤

步骤	要点说明
1. 检查压缩雾化吸入器是否完好，连接雾化器的电源	• 使用前检查雾化器各部件是否完好
2. 遵医嘱抽吸药液注入喷雾器的药杯内，不超过规定刻度，将喷雾器与压缩机相连	
3. 携用物至患者处，核对患者床号、姓名	• 严格执行查对制度
4. 患者取坐位、半坐位或侧卧位，颌下铺治疗巾，教会患者做深呼吸	• 深呼吸可以帮助药液到达呼吸道深部更好地发挥疗效
5. 接通电源后打开压缩机，调节雾量，嘱患者包紧口含器，指导其进行雾化吸入	• 一般雾化所需时间10～15min • 喷雾器冒出的烟雾变得不规则时，即停止治疗
6. 治疗毕，取下口含器，关闭电源开关	
7. 协助清洁口腔，整理床单位，清理用物	• 用物按消毒隔离原则进行，定期检查压缩机的空气过滤器内芯
8. 观察疗效并记录。	

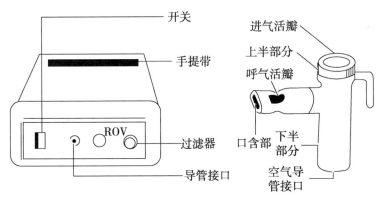

图4-1-4　压缩雾化吸入器

2. 注意事项

(1) 使用前检查电源与压缩机是否吻合。

(2) 压缩机放于平稳处，勿放于地毯或毛织物上。

(3) 治疗过程密切观察病情变化，出现不适可适当休息或平静呼吸；如有痰液嘱患者咳出，不可咽下。

（4）定期检查压缩机的空气过滤器内芯，喷雾器要定期清洗，发现喷嘴堵塞，应反复清洗或更换。

【健康教育】

1. 指导患者雾化后正确咳嗽，以促进痰液的排出，减轻呼吸道感染。

2. 指导患者和家属了解有关预防呼吸道疾病发生的相关知识。

【评价】

1. 患者理解压缩雾化吸入的目的，愿意接受并正确配合治疗。

2. 患者感觉轻松、舒适、症状减轻。

四、手压式雾化器雾化吸入法

手压式雾化吸入法是利用拇指按压雾化器顶部，使药液从喷嘴喷出，形成雾滴作用于口咽部、气管、支气管黏膜吸收的治疗方法。

【目的】

通过吸入药物改善通气功能，解除支气管痉挛。适用于支气管哮喘、喘息性支气管炎的对症治疗。

【评估】同超声雾化吸入法。

【计划】

1. 操作者准备　衣帽整洁、修剪指甲、洗手、戴口罩。

2. 患者准备　同超声雾化吸入法。

3. 环境准备　环境清洁、安静，光线、温湿度适宜。

4. 用物准备　手压式雾化吸入器。

手压式雾化吸入器内含药液，药液通常预置于雾化器的高压送雾器中。将雾化器倒置，利用拇指按压雾化器顶部，使药液从喷嘴喷出，形成雾滴作用于口咽部、气管、支气管黏膜而被其吸收。

【实施】

1. 操作步骤

步骤	要点说明
1. 遵医嘱准备手压式雾化吸入器，使用前检查雾化器是否完好	• 使用前检查雾化器各部件是否完好
2. 携用物至患者处，核对患者床号、姓名	• 严格执行查对制度
3. 取下雾化器保护盖，充分摇匀药液	
4. 协助患者取舒适卧位，将雾化器倒置，接口端放入口中，紧闭嘴唇，吸气开始时按压气雾瓶顶部，使之喷药，深吸气、屏气、呼气，反复1~2次	• 尽可能延长屏气时间（最好能坚持10s左右）
5. 取出雾化器，协助患者清洁口腔，取舒适卧位，整理床单位，清理用物	• 喷雾器放在阴凉处（30℃以下）保存。其塑料外壳应定时用温水清洁
6. 观察疗效并记录	

2. 注意事项

（1）喷雾器使用后放置阴凉处，外壳定期用温水清洁。

（2）使用前检查雾化器各部件是否完好，有无松动、脱落等异常情况。

（3）尽可能延长屏气时间（10s 左右）。

（4）每次 1～2 喷，两次使用间隔时间不少于 3～4h。

【健康教育】

1. 指导患者正确使用手压式雾化给药。不随意增加用量和缩短用药间隔时间,以免加重不良反应。

2. 指导患者选择适宜的运动，增强体质，预防呼吸道感染。

【评价】

1. 患者理解手压式雾化吸入的目的，愿意接受并正确配合治疗。

2. 患者感觉轻松、舒适、症状减轻。

【工作任务】

案例　某女，57 岁，右肺叶全切除术后第四日。因感冒医嘱雾化吸入。

任务一　如何执行超声雾化吸入?

任务二　在实施这项操作时，应给予患者哪些健康教育?

任务三　对本次操作作出评价?

【任务实施】

任务一　操作流程

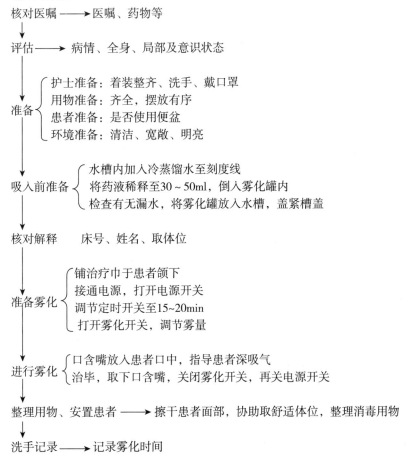

核对医嘱 ——→ 医嘱、药物等

评估 ——→ 病情、全身、局部及意识状态

准备 ┤ 护士准备：着装整齐、洗手、戴口罩
用物准备：齐全，摆放有序
患者准备：是否使用便盆
环境准备：清洁、宽敞、明亮

吸入前准备 ┤ 水槽内加入冷蒸馏水至刻度线
将药液稀释至 30～50ml，倒入雾化罐内
检查有无漏水，将雾化罐放入水槽，盖紧槽盖

核对解释　床号、姓名、取体位

准备雾化 ┤ 铺治疗巾于患者颌下
接通电源，打开电源开关
调节定时开关至 15～20min
打开雾化开关，调节雾量

进行雾化 ┤ 口含嘴放入患者口中，指导患者深吸气
治毕，取下口含嘴，关闭雾化开关，再关电源开关

整理用物、安置患者 ——→ 擦干患者面部，协助取舒适体位，整理消毒用物

洗手记录 ——→ 记录雾化时间

任务二　健康教育

1. 向患者介绍超声波雾化吸入器的作用原理并教会其正确的使用方法。

2. 教会患者评价疗效，当疗效不满意时，不随意增加或减少用量或缩短用药间隔时间，以免加重不良反应。

3. 教会患者深呼吸的方法及用深呼吸配合雾化的方法。

任务三　评价

1. 态度认真、严肃、关心体贴患者。

2. 整体要求　护患交流好，安全舒适，仪器使用处理正确。

3. 完成时间　按医嘱。

项目四　注射前准备

注射给药法是将无菌药液或生物制剂注入体内的方法。注射给药的主要特点是药物吸收快、血药浓度升高迅速、进入体内的药量准确，适用于因各种原因不能经口服药的患者。但注射给药会造成一定程度的组织损伤，可引起疼痛及潜在并发症的发生。另外，因药物吸收快，某些药物的不良反应出现迅速，处理相对困难。

一、注射原则

（一）严格遵守无菌操作原则

1. 注射前操作者应着装整洁，洗手，戴口罩。

2. 注射部位皮肤应按要求消毒，即用无菌棉签蘸 2% 碘酊，以注射点为中心由内向外呈螺旋式涂擦，直径在 5cm 以上，约 20s 后，用 70% 乙醇以同法脱碘，待干后方可注射。或用 0.5% 碘伏以同法消毒两遍，无需脱碘。注射用物和药液应保持无菌。

（二）严格执行查对制度

做好三查七对，仔细检查药液质量，如发现有变质、沉淀、浑浊、药物有效期已过或安瓿有裂痕等现象，则不能使用。如同时注射多种药物，应检查药物有无配伍禁忌。

（三）严格执行消毒隔离制度

注射时做到一人一套物品；包括注射器、针头、止血带、棉垫。所有物品须按消毒隔离制度和一次性用物处理原则进行处理，不可随意丢弃。

（四）选择合适的注射器和针头

根据注射途径，药液剂量、黏稠度及刺激性的强弱选择合适的注射器和针头。注射器应完整无损，不漏气。针头选用型号合适、无钩、无弯曲、无锈的锐利针头。同时注射器和针头的衔接必须紧密。一次性注射器的包装应密封，并在有效期内。

（五）选择合适的注射部位

注射部位应避开神经、血管处（动、静脉注射除外），防止损伤神经和血管。注射部位应无炎症、皮疹、硬结、瘢痕或皮肤病，尽量不在伤侧肢体注射；偏瘫患者应在健侧选择注射部位。对需长期注射的患者，应经常更换注射部位。

（六）掌握合适的进针角度和深度

各种注射法分别有不同的进针角度和深度要求，进针时不可将针梗全部刺入注射部位，以防不慎断针时增加处理的难度（图 4-1-5）。

A. 皮内注射法（ID）：进针角度为5°。

B. 皮下注射法（H）：进针角度为30°～40°，迅速刺入针梗的1/2～2/3。

C. 肌内注射法（IM/im）：进针角度为90°，深度约为针梗的2/3。

D. 静脉注射法（IV/iv）：针头与皮肤呈15°～30°。

（七）注射药液应现配现用

注射的药液应现配现用，按规定的时间及时抽取，以免放置过久而降低药效或被污染。

（八）注射前排净空气

各种注射前，均应排净注射器内的空气，特别是动、静脉注射，以防气体进入血管形成栓塞。排气时，应防止浪费药液。

（九）注药前检查回血

进针后应先抽动活塞，检查有无回血（皮内注射除外）。静脉注射必须见回血方可注入药液。皮下、肌内注射无回血方可注射，如发现有回血，应拔出针头重新进针，不可将药液注入血管内。

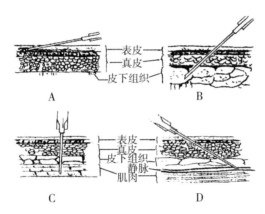

图4-1-5　各种注射的进针角度和深度

（十）运用无痛注射技术

1. 注射前，解除患者思想顾虑，分散其注意力；采取合适的体位，使肌肉放松，易于进针。

2. 注射时，做到"两快一慢"（进针、拔针快，推药慢），且推药速度均匀。

3. 注射刺激性强的药液时，宜选用粗长的针头，且进针要深，以免造成硬结和疼痛。

4. 同时注射多种药液时，要注意配伍禁忌，应先注射刺激性弱的，再注射刺激性强的，且推药速度宜更慢。

二、注射前的准备

（一）注射用物准备

1. 注射盘　置于治疗车上层，常规放置以下物品：

（1）皮肤消毒液：2%碘酊、70%酒精或0.5%碘伏。

（2）无菌持物镊：浸泡于消毒液内或盛放于灭菌后的干燥容器内。

（3）无菌棉签、砂轮、弯盘、启瓶器、小棉枕等。

2. 注射器和针头

（1）注射器的构造（图4-1-6）。其规格有1、2、5、10、20、30、50、100ml共8种。

（2）针头的构造，其常用型号有4.5，5，5.5，6，6.5，7，8，9数种。

（3）注射器及针头置于无菌容器内高压灭菌后使用（一次性注射器要包装严密）。

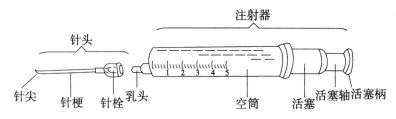

图4-1-6　注射器和针头结构

3. 药物　根据医嘱准备。

（1）常用注射药物的剂型：水剂、油剂、混悬剂、结晶和粉剂。结晶和粉剂需溶解后方可使用。

（2）常用的包装容器：安瓿、密封瓶。

4. 注射本　根据医嘱准备注射本或注射卡，是注射给药的依据，便于"三查七对"，避免给药错误的发生。

5. 治疗车下层准备以下物品　污物筒2个：一个放置损伤性废弃物，一个放置感染性废弃物。

（二）药液抽吸法

1. 操作步骤

步骤	要点说明
1. 洗手，戴口罩，查对药物	• 严格执行查对制度和无菌操作原则
2. 安瓿内药液抽吸法	
（1）消毒及折断安瓿：查对后将安瓿尖端的药液弹至体部，用乙醇棉球消毒安瓿和砂轮后，用砂轮在安瓿颈部划一锯痕，再次消毒，拭去细屑，用无菌纱布包住颈部，折断安瓿	• 若安瓿颈部有蓝点标记，则不需划痕，用70%乙醇棉球消毒安瓿颈部，用无菌纱布包住颈部，蓝点标记在上，折断安瓿
（2）抽吸药液：把针头斜面向下放入安瓿内的液面下，抽动活塞，吸取药液。（图4-1-7，图4-1-8）	• 针头不可触及安瓿外口，针栓不可进入安瓿内
（3）排净空气：抽毕，将针头垂直向上，轻拉活塞，使针头中的药液流入注射器内，并使注射器内的气泡聚集在乳头口，稍推活塞，驱出气体	• 抽药时手不可触及活塞体部 • 若注射器的乳头偏向一侧，排气时，应将注射器乳头向上倾斜，使气泡集中于乳头根部，驱除空气
3. 密封瓶内药液抽吸法	
（1）去铝盖中心并消毒：查对后除去铝盖的中心部分，用70%乙醇棉签消毒瓶塞，待干	
（2）抽吸药液：将针头插入瓶内，向瓶内注入与所需药液等量的空气。倒转药瓶和注射器，使针头在药液面以下，抽动活塞吸取药液至所需量，再以示指固定针栓，拔出针头（图4-1-9）	• 以增加瓶内压力，利于吸药 • 抽药时手不可触及活塞体部

步骤	要点说明
（3）排净空气：如上法排净注射器内空气 4．结晶、粉剂或油剂、混悬液药物抽吸法 （1）结晶和粉剂药物抽吸法：先用无菌生理盐水或注射用水将药物溶化，待充分溶解后抽吸 （2）油剂和混悬液药物抽吸法：应选用稍粗的针头，如为油剂，可先加温或两手对搓药瓶后，再抽吸。如为混悬液，应先摇匀后再抽吸 5．保持无菌　排气毕，将安瓿或药瓶套在针头上再核对无误后置于注射盘内备用 6．洗手	• 某些药物有专用溶媒 • 易被热破坏的药液不可加温 • 也可以套针头套，但须将安瓿或药瓶放于一边，以便查对

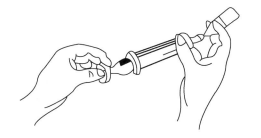

图 4-1-7　自小安瓿内吸取药液

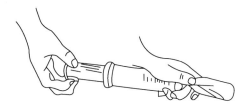

图 4-1-8　自大安瓿内吸取药液

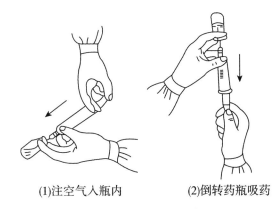

(1)注空气入瓶内　　　(2)倒转药瓶吸药　　　(3)按住针栓拔出针头

图 4-1-9　自密闭瓶内吸取药液

2．注意事项

（1）严格执行无菌操作原则和查对制度。

（2）抽药时不能握住活塞体部，以免污染药液；排气时不可浪费药液以免影响药量的准确性。

（3）药液抽吸时间：最好现用现抽，避免药液污染和效价降低。

【工作任务】

案例　某医院实习护士在给患者注射药物前要先把安瓿瓶内和密闭瓶内药液抽吸到注射器里。

155

任务一 如何实施这项措施？

任务二 如何评价此项操作的完成情况？

【任务实施】

任务一 操作流程 药液抽吸操作（大、小安瓿）

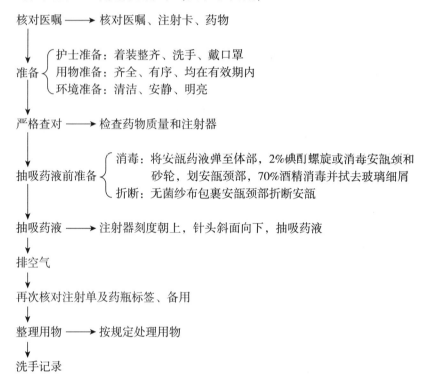

核对医嘱 ——→ 核对医嘱、注射卡、药物

准备 {
护士准备：着装整齐、洗手、戴口罩
用物准备：齐全、有序、均在有效期内
环境准备：清洁、安静、明亮
}

严格查对 ——→ 检查药物质量和注射器

抽吸药液前准备 {
消毒：将安瓿药液弹至体部，2%碘酊螺旋或消毒安瓿颈和砂轮，划安瓿颈部，70%酒精消毒并拭去玻璃细屑
折断：无菌纱布包裹安瓿颈部折断安瓿
}

抽吸药液 ——→ 注射器刻度朝上，针头斜面向下，抽吸药液

排空气

再次核对注射单及药瓶标签、备用

整理用物 ——→ 按规定处理用物

洗手记录

药液抽吸操作（密封瓶）

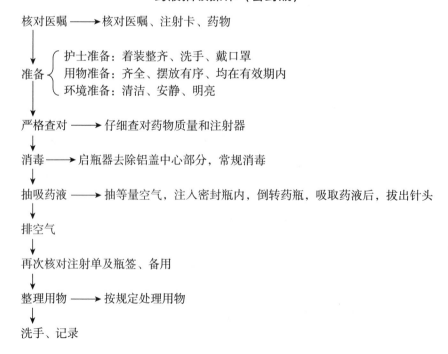

核对医嘱 ——→ 核对医嘱、注射卡、药物

准备 {
护士准备：着装整齐、洗手、戴口罩
用物准备：齐全、摆放有序、均在有效期内
环境准备：清洁、安静、明亮
}

严格查对 ——→ 仔细查对药物质量和注射器

消毒 ——→ 启瓶器去除铝盖中心部分，常规消毒

抽吸药液 ——→ 抽等量空气，注入密封瓶内，倒转药瓶，吸取药液后，拔出针头

排空气

再次核对注射单及瓶签、备用

整理用物 ——→ 按规定处理用物

洗手、记录

任务二　评价
1. 抽药时方法正确，药液未被污染。
2. 排气方法准确，未浪费药液。

项目五　药物过敏试验及过敏反应的处理

药物过敏反应是异常的免疫反应，仅发生于少数人。药物过敏反应的发生与人的过敏体质有关，与所有药物的药理作用及用药的剂量无关。临床表现可有发热、皮疹、血管神经性水肿、血清病综合征等，严重者可发生过敏性休克而危及生命。

药物过敏反应的基本原因在于抗原抗体的相互作用。药物作为一种抗原，进入机体后，有些个体体内会产生特异性抗体（IgE、IgG 及 IgM），使 T 淋巴细胞致敏，当再次应用同类药物时，抗原抗体在致敏淋巴细胞上相互作用，引起过敏反应。

为防止过敏反应，在使用致敏性高的药物前，应详细询问用药史、过敏史，并做药物过敏试验。护士应正确掌握试验液配制和试验方法，认真观察，正确判断试验结果，同时要熟练掌握过敏反应的急救处理。

一、青霉素过敏试验及过敏反应的处理

青霉素主要用于敏感的革兰阳性球菌、阴性球菌和螺旋体感染。青霉素具有杀菌力强、毒性低的特点，临床应用广泛。但青霉素易致过敏反应，人群中有 3％～6％对青霉素过敏，多发生于多次接受青霉素治疗者，偶见初次用药者。各种类型的变态反应（Ⅰ、Ⅱ、Ⅲ、Ⅳ型）都可以出现，但皮肤过敏反应和血清样反应较为多见。上述反应多不严重，停药或应用 H_1 受体阻断药可恢复。属Ⅰ型变态反应的过敏性休克虽然少见，但其发生、发展迅猛，可因抢救不及时而死于严重的呼吸困难和循环衰竭。

青霉素属于药物的半抗原物质，进入机体后，其降解产物——青霉噻唑酸和青霉烯酸与组织蛋白结合成全抗原——青霉噻唑蛋白，刺激机体产生特异性抗体 IgE.，由于 IgE 与组织细胞具有特殊的亲和力，故形成的抗体固定在某些组织的肥大细胞上和血液中的白细胞表面，使机体呈致敏状态，当具有过敏体质的人再次接受类似抗原刺激后，即与特异性抗体（IgE）结合，发生抗原抗体反应，导致细胞破裂，释放组胺、缓激肽、5-羟色胺等血管活性物质。这些物质作用于效应器官，使平滑肌痉挛、微血管扩张、毛细血管通透性增高、腺体分泌增多。由于血管活性物质作用的部位不同及个体差异，故临床表现也是多种多样。因此在使用各种青霉素前都应先做过敏试验，试验结果阴性者方可用药。此外，半合成青霉素（如阿司匹林、氨苄西林、羧苄西林等）与青霉素之间有交叉过敏反应，用药前同样要做过敏试验。

（一）青霉素过敏试验法

青霉素过敏试验通常以 0.1ml（含青霉素 20～50U）的试验液皮内注射，根据皮丘变化及患者全身情况来判断试验结果，过敏试验结果阴性方可使用青霉素治疗。

【目的】

通过青霉素过敏试验，确定患者对青霉素是否过敏，以作为临床应用青霉素治疗的依据。

【评估】

1. 患者用药史、过敏史及家族史，如有青霉素过敏史者应停止该项试验。有其他药物

过敏史或变态反应疾病者应慎用。

2. 患者病情、治疗情况、用药情况。如曾使用青霉素，停药 3 天后再次使用；或在使用过程中改用不同生产批号的制剂时，需重做。

3. 患者的心理状态、意识状态，对青霉素过敏试验的认识程度、合作态度。

【计划】

1. 操作者准备　着装整齐、洗手、戴口罩，询问患者青霉素及其他药物过敏史并解释过敏试验的目的及注意事项。掌握青霉素皮试结果的观察，熟悉青霉素过敏反应的急救处理。

2. 用物准备

（1）注射盘内放 5ml 注射器，6～7 号针头，1ml 注射器，4 ½ 号针头，青霉素药液、0.9％氯化钠溶液。

（2）抢救物品：注射器、0.1％盐酸肾上腺素、氧气、吸痰器、常用其他抢救药物。

3. 患者准备　理解试验目的、不空腹、无青霉素类药物过敏史，获得有关皮肤过敏试验的一般知识，能积极配合，取舒适体位并暴露注射部位。

4. 环境准备　备物环境符合无菌操作要求进行；注射环境安静、整洁、光线适宜。

【实施】

1. 试验液的配制

皮内试验液以每毫升含 200～500U 的青霉素生理盐水溶液为标准，具体配制如下（表 4 - 1 - 4）：

表 4 - 1 - 4　青霉素皮肤试验液的配制（以青霉素钠 80 万 U 为例）

青霉素钠	加 0.9％氯化钠溶液（ml）	每 ml 药液青霉素钠含量（U/ml）	要点说明
80 万 U	4	20 万	• 5 ml 注射器、6～7 号针头
取上液 0.1ml	0.9	2 万	• 以下用 1ml 注射器、6～7 号针头
取上液 0.1ml	0.9	2000	• 每次配制时均需将溶液混匀
取上液 0.1ml	0.9	200	• 配制完毕换接 4 ½ 号针头、妥善放置

2. 试验方法　确定患者无青霉素过敏史，遵照皮内注射要点在患者前臂掌侧下段注射青霉素皮试液 0.1ml，20 分钟后观察并判断、记录试验结果。

3. 试验结果的判断（表 4 - 1 - 5）

表 4 - 1 - 5　青霉素皮肤试验结果的判断

结果	局部皮丘情况	全身情况
阴性	大小无改变，周围不红肿，无红晕	• 无自觉症状，无不适表现
阳性	局部皮丘隆起增大，并出现红晕硬块直径大于 1cm，或周围有伪足伴痒感	• 可有头晕、心慌、恶心等不适严重时可出现过敏性休克

4. 注意事项

（1）试验前详细询问患者的用药史、过敏史和家族过敏史。

（2）凡首次用药，停药 3 天后再用者，以及更换药物批号，均须按常规做过敏试验。

（3）皮肤试验药液必须现配现用，皮试液浓度与注射剂量要准确；溶媒、注射器及针头应固定使用。

（4）青霉素过敏试验或注射前均应做好急救的准备工作（备好盐酸肾上腺素和注射器等）。

（5）严密观察患者，首次注射后须观察 30min，以防迟缓反应的发生。注意局部和全身反应，倾听患者主诉。

（6）若需作对照试验，则用另一注射器及针头，在另一侧前臂相应部位注入 0.1ml0.9% 氯化钠溶液，以作对照，确认青霉素皮试结果为阴性方可用药。

（7）试验结果阳性者禁止使用青霉素，同时报告医生，在医嘱单、病历、床头卡上醒目地注明青霉素过敏试验阳性反应，并告知患者及其家属。

（二）青霉素过敏反应的临床表现

青霉素过敏反应的临床表现多种多样，包括皮肤、呼吸道、消化道等过敏症状，其中最严重的表现为过敏性休克。

1. 过敏性休克　一般在做青霉素皮内试验或注射药物后数秒或数分钟内闪电式发生，也有的于半小时后出现，极少数患者发生在连续用药的过程中。主要表现为：

（1）呼吸道阻塞症状：由于喉头水肿、支气管痉挛，肺水肿引起胸闷、气促、哮喘与呼吸困难，伴濒死感。

（2）循环衰竭症状：由于周围血管扩张导致有效循环量不足，而表现为面色苍白、出冷汗、发绀、脉搏细弱、血压下降。

（3）中枢神经系统症状：由于脑组织缺氧，患者表现烦躁不安、头晕、四肢麻木、意识丧失，抽搐，大小便失禁。

（4）皮肤过敏症状：瘙痒、荨麻疹及其他皮疹。

2. 血清病型反应

一般于用药后 7~12d 内发生，临床表现和血清病相似，有发热、关节肿痛、皮肤发痒、荨麻疹、全身淋巴结肿大、腹痛等。

3. 各器官或组织的过敏反应

（1）皮肤过敏反应：主要有皮疹（荨麻疹），严重者可发生剥脱性皮炎。

（2）呼吸道过敏反应：可引起哮喘或促使原有的哮喘发作。

（3）消化系统过敏反应：可引起过敏性紫癜，以腹痛和便血为主要症状。

上述症状可单独出现，也可同时存在，常以呼吸道症状或皮肤瘙痒最早出现，故必须注意倾听患者的主诉。

【课堂互动】

王某，女，30 岁，青霉素过敏试验阴性，遵医嘱肌内注射青霉素 80 万 U，在首次注射 5min 后，突然感到胸闷、气急，同时面色苍白，出冷汗，脉搏 116 次/分，血压 70/50mmHg，请判断患者发生了什么现象，如何处理？

（三）过敏性休克的急救措施

1. 就地抢救　立即停药，协助患者平卧，注意保暖。

2. 首选肾上腺素　立即皮下注射 0.1%盐酸肾上腺素 0.5~1ml，病儿酌减，如症状不缓解，可每隔半小时皮下或静脉注射 0.5ml，直至脱离险期，此药是抢救过敏性休克的首选药物，它具有收缩血管、增加外周阻力、兴奋心肌、增加心输量及松弛支气管平滑肌的作用。

3. 纠正缺氧改善呼吸　给予氧气吸入，当呼吸受抑制时，应立即进行口对口呼吸，并肌内注射尼可刹米或洛贝林等呼吸兴奋剂。喉头水肿影响呼吸时，应立即准备气管插管或配合施行气管切开术。

4. 抗过敏抗休克　根据医嘱立即给地塞米松 5～10mg 静脉注射或用氢化可的松 200mg 加入 5% 或 10% 葡萄糖液 500ml 内静脉滴注，根据病情给予升压药物，如多巴胺、间羟胺等。患者心搏骤停，立即行胸外心脏按压。

5. 纠正酸中毒和应用抗组胺类药物，如肌内注射盐酸异丙嗪 25～50mg 或苯海拉明 40mg。

6. 密切观察，详细记录　密切观察患者体温、脉搏、呼吸、血压、尿量及其神志等变化并记录；不断评价治疗与护理效果，为进一步处置提供依据。

二、链霉素过敏试验及过敏反应的处理

链霉素主要对革兰阴性菌及结核杆菌有较强的抗菌作用。因链霉素本身具有毒性作用，主要损害第Ⅷ对脑神经，还可导致皮疹、发热、荨麻疹、血管性水肿等过敏反应。过敏性休克发生率虽较青霉素低，但死亡率较青霉素高，其原因除过敏因素外，还与高敏体质及中毒因素有关。因此，应引起重视。

（一）链霉素过敏试验法

试验用物准备除链霉素制剂、5% 氯化钙或 10% 葡萄糖酸钙外，其他用物同青霉素过敏试验法。

1. 皮试液的配制　皮内试验液以 2500U/ml 的链霉素等渗盐水为标准，皮内试验的剂量 0.1ml（250U）。具体配制如下表 4-1-6。

2. 试验方法　取上述皮试药液 0.1ml（含链霉素 250U）作皮内注射，20min 后观察并判断、记录试验结果，判断标准与青霉素相同。

表 4-1-6　链霉素皮肤试验液的配制

链霉素	加 0.9% 氯化钠溶液（ml）	每 ml 药液链霉素含量（U/ml）	要点说明
100 万 U	3.5	25 万	· 5 ml 注射器、6～7 号针头
取上液 0.1ml	0.9	2.5 万	· 以下用 1ml 注射器、6～7 号针头
取上液 0.1ml	0.9	2500	· 每次配制时均需将溶液混匀
			· 配制完毕换接 4½ 号针头、妥善放置

（二）链霉素过敏反应的临床表现及处理

1. 同青霉素过敏反应，但较少见。

2. 伴有全身麻木、肌肉无力、抽搐、眩晕、耳鸣、耳聋等毒性反应。链霉素过敏反应的机理系药物本身的毒性作用和所含杂质（链霉素胍和二链霉胺）具有释放组胺的作用，使小动脉和毛细血管扩张，血压下降，休克；链霉素与 Ca^{2+} 结合，致使血钙降低，患者表现麻木、头晕、抽搐，最初仅口周麻木，严重者四肢、面部、头皮等全身麻木，甚至四肢抽动；阻滞神经、肌肉接头作用，可发生呼吸抑制和四肢软弱；对第八对脑神经的影响引起眩晕、耳鸣、耳聋等，多呈进行性或永久性。

（三）过敏反应的急救措施

1. 同青霉素。

2. 抽搐时予 10% 葡萄糖酸钙 10ml 静脉缓慢推注，小儿酌情减量。

3. 肌肉无力、呼吸困难者按医嘱给予新斯的明 0.5～1mg 皮下注射，必要时予 0.25mg 静脉注射。

三、破伤风抗毒素过敏试验及脱敏注射法

破伤风抗毒素（TAT）属于一种特异性抗体，能中和破伤风患者体液中由破伤风杆菌产生的毒素，使机体产生被动免疫，从而有效控制病情发展或起到预防疾病的功能。TAT 是一种免疫马血清，对人体而言是异种蛋白，具有抗原性，注射后也容易出现过敏反应。因此，在用药前须作过敏试验。曾用过破伤风抗毒素超过一周者，如再使用，还须重作皮内试验。

（一）破伤风抗毒素过敏试验法

1. **皮试液的配制**　以每毫升试验液含破伤风抗毒素 150IU（国际单位）为标准，具体配制方法：取每支 1ml 含 1500IU 的破伤风抗毒素药液 0.1ml，加生理盐水稀释到 1ml，即每毫升含 TAT150IU 即可。

2. **试验方法**　取破伤风抗毒素试验液 0.1ml（含 15IU）作皮内注射，观察 20min 后判断试验结果。

3. **试验结果判断**

阴性：局部皮丘无变化，全身无反应。

阳性：局部反应为皮丘红肿、硬结大于 1.5cm，红晕超过 4cm，有时出现伪足、痒感。全身过敏反应、血清病型反应与青霉素过敏反应相同。若试验结果不能肯定时，应做对照试验，确定为阴性者，将余液 0.9ml 作肌内注射。若试验证实为阳性反应，但病情需要，须用脱敏注射法。

（二）TAT 脱敏注射法

1. **脱敏的基本原理是**　小剂量注射时变应原所致生物活性介质的释放量少，不至于引起临床症状；短时间内连续多次药物注射可以逐渐消耗体内已经产生的 IgE，最终可以全部注入所需药量而不致发病。但这种脱敏只是暂时的，经过一定时间后，IgE 再产生而重建致敏状态。故日后如再用 TAT，还需重做皮内试验。

2. **原则**　少量多次，逐渐增加。施行脱敏注射前，可应用苯海拉明等抗组胺药物，以减少反应发生。

3. **方法**　脱敏注射法是将所需要的 TAT 剂量分多次小剂量注射药液（表 4-1-7），每隔 20min 注射一次，每次注射后均须密切观察。在脱敏注射过程中如发现患者有全身反应，如气促、发绀、荨麻疹及过敏性休克时，应立即停止注射，并迅速处理。如反应轻微，待消退后，酌情将剂量减少，注射次数增加，使其顺利注入所需的全量。

表 4-1-7　破伤风抗毒素脱敏注射法

次数	TAT（ml）	加 0.9%氯化钠溶液（ml）	要点说明（注射途径）
1	0.1	0.9	肌内注射
2	0.2	0.8	肌内注射
3	0.3	0.7	肌内注射
4	余量	稀释至 1ml	肌内注射

附注：亦可将 1mlTAT 稀释成 10mlTAT 等渗盐水，分别以 1、2、3、4ml 作 4 次肌内注射，每次间隔 20 分钟。

四、头孢菌素类药物过敏试验法

头孢菌素类药物是一类高效、低毒、广谱的抗生素，因可致过敏反应，故用药前需做皮肤过敏试验。此外，应注意头孢菌素和青霉素之间可呈现不完全的交叉过敏反应，对青霉素过敏者约有 10%～30% 对头孢菌素过敏，而对头孢菌素过敏者绝大多数对青霉素过敏。

（一）头孢菌素过敏试验法

1. 皮试液的配制　以先锋霉素 Ⅵ 为例，皮内试验液含先锋霉素 Ⅵ 500μg/ml 的生理盐水溶液为标准，皮内试验的剂量 0.1ml（含先锋霉素 50μg）。具体配制如下（表 4-1-8）：

表 4-1-8　先锋霉素 Ⅵ 皮肤试验液的配制

先锋霉素 Ⅵ	加 0.9%氯化钠溶液（ml）	每 ml 药液先锋霉素 Ⅵ 含量	要点说明
0.5g	2	250mg	• 用 5ml 注射器、6-7 号针头
取上液 0.2ml	0.8	50mg	• 换用 1ml 注射器、6-7 号针头
取上液 0.1ml	0.9	5mg	• 每次配制时均需将溶液混匀
取上液 0.1ml	0.9	500μg	• 配制完毕换接 4½号针头

2. 试验方法　先锋霉素 Ⅵ 试验通常以 0.1ml（含先锋霉素 50μg）试验液皮内注射，20min 后根据皮丘及患者全身情况来判断试验结果，判断标准及过敏反应的处理与青霉素过敏试验相同。

3. 注意事项

（1）试验前详细询问患者的用药史、过敏史和家族过敏史。

（2）凡首次用药，停药 3d 后再用者，以及更换药物批号，均须按常规做过敏试验。

（3）皮肤试验液必须现配现用，皮试液浓度与注射剂量要准确；溶媒、注射器及针头应固定使用。

（4）严密观察患者，首次注射后须观察 30min 以防迟缓反应的发生。注意局部和全身反应，倾听患者主诉，应做好急救的准备工作。

（5）试验结果阳性者禁止使用头孢菌素类药物，同时报告医生，在体温单、医嘱单、病历、床头卡上醒目地注明头孢菌素过敏试验阳性反应，并告知患者及其家属。

五、碘过敏试验法

临床上常用碘化物造影剂作肾脏、胆囊、膀胱、支气管、心血管、脑血管造影。此类药物可发生过敏反应，在造影前 1～2 天须先作过敏试验，阴性者，方可作碘造影检查。

（一）试验方法

1. 口服法：口服 5%～10%碘化钾 5ml，每日 3 次，共 3 天，观察结果。

2. 皮内注射法：取碘造影剂 0.1ml 作皮内注射，观察 20min 后判断试验结果。

3. 静脉注射法：取碘造影剂 1ml（30%泛影葡胺 1ml），于静脉内缓慢注射，观察 5～10min 后判断试验结果。在静脉注射造影剂前，必须先行皮内注射法，然后再行静脉注射法，如为阴性，方可进行碘剂造影。

（二）试验结果判断

1. 口服后有口麻、头晕、心慌、恶心、呕吐、荨麻疹等症状为阳性。

2. 皮内注射　局部有红、肿、硬块，直径超过 1cm 为阳性。

3. 静脉注射　有血压、脉搏、呼吸及面色等改变为阳性。

少数患者过敏试验阴性，但在注射碘造影剂时发生过敏反应，故在造影时仍需要备好急救药品，处理同青霉素。

六、普鲁卡因过敏试验

普鲁卡因属于局部麻醉药，用药后可以使患者在完全清醒而局部无痛感的情况下进行手术，低浓度的普鲁卡因由静脉缓慢滴入后对中枢神经有轻度抑制、镇痛、解痉和抗过敏作用。可用于胃溃疡、皮肤病的治疗。极少数患者用药后可发生过敏反应，表现皮炎、鼻炎、结膜炎、虚脱、发绀和惊厥，个别患者发生肺水肿、哮喘，甚至休克等过敏反应。

（一）试验方法

1. 试验液的配制　以每毫升试验液含普鲁卡因 0.25％为标准，如为 1％的普鲁卡因溶液取 0.25ml 稀释至 1ml 即可；如为 2.5％的普鲁卡因溶液，取 0.1ml 稀释至 1ml 即可。

2. 试验方法　皮内注射 0.25％普鲁卡因试验液 0.1ml，观察 20min 后判断试验结果并记录。

（二）试验结果

结果的判断和过敏反应的处理同青霉素过敏试验及过敏反应的处理。

七、细胞色素 C 过敏试验

细胞色素 C 是一种细胞呼吸激活剂，在生物氧化过程中起着传递电子的作用，改善缺氧时的细胞呼吸，促进物质代谢，临床多用做能量合剂的配方。应用时要警惕过敏反应。为防止过敏反应，在用药前应先作过敏试验。

（一）皮试液的配制

取细胞色素 C（每支 2ml 含 15mg）0.1ml 加等渗盐水至 1ml，每毫升含细胞色素 C 0.75mg 。

（二）试验方法

1. 皮内试验　取细胞色素 C 试验液 0.1ml（含 0.075mg），作皮内注射，观察 20min 后，判断试验结果。

2. 划痕试验　取细胞色素 C 原液（每毫升含 7.5mg）1 滴，滴于前臂内侧皮肤上作划痕法（以无菌针头透过药液，划刺皮肤两道，长约 5mm，其深度以不出血为宜。即划破皮不出血。）观察 20min 后判断试验结果。

（三）试验结果判断

局部发红，直径大于 1cm，有丘疹者为阳性

【工作任务】

案例　某男，40 岁，需肌内注射青霉素 80 万 U 治疗疾病。在使用青霉素前需要做青霉素过敏试验。

任务一　如何实施青霉素过敏试验？

任务二　在实施这项操作时，应给予患者及家属哪些健康教育？

任务三　对本次操作作出评价？

【任务实施】

任务一　药物过敏试验操作

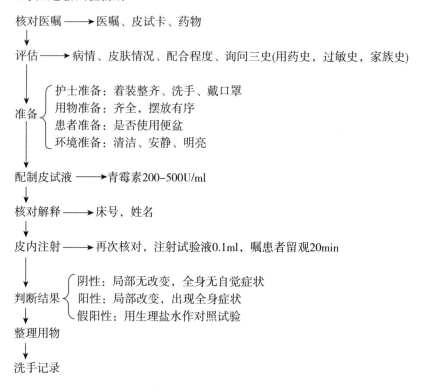

核对医嘱 ——→ 医嘱、皮试卡、药物

评估 ——→ 病情、皮肤情况、配合程度、询问三史(用药史，过敏史，家族史)

准备 ⎰ 护士准备：着装整齐、洗手、戴口罩
　　　 ⎱ 用物准备：齐全，摆放有序
　　　 　 患者准备：是否使用便盆
　　　 ⎰ 环境准备：清洁、安静、明亮

配制皮试液 ——→ 青霉素200~500U/ml

核对解释 ——→ 床号，姓名

皮内注射 ——→ 再次核对，注射试验液0.1ml，嘱患者留观20min

判断结果 ⎰ 阴性：局部无改变，全身无自觉症状
　　　　 ⎱ 阳性：局部改变，出现全身症状
　　　　 　 假阳性：用生理盐水作对照试验

整理用物

洗手记录

任务二　健康教育

1. 了解患者的药物过敏情况，有过敏史者禁止做过敏试验，禁止用药。

2. 不宜在空腹时做过敏试验，嘱患者不可揉搓皮试局部，皮试期间不得随意离开。如有不适要及时告知医护人员。

任务三　评价

1. 患者能叙述青霉素皮肤试验的目的，愿意接受并正确配合。

2. 操作过程严格遵守注射原则，未发生意外情况。

【知识链接】

快速过敏试验法

一、原理

人体的体液含有许多电解质，这些电解质在体液中可以解离成自由移动的阳离子和阴离子，由于这些离子的存在，体液就具有导电性，体液遍布全身，所以整个人体是可以导电的。青霉素结构具有酸，带负电荷，根据同性相斥，异性相吸的原理，青霉素负离子可在负极上产生定向移动，通过汗腺孔透入皮肤，可在局部起作用，也可通过血流到深部组织或全身器官，与体内蛋白质合成全抗原。同时电流流过人体活组织，促进体神经传导，并加快人体体液的化学变化，促进皮肤组织的快速反应，从而使对青霉素过敏的病人，能在电极的皮肤上看到阳性反应现象。

此法不用注射，具有无痛、快速、安全、设备无需灭菌处理、自动计时、交流电与直流电两用、便于携带、使用方便等特点。

二、用物

青霉素过敏反应快速试验器（图 4 - 1 - 10），青霉素试验液（每毫升含 1 万单位的青霉素 G 注射用水溶液），注射用水，0.25%普鲁卡因溶液，纱布。

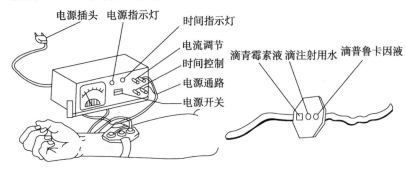

(1)青霉素过敏反应快试验器　　　　　　　　　　　(2)束臂带

图 4 - 1 - 10　青霉素过敏反应的快速试验器

三、操作方法

离子导入部的 3 个头子上分别用两层纱布包扎，以便吸附试验液。

1. 在前臂内侧，用注射用水或蒸馏水浸湿的纱布或小毛巾揩净皮肤（忌用酒精），在电极板负极的方形头子上滴上配好的试验液 1 滴，中间圆形正极上，滴注射用水 1 滴，另一圆形正极头子上滴 0.25%普鲁卡因溶液 1 滴，然后将电极板束于前臂内侧面，松紧应适度。

2. 开启电源开关，指示灯亮，电流表指示电流需在 $50 \sim 80\mu A$ 之间。如电流过高或过低，可调节电流表旋钮。电压维持在 $9 \sim 12V$ 之间，待电流表指针稳定后，开动计时开关 5min，当试验终了时，快速试验器自动报警，电流随即中断，取下电极。观察反应 5min。

四、皮肤试验的结果判断

阴性：试验处皮肤的充血和压迹的程度，在青霉素及注射用水的电极板下均相同，1～2min后即消失，全身也无反应者为阴性。

阳性：试验处皮肤出现明显突起的风团或大丘疹，周围充血或不充血。部分病员伴有臂部痒、刺、灼、压等感觉或全身反应，为强阳性；如局部皮肤出现小丘疹，荨麻疹则为阳性。少数病员皮肤上出现白斑，也为阳性表现。

为防止迟缓反应，须继续观察 5min，并在注射前再观察一次。

五、注意事项

试液每次 1 滴，不宜过多。若试液流到电极板上，将影响试液结果的正确性。

【执业考试考核知识点】

1. 识记

（1）注射的原则、安全给药原则。

（2）抽吸药物注意事项、口服给药的操作方法与注意事项。

（3）超声波雾化吸入法目的、方法与注意事项。

（4）过敏试验的注意事项及过敏反应的处理。

（5）雾化吸入常用药物。

2. 领会

（1）给药方法的外文缩写与中文译意及给药时间安排。

（2）超声雾化吸入器的结构与原理。

3. 应用

（1）药物的保管。

（2）口服给药法的健康教育。

（3）口服给药的操作方法。

（4）各种雾化吸入的操作方法。

（5）药液抽吸方法。

（6）过敏试验结果的判断。

（7）皮试液的配制方法。

（郭鹏）

任务二　注射治疗

【任务达标】

1. 掌握皮内、皮下、肌内、静（动）脉注射的操作方法及注意事项。

2. 熟悉各种注射法的目的及操作前准备。

3. 能正确实施各项注射法的实际操作。

常用的注射给药法有皮内注射、皮下注射、肌内注射、静脉注射及动脉注射法。

【知识链接】

除了以上注射法外还有：腹腔注射、关节内、结膜下腔和硬膜外注射，穴位注射等。

项目一　皮内注射

皮内注射法是将少量药液或生物制剂注射于表皮与真皮之间的方法。

【目的】

1. 进行药物过敏试验，以观察有无过敏反应。

2. 预防接种。

3. 局部麻醉的起始步骤。

【评估】

1. 病情、治疗情况、用药史及药物过敏史。

2. 患者意识状态、心理状态、对药物的认知及合作程度。

3. 患者注射部位的皮肤状况。根据皮内注射的目的选择部位：如药物过敏试验常选用前臂掌侧下段，因该处皮肤较薄，易于注射，且易辨认局部反应；预防接种常选用上臂三角肌下缘；局部麻醉则选择麻醉处。

【计划】

1. 操作者准备　衣帽整洁、修剪指甲、洗手、戴口罩。向患者解释皮内注射的目的、方法、注意事项及配合要点。

2. 患者准备

（1）患者了解皮内注射的目的、方法、注意事项及配合要点；

（2）取舒适体位并暴露注射部位。

3. 用物准备

（1）基础治疗盘；

（2）1ml注射器，4½号针头、注射卡；

（3）药液：按医嘱准备；

（4）如为药敏试验，另备 0.1％盐酸肾上腺素 1 支、2ml 注射器、6 号针头。

4. 环境准备　备物环境按无菌操作要求进行：注射环境清洁、安静、光线适宜。

【实施】

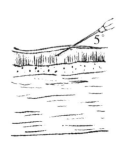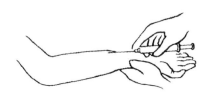

图 4-2-1　皮内注射法

1. 操作方法

步骤	要点说明
1. 洗手，戴口罩，按医嘱吸取药液	• 严格执行查对制度和无菌操作原则
2. 携用物至患者床旁，查对并解释	• 确认患者，详细询问用药史、过敏史
3. 选择注射部位	• 按注射原则选择注射部位
4. 消毒皮肤　用 75％乙醇消毒皮肤	• 忌用碘酊消毒，以免影响对局部反应的观察
5. 再次核对，排净空气	
6. 穿刺　一手绷紧局部皮肤，一手平持注射器，针尖斜面向上，与皮肤呈 5°刺入皮内，斜面完全进入皮肤后放平注射器，用绷紧皮肤的手的拇指固定针栓，注入药液 0.1ml，使局部隆起呈半球状皮丘，皮肤变白并显露毛孔（如图 4-2-1）	• 注入剂量要准确 • 进针角度不能过大，否则会刺入皮下
7. 拔针　注射完毕，迅速拔出针头，勿按压针眼	• 嘱患者勿按揉局部，以免影响结果的观察，15～20min 后观察局部反应，作出判断
8. 再次核对	• 操作后查对
9. 操作后处理　协助患者取舒适卧位，清理用物，洗手，记录	• 严格按消毒隔离原则处理用物 • 将过敏试验结果阳性者记录在病历上、体温单、医嘱单、床头卡上醒目位置，阳性用红笔记"＋"，阴性用蓝笔或黑笔标记"－"

2. 注意事项

（1）严格执行查对制度和无菌操作原则，严格遵守消毒隔离原则。

（2）皮内注射前详细询问用药史、药物过敏史（药敏试验：备好 0.1％盐酸肾上腺素，有过敏史则不可做皮试，并与医生联系，做好标记）。

（3）忌用碘酊、碘伏消毒，以免影响对局部反应的观察。

（4）注意进针的角度和深度，以针头斜面全部进入皮内即可，以免药液注入皮下或药液漏出。

（5）若为药敏试验，同时需作对照，则用另一注射器及针头，在另外一侧前臂相应部位注入 0.9%氯化钠溶液。

（6）药物过敏试验结果如为阳性反应，告知患者或家属，不能再用该药，并记录在病历上。

【工作任务】

案例　患者男性，25 岁，因肺炎需用青霉素治疗，在用药前需做青霉素过敏试验。

任务一　如何实施这项措施？

任务二　在实施这项操作时，应给予患者哪些健康教育？

任务三　对本次操作作出评价？

【任务实施】

任务一　皮内注射操作流程

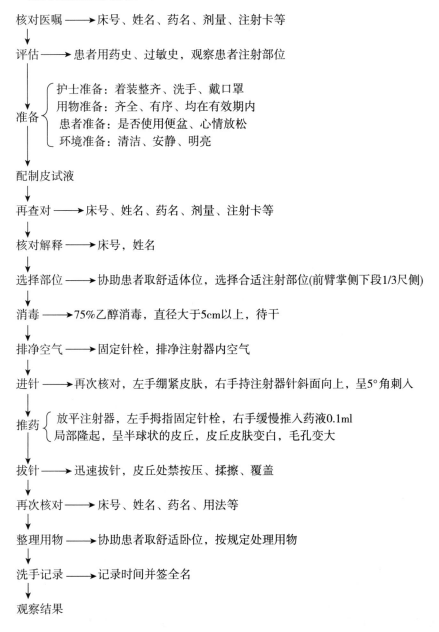

核对医嘱 ——→ 床号、姓名、药名、剂量、注射卡等
↓
评估 ——→ 患者用药史、过敏史，观察患者注射部位
↓
准备 ┤ 护士准备：着装整齐、洗手、戴口罩
　　　　 用物准备：齐全、有序、均在有效期内
　　　　 患者准备：是否使用便盆、心情放松
　　　　 环境准备：清洁、安静、明亮
↓
配制皮试液
↓
再查对 ——→ 床号、姓名、药名、剂量、注射卡等
↓
核对解释 ——→ 床号，姓名
↓
选择部位 ——→ 协助患者取舒适体位，选择合适注射部位(前臂掌侧下段1/3尺侧)
↓
消毒 ——→ 75%乙醇消毒，直径大于5cm以上，待干
↓
排净空气 ——→ 固定针栓，排净注射器内空气
↓
进针 ——→ 再次核对，左手绷紧皮肤，右手持注射器针斜面向上，呈5°角刺入
↓
推药 ┤ 放平注射器，左手拇指固定针栓，右手缓慢推入药液0.1ml
　　　　 局部隆起，呈半球状的皮丘，皮丘皮肤变白，毛孔变大
↓
拔针 ——→ 迅速拔针，皮丘处禁按压、揉擦、覆盖
↓
再次核对 ——→ 床号、姓名、药名、用法等
↓
整理用物 ——→ 协助患者取舒适卧位，按规定处理用物
↓
洗手记录 ——→ 记录时间并签全名
↓
观察结果

任务二 健康教育

1. 给患者做药物过敏试验后，嘱患者勿离开病室，等待护士于 15～20min 后观察结果。同时告知患者，如有不适立即通知护理人员，以便及时处理。

2. 指导患者拔针后切勿按揉皮丘或揉擦局部以免影响结果的观察。

任务三 评价

1. 患者理解皮内注射的目的，愿意接受并配合。

2. 注射过程严格按照注射原则进行，未发生感染。

3. 患者获得预防药物过敏的一般知识。

项目二 皮下注射

皮下注射法是将少量液或生物制剂注入皮下组织的方法。

【目的】

1. 注入小剂量药物，用于不宜口服给药而需在一定时间内发生药效时。

2. 预防接种。

3. 局部麻醉用药。

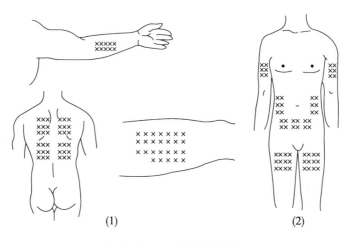

图 4-2-2 皮下注射部位

【评估】

1. 病情、治疗情况、用药史及药物过敏史。

2. 患者意识状态、肢体活动能力、对用药计划的了解及合作程度。

3. 患者注射部位的皮肤及皮下组织的状况。根据皮下注射的目的选择部位：选用上臂三角肌下缘；也可以选用两侧腹壁、后背、大腿前侧和外侧（图 4-2-2）。

【计划】

1. 护士准备 衣帽整洁、修剪指甲、洗手、戴口罩。向患者解释皮下注射的目的、方法、注意事项、药物作用及配合要点。

2. 患者准备

（1）患者了解皮下注射的目的、方法、注意事项、药物作用及配合要点。

（2）取舒适体位并暴露注射部位。

3．用物准备

（1）基础治疗盘。

（2）1～2ml注射器，5½～6号针头、注射卡。

（3）药液：按医嘱准备。

4．环境准备　备物环境按无菌操作要求进行：注射环境清洁、安静、光线适宜，必要时用屏风遮挡患者。

【实施】

1．操作方法

步骤	要点说明
1．洗手，戴口罩，按医嘱吸取药液	• 严格执行查对制度和无菌操作原则
2．携用物至患者床旁，查对并解释	• 确认患者
3．选择注射部位	• 对皮肤有刺激的药物一般不作皮下注射
4．常规消毒皮肤、待干	• 按注射原则选择注射部位
5．二次核对，排净空气	• 操作中加强与患者的沟通，以发现不适及时处理
6．一手绷紧局部皮肤，一手平持注射器针尖斜面向上，与皮肤呈30°～40°角，快速刺入皮下（图4-2-3）	• 进针不宜过深以免刺入肌层
7．松开绷紧皮肤的手，抽动活塞，如无回血，缓慢推注药液	• 一般将针梗的1/2到2/3刺入皮下，勿全部刺入以免不慎断针增加处理难度 • 确保针头未刺入血管内，推药速度宜缓慢
8．注射完毕，用无菌干棉签轻压针刺处，迅速拔出针后按压片刻	• 压迫至不出血为止
9．再次核对	• 操作后查对
10．协助患者取舒适卧位，清理用物，洗手，记录	• 严格按消毒隔离原则处理用物 • 记录注射的时间、药物名称、浓度、剂量、患者的反应等

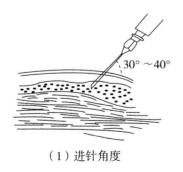

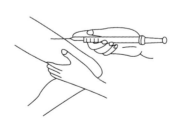

（1）进针角度　　　　　　　（2）绷紧皮肤注射

图4-2-3　皮下注射法

2．注意事项

（1）严格执行查对制度和无菌操作原则。

（2）对皮肤有刺激的药物一般不作皮下注射。

171

（3）在皮下注射前详细询问用药史，需要长期注射者，应建立轮流使用注射部位的计划，经常更换注射部位，以促进药物充分吸收。

（4）进针角度不超过45°，以免刺入肌层；过于消瘦者，可捏起局部组织，穿刺角度适当减小。

【工作任务】

案例　患者何女士，55岁，因患糖尿病需皮下注射胰岛素4U，请问：

任务一　如何实施这项措施？

任务二　在实施这项操作时，应给予患者哪些健康教育？

任务三　对本次操作作出评价？

【任务实施】

任务一　皮下注射操作流程

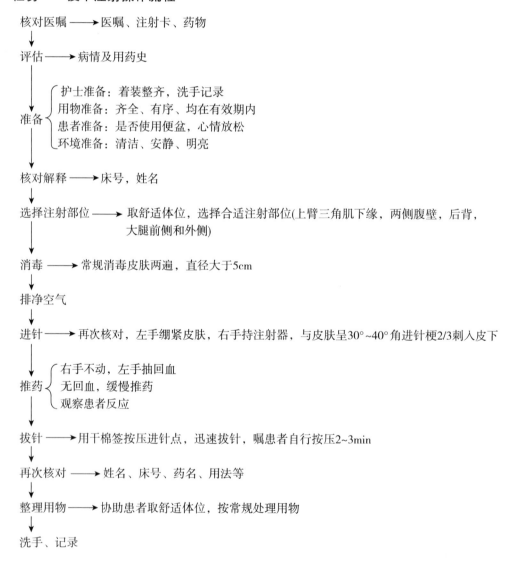

核对医嘱 ——→ 医嘱、注射卡、药物

↓

评估 ——→ 病情及用药史

↓

准备 {
护士准备：着装整齐，洗手记录
用物准备：齐全、有序、均在有效期内
患者准备：是否使用便盆，心情放松
环境准备：清洁、安静、明亮
}

↓

核对解释 ——→ 床号，姓名

↓

选择注射部位 ——→ 取舒适体位，选择合适注射部位(上臂三角肌下缘，两侧腹壁，后背，大腿前侧和外侧)

↓

消毒 ——→ 常规消毒皮肤两遍，直径大于5cm

↓

排净空气

↓

进针 ——→ 再次核对，左手绷紧皮肤，右手持注射器，与皮肤呈30°~40°角进针梗2/3刺入皮下

↓

推药 {
右手不动，左手抽回血
无回血，缓慢推药
观察患者反应
}

↓

拔针 ——→ 用干棉签按压进针点，迅速拔针，嘱患者自行按压2~3min

↓

再次核对 ——→ 姓名、床号、药名、用法等

↓

整理用物 ——→ 协助患者取舒适体位，按常规处理用物

↓

洗手、记录

任务二　健康教育

需要长期注射者，应让患者了解，建立轮流使用注射部位的计划，经常更换注射部位，

以促药物充分吸收。

任务三　评价

1. 患者理解皮下注射的目的及药物作用的相关知识，愿意接受配合治疗。

2. 注射过程严格按注射原则进行，注射部位未出现硬结、未发生感染。

项目三　肌内注射

肌内注射法（IM）是将一定量药液注入肌肉组织的方法。

【目的】

注入药物，用于不宜或不能口服、皮下注射、静脉注射，要求迅速发生疗效时。

【评估】

1. 病情、治疗情况、用药史及药物过敏史。

2. 患者意识状态、肢体活动能力、对用药计划的了解及合作程度。

3. 患者注射部位的皮肤及皮下组织的状况。注射部位一般选择肌肉较丰厚，离大神经、大血管较远的部位。其中以臀大肌为最常用，其次为臀中肌、臀小肌、股外侧肌及上臂三角肌。

（1）臀大肌注射定位法：臀大肌起自髂后上棘与尾骨尖之间，肌纤维平行向外下方止于股骨上部。坐骨神经起自骶丛神经，自梨状肌下孔出骨盆至臀部，在臀大肌深部，约在坐骨结节与大转子之间中点处下降至股部，其体表投影为自大转子尖至坐骨结节中点向下至腘窝。注射时注意避免损伤坐骨神经。臀大肌注射定位方法有两种：

1）十字法：以臀裂顶点向左或右一侧划一水平线，从髂嵴最高点作一垂直平分线，将一侧臀部分为四个象限，其外上象限并避开内角（从髂后上棘至大转子连线），即为注射区（图4-2-4）。

2）连线法：取髂前上棘和尾骨连线的外上三分之一处为注射部位。

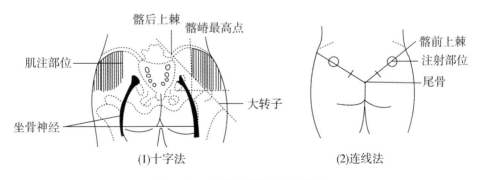

图4-2-4　臀大肌肌内注射定位

（2）臀中肌、臀小肌注射定位法：该处神经、血管分布较少，且脂肪组织较薄，定位方法有两种：

1）以示指尖和中指尖分别置于髂前上棘和髂嵴下缘处，这样髂嵴、示指、中指便构成一个三角形，注射部位在示指与中指间构成的角内（图4-2-5）。

2）以髂前上棘外侧三横指处（以患者自体手指宽度）为标准。

（3）股外侧肌注射部位为大腿中段外侧，位于膝上 10cm，髋关节下 10cm 处约 7.5cm 宽。此区大血管、神经干很少通过，部位较广，适用于多次注射者（图 4-2-6）

（4）上臂三角肌注射法。为上臂外侧自肩峰下 2～3 横指处，此处肌肉分布较臀部少，只能作小剂量注射。

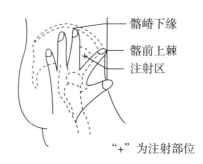

髂嵴下缘
髂前上棘
注射区

"+"为注射部位

图 4-2-5　臀中肌、臀小肌注射定位法

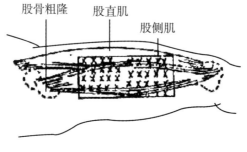

股骨粗隆　股直肌　股侧肌

图 4-2-6　股外侧肌内注射法

【计划】

1. 护士准备　衣帽整洁、修剪指甲、洗手、戴口罩。熟悉药物的用法及药理作用，询问患者用药史，向患者解释肌内注射的目的、方法、注意事项、药物作用及配合要点。

2. 用物准备

（1）基础治疗盘。

（2）2～5ml 注射器，6～7 号针头、注射卡。

（3）药液：按医嘱准备。

3. 患者准备

（1）患者了解肌内注射的目的、方法、注意事项、药物作用及配合要点；

（2）取舒适体位并暴露注射部位。

4. 环境准备　备物环境按无菌操作要求进行：注射环境清洁、安静、光线适宜，必要时用屏风遮挡患者。

【实施】

1. 操作方法

步骤	要点说明
1. 洗手，戴口罩，按医嘱吸取药液	• 严格执行查对制度和无菌操作原则
2. 携用物至患者床旁，查对并解释	• 确认患者
3. 协助患者取合适体位，选择注射部位、定位	• 按注射原则选择注射部位
4. 戴手套，常规消毒皮肤、待干	
5. 二次核对，排净空气	• 操作中查对
6. 穿刺　一手拇、示指绷紧局部皮肤，一手持注射器，中指固定针栓，将针头迅速垂直刺入针梗的2/3	• 切勿将针头全部刺入，以防针梗从根部衔接处折断，难以取出 • 消瘦的患儿进针深度酌减
7. 推药　松开绷紧皮肤的手，抽动活塞，如无回血，缓慢推注药液	• 确保未刺入血管内 • 避免患者疼痛 • 注入药液过程中，注意观察患者的反应
8. 拔针　注射完毕，用无菌干棉签轻压针刺处，迅速拔出针后按压片刻	
9. 再次核对	• 操作后查对
10. 操作后处理　协助患者取舒适卧位，清理用物，洗手，记录	• 严格按消毒隔离原则处理用物 • 记录注射的时间、药物名称、浓度、剂量、患者的反应等

2. 注意事项

（1）严格执行查对制度和无菌操作原则。

（2）两种药液同时注射时，要注意配伍禁忌。

（3）2岁以下婴幼儿不宜选用臀大肌注射，因其臀部肌肉发育不好，注射时有损伤坐骨神经的危险，最好选择臀中、小肌注射。

（4）切勿把针梗全部刺入，以防针梗从根部折断。若针头折断，应先稳定患者情绪，并嘱患者保持原位不动，固定局部组织，以防断针移位，同时尽快用无菌血管钳夹住断端取出；如断端全部埋入肌肉，应速请外科医生处理。

（5）对需长期注射者，应交替更换注射部位，并选用细长针头，以避免或减少硬结的发生。如因长期多次注射出现局部硬结时，可采用热敷，理疗等方法予以处理。

（6）肌肉注射时，为使臀部肌肉放松，减轻痛苦与不适感，可取坐位与卧位：常用的体位有：①侧卧位时上腿伸直，放松，下腿稍弯曲；②俯卧位时足尖相对，足跟分开，头偏向一侧；③仰卧位常用于危重患者及不能自行翻身的患者采用臀中肌、臀小肌注射时；④坐位常用于门、急诊患者。

【工作任务】

案例　患者男性，49岁，因支气管炎需臀大肌肌内注射青霉素2ml。

任务一　如何实施这项措施？

任务二　在实施这项操作时，应给予患者及家属哪些健康教育？

任务三　对本次操作作出评价？

【任务实施】

任务一 肌内注射操作流程

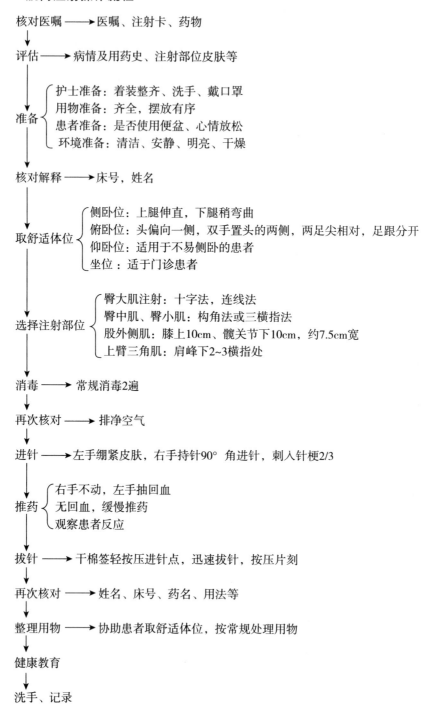

核对医嘱 ——→ 医嘱、注射卡、药物

评估 ——→ 病情及用药史、注射部位皮肤等

准备 ┤
- 护士准备：着装整齐、洗手、戴口罩
- 用物准备：齐全，摆放有序
- 患者准备：是否使用便盆、心情放松
- 环境准备：清洁、安静、明亮、干燥

核对解释 ——→ 床号，姓名

取舒适体位 ┤
- 侧卧位：上腿伸直，下腿稍弯曲
- 俯卧位：头偏向一侧，双手置头的两侧，两足尖相对，足跟分开
- 仰卧位：适用于不易侧卧的患者
- 坐位：适于门诊患者

选择注射部位 ┤
- 臀大肌注射：十字法，连线法
- 臀中肌、臀小肌：构角法或三横指法
- 股外侧肌：膝上10cm、髋关节下10cm，约7.5cm宽
- 上臂三角肌：肩峰下2~3横指处

消毒 ——→ 常规消毒2遍

再次核对 ——→ 排净空气

进针 ——→ 左手绷紧皮肤，右手持针90°角进针，刺入针梗2/3

推药 ┤
- 右手不动，左手抽回血
- 无回血，缓慢推药
- 观察患者反应

拔针 ——→ 干棉签轻按压进针点，迅速拔针，按压片刻

再次核对 ——→ 姓名、床号、药名、用法等

整理用物 ——→ 协助患者取舒适体位，按常规处理用物

健康教育

洗手、记录

任务二 健康教育

1. 肌内注射时，为使臀部肌肉放松，减轻痛苦与不适感，可取坐位与卧位。

2. 因长期多次注射出现局部硬结的患者，教给其局部热敷的方法。

任务三　评价

1. 患者理解肌肉内注射的目的及药物作用的相关知识，愿意接受并配合。

2. 注射过程严格按照注射原则进行，注射部位未发生硬结、感染。

项目四　静脉注射

静脉注射法是自静脉注入药液的方法。

【目的】

1. 药物不宜口服、皮下、肌内注射，或需迅速发生药效时只适宜静脉注射。

2. 注入药液作某些诊断性检查。

3. 输液或输血。

4. 静脉营养治疗。

【评估】

1. 病情、治疗情况、用药史及药物过敏史，所用药物的药理作用。

2. 患者意识状态、肢体活动能力、对用药计划的了解及合作程度。

3. 患者注射部位的皮肤状况、静脉充盈度及管壁弹性。静脉注射常用部位有：

（1）四肢浅静脉（图4-2-7）：上肢浅静脉：肘部浅静脉（贵要静脉、正中静脉、头静脉）、腕部及手背部浅静脉网。下肢浅静脉：足部大隐静脉、小隐静脉、足背部浅静脉网。

（2）头皮静脉：小儿头皮静脉极为丰富，分支甚多，互相沟通交错成网且静脉表浅易见，易于固定，方便患儿肢体活动。故患儿静脉注射多采用头皮静脉，临床常用的头皮静脉有：颞浅静脉、额上静脉、耳后静脉等（图4-2-8）。

（3）股静脉：股静脉位于股三角区，在股动脉内侧约0.5cm处（图4-2-9）。

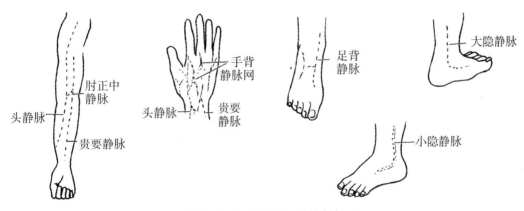

图4-2-7　四肢浅静脉注射部位

【计划】

1. 护士准备　衣帽整洁、修剪指甲、洗手、戴口罩，熟悉药物的用法及药理作用，询问患者用药史并解释静脉注射的目的及注意事项。

2. 患者准备

（1）患者了解静脉注射的目的、方法、注意事项、药物作用及配合要点；

（2）取舒适体位并暴露注射部位。

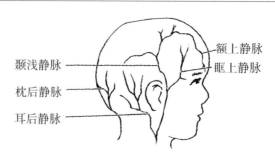

图 4-2-8　小儿头皮静脉注射部位

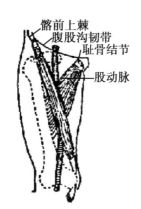
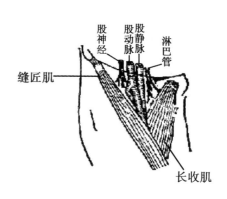

图 4-2-9　股静脉注射部位

3. 用物准备

（1）基础治疗盘。

（2）注射器（规格视药量而定），6～9 号针头或头皮针、无菌纱布、止血带、注射用小枕、胶布、注射卡。

（3）药液：按医嘱准备。

4. 环境准备　备物环境按无菌操作要求进行：注射环境清洁、安静、光线适宜，必要时用屏风遮挡患者。

【实施】

1. 操作方法

步骤	要点说明
▲四肢浅静脉注射 1. 按医嘱吸取药液 2. 携用物至患者床旁，核对患者床号、姓名 3. 选择合适静脉 4. 在穿刺部位的下方垫小枕 5. 在穿刺部位上方（近心端）约 6cm 处扎紧止血带	• 严格执行查对制度和无菌操作原则 • 确认患者 • 选择粗直、弹性好、易于固定的静脉，避开关节和静脉瓣 • 以手指探明静脉走向及深浅 • 对需长期注射者，应有计划地由小到大，由远心端到近心端选择静脉 • 止血带末端向上，以防污染无菌区域

步骤	要点说明
6. 常规消毒皮肤、待干 7. 嘱患者握拳 8. 二次核对，排净空气 9. 穿刺　以一手拇指绷紧静脉下端皮肤，使其固定。一手持注射器，示指固定针栓，针尖斜面向上，与皮肤呈15°～30°角自静脉上方或侧方刺入皮下，再沿静脉走向滑行刺入静脉，见回血，可再顺静脉进针少许（图4-2-10） 10. 两松一固定　松开止血带，嘱患者松拳，固定针头（如为头皮针，用胶布固定） 11. 缓慢注入药液（图4-2-11）	• 操作中查对 • 穿刺时应沉着，切勿乱刺，一旦出现局部血肿，立即拔出针头，按压局部，另选其他静脉重新穿刺 • 注射对组织有强烈刺激性的药物，应另备抽有生理盐水的注射器和头皮针，注射穿刺成功后，先注入少量生理盐水，证实针头确在静脉内，再换上抽有药液的注射器进行推药，以免药液外溢而致组织坏死
12. 拔针　注射完毕，用无菌干棉签轻压穿刺点上方，迅速拔出针头按压片刻或嘱患者曲肘 13. 再次核对 14. 操作后处理　协助患者取舒适卧位，清理用物，洗手，记录 ▲小儿头皮静脉注射 1. 同四肢静脉注射1～2 2. 选择合适静脉 3. 常规消毒皮肤、待干 4. 二次核对，排净空气 5. 穿刺　由助手固定患儿头部。术者一手拇指、示指固定静脉两端。一手持头皮针小翼，沿静脉向心方向平行刺入，见回血后推药少许。如无异常，用胶布固定针头 6. 缓慢注入药液 7. 注射完毕，拔出针头，按压局部 8. 同四肢静脉注射13～14 ▲股静脉注射 1. 同四肢静脉注射1～2 2. 体位　协助患者取仰卧位，下肢伸直略外展外旋 3. 常规消毒局部皮肤并消毒术者左手示指和中指 4. 二次核对，排净空气 5. 确定穿刺部位　用左手示指于腹股沟扪及股动脉搏动最明显部位并予固定	• 根据患者年龄、病情及药物性质，掌握注药速度，并随时听取患者主诉，观察局部情况及病情变化 • 操作后查对 • 记录注射的时间，药物名称、浓度、剂量，患者的反应等 • 患儿取仰卧或侧卧位，必要时剃去注射部位毛发 • 操作中查对 • 注射过程中注意约束患儿，防止其扎拽注射部位 • 注射过程中要试抽回血，以检查针头是否仍在静脉内。如有局部疼痛或肿胀隆起，回抽无回血，提示针头滑出静脉，应拔出针头，更换部位，重新穿刺

续表

步骤	要点说明
6. 穿刺　右手持注射器，针头和皮肤成 90°或 45°，在股动脉内侧 0.5cm 处刺入，抽动活塞见有暗红色回血，提示针头已进入股静脉	• 如抽出血液为鲜红色，提示针头进入股动脉，应立即拔出针头，用无菌纱布紧压穿刺处 5～10min，直至无出血为止
7. 固定针头，注入药液	
8. 注射完毕，拔出针头。局部用无菌纱布加压止血 3～5min，然后用胶布固定	• 以免引起出血或形成血肿
9. 同四肢静脉注射 13～14	

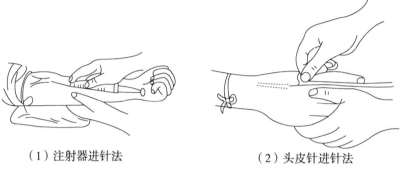

（1）注射器进针法　　　　（2）头皮针进针法

图 4-2-10　静脉注射（进针）

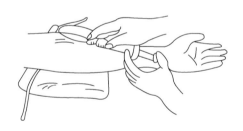

图 4-2-11　静脉注射（推药）

2. 注意事项

（1）严格执行查对制度和无菌操作原则。

（2）注射对组织有强烈刺激性的药物，一定要确认针头在静脉内后方可推注药液，以免药液外溢而致组织坏死。

（3）注射时应选择粗直、弹性好、不易滑动的静脉。如需长期静脉给药者，应由远心端到近心端进行注射。

（4）根据病情及药物性质，掌握注入药液的速度，并随时听取患者的主诉，观察体征及其病情变化。另外，在给危重小儿行头皮静脉穿刺时应密切观察患儿反应。

（5）在股静脉穿刺时如抽出血液为鲜红色，提示针头进入股动脉，应立即拔出针头，用无菌纱布紧压穿刺处 5～10min，直至无出血为止。

3. 静脉注射常见失败的原因（图 4-2-12）

（1）针头刺入静脉过浅，或因松解止血带时针头滑出血管，抽吸未见回血。

（2）针头斜面一半在血管内，一半在血管外，回血断断续续，注药时溢出至皮下，皮肤隆起，患者局部疼痛。

（3）针头刺入较深，斜面一半穿破对侧血管壁，抽吸见有回血，推注少量药液时局部可无隆起，但因部分药液溢出至深层组织，患者有痛感。

（4）针头刺入过深，穿透对侧血管壁，药物注入深部组织，有痛感，抽吸无回血。

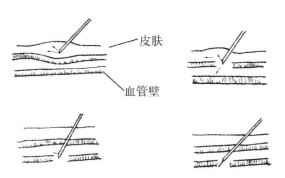

图 4-2-12 静脉注射常见失败的原因

4. 特殊患者静脉穿刺要点

（1）肥胖患者：肥胖者皮下脂肪较厚，静脉位置较深，不明显，但相对固定，注射时，在摸清血管走向后由静脉上方进针，进针角度稍加大（30°～40°角）。

（2）水肿患者：可沿静脉解剖位置，用手按揉局部，以暂时驱散皮下水分，使静脉充分显露后再行穿刺。

（3）脱水患者：血管充盈不良，穿刺困难。可作局部热敷、按摩，待血管充盈后再穿刺。

（4）老年患者：老人皮下脂肪少，静脉易滑动且脆性大，针头难以刺入或易穿破血管对侧。注射时，可用手指分别固定穿刺段静脉上下两端，再沿静脉走向穿刺。

附：静脉注射泵的使用

为了使静脉注射过程中剂量精确、速度均匀，可使用静脉注射泵推注药液。

1. 除按静脉注射的用物准备外，另备注射泵、注射泵延长管、抽吸 5～10ml 生理盐水的注射器。

2. 将抽吸药液的注射器与泵管相连，妥善固定于注射泵上。

3. 接通电源，根据医嘱调整好注射速度和注射时间。

4. 将抽吸生理盐水的注射器与头皮针相连，穿刺静脉，成功后固定头皮针。

5. 分离注射器与头皮针，将泵管延长管和头皮针连接，按"开始"键启动注射泵。

6. 随时观察患者的反应和药液的输入的情况。

7. 药液推注完毕，按"停止"键。拔针、按压、整理床单位。

8. 关闭注射泵，取下注射器，切断电源，记录。

9. 按消毒隔离原则处理用物。

【工作任务】

案例 护士要为患者王女士静脉注射 25％葡萄糖溶液，请问：

任务一 如何实施这项措施？

任务二 在实施这项操作时，应给予患者及家属哪些健康教育？

任务三 对本次操作作出评价？

【任务实施】

任务一 静脉注射操作流程

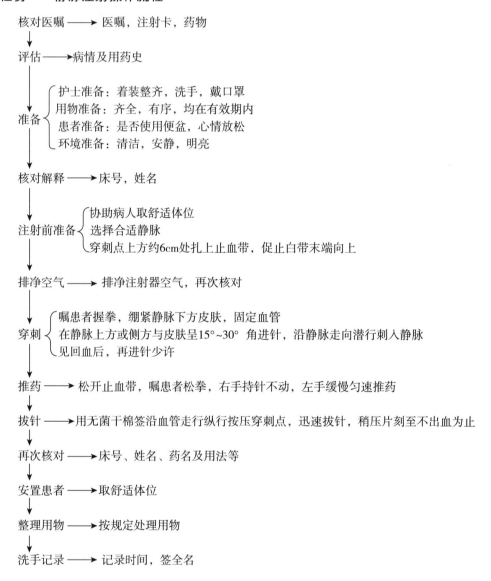

核对医嘱 —→ 医嘱，注射卡，药物

评估 —→ 病情及用药史

准备 { 护士准备：着装整齐，洗手，戴口罩
用物准备：齐全，有序，均在有效期内
患者准备：是否使用便盆，心情放松
环境准备：清洁，安静，明亮

核对解释 —→ 床号，姓名

注射前准备 { 协助病人取舒适体位
选择合适静脉
穿刺点上方约6cm处扎上止血带，促止白带末端向上

排净空气 —→ 排净注射器空气，再次核对

穿刺 { 嘱患者握拳，绷紧静脉下方皮肤，固定血管
在静脉上方或侧方与皮肤呈15°~30°角进针，沿静脉走向潜行刺入静脉
见回血后，再进针少许

推药 —→ 松开止血带，嘱患者松拳，右手持针不动，左手缓慢匀速推药

拔针 —→ 用无菌干棉签沿血管走行纵行按压穿刺点，迅速拔针，稍压片刻至不出血为止

再次核对 —→ 床号、姓名、药名及用法等

安置患者 —→ 取舒适体位

整理用物 —→ 按规定处理用物

洗手记录 —→ 记录时间，签全名

任务二 健康教育

向患者说明静脉注射的目的、方法、注意事项与配合要求。

任务三 评价

1. 患者理解注射的目的，有安全感，愿意接受治疗。

2. 操作过程严格按注射原则进行，注射部位无渗出、肿胀，未发生感染。

3. 能分析静脉注射失败的常见原因，根据患者情况提高静脉穿刺成功率。

项目五 动脉注射

动脉注射法是自动脉注入药液的方法。

【目的】

1. 加压注入血液或高渗葡萄糖液，迅速增加有效循环血量，用于抢救重度休克尤其是创伤性休克患者。

2. 注入造影剂，用于施行某些特殊检查（如脑血管造影）。

3. 注射抗癌药物作区域性化疗。

【评估】

1. 病情、治疗情况、用药史及药物过敏史，所用药物的药理作用。

2. 患者意识状态、肢体活动能力、对用药计划的了解及合作程度。

3. 患者注射部位的皮肤状况及血管状况。常用动脉有股动脉、桡动脉。作区域性化疗时，头面部疾患选用颈总动脉；上肢疾患选用锁骨下动脉；下肢疾患选用股动脉。

【计划】

1. 操作者准备 衣帽整洁、修剪指甲、洗手、戴口罩，熟悉药物的用法及药理作用，询问患者用药史并解释动脉注射的目的及注意事项。

2. 患者准备

（1）患者了解动脉注射的目的、方法、注意事项及配合要点、药物作用及副作用。

（2）取舒适体位并暴露注射部位。

3. 用物准备

（1）治疗车上层：基础治疗盘、注射器（规格视药量而定），6～9号针头或头皮针、无菌纱布、无菌手套及无菌洞巾（必要时）、沙袋、注射卡及药液（按医嘱准备）；

（2）治疗车下层：医用垃圾处理用物。

4. 环境准备 备物环境按无菌操作要求进行：注射环境清洁、安静、光线适宜，必要时用屏风遮挡患者。

【实施】

1. 操作方法

步骤	要点说明
1. 按医嘱吸取药液 2. 携用物至患者床旁，核对患者床号、姓名 3. 体位 协助患者取仰卧位，暴露穿刺部位	• 严格执行查对制度和无菌操作原则 • 确认患者 • 桡动脉穿刺点为前臂掌侧腕关节上2cm、动脉搏动明显处 • 股动脉穿刺点在腹股沟股动脉搏动明显处。穿刺时，患者取仰卧位，下肢伸直略外展外旋，以充分暴露穿刺部位
4. 常规消毒局部皮肤，范围大于5cm，并消毒术者左手示指和中指或戴手套 5. 二次核对，排净空气	• 操作中查对

续表

步骤	要点说明
6. 穿刺 在欲穿刺动脉搏动最明显处固定动脉于两指之间，右手持注射器，在两指间垂直或与动脉走向成45°角刺入动脉，抽见有鲜红色血液涌进注射器，即以右手固定穿刺针的方向和深度，左手推注药液 7. 注射完毕，迅速拔出针头。局部用无菌纱布加压止血5~10min 8. 再次核对 9. 操作后处理 协助患者取舒适卧位，清理用物，洗手，记录	• 有血液涌进注射器表明针头已进入动脉 • 推注速度可略快 • 也可用沙袋加压止血 • 操作后查对 • 严格按消毒隔离原则清理用物

2. 注意事项

（1）严格执行查对制度和无菌操作原则。

（2）有出血倾向者，慎用动脉穿刺。新生儿多选择桡动脉穿刺，因采用股动脉垂直进针易伤髋关节。

（3）推注药液过程中随时听取患者的主诉，观察体征及其病情变化。

（4）拔针后局部用无菌纱布或沙袋加压止血，以免出血或形成血肿。

【健康教育】

向患者说明静脉注射的目的、方法、注意事项与配合要求。

【评价】

1. 患者理解注射的目的，有安全感，愿意接受治疗。

2. 操作过程严格按注射原则进行，注射部位无渗出、肿胀，未发生感染。

【执业考试考核知识点】

1. 识记

（1）皮内、皮下、肌内、静脉、动脉注射操作注意事项。

（2）皮内、皮下、肌内、静脉、动脉注射部位。

2. 领会

皮内、皮下、肌内、静脉、动脉注射的目的。

3. 应用

皮内、皮下、肌内、静脉、动脉注射操作方法。

（郭鹏）

任务三 静脉输液与输血

【任务达标】

1. 掌握静脉输液的目的和操作方法、速度和时间的计算、常见故障及处理方法、常见输液反应及护理。
2. 掌握静脉输血目的和输血操作方法、输血前的准备、间接输血法及注意事项、常见输血反应及护理。
3. 熟悉血型及交叉相容配血试验、自体输血法。
4. 熟悉静脉输液常用溶液的种类和作用、输液微粒的污染。
5. 能正确实施静脉输液、输血操作及输液和输血故障的排除。
6. 了解血液制品种类及适应证。

项目一 静脉输液

静脉输液是临床上用于纠正人体水、电解质及酸碱平衡失调、恢复内环境稳定状态的重要措施；通过静脉输注药物，还可以治疗疾病。熟练掌握及准确地运用静脉输液的有关知识和技能，对治疗疾病及挽救生命有十分重要的作用。

静脉输液是利用大气压和液体静压原理将一定量的无菌溶液或药物直接输入静脉的方法。

【知识链接】

静脉输液的原理

静脉输液是利用大气压和液体静压形成的输液系统内压高于人体静脉压的原理，将液体直接输入静脉内。无菌药液自输液瓶经输液管通过针头输入到静脉内应具备的条件是：

1. 液体瓶必须有一定的高度，即需要具有一定的水柱压。
2. 液面上方必须与大气相通（除液体软包装袋），使液面受大气压的作用，当大气压强大于静脉压时，液体向压力低的方向流动。
3. 输液管道通畅，不扭曲、不受压，针头不堵塞，并确保在静脉血管内。

一、常用溶液的种类及作用

（一）晶体溶液

晶体的分子，其溶液在血管内存留时间短，对维持细胞内外水分的相对平衡有重要作用，可有效纠正体内的水、电解质失调。临床常用的晶体溶液有：

1. 葡萄糖溶液　用于补充水分和热量，常用作静脉给药的载体和稀释剂。常用的溶液有 5% 葡萄糖溶液和 10% 葡萄糖溶液。

2. 等渗电解质溶液　用于补充水和电解质，维持体液容量和渗透压平衡。常用的溶液有 0.9% 氯化钠溶液和复方氯化钠溶液等。

3. 碱性溶液　用于纠正酸中毒，调节酸碱平衡。常用溶液有 5% 碳酸氢钠和 11.2% 乳酸钠溶液。

4. 高渗溶液　用于利尿脱水，可迅速提高血浆渗透压，回收组织水分进入血管内，消除水肿。同时可降低颅内压，改善中枢神经系统的功能。常用溶液有 20% 甘露醇、25% 山梨醇、25%~50% 葡萄糖溶液等。

（二）胶体溶液

胶体的分子大，其溶液在血液内存留时间长，能有效维持血浆胶体渗透压，增加血容量，改善微循环，提高血压。临床常用的胶体溶液有：

1. 右旋糖酐　为水溶性多糖类高分子聚合物。常用溶液有中分子右旋糖酐和低分子右旋糖酐。中分子右旋糖酐能提高血浆胶体渗透压，扩充血容量；低分子右旋糖酐有降低血液黏稠度，改善微循环和抗血栓形成的作用。

2. 代血浆　作用与低分子右旋糖酐相似，扩容效果好，输入后循环血量和心输出量均增加，急性大出血时可与全血共用。常用溶液有羟乙基淀粉、氧化聚明胶、聚乙烯吡咯酮等。

3. 血液制品　有 5% 白蛋白和血浆蛋白等。输入后能提高胶体渗透压，扩大和增加循环血容量，补充蛋白质和抗体，有助于组织修复和增强机体免疫力。

（三）静脉高营养液

高营养液能供给患者热能，维持正氮平衡，补充各种维生素和矿物质。其主要成分有氨基酸、脂肪、维生素、矿物质、高浓度葡萄糖或右旋糖酐以及水分。常用溶液有复方氨基酸、脂肪乳剂等。

二、常用静脉输液法

（一）周围静脉输液法

【目的】

1. 补充水和电解质，维持酸碱平衡。常用于脱水、酸碱平衡紊乱者，如剧烈呕吐、腹泻、大手术后。

2. 补充营养，供给热量，促进组织修复，获得正氮平衡。常用于慢性消耗性疾病，胃肠道吸收障碍及不能经口进食如昏迷、口腔疾病等患者。

3. 输入药物，控制感染，治疗疾病。常用于中毒、各种感染、脑及组织水肿，以及各种需经静脉输入药物的治疗。

4. 增加血容量，维持血压，改善微循环。用于严重烧伤、大出血、休克等患者。

【评估】

1. 患者状况　包括患者的年龄、性别、体重、生命体征、意识程度、营养状况、血液循环状况及自理能力，目前的医疗诊断、病情、评估肝肾功能、胃肠功能有无异常。

2. 患者的用药史和目前用药情况　包括患者既往用药情况及效果、有无药物过敏史和其他不良反应；患者目前健康状况与药物疗效的关系，所用药物的特性、治疗作用及可能出现的不良反应。

3. 患者的社会心理因素及合作程度　包括患者的文化程度、职业、经济状况、对治疗

> 【课堂互动】
> 临床上哪些情况需要进行静脉输液？

的态度、对药物的依赖、对输液的认识及配合程度、社会支持系统等。

4. 穿刺部位的皮肤、血管状况、肢体活动程度。

【计划】

1. 操作者准备　洗手、戴口罩，熟悉药物的用法及药理作用，向患者解释静脉输液的目的及注意事项。

2. 用物准备

（1）注射盘一套：配备加药用注射器及针头、无菌纱布、止血带、胶布、瓶套、启瓶器、小垫枕，必要时备小夹板及绷带、75%乙醇、2%碘酊、棉签等；

（2）无菌物品：输液器一套，需静脉留置输液时另备静脉留置针一套；

（3）遵照医嘱准备液体及药物，消毒溶液；

（4）输液卡及输液架。

3. 患者准备　患者理解输液的目的，能积极配合。嘱患者排空大小便，取舒适卧位。

4. 环境准备　按无菌操作要求进行；使环境安静、光线适宜、空间适宜操作。

【实施】

1. 密闭式周围静脉输液法操作步骤

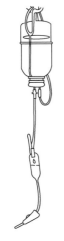

图 4-3-1　密闭式静脉输液法

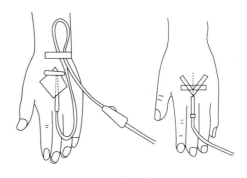

图 4-3-2　输液针头固定法

步骤	要点说明
1. 洗手、戴口罩，备齐用物 2. 准备输液架，核对床号与姓名，解释输液目的及注意事项，评估患者和环境	• 取得患者的配合，避免交叉感染，严格执行无菌操作和查对制度，杜绝差错事故发生
3. 认真查对输液卡并检查药液瓶口、瓶体、瓶内溶液质量，将输液卡倒贴于输液瓶上，套上瓶套	• 检查药物是否过期，瓶盖有无松动，瓶身有无裂痕，对光检查药液有无浑浊、沉淀和絮状物等
4. 消毒加药：启开液体瓶铝盖中心部分，常规消毒瓶塞，按医嘱加入药物，在瓶签上注明床号、加入药物名称、剂量及加药时间并签名	• 加药后检查溶液有无沉淀、浑浊
5. 准备输液器：检查输液器后取出并关闭调节器，将输液管和通气管针头同时插入瓶塞至针头根部	• 检查输液器型号、包装是否完好、是否在有效期内

续表

步骤	要点说明
6. 将用物推到床旁，再次查对患者和药液，备胶布，将输液瓶挂在输液架上（图4-3-1）	
7. 排空气：抬高茂菲式滴管下端的输液管，挤压滴管使溶液迅速流至茂菲式滴管1/3～1/2满时，放低茂菲式滴管下端输液管，松开调节器，手持针栓部，使液体顺输液管缓慢下降直至排净导管和针头内的空气。关闭调节器备用	• 输液前排除输液管及针头内的空气，防止发生空气栓塞。折叠滴管下端，可防止气泡进入滴管下端输液管内造成排气困难，如下端输液管内有小气泡不易排除时，可轻弹气泡下端输液管，将气泡弹至滴管内
8. 皮肤消毒：协助患者取舒适卧位，选择静脉，肢体下垫小垫枕，在穿刺点上方6cm处扎止血带，嘱患者握拳，常规消毒皮肤	• 选择静脉时应避开关节和静脉瓣，对需长期输液者，应有计划合理选择静脉，亦可用碘伏消毒皮肤2次
9. 静脉穿刺：再次核对和排气后，取下护针帽，行静脉穿刺，见回血后，将针头再平行送入少许	• 穿刺前确保滴管下端的输液管内无气泡，使针头斜面全部进入血管内
10. 固定针柄：松开止血带，嘱患者松拳，放开调节器，待液体滴入通畅、患者无不适后，用胶布固定针头。必要时用夹板绷带固定肢体（图4-3-2）	
11. 调节滴速：根据病情、年龄及药物性质调节输液速度。一般成人40～60gtt/min，儿童20～40gtt/min。对老年、体弱，心、肺、肾功能不良者，婴幼儿或输注刺激性较强的药物时速度宜慢；对严重脱水、血容量不足、心肺功能良好者输液速度适当加快	• 保证药物疗效，减少或避免发生输液反应
12. 协助卧位：取出止血带和小垫枕，协助患者取舒适卧位，向患者交代输液中的注意事项，将呼叫器置于易取处	• 不可随意调节滴速，注意保护输液部位，如有异常及时呼叫
13. 记录签名：在输液卡上记录输液的时间、滴速、签全名	
14. 更换液体：如需更换液体瓶时，常规消毒瓶塞后，从上瓶中拔出输液管及通气管插入下一瓶中，观察输液通畅后方可离去	• 持续输液时应及时更换输液瓶，以防空气进入，更换时应注意无菌操作，防污染
15. 加强巡视：输液过程中密切观察有无输液反应，耐心听取患者主诉，观察输液部位状况，及时处理输液故障，保证输液通畅	• 加压输液时应及时拔针，以防空气进入形成栓塞，拔针时按压不可用力过大，以免损伤血管内膜；按压部位稍靠近皮肤穿刺点以压迫静脉进针处，防止皮下出血
16. 输液完毕：轻揭胶布，关闭调节器，用干棉签或小纱布轻压穿刺点上方，快速拔针，按压片刻至无出血	
17. 整理床铺，清理用物，做好记录	

2. 静脉留置针输液法操作步骤　静脉留置针输液法，适用于需长期输液，静脉穿刺困难者（图4-3-3）。此法可减轻患者的痛苦，并可减少因反复穿刺而造成的血管损伤，从而保护静脉，保持通畅的静脉通道，便于抢救和治疗。

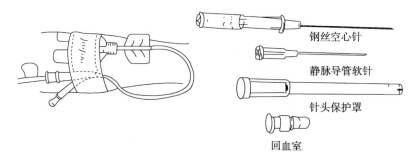

图 4-3-3 静脉留置针

步骤	要点说明
1. 同密闭式输液法准备，检查、核对药液并插好输液器，排净空气 2. 检查并打开留置针和敷贴	• 严格执行查对制度和无菌操作 • 检查留置针和敷贴的型号，有效期及包装是否完好
3. 协助患者取舒适卧位，选择穿刺部位，肢体下垫小枕，在穿刺点上方 10cm 处扎上止血带，常规消毒皮肤，直径为 6~8 cm，嘱患者握拳	• 选择弹性好、走向直、清晰的血管，能下床活动的患者应避免在下肢穿刺，以免因重力作用造成回血堵塞留置针
4. 穿刺前，戴好手套。取出静脉留置针，将输液器上的针头插入留置针的肝素帽内至针头根部，排净头皮式套管针内的空气，去除针套，旋转松动外套管，调整针头斜面，排净套管针内空气	• 减少医院内交叉感染的发生率，保护护士自身的安全，检查针尖斜面及套管边缘，斜面无倒钩，边缘无毛刺方可使用。避免空气进入血管内
5. 嘱患者握拳，绷紧皮肤，固定静脉，右手持留置针针翼，针尖保持向上，在血管上方使针头与皮肤呈 15°~30°角进针，见回血后，降低穿刺角度，顺静脉方向再将穿刺针推进 0.2cm，左手持 Y 接口，右手后撤针心约 0.5cm，持针座将套管全部送入静脉内。撤出针芯松止血带，打开调节器，嘱患者松拳	• 确保外套管在静脉内 • 避免针芯刺破血管 • 嘱患者尽量避免置管肢体下垂，防止回血堵塞针头
6. 用无菌透明敷贴作密闭式固定外套管。并在透明膜上记录置管日期、时间，用胶布将延长管固定，再次核对	• 避免穿刺点及周围被污染，便于观察穿刺点的情况
7. 穿刺完毕，脱下手套，打开调节器，调节滴速，并再次查对，协助患者取舒适卧位，清理用物	• 根据患者年龄、病情、药物性质调节速度
8. 在使用留置针的过程中，应经常观察穿刺部位，及时发现早期并发症	
9. 输液完毕，准备封管。先拔出部分针头，仅剩下针尖斜面留在静脉帽内，缓慢推注 2~5ml 封管液，剩下 0.5~1ml 后，边退边推药液，确保正压封管。常用封管液有无菌生理盐水和稀释肝素溶液。通过封管，可以保持畅通的静脉输液通道；而且可以将残留的刺激性药液冲入血管，避免刺激局部血管	• 每次输液前后检查置管部位静脉有无红、肿、热、痛、硬化，倾听患者主诉，有无不适，如有异常应及时拔管，遵医嘱及时处理局部
10. 再次输液时常规消毒肝素帽胶塞，再将静脉输液针头插入肝素帽内完成输液	• 避免穿刺点出血 • 避免医院内感染

步骤	要点说明
11. 停止输液时，需拔管。先撕下小胶布，再揭开无菌敷贴，无菌棉签放于穿刺点前方，迅速拔出套管针，按压穿刺部位至不出血为止，协助患者取舒适体位，整理用物，一次性用物按消毒隔离原则处理，洗手、记录	

3. 注意事项

（1）严格执行查对制度和无菌操作原则；

（2）穿刺静脉的选择应粗直、弹性好、相对固定、避开关节和静脉瓣。如需长期输液者，应注意保护和合理使用静脉、一般从远端小静脉开始、交替使用；

（3）注意药物配伍禁忌。根据用药原则、患者的病情以及药物性质、遵医嘱，有计划、合理安排药物输入顺序、尽快达到治疗效果；

（4）确保针头在血管内方可输入药物，以免造成组织损害，增加患者痛苦；

（5）根据病情、年龄、药物性质调节输液速度。一般成人 $40 \sim 60$ 滴/分，儿童 $20 \sim 40$ 滴/分，对年老体弱、婴幼儿、心、肺、肾功能不良者及输注刺激性较强的药物时速度宜慢；对严重脱水、血容量不足、心肺功能良好者输液速度适当加快；

（6）输液过程中加强巡视，耐心听取患者主诉，严密观察患者全身及局部反应、及时处理输液故障及输液反应；

（7）连续输液 24h 以上者，须每日更换输液器或输液瓶；

（8）输液前要注意排净输液管及针头空气，输液过程中要及时更换输液瓶，输液毕及时拔针，严防造成空气栓塞；

（9）保证输液安全：严格检查药物，使用一次性输液用具，采用密闭式输液，并在输液过程中加强监护；

（10）留置针一般可保留 $3 \sim 5$ 天，不超过 7 天。注意保护有留置针头的肢体，在不输液时，也避免肢体呈下垂姿势。

4. 健康教育

（1）向患者及家属说明药物的作用，可能出现的反应、处理办法及自我监护的内容等。

（2）教育患者遵照医嘱用药，嘱患者及家属输液过程中不可擅自调整输液速度，以保证输液效果，避免发生输液反应。

5. 静脉留置针穿刺失败的常见原因

（1）穿破静脉血管：留置针导管表面光滑，穿刺时特别滑顺，所以进针的速度不宜过快，否则容易造成穿过对侧血管壁。穿刺时，持针柄的方法不正确或穿刺者的姿势不正确挡住视线均可导致不能及时观察回血使进针太深。见到回血，应降低进针角度约 $5° \sim 15°$，再进针 0.2cm。如果见到回血后，没有减小角度继续进针或者不退针芯直接在血管潜行，也容易导致穿过血管壁；

（2）进针迟钝：留置针进针时，要求从血管上方进针，这样可以减少进针点皮肤与血管之间的距离，避免穿刺时阻力过大或引起导管尖端辟叉。穿刺时，应该夹紧针翼两侧，持针翼多点的一面向外。如果只持一侧针翼、未把针翼夹紧或持针时将多点的一面折向内面、均可易引起进针迟钝。另外，穿刺角度过低、穿刺部位皮肤粗糙以及未绷紧皮肤也容易造成进针迟钝；

（3）送套管困难：留置针套管前端与针芯衔接处是经过微波热线压缩形成，这样可能使该衔接处存在轻微粘连。因此，在留置针穿刺前，均应转动针芯，松动套管，使套管前端与针芯衔接处粘连解除。如果没有松动套管，衔接处粘连存在，会造成送套管困难。进针时，见回血，应压低针头角度，再进 0.2cm，保证套管进入静脉血管内，如果见回血后没有继续进针 0.2cm，可能导致套管还未进入血管，发生送导管困难。另外，穿刺前选择了瘢痕静脉或者静脉瓣处、穿刺时未绷紧皮肤以及穿破对侧血管壁也容易导致送管困难；

（4）撤针芯困难：撤出针芯时应将延长管放直，一手示指和中指分别固定针翼两侧，再抽出针芯。如果延长管未放直、手指固定在针翼中间部分，就容易导致撤针芯困难。另外，穿刺前未松动导管、撤针芯手指仍然夹紧两侧针翼以及撤针芯动作太慢都会可能出现撤针芯困难的现象。

6. 静脉留置针的并发症　静脉留置针输液时，因为部位的选择、穿刺过程、封管和患者的活动等原因，可能导致静脉留置针并发症的发生。

（1）导管堵塞：封管时，推注封管液的量要适合。封管后，应避免患者过度活动以及局部肢体受压。如果封管时封管液的量不够或速度过快、封管后患者过度活动或局部肢体受压、高血压患者因静脉压力过高均可引起血液反流导致导管堵塞。因此，应掌握正确的封管方法和让患者获得留置针护理的有关知识，避免导管堵塞；

（2）液体渗漏：虽然用留置针可以明显减少液体渗漏的发生，但仍然应从患者角度考虑，最大程度预防液体的渗漏出现。选择血管时应避免在关节部位、穿刺时避免损伤对侧血管壁以及正确的穿刺方法均可预防液体渗漏的发生；

（3）静脉炎：见输液反应及护理。

（二）经外周中心静脉置管输液法（PICC）

经外周中心静脉置管输液法是从周围静脉导入且导管末端位于中心静脉的深静脉置管技术。此法具有适应证广、创伤小、操作简单、保留时间长、并发症少的优点。常用于中、长期静脉输液及治疗的患者，深静脉留置导管一般可保留血管 7 天至 1 年。

【目的】

1. 适用于不同年龄及各种患者，是重要的急救途径。

2. 为中心静脉压（CVP）监测及完全胃肠外营养（TPN）使用的重要通道。

3. 广泛应用于静脉化疗，长期输入高渗性液体及刺激性药物的患者，可保护血管不受损伤。

【评估】

1. 一般情况包括患者的年龄、性别、体重、生命体征、意识程度、营养状况、血液循环状况及自理能力，目前的医疗诊断等。

2. 患者的用药史和目前用药情况。

3. 患者的社会心理因素。

4. 穿刺部位皮肤有无瘢痕、感染等；肢体活动程度；血管状况：包括静脉弹性、粗细、长短、静脉瓣等。常选择的静脉有贵要静脉、肘正中静脉、头静脉等。

（1）贵要静脉：该静脉直、粗、静脉瓣少，当手臂与躯干垂直时，为最直和最直接的途径，经腋静脉、锁骨下无名静脉，到达上腔静脉，为 PICC 置管的首选，90% 的 PICC 放置于贵要静脉。

（2）肘正中静脉：此静脉粗直，但个体差异较大，静脉瓣较多。理想情况下，肘正中静脉加入贵要静脉，形成最直接的途径，经腋静脉、锁骨下无名静脉，到达上腔静脉，为PICC置管的次选静脉。

（3）头静脉：此静脉前粗后细，且高低起伏。在锁骨下方汇入腋静脉，进入腋静脉处有较大角度，可能有分支与颈静脉或锁骨下静脉相连，使患者的手臂与躯干垂直有助于导管插入，为PICC置管的第三选择。

【计划】

1. 操作者准备　洗手、戴口罩，熟悉操作程序与要点，了解患者用药史并向患者解释PICC的操作目的及注意事项。

2. 用物准备

（1）经外周插管的中心静脉导管1套、输液器1套、皮尺、20ml注射器、0.9%氯化钠溶液；

（2）注射盘1套，另备加药注射器及针头、无菌敷贴或无菌纱布、止血带、胶布、小枕、开瓶器、无菌手套、一次性手术衣2件、密闭无针正压接头1个或肝素帽1个；

（3）按医嘱准备液体及药物；

（4）输液卡和输液架。

3. 患者准备　患者理解输液目的，能积极配合，并做好输液准备。

4. 环境准备　准备专用操作间，环境整洁、安静、光线明亮、符合无菌操作要求。

【实施】

1. 操作步骤

步骤	要点说明
1. 洗手、戴口罩、备齐用物 2. 同密闭式静脉输液法检查、根据医嘱核对药物、液体和输液器	• 防止差错事故发生
3. 核对床号与姓名，解释输液目的及注意事项，评估患者	
4. 协助患者进入操作间，再次核对、向患者解释后，按常规消毒液体瓶，将输液器插入瓶内挂于输液架上排净空气。	• 操作间在操作前用消毒机进行空气消毒30min
5. 患者取平卧位，手臂外展呈90°，打开穿刺包，取出纸尺，用纸尺测量置管所需长度。测量臂围，方法为肘关节上四横指处	• 充分暴露注射部位 • 从穿刺点沿静脉走向至右胸锁关节处再向下测至第三肋间
6. 操作者穿好手术衣，打开无菌包，戴无菌手套，铺治疗巾于手臂下，70%乙醇由穿刺点为中心环形消毒皮肤范围10cm×10cm，再用碘伏消毒，待干	• 消毒范围要大，避免感染
7. 更换手套，铺无菌孔巾及治疗巾，扩大无菌区域，抽吸0.9%氯化钠溶液，预冲导管以润滑亲水性导丝，撤出导丝至比预计长度短0.5~1cm处，按预计长度剪去多余部分导管，剥开导管护套10cm左右以方便使用	• 注意剪切导管时不可切到导丝，否则导丝将损坏导管，伤害患者 • 操作中不用双手直接接触导管，防止手套上的滑石粉等异物进入血管

步骤	要点说明
8. 请助手扎止血带，使静脉充盈，将保护套从穿刺针上去掉，活动套管，以 15°～30°角进针，见回血后降低穿刺角度推入导入针约 3～6cm，确保导引套管的尖端进入静脉内。从导管套内取出穿刺针，左手示指固定导引套管，避免移位，中指压在套管尖端所处的血管上，减少血液流出，松开止血带	• 如果穿刺未成功，不可将穿刺针再引入导引套管，否则将导致套管破裂
9. 用镊子夹住导管尖端将导管逐渐送入静脉，置导管约 10～15cm 之后退出套管，指压套管端静脉以固定导管，继续缓慢送导管至预计长度（上腔静脉），拔出导丝，连接注射器，抽回血，注入 0.9%氯化钠溶液，确定导管是否通畅	• 用力要均匀缓慢，注意不要过紧夹住导管，以免损坏聚硅酮导管，当导管进入肩部时，嘱患者头转向穿刺侧下颌靠肩以防导管误入颈静脉。注意禁止暴力抽去导丝，使用 10ml 以上注射器，如果小于 10ml 的注射器可能造成高压，使导管破裂。
10. 连接输液装置，观察点滴通畅后，再次消毒导管入口及周围皮肤，固定导管，覆盖无菌辅料	• 注意禁止在导管上贴胶布，否则将危及导管强度和导管完整
11. 整理用物，观察患者无不适反应，送患者回病房休息，洗手，记录	• 记录导管名称、型号、编号、置入长度、穿刺过程是否顺利及穿刺日期等
12. 输液完毕使用正压封管，用 3～5ml 封管液，接输液头皮针，边缓慢推注边退出，每次用毕务必封管。不输液的患者每 3 天封管一次	• 使针头在退出过程中导管内始终保持正压状态，输入黏稠性较大的药物应选用 0.9%氯化钠溶液 10ml 缓慢推注后再封管
13. 拔管时应沿静脉走向，轻柔拔出，并对照穿刺记录以确定有无残留，导管尖端常规送细菌培养	• 防止导管残留静脉内引起栓塞等

2. 注意事项

（1）送管过程中，如遇送管不畅，表明静脉有阻塞或导管位置有误，不要强行置入，可向后撤导丝导管少许再继续送管。

（2）穿刺后第一个 24 小时更换敷料，以后每周按常规更换敷料 2～3 次，揭去敷料时应顺管的方向往上撕，以免将导管拔出。

（3）注意观察封管情况，有无导管堵塞和导管破裂等情况。

（4）保护穿刺侧肢体：穿刺侧肢体要避免剧烈运动及用力过度；睡眠时，注意不要压迫穿刺的血管。在不输液时，也尽量避免肢体下垂姿势以免由于重力作用造成回血堵塞导管。

（5）注意观察有无并发症的发生，PICC 常见的并发症有静脉炎、导管感染、过敏反应等。

3. 健康教育

（1）向患者及家属解释 PICC 置管的必要性与意义，如无需麻醉，穿刺成功率高，不影响活动，感觉较舒适；该置管术创伤程度小，用药广泛，可减少长期、频繁的静脉穿刺，避免静脉遭到破坏等优点；

（2）介绍 PICC 置管应注意的问题、可能出现的反应、处理办法及自我监护等相关知识。

【评价】：

1. 患者理解 PICC 的目的及药物作用的相关知识，了解 PICC 的优点，接受治疗，积极配合。

2. 插管顺利，无并发症发生。

（三）颈外静脉插管输液法

颈外静脉属于颈部最大的浅静脉，由下颌后静脉的后支，耳后静脉和枕静脉汇合而成，沿胸锁乳突肌表面下行，越过胸锁乳突肌后缘，而后汇入锁骨下静脉。颈外静脉行径表浅，位置较固定，易于穿刺。

【目的】：

1. 需要长期输液，而周围静脉不易穿刺的患者。

2. 周围循环衰竭的危重患者，用以测量中心静脉压。

3. 长期静脉内滴注高浓度的、刺激性强的药物或采用静脉内高营养治疗的患者。

【评估】

1. 患者病情、意识状态、活动能力；询问普鲁卡因过敏史，并做过敏试验。

2. 患者心理状态、对疾病的认识、合作程度。

3. 穿刺部位皮肤、血管情况。

【计划】

1. 操作者准备　衣帽整洁、洗手、戴口罩，熟悉颈外静脉插管的操作方法，向患者及家属解释颈外静脉插管的目的及注意事项。

2. 用物准备

（1）无菌穿刺包：内置穿刺针 2 根（长 6.5cm、内径 2mm、外径 2.6mm），硅胶管 2 条（长 25～30cm、内径 1.2mm、外径 1.6mm）5ml 与 10ml 注射器各 1 具、6 号针头 2 个、尖刀片、镊子、纱布、洞巾、弯盘等。

（2）注射盘 1 套，另加 1% 普鲁卡因注射液、无菌 0.9% 氯化钠溶液、无菌手套、无菌敷贴或宽胶布（2cm×3cm）、打火机、酒精灯、肝素帽。

（3）按医嘱准备液体及药物。

（4）输液卡和输液架。

3. 患者准备　患者理解颈外静脉插管的目的，明确颈外静脉插管时所取的体位并能有效配合。

4. 环境准备　环境整洁、安静、光线明亮。

【实施】

1. 操作步骤

步骤	要点说明
1. 衣帽整洁、洗手、戴口罩，备齐用物	• 严格执行无菌技术操作及查对制度
2. 同密闭式静脉输液法检查、核对药物并备好输液器，携用物至患者处，再次核对，向患者解释后将输液瓶挂于输液架上排净空气	
3. 协同患者去枕平卧，头偏向对侧，肩下垫一薄枕	• 使患者头低肩高，颈部平直
4. 术者站于穿刺部位对侧或头侧，选择穿刺点并定位，常规消毒皮肤，直径大于 10cm，打开无菌穿刺包，戴无菌手套，铺洞巾	• 充分暴露穿刺部位 • 穿刺点为下颌角与锁骨上缘中点连线之上 1/3 处，颈外静脉外侧缘（图 4-3-4）
5. 抽吸 1% 普鲁卡因液在穿刺部位行局部麻醉，用 10 ml 注射器吸取 0.9% 氯化钠溶液，以平针头连接硅胶管排净空气	

步骤	要点说明
6. 左手绷紧穿刺点上方皮肤，右手持穿刺针与皮肤呈45°进针，入皮肤后呈25°沿颈外静脉走行向心刺入	• 穿刺前可用刀片尖端在穿刺部位刺破皮肤作引导，以减少进针时阻力，穿刺时，助手用手指按压颈静脉三角处使颈静脉充盈
7. 见回血后立即用一手拇指按压针栓孔，另一手经针栓孔快速插入硅胶管约10cm左右。插管时，由助手一边抽回血一边缓慢注入等渗盐水，确定硅胶管在血管内后，退出穿刺针，再次抽回血确认在血管内，无误后移去洞巾，接上输液器及肝素帽，输入液体	• 插管动作要轻柔，以防盲目插入使硅胶管在血管内打折或硅胶管过硬刺破血管发生意外
8. 用无菌透明敷贴覆盖穿刺点并固定针栓与肝素帽，调节输液滴数	• 固定要牢固，防止导管脱出
9. 暂停输液时，同静脉留置针输液法封管，并固定妥当	• 输液前应检查导管在血管内，防止意外发生
10. 再次输液时，先确认导管在静脉内，常规消毒肝素帽，接上输液器即可	• 边抽边拔防止残留小血块和空气进入血管，造成栓塞
11. 拔管时硅胶管末端接注射器，边抽吸边拔出硅胶管，切记将血凝块推入血管，拔管后局部加压数分钟，用70％乙醇消毒穿刺局部，无菌纱布覆盖	• 拔管动作轻柔，避免折断硅胶管。

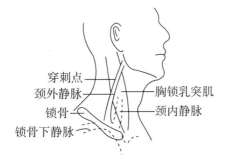
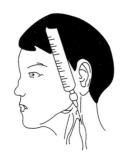

图4-3-4　颈外静脉穿刺定位法

2. 注意事项

（1）硅胶管内如有回血，应及时用肝素稀释液冲注，以免血块堵塞硅胶管。

（2）输液过程中应加强巡视，如发现滴入不畅，应检查硅胶管是否弯曲或滑出血管外。

（3）每天更换敷料，碘伏消毒穿刺点与周围皮肤，0.9％过氧乙酸溶液擦拭消毒硅胶管，注意不可用乙醇溶液擦拭，以防硅胶管老化。

3. 健康教育

（1）向患者及家属解释所用药物的主要治疗目的和观察要点，并说明药物作用，可能出现的反应、处理办法及自我监护的内容等。

（2）向患者介绍颈外静脉穿刺置管的目的，如何保护穿刺部位及护理要点，避免感染的发生。

（四）头皮静脉输液法

小儿头皮静脉具有分支多，互相沟通交错成网，浅表不易滑动的特点。进行头皮静脉输液既不影响病儿保暖，又不影响肢体活动。临床常选择颞浅静脉、额静脉、耳后静脉、枕静脉。进行穿刺时，应注意区分头皮动、静脉。

【知识链接】

小儿头皮静脉与动脉的鉴别

鉴别项目	头皮静脉	头皮动脉
外观	浅蓝色	正常肤色或浅红色
搏动	无	有
管壁	薄、易被压瘪	厚、不易被压瘪
活动度	不易滑动	易滑动
血流方向	向心	离心

【评估】

1. 患儿的病情、输液目的、出入液量、营养状况。

2. 头部皮肤完整性（有无破损、皮疹、感染）、静脉状况（解剖位置、充盈、弹性及滑动性）。

【计划】

1. 操作者准备 衣帽整洁、洗手、戴口罩，熟悉头皮静脉输液的操作方法，向家属解释头皮静脉输液的目的及注意事项。

2. 用物准备 头皮静脉针1～2个、纱布、剃刀必要时备约束带，其他与成人静脉输液相同。

3. 患者准备 家长理解输液的目的，能积极配合对患儿的固定。

4. 环境准备 美观、整洁、安静，必要时调节室温22～24℃。

【实施】：

1. 操作步骤

步骤	要点说明
1. 洗手、戴口罩，备齐用物 2. 准备输液架，核对床号与姓名，向家属解释输液目的及注意事项，评估患者和环境 3. 同静脉输液法核对、检查并准备药物和输液器，携用物至患者处，再次核对，向患者解释后将输液瓶挂于输液架上排净空气 4. 使患儿仰卧或侧卧，头垫小枕，助手站在患儿一侧或脚端，固定其躯干、肢体及头部 5. 操作者立于患儿头端，寻找较粗、直的头皮静脉，70%乙醇消毒局部皮肤，以左拇指、示指分别固定静脉两端皮肤，右手持针，在距静脉最清晰处向后移0.3cm处将针头近似平行刺入头皮，然后沿血管走向慢慢进针，当针头刺入静脉时阻力减少、有滑空感，同时有回血，再将针头推进少许，松开调节器，见点滴通畅后固定针头	·操作者和助手位置恰当，必要时用全身约束法或沙袋固定头部 ·如果静脉在发际内应剃净局部毛发 ·穿刺时沿静脉向心方向，若无回血轻轻挤压头皮针导管，局部无隆起现象，周围组织不变白，无阻力，即证实穿刺成功

步骤	要点说明
6. 调节输液速度	• 根据病情、年龄、药物性质调节输液速度
7. 加强巡视，注意观察患儿的病情和输液是否通畅，记录	
8. 安置患儿，整理用物及床单位	

2. 注意事项

(1) 对危重患儿进行操作过程中，更应密切观察患儿面色和一般情况，切不可只集中注意寻找静脉穿刺而忽略了病情变化。

(2) 长期输液的患儿应经常更换体位，以防发生坠积性肺炎和压疮。

三、输液速度的调节

（一）输液速度的计算

在输液过程中，每毫升溶液的滴数称该输液器的滴系数。目前临床上常用静脉输液器的点滴系数有 10 、15 、20 、50 几种型号，以生产厂家输液器袋上标明的滴系数为准。静脉点滴的速度和时间可按下列公式计算。

1. 已知每分钟滴数与输液总量，计算输液所需用的时间。

$$输液时间（h）= \frac{液体总量（ml）×点滴系数}{每分钟滴数×60（min）}$$

例如：患者需输 1500ml 液体，每分钟滴数为 50 滴，所用输液器点滴系数为 20 ，需用多长时间输完？

输液时间（h）= 1500ml × 20 /50 滴 × 60min ＝10（h）

2. 已知液体总量与计划需用的时间，计算每分钟滴数。

$$每分钟滴数 = \frac{液体总量（毫升）×点滴系数}{输液时间（min）}$$

例如：患者输液体 2000ml 需用 8 小时输完，所用输液器点滴系数为 15 ，求每分钟滴数？

每分钟滴数 = 2000 ml× 15 /8 × 60min ＝62（滴／min）

（二）输液泵的应用

输液泵是指机械或电子的控制装置，它通过作用于输液导管达到控制输液速度的目的。常用于需要严格控制输入液量和药量的情况，如升压药物、抗心律失常药物、婴幼儿静脉输液和静脉麻醉时。输液泵的种类很多，其主要组成与功能大体相同（图 4 - 3 - 5）。对输液泵的使用作简单介绍如下：

1. 将输液泵固定在输液架上；

2. 接通电源，打开电源开关；

3. 常规排除输液管的空气；

4. 打开"泵门"，将输液管呈"S"形放置在输液泵的管道槽中，关闭泵门；

5. 遵医嘱设定每毫升滴数、每小时入量以及输液总量；

6. 按常规穿刺静脉后，将输液针与输液泵连接；

7. 确认输液泵设置无误后，按压"开始／停止"键，启动输液；

8. 当输液量接近预先设定的"输液量限制"时，"输液量显示"键闪烁，提示输液结束；

9. 终止输液时，再次按压"开始／停止"键，停止输液；

10. 按压"开关"键，关闭输液泵，打开"泵门"，取出输液管。

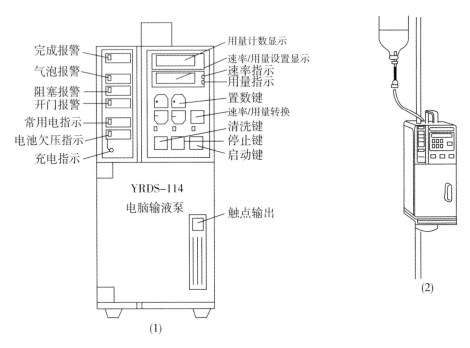

图 4-3-5　输液泵

四、常见输液故障及处理

【课堂互动】
护士应如何巡视和观察输液患者？

在输液过程中，如果不能正确有效地排除各种障碍，可导致输液不能持续进行，还会引起不良后果。常见故障及排除方法如下：

（一）液体不滴

1. 针头滑出血管外　液体注入皮下组织，局部肿胀并有疼痛，应拔出针头另选血管重新穿刺。

2. 针头斜面紧贴血管壁　液体滴入不畅或不滴，应调整针头位置或适当变换肢体位置，直到点滴通畅为止。

3. 针头阻塞　轻轻挤压靠近针头的输液管，若感觉有阻力，松手后又无回血，则表示针头已阻塞，应拔出针头，更换针头后另选静脉穿刺。切忌强行挤压导管或用溶液冲注针头，以免凝血块进入静脉造成栓塞。

4. 压力过低　由于患者周围循环不良、患者肢体抬举过高或输液瓶位置过低所致，可适当抬高输液瓶的位置或放低患者肢体的位置。

5. 静脉痉挛　由于穿刺肢体暴露在冷的环境中时间过长或输入的液体温度过低所致，

局部热敷可缓解痉挛。

（二）滴管内液面过高

1. 滴管侧面有调节孔时，可夹住滴管上端的输液管，打开调节孔待滴管内液体降至露出液面，见到点滴时，再关闭调节孔，松开滴管上端的输液管即可。

2. 滴管侧壁无调节孔时，可将输液瓶取下，倾斜输液瓶，使插入瓶内的针头露出液面，滴管内液体缓缓下流直至露出液面，再将输液瓶挂回输液架上继续点滴。

（三）滴管内液面过低

1. 滴管侧壁有调节孔者，先夹住滴管下端的输液管，打开调节孔，当滴管内液面升高至所需高度时，关闭调节孔，松开滴管下端输液管即可。

2. 滴管侧壁无调节孔时，可夹住滴管下端的输液管，用手挤压滴管，迫使液体下流至滴管内，当液面升至所需高度时，停止挤压，松开滴管下端输液管即可。

（四）滴管内液面自行下降

输液过程中，如果滴管内液面自行下降，则应检查滴管上端输液管与滴管的衔接是否松动，滴管有无漏气或裂隙，必要时予以更换。

五、输液反应及护理

（一）发热反应

1. 原因　因输入致热物质引起。多由于输液瓶清洁灭菌不彻底，输入的溶液或药物制品不纯、消毒保存不良，输液器消毒不严格或被污染，输液过程中未能严格执行无菌操作等所致。

2. 症状　患者表现为发冷、寒战和高热。轻者体温在 38 ℃左右，停止输液后数小时可自行恢复正常；严重者起初寒战，继之高热，体温可达 41 ℃，并伴有头疼、恶心、呕吐、脉速等全身症状。

3. 预防及护理

（1）输液前认真检查药液质量，输液器包装及灭菌日期、有效期，严格无菌技术操作。

（2）反应轻者，可减慢滴速或停止输液，通知医生，同时注意体温的变化。

（3）对高热患者给予物理降温，观察生命体征，必要时遵医嘱给予抗过敏药物或激素治疗。

（4）反应严重者，应立即停止输液，并保留剩余溶液和输液器进行检测，查找反应原因。

（二）急性肺水肿

1. 原因

（1）由于输液速度过快，短时间内输入过多液体，使循环血容量急剧增加，心脏负荷过重引起。

（2）患者原有心肺功能不良，尤多见于急性心功能不全者。

2. 症状　患者突然出现呼吸困难、胸闷、咳嗽、咯粉红色泡沫样痰，严重时痰液可从口、鼻涌出，听诊肺部布满湿罗音，心率快且节律不齐。

3. 预防及护理：

（1）在输液过程中，要密切观察患者情况，对老年人、儿童、心肺功能不良的患者尤需注意控制滴注速度和输液量。

（2）出现上述症状，立即停止输液并通知医生，进行紧急处理。如病情允许可使患者端坐，双腿下垂，以减少下肢静脉回流，减轻心脏负担。必要时进行四肢轮扎。用橡胶止血带或血压计袖带适当加压四肢，以阻断静脉血流，但动脉血仍可通过。每5～10min轮流放松一个肢体上的止血带，可有效地减少静脉回心血量。症状缓解后，逐渐解除止血带。

（3）给予高流量氧气吸入，一般氧流量为6～8L/min，以提高肺泡内氧分压，增加氧的弥散，改善低氧血症。

（4）遵医嘱给予镇静剂，平喘、强心、利尿和扩血管药物，以舒张周围血管，加速液体排出，减少回心血量，减轻心脏负荷。

（5）做好心理护理，安慰患者，解除患者的紧张情绪。

（三）静脉炎

1. 原因　由于长期输注高浓度、刺激性较强的药液，或静脉内放置刺激性大的塑料管时间过长，引起局部静脉壁发生化学炎性反应；也可因输液过程中未严格执行无菌操作，导致局部静脉感染。

2. 症状　沿静脉走向出现条索状红线，局部组织发红、肿胀、灼热、疼痛，有时伴有畏寒、发热等全身症状。

3. 预防及护理

（1）严格执行无菌操作，对血管壁有刺激性的药物应充分稀释后再应用，点滴速度宜慢，防止药物漏出血管外。同时，要有计划地更换输液部位，以保护静脉。

（2）停止在局部输液，并将患肢抬高、制动。局部用50%硫酸镁溶液湿热敷，每日2次，每次20min。

（3）超短波理疗，每日1次，每次15～20min。

（4）中药治疗，将如意黄金散加醋调成糊状，局部外敷，每日2次，具有清热、止痛、消肿的作用。

（5）如合并感染，遵医嘱给予抗生素治疗

（四）空气栓塞

1. 原因

（1）输液导管内空气未排净，导管连接不紧，有漏气。

（2）加压输液、输血时无人守护，液体输完未及时更换药液或拔针。

发生空气栓塞是由于进入静脉的空气形成气栓，随血流首先被带到右心房，然后进入右心室。如空气量少，则被右心室随血液压入肺动脉并分散到肺小动脉内，最后经毛细血管吸收，损害较小；如空气量大，空气在右心室内阻塞肺动脉入口，使血液不能进入肺内，气体交换发生障碍，引起机体严重缺氧而立即死亡。

2. 症状　患者感到异常不适或有胸骨后疼痛，随之出现呼吸困难和严重发绀，有濒死感。听诊心前区可闻及响亮的、持续的"水泡声"，心电图呈现心肌缺血和急性肺心病的改变。

3. 预防及护理

（1）输液前认真检查输液器的质量，排净输液导管内的空气。

（2）输液过程中加强巡视，输液中及时更换输液瓶或添加药物；输液完毕及时拔针；加压输液时应有专人在旁守护。

（3）立即让患者取左侧卧位并头低脚高，以便气体能浮向右心室尖部，避开肺动脉入口，随着心脏舒缩，将空气混成泡沫，分次小量进入肺动脉内，逐渐被吸收（图4-3-6）；同时，给予高流量氧气吸入，提高患者的血氧浓度，纠正缺氧状态；有条件者可通过中心静脉导管抽出空气；严密观察患者病情变化，如有异常及时对症处理。

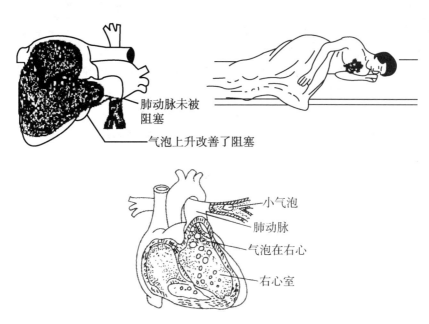

标注：
肺动脉未被阻塞
气泡上升改善了阻塞

小气泡
肺动脉
气泡在右心
右心室

图4-3-6　改变体位使气泡飘移到右心室避开肺动脉入口

六、输液微粒污染

输液微粒是指输入液体中的非代谢性颗粒杂质，其直径一般为$1\sim15~\mu m$，少数可达$50\sim300~\mu m$。输液微粒污染指在输液过程中，将输液微粒带入人体，对人体造成严重危害的过程。

（一）输液微粒的来源

1. 药物制作过程　制作工艺环节不完善或管理不严格，如水、空气、原材料污染等。

2. 盛装药液容器不洁净。

3. 输液器与注射器不洁净。

4. 在准备工作中的污染　如割安瓿、开瓶塞，反复穿刺溶液瓶橡胶塞及输液环境不洁等。

（二）防护措施

1. 制剂生产　生产药厂改善车间环境卫生条件、安装空气净化装置，防止空气中悬浮尘粒与细菌污染；工作人员要穿工作服，工作鞋，戴口罩，必要时戴手套；选用优质溶剂与注射用水；采用先进技术，提高检验技术确保药液质量。

2. 输液操作

（1）采用密闭式一次性医用塑料输液（血）器。

（2）注意输液操作中的空气净化。净化操作室空气，可在超净工作台上进行输液前准备；在通气针头或通气管内放置滤膜，阻止空气中微粒进入液体中；对监护病房、手术室、产房、婴儿室应定期进行空气消毒，或安装空气净化装置，有条件的医院在一般病室内也应安装空气净化装置，减少病原微生物和尘埃的数量，使输液环境洁净。

（3）严格无菌技术操作。

（4）认真检查输入液体质量、透明度、溶液瓶有无裂痕，瓶盖有无松动，瓶签字迹是否清晰及有效期等。

（5）输入药液最好现用现配，避免污染。

【工作任务】

案例 吴花，女，67岁，因充血性心力衰竭引起下肢中度水肿，医嘱要求立即给患者静滴10%GS100ml＋呋塞米30mg。

任务一 如果你是值班护士，应该如何为患者实施静脉输液操作？

任务二 在实施这项操作时，应给予患者及家属哪些健康教育？

任务三 正确评价本次操作。

【任务实施】

任务一 操作流程

核对医嘱 ⟶ 医嘱、输液卡、药物

↓

评估 ⟶ 病人病情、局部皮肤状况、用药史等

↓

准备 ⎰ 护士准备：着装整齐、洗手、戴口罩
用物准备：齐全、有序，在有效期内
环境准备：清洁、安静、明亮
病人准备：是否使用便盆

↓

输液前准备 ⎰ 核对并检查药液质量(药名、浓度、剂量、有效期、瓶口有无松动、瓶体有无裂隙、制剂有无混浊、沉淀、絮状物、变色)
填写输液卡，倒贴标签
套网套，去除铝盖中心部位
常规消毒瓶塞、加药，输液器插入溶液瓶内，备好输液贴

↓

核对解释 ⟶ 床号，姓名

↓

挂输液瓶 ⟶ 再次核对，无误后将输液瓶倒挂在输液架上

↓

排气 ⟶ 采用倒置茂菲滴管排气，排气关闭调节器

↓

协助患者取体位 ⟶ 坐位或卧位，选择适合静脉（粗、直、有弹性，避开关节、静脉瓣）

↓

消毒 垫好小垫枕，扎止血带，常规消毒

↓

穿刺 ⟶ 再次排气后，针尖斜面向上与皮肤呈15°～30°角进针，见回血后再进针少许；
嘱患者松拳，松开止血带，松开调节器

↓

固定

↓

调节滴数 ⟶ 一般成人40～60滴/分；儿童20～40滴/分

↓

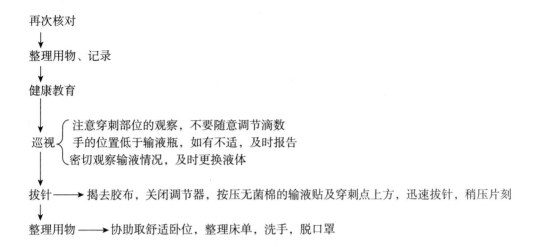

再次核对

↓

整理用物、记录

↓

健康教育

↓

巡视　{ 注意穿刺部位的观察，不要随意调节滴数
手的位置低于输液瓶，如有不适，及时报告
密切观察输液情况，及时更换液体

↓

拔针 —→ 揭去胶布，关闭调节器，按压无菌棉的输液贴及穿刺点上方，迅速拔针，稍压片刻

↓

整理用物 —→ 协助取舒适卧位，整理床单，洗手，脱口罩

任务二　健康教育

1. 向患者及家属说明药物的作用（如静滴呋塞米主要作用是利尿，减轻下肢水肿）、可能出现的反应、处理办法及自我监护的内容等。

2. 嘱患者及家属在输液过程中不可擅自调节点滴速度，以保证输液的效果，避免发生输液反应。教育患者及家属遵照医嘱用药。低盐饮食、限制水量、保持皮肤清洁，衣着宽松舒适等。

任务三　评价

1. 正确执行无菌操作和查对制度，无差错事故发生。操作程序清晰、规范，静脉穿刺一次成功，无局部、全身不适和不良反应。

2. 患者能理解静脉输液的目的，了解有关用药知识，愿意接受并积极配合。

项目二　静脉输血

静脉输血是将血液通过静脉输入人体内的方法。随着输血理论与技术的发展，成分输血已在临床上广泛应用，既节省了大量血源，也减少了由输注全血引起的不良反应。是临床上常用的急救和治疗的重要措施之一。

一、血液制品的种类及适应证

（一）全血

全血指采集的血液未经任何加工而全部于保存液中待用的血液。可分为：新鲜血和库存血。

【知识链接】

　　正常成人的血容量应占体重的8％。一般情况失血不超过人体血量的10％时，对健康无明显影响，机体可以通过一系列调节机制，使血容量短期内得以恢复；失血20％时对人体不明显影响，可能出现各种缺氧表现；失血超过30％时可危及生命，导致血压下降，脏器供血不足，特别是脑细胞供血不足出现功能降低导致昏迷，必须立即输血。

1. 新鲜血　新鲜血是指在 4 ℃ 的常用抗凝保养液中，保存一周内的血。它基本保留了血液的所有成分，可以补充各种血细胞、凝血因子和血小板。适用于血液病患者。

2. 库存血　虽含有血液的各种成分，但白细胞、血小板、凝血酶原等成分破坏较多，钾离子含量增多，酸性增高。大量输注时，可引起高血钾症和酸中毒。库存血在 4 ℃ 的冰箱内可保存 2～3 周。适用于各种原因引起的大出血。

（二）成分血

成分输血是根据血液比重不同，将血液的各种成分加以分离提纯，根据病情需要输注有关的成分。

1. 血浆　全血分离后所得的液体部分。主要成分为血浆蛋白，不含血细胞，无凝集原。可分为以下几种：

（1）新鲜血浆：含正常量的全部凝血因子，适用于凝血因子缺乏者。

（2）保存血浆：用于血容量及血浆蛋白较低的患者。

（3）冰冻血浆：－30 ℃ 保存，有效期一年，用时放在 37 ℃ 温水中融化。

（4）干燥血浆：冰冻血浆放在真空装置下加以干燥而成，保存期限为 5 年，用时可加适量等渗盐水或 0.1% 枸橼酸钠溶液溶解。

2. 红细胞

（1）浓集红细胞：新鲜全血经离心或沉淀移去血浆后的剩余部分，适用于携氧功能缺陷和血容量正常的贫血患者。

（2）洗涤红细胞：红细胞经生理盐水洗涤数次后，再加入适量生理盐水，用于免疫性溶血性贫血患者。

（3）红细胞悬液：提取血浆后的红细胞加入等量红细胞保养液制成，适用于战地急救及中小手术者使用。

3. 白细胞浓缩悬液　新鲜全血经离心后取其白膜层的白细胞，4 ℃ 保存，48h 内有效，用于粒细胞缺乏伴严重感染的患者。

4. 血小板浓缩悬液　全血离心所得，22 ℃ 保存，24h 内有效，用于血小板减少或功能障碍性出血的患者。

5. 各种凝血制剂　如凝血酶原复合物等，适用于各种原因引起的凝血因子缺乏的出血疾病。

（三）其他血液制品

1. 白蛋白液　从血浆提纯而得，能提高机体血浆蛋白和胶体渗透压，用于低蛋白血症患者。

2. 纤维蛋白原　适用于纤维蛋白缺乏症，弥散性血管内凝血（DIC）者。

3. 抗血友病球蛋白浓缩剂　适用于血友病患者。

二、血型和相容性检查

（一）血型

血型：红细胞膜上特异抗原的类型。根据红细胞所含有的凝集原，把人类的血液区分为若干类型，临床上主要应用的是 ABO 血型系统和 Rh 血型系统。

1. ABO 血型系统　ABO 血型是根据红细胞膜上是否存在凝集原 A 与凝集原 B 而将血液分为 A、B、AB、O 四种血型。血清中含有与凝集原相对抗的物质，称之为凝集素，分别

有抗 A 与抗 B 凝集素

表 4-3-1 ABO 血型系统

血型	凝集原	凝集素	血型	凝集原	凝集素
A	A	抗 B	AB	A、B	无
B	B	抗 A	O	无	抗 A、抗 B

2. Rh 血型系统　人类红细胞除含 A、B 抗原外，还有 C、c、D、d、E、e 六种抗原。Rh 血型是 D 抗原存在与否来表示 Rh 阳性或阴性。汉族中 99％ 的人为 Rh 阳性，1％为 Rh 阴性者。Rh 阴性的人输入 Rh 阳性血液，或 Rh 阳性胎儿的红细胞从胎盘进入了 Rh 阴性的母体，就会使 Rh 阴性者产生抗 Rh 抗体，当再次输入 Rh 阳性血液，就会出现不同程度的溶血反应。

【知识链接】

Rh 血型的特点及临床意义

人的血清中不存在抗 Rh 的天然抗体，只有当 Rh 阴性者在接受了 Rh 阳性者的血液后，才会通过体液性免疫产生抗 Rh 的免疫性体液。通过输血后 2~4 个月血清中抗 Rh 的抗体水平达到高峰。Rh 血型系统抗体主要是 IgG，因其分子小，能通过胎盘。

（二）交叉相容配血试验

该试验的目的在于检查受血者与献血者之间有无不相合抗体。输血前虽已验明供血者与受血者的 ABO 血型相同，为保证输血安全，在确定输血前仍需再做交叉相容配血试验（表 4-3-2）。

1. 直接交叉相容配血试验　用受血者血清和供血者红细胞进行配合试验，检查受血者血清中有无破坏供血者红细胞的抗体。其结果绝对不可有凝集或溶血现象。

2. 间接交叉相容配血试验　用供血者血清和受血者红细胞交叉配合，检查输入血液的血浆中有无能破坏受血者红细胞的抗体。

表 4-3-2 交叉相容配血试验

	直接交叉相容试验	间接交叉相容试验
供血者	红细胞	血清
受血者	血清	红细胞

三、静脉输血法

【目的】

1. 补充血容量　用于失血、失液引起的血容量减少或休克患者，以增加有效循环血量，提升血压，增加心输出量，促进循环。

2. 纠正贫血　用于血液系统疾病引起的严重贫血和某些慢性消耗性疾病的患者，以增加血红蛋白含量，促进携氧功能。

3. 供给血小板和各种凝血因子　有助于止血，用于凝血功能障碍的患者。

4. 输入抗体、补体　增强机体免疫力，用于严重感染的患者。

5. 增加白蛋白　维持胶体渗透压，减轻组织液渗出和水肿，用于低蛋白血症患者。

6. 排除有害物质　用于一氧化碳、苯酚等化学物质中毒，血红蛋白失去运氧能力和不能释放氧气供组织利用时，以改善组织器官的缺氧状况。

【评估】

1. 身体状况　全面收集患者的病史、症状、体征及实验室检查结果等资料，综合分析患者的情况，心肺功能与有关需要，以作为合理输血的依据。

2. 患者的血型、输血史及过敏史　作为输血时查对、用药的参考。

3. 对穿刺静脉的评估　根据病情、输血量、患者年龄选用静脉。一般采用四肢浅静脉；急需输血时多采用肘静脉；周围循环衰竭时，可采用颈外静脉、锁骨下静脉。

4. 心理、社会方面　了解患者的心理状态和对输血有关知识了解程度，为心理护理和健康教育提供依据。

【计划】

1. 输血前血液准备

（1）备血：根据医嘱抽取血标本，与已填写的输血申请单一起送往血库，做血型鉴定和交叉配血实验。采血时不要同时采集两个人的血标本，以免发生混淆。

（2）取血：间接输血法凭取血单与血库人员共同做好"三查"、"八对"："三查"即查血的有效期、血的质量和输血装置是否完好；"八对"即对床号、姓名、住院号、血瓶（袋）号、血型、交叉配血实验结果、血液种类和剂量。查对无误，在交叉配血单上签名。

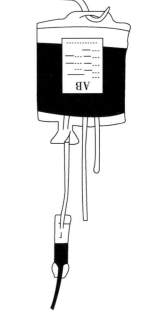

（3）取血后：勿剧烈震荡血液，以免红细胞大量破坏而引起溶血。不能将血液加温，防止血浆蛋白凝固变性而引起反应，应在室温下放置 15～20min 后在输入。

（4）输血前：须与另一护士再次进行核对，确定无误方可输入。

2. 用物准备

（1）间接静脉输血法：同密闭式输液，仅将输液器换为输血器（滴管内有滤网，9号静脉穿刺针头）；

图 4-3-7　一次性输血器

（2）直接静脉输血法：同静脉注射，另备 50ml 注射器数具/套（根据输血量多少而定）、3.8% 枸橼酸钠溶液；

（3）生理盐水、血液制品（根据医嘱准备）。

3. 患者准备　患者了解输血的目的及相关知识，能积极配合，取舒适体位并暴露注射部位。

4. 环境准备：环境清洁、整洁、光线充足。

【实施】

1. 操作步骤

步骤	要点说明
▲间接输血法 1. 洗手、戴口罩，备齐用物携至患者床旁，查对无误后，按密闭式输液法先输入少量 0.9％氯化钠溶液	• 严格执行无菌操作和查对制度，确保安全
2. 再次查对，准确无误后，戴手套，打开储血袋封口，常规消毒开口处塑料管，将输血器针头插入塑料管内，缓慢将储血袋倒挂于输液架上	• 检查输血器包装有无破损，是否过期，轻轻旋转血袋，将血液摇匀
3. 关闭 0.9％氯化钠溶液管调节器，打开输血管调节器，开始输血	• 血液内不得添加任何药物，并避免与其他溶液相混，以防血液变质
4. 开始输入血液速度宜慢不超过 20 滴/分，观察 15min，如无不良反应，根据病情调节滴速	• 成人一般 40 ～ 60 滴/分，儿童酌减。对年老体弱、严重贫血、心衰患者应谨慎，速度宜慢。如急性失血性休克患者速度应较快
5. 交代患者或家属有关注意事项，将呼叫器置于易取处	• 嘱患者勿随便调节输血速度，如有不适及时呼叫，输血过程中加强巡视，严密观察。输血穿刺针较粗，拔针后按压时间要长
6. 输血完毕，在继续滴入 0.9％氯化钠溶液，直接将输血器内的血液全部输入体内再拔针 7. 协助患者取舒适体位，整理床单位，清理用物，医疗垃圾分类处理脱手套、做好输血记录	• 空血袋装入原塑料袋内，再置于纸盒内，置 4℃冰箱内保存 24 小时，患者无输血反应再放入黄色标记的污物袋内按有关规定集中处理。记录输血时间、种类、量、血型、血袋号及有无输血反应等
▲直接输血法 1. 认真核对受血者和供血者姓名、血型、交叉配血结果，向供血者和患者作解释，取得合作	• 将供血者的血液抽出后立即输给患者的方法。适应于婴幼儿的少量输血以及无血库而患者又急需输血时
2. 洗手、戴口罩，备齐用物，将备好的注射器内加入抗凝剂放在无菌盘内备用，请供血者和患者分别卧于床上，露出一侧上臂	• 严格执行查对制度，防止发生差错 • 50ml 血中加入 3.8％ 枸橼酸钠溶液 5ml
3. 选择粗大静脉（一般为肘正中静脉），将血压计袖带缠于供血者上臂并充气	• 压力维持在 100mmHg（13.3kPa）左右，使动脉血能通过，但阻断静脉血通过
4. 戴手套，常规消毒穿刺部位皮肤，从供血者静脉内抽取血液，立即行静脉注射输给受血者	• 从供血者血管内抽血不可过急过快，并注意观察其面色，血压等变化，询问有无不适
5. 操作时三人协作：一人采血，一人传递，另一人将血输给患者，如此连续进行	• 推注速度不可过快，随时观察患者病情变化，连续抽血时只需更换注射器，不必拔出针头，但要放松袖带并用手指压迫穿刺部位前端静脉，以减少出血
6. 输血毕，拔出针头，用小纱布按压穿刺点片刻至无出血	
7. 协助患者取舒适体位，清理用物，医用垃圾分类处理，洗手、记录	

2. 注意事项

（1）根据输血申请单正确采取血标本，禁止同时采集两个患者的血标本；

（2）严格执行无菌操作和查对制度，输血前两名护士认真核对交叉配血报告单及血袋标签各项内容，检查血袋有无破损渗漏，血液颜色是否正常，准确无误后方可输入；

（3）血液制品内及输血器内不得随意加入其他药品，并避免和其他溶液相混，以防血液变质，输入两袋以上血液时，两袋之间须输入少量 0.9％氯化钠溶液；

（4）输入库存血之前必须认真检查血液保存时间和血液质量。正常库存血分为上下两层，上层血浆呈淡黄色，半透明；下层血细胞呈均匀暗红色，且无凝块。如果血袋标签模糊不清；血袋破损漏血；血浆中有明显气泡、絮状物和粗大颗粒、而颜色呈暗灰色或乳糜状；血细胞呈暗紫色，血液中有明显凝血块；血液保存时间过长，有效期已过等均不可再使用；

（5）输血过程中应加强巡视，认真听取患者主诉，严密观察有无输血不良反应，如出现异常情况应及时处理；

（6）输入成分血时须注意，如全血与成分血同时输入时，应首先输入成分血（尤其是浓缩血小板），其次为新鲜血，最后为库存血，保证成分血新鲜输入。成分血除红细胞外须在24 小时内输完（从采血开始计时）；除血浆、白蛋白制剂外均做交叉配血相容试验。一次输入多个献血者的成分血时，应安医嘱给予抗过敏药物，以防发生过敏反应；

（7）输血穿刺针头较粗，拔针后按压时间应长。

【知识链接】

静脉输血的禁忌证

患有下列疾病的患者不宜输血：急性肺水肿、充血性心力衰竭、肺栓塞、恶性高血压、真性红细胞增多症、肾功能极度衰竭、对输液有变态反应者。

四、自体输血法

自体输血通常指采集患者自己体内血液或于手术中收集自体失血再回输给同一患者的方法，即输回自己的血。其优点有自体输血不需做血型鉴定和交叉配血实验，不会产生免疫反应，节省血源又防止发生输血反应，同时避免了因输血而引起的疾病传播。对一时无法获得同型血的患者也是唯一的血缘。自体输血有三种形式，包括术前预存自体血、术前稀释血液回输和术中失血回输。

（一）术前预存自体血（贮存式自体输血）：

术前一定时间采集患者自身血液进行血库低温下保存，在手术期间输用。对符合自身输血条件的择期手术患者，在术前 2～3 周内，定期反复采血贮存，待手术时或需要时回输。其具体要求是：

1. 患者身体一般情况好，血红蛋白＞110g/L 或血细胞比容＞0.33，行择期手术，患者签字同意。

2. 按相应的血液储存条件，手术前 3 天完成采集血液。

3. 在采血前后可给患者铁剂、维生素 C 及叶酸（有条件的可应用重组人红细胞生成素）治疗。

4. 血红蛋白＜100g/L 的患者及有细菌性感染的患者不能采集自体血。对冠心病，严重主动脉瓣狭窄等心脑血管疾病及重症患者慎用。

（二）术前稀释血液回输（急性等容血液稀释 ANH）：

采集的血液可在室温下保存 4h，在术中或术后按先采集的血液先输的原则回输。

一般在麻醉后、手术主要出血步骤开始前，抽取患者一定量自体血在室温下保存备用，同时输入胶体液或等渗晶体补充血容量，使患者的血容量不变，但血液适度稀释，降低血细胞的比容，使手术出血时血液的有形成分丢失减少，减少术中红细胞损失。然后根据术中失血及患者情况将自身血回输给患者。其要求是：

1. 患者身体一般情况好，血红蛋白≥110g/L 或血细胞比容≥0.33，估计术中有大量出血，可以考虑进行术前稀释血液回输。

2. 手术降低血液黏稠度，改善微循环灌流时，也可采用。血液稀释程度，一般使血细胞比容不低于 0.25。

3. 术中必须严密观察并监测血压、脉搏、血氧饱和度、血细胞比容、尿量的变化，必要时监测患者的静脉压。

4. 下列患者不宜进行血液稀释：血红蛋白<100g/L、低蛋白血症、凝血功能障碍、静脉输液通路不畅及不具备监护条件的。

（三）术中失血回输（回收式自身输血）：

血液回收是指用血液回收装置，将患者体腔积血、手术失血及术后引流血液进行回收、抗凝、滤过、洗涤等处理，然后回输给患者。如脾破裂、输卵管破裂，血液流入腹腔 16h 内，无污染和凝血时，可将血液收集起来，加入适量抗凝剂，经过滤后输还给患者。但回收总量不宜过多，同时应适当补充新鲜血浆和血小板。血液回收必须采用合格的设备，回收处理的血液必须达到一定的质量标准。体外循环后的机器余血应尽可能回输给患者。但以下情况不能使用回收血。

1. 怀疑流出的血液被细菌、粪便、羊水或毒液污染。

2. 怀疑流出的血液含有癌细胞。

3. 怀疑流出的血液的红细胞严重破坏。

（四）注意事项

1. 自身贮血的采血量应根据患者耐受性及手术需要综合考虑。有些行自身贮血的患者术前可能存在不同程度的贫血，术中应予以重视。

2. 适当的血液稀释后动脉氧含量降低，但充分的氧供应不会受到影响，主要代偿机制是输出量和组织氧摄取率增加。ANH 还可以降低血液黏稠度使组织灌注改善。纤维蛋白原和血小板的浓度与血细胞比容平行性降低，只要血细胞比容>0.20，凝血不会受到影响。与自身贮血相比，ANH 方法简单、耗费低；有些不适合自身贮血的患者，在麻醉医师的严密监护下，可以安全地进行 ANH；疑有菌血症的患者不能进行自身贮血，而 ANH 不会造成细菌在血内繁殖；肿瘤手术不宜进行血液回收，但可以应用 ANH。

3. 回收的血液虽然是自身血，但血管内的血及自身贮存的血仍有着差别。血液回收有多种技术方法，其质量高低取决于对回收血的处理好坏，处理不当的回收血输入体内会造成严重的后果。目前先进的血液回收装置已达到全自动化程度，按程序自动过滤、分离、洗涤红细胞。如出血过快来不及洗涤，也可以直接回收未洗涤的抗凝血液。

4. 术前自身贮血、术中 ANH 及血液回收可以联合应用。

五、常见输血反应与护理

为保证患者的安全，防止发生输血反应，在输血过程中，护理人员须密切观察患者，并熟悉各种输血反应的临床表现，及时提供恰当的护理措施。常见的输血反应主要有：

（一）发热反应

发热反应是输血中最常见的反应。

1. 原因　与输入致热源有关。

（1）血液、保养液或输血用具被致热源污染。

（2）输血时违反无菌操作原则，造成污染。

（3）多次输血后，受血者在输血后产生白细胞抗体和血小板抗体所致的免疫反应，引起发热。

2. 症状　可在输血中或输血后 1～2h 内发现发热反应，患者首先有畏寒或寒战，继之高热，体温可达 38～40℃，持续时间不等，轻者 1～2h 后逐渐缓解，伴有皮肤潮红、头痛、恶心、呕吐等，严重者还可以出现呼吸困难、血压下降、抽搐，甚至昏迷。

3. 预防及处理

（1）严格管理血库保养液和输血用具，有效预防致热源，严格执行无菌操作原则，防止污染。

（2）反应轻者，减慢滴数即可使症状减轻，严重者停止输血，并通知医生，给予对症处理，寒战者给予保暖，高热者给予物理降温，并密切观察生命体征。

（3）必要时按医嘱给予解热镇痛药和抗过敏药，如异丙嗪或肾上腺皮质激素等。

（4）保留余血与输血装置送检，查明原因。

（二）过敏反应

1. 原因

（1）患者是过敏体质，对输入血液中某些成分过敏；

（2）多次输血者，体内生产过敏性抗体，但再次输血时，抗原抗体相互作用引起过敏反应；

（3）献血员在献血前用过可致敏的药物或食物，使输入血液中含致敏物质。

2. 症状　大多数患者发生在输血后期或将结束时。表现轻重不一，症状出现越早反应越重，轻者出现局限性或全身性皮肤瘙痒、荨麻疹、有的出现血管性水肿（表现为眼睑、口唇高度水肿）常在数小时后消失；重者因喉头水肿、支气管痉挛出现呼吸困难，听诊两肺闻及哮鸣音，甚至发生过敏性休克。

3. 预防及处理

（1）预防：①加强对供血者的选择、管理与教育，勿选用有过敏史的献血员；②献血员在采血前 4h 内不吃高蛋白和高脂肪食物，宜用少量清淡饮食或糖水；③患者如有过敏史，可于输血前半小时遵医嘱给予抗过敏药物。

（2）处理：①过敏反应时，轻者减慢输血速度，严密观察；②重者立即停止输血，呼吸困难者给予吸氧，严重喉头水肿者行气管切开，循环衰竭者应给予抗休克治疗；③根据医嘱给予 0.1% 肾上腺素 0.5～1ml 皮下注射，或用抗过敏药物和激素如异丙嗪、氢化可的松或地塞米松等。保留余血与输血装置送检，查明原因。

（三）溶血反应

溶血反应是指输入血的红细胞或受血者的红细胞发生异常破坏，而引起的一系列临床症状的发生，为输血中最严重的反应。

1. 原因

（1）输入异型血，多由于 ABO 血型不相容引起，献血者和受血者血型不符而造成，该反应发生迅速，输入 10～15ml 即可出现症状，后果严重。

（2）输入变质血，输血前红细胞已变质溶解，如血液储存过久、血温过高，输血前将血加热或震荡过剧，血液受细菌污染均可造成溶血。

（3）血中加入高渗或低渗溶液或能影响血液 pH 变化的药物，致使红细胞大量破坏所致。

（4）Rh 系统不合：Rh 阴性者首次接受 Rh 阳性血液后不会发生溶血反应，但 2～3 周后其血清中产生抗 Rh 阳性抗体，当再次接受 Rh 阳性血液时即可发生溶血反应。Rh 系统不合所致的溶血反应一般发生于输血后几小时至几天后，症状较轻，并且较少见。

2. 症状　轻者与发热反应相似，重者在输入血液 10～15ml 时，即可出现症状，死亡率极高，其症状可分为三个阶段。

（1）第一阶段：输入血中红细胞的凝集原与受血者血浆中凝血素发生凝集反应，使红细胞凝集成团，阻塞部分小血管，造成组织缺血缺氧，可引起头胀痛、四肢麻木、腰背部剧烈疼痛和胸闷、呼吸困难、血压下降、寒战或发热、恶心、呕吐等症状。

（2）第二阶段：凝集的红细胞溶解后，大量血红蛋白散布到血浆中，可出现黄疸和血红蛋白尿。同时伴有寒战、高热、呼吸急促和血压下降等症状。

（3）第三阶段：大量血红蛋白从血浆中进入肾小管，遇酸性物质变成结晶体，致使肾小管阻塞；又因为血红蛋白的分解产物使肾小管内皮细胞缺血、缺氧而坏死脱落，也可导致肾小管阻塞。患者出现少尿、无尿等急性肾衰竭症状，严重者可导致死亡。

3. 预防护理

（1）预防：加强工作责任心，认真作好血型鉴定和交叉配血试验。严格执行查对制度，输血前仔细查对，杜绝差错。严格执行血液采血、保存制度，不可使用变质血液。

（2）处理

1）出现症状应立即停止输血，保留静脉通道，并通知医生紧急处理，保留余血，采集患者血标本重做血型鉴定和交叉配血试验。

2）遵医嘱静脉注射碳酸氢钠碱化尿液，使血红蛋白在尿液中的溶解度增加，避免阻塞肾小管；给予抗生素治疗防止感染。

3）给予氧气吸入，双侧腰部封闭，并用热水袋敷双侧肾区，解除肾血管痉挛，保护肾脏。

4）严密观察生命体征和尿量变化，并做好记录，对少尿、尿闭者，按急性肾衰竭处理；出现休克症状，配合医生进行抗休克抢救。

5）必要时行换血疗法，除去循环血中不合的红细胞及有害物质与抗原抗体复合物。

（四）与大量输血有关的反应

大量输血一般指在 24h 内紧急输血量大于或相当于患者总血容量。常见的反应有肺水肿、出血倾向、枸橼酸钠中毒等。

1. 循环负荷过重（肺水肿）：其原因、症状及护理同静脉输液反应。

2. 出血倾向

（1）原因：由于库血中的血小板破坏较多，使凝血因子减少，如长期反复输血或短时间内输入大量库存血而引起。

（2）症状：表现为皮肤黏膜瘀点或瘀斑，穿刺部位、手术切口、伤口渗血、牙龈出血等，严重者出现血尿。

（3）护理：

1）短时间内输入大量库血时，应密切观察患者意识、血压、脉搏等变化，注意皮肤、黏膜或手术伤口有无出血。

2）遵医嘱间隔输入新鲜血或凝血因子。可每输 3～5 个单位库血，补充 1 个单位新鲜血或依据凝血因子缺乏情况补充相关成分。

3. 枸橼酸钠中毒反应

（1）原因：大量输血的同时随之也输入大量枸橼酸钠溶液，如肝功能不全，枸橼酸钠尚未氧化即和血中游离钙结合而使血钙下降，以致凝血功能障碍、毛细血管张力减低、血管收缩不良和心肌收缩无力等。

（2）症状：表现为手足抽搐、出血倾向、血压下降、心电图出现 Q－T 间期延长，心率缓慢，心室纤维颤动，甚至发生心跳停止。

（3）护理：严密观察患者的反应。输入库血 1000ml 以上时，需按医嘱静脉注射 10％葡萄糖酸钙或氯化钙 10ml，以补充钙离子，防止低血钙发生。

（五）其他

1. 空气栓塞　其原因、症状及护理同静脉输液反应。

2. 传播疾病　即献血者的某些疾病通过输血传播给受血者，如病毒性肝炎、疟疾、艾滋病、梅毒等。其主要防治措施是净化血源，对献血者进行严格筛选、管理；提高检测技术，对血液进行严格检测，确保每袋血的质量。

> 【课堂互动】
> 通过输血可能传染哪些疾病？如何预防？

综上所述，严格把握采血、贮血和输血操作的各个环节的管理，是预防输血反应的关键。层层把关，确保患者输血安全。

【工作任务】

案例　患者李强，男，35 岁，因车祸急诊入院，初步诊断为"脾破裂，出血性休克"，体检：血压 70/46mmHg，心率 120 次/分，脉搏细弱，神智清楚，表情淡漠，出冷汗，躁动。医嘱：立即输血 200ml。

任务一　输血前需做哪些准备工作？如何为患者实施输血？

任务二　当输入 15ml 血液时，如果患者突然出现畏寒、颤抖、胸闷、腰背酸痛、四肢麻木的症状，可能发生那种输血反应？应立即采取哪些护理措施？

任务三　如何为输血患者进行健康教育？

任务四　正确评价输血操作？

【任务实施】

任务一　输血前的准备及实施输血

给患者输血前应根据输血申请单备血（血型鉴定、交叉相容配血试验）、取血（检查核对）、静脉输液（0.9％氯化钠溶液）等准备工作。

操作流程

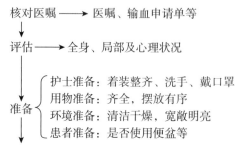

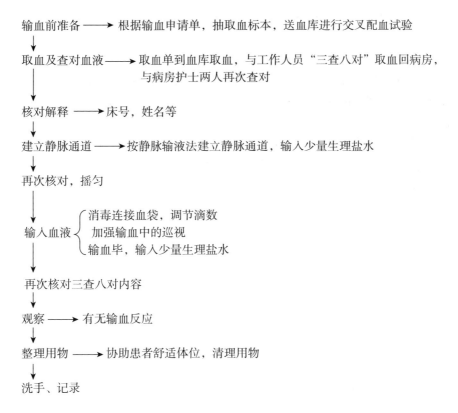

输血前准备 ——→ 根据输血申请单，抽取血标本，送血库进行交叉配血试验

取血及查对血液 ——→ 取血单到血库取血，与工作人员"三查八对"取血回病房，
与病房护士两人再次查对

核对解释 ——→ 床号，姓名等

建立静脉通道 ——→ 按静脉输液法建立静脉通道，输入少量生理盐水

再次核对，摇匀

输入血液 { 消毒连接血袋，调节滴数
加强输血中的巡视
输血毕，输入少量生理盐水

再次核对三查八对内容

观察 ——→ 有无输血反应

整理用物 ——→ 协助患者舒适体位，清理用物

洗手、记录

任务二 患者可能出现了溶血反应

护理措施：

1. 应立即停止输血，并通知医生，重做血型鉴定、交叉相容配血试验。

2. 严密观察患者的生命体征及尿量的变化并做好记录。

3. 给予氧气吸入。

4. 遵医嘱给药，必要时行换血疗法。

任务三 健康教育

1. 向患者及家属介绍静脉输血的目的及意义，输血过程中的注意事项、输血反应的症状及防治措施。

2. 向患者及家属说明输血速度的调节依据，并强调输血过程中不可随意调节速度。

3. 讲述血型、交叉相容配血试验的相关知识及输血的禁忌证。

任务四 评价

1. 患者理解输血的目的，有安全感，愿意接受。

2. 严格执行无菌操作原则及查对制度，操作规范，静脉穿刺一次成功。输血部位渗出、肿胀，未发生输血反应及感染。

3. 输血过程中无血制品浪费现象。

【执业考试考核知识点】

1. 识记

（1）常用溶液的种类和作用、静脉输液的目的；

（2）静脉留置针的护理要点；

（3）输液反应的临床症状及护理；

（4）静脉输血的目的、血液制品种类及适应证、输血前的准备、常见输血反应症状及防护措施。

2．领会

（1）血型及交叉相容配血试验、自体输血法、直接输血法。

（2）各种静脉输液法的注意事项。

3．应用

（1）间接输血的操作方法。

（2）周围静脉输液的操作方法和头皮静脉输液的操作方法。

（3）静脉输液故障的排除方法。

（杨先爱）

任务四 冷、热疗技术

【任务达标】

1. 掌握冷、热疗的方法、注意事项及禁忌证。
2. 熟悉冷、热疗的作用。
3. 熟悉影响冷、热疗法的因素。
4. 能够正确完成各项冷热应用技术，注意安全。

冷、热疗法是临床常用的物理治疗方法。通过冷或热作用于人体表面，经神经传导，反射性地引起皮肤和内脏器官的血管收缩或舒张，从而改变机体局部或全身的体液循环和新陈代谢活动，以达到治疗目的。护理人员应及时、有效地评估患者的身体状况，正确应用冷或热的方法，以确保患者在治疗过程中避免受到伤害。

项目一 冷疗法

冷疗法是指用比人体温度低的物体（固体、液体、气体），使皮肤的温度降低，以达到治疗的目的。

一、冷疗的治疗作用

1. 减轻局部充血或出血 冷物质可使局部毛细血管收缩，血流量减少，血流减慢，血液的黏稠度增加，有利于血液凝固，从而减轻局部出血、充血。常用于扁桃体摘除手术后，牙科术后、鼻出血、头部外伤及扭伤、挫伤早期。施行短时间的冷敷，可防止皮下出血和肿胀。

2. 减轻疼痛 冷可抑制细胞活动，使神经末梢敏感性降低而减轻疼痛。由于充血压迫神经末梢而致疼痛者，也可因冷使血管收缩，血管壁的通透性降低，渗出减少，解除压迫而止痛。临床上常用于牙痛、急性损伤初期和烫伤等患者。

3. 制止炎症扩散和化脓 冷可使皮肤血管收缩，减少局部血流，使细胞代谢和细菌的活力降低，抑制了炎症和化脓的扩散。适用于炎症早期的患者。

4. 降低体温 当冷直接作用于皮肤大血管处，通过传导与蒸发的物理作用，可将体内的热传导散发于体外，全身用冷后，先是毛细血管收缩，继而皮肤血管扩张，增加散热，来降低体温。临床上常用于高热、中暑患者。对脑外伤、脑缺氧患者，利用局部或全身降温，减少脑细胞需氧量，有利于脑细胞的康复。

二、影响冷疗的因素

1. 冷疗的部位和方法 部位方法不同，效果也不同。如高热患者的降温应在较大的动脉处置冷，或用全身冷疗法，方可收到良好的效果。为减轻局部充血和出血，或制止炎症和化脓，可局部置冷以达到冷的效果。

2. 冷疗面积 用冷面积大小与冷的效果有关，如局部用冷，冷疗面积小，反应则弱；

全身用冷，冷疗面积大，反应则强。需注意，机体耐受差的患者，冷疗面积大，易引起全身反应。

3. 冷疗时间　应根据应用目的、机体状态和局部组织情况而定，一般用冷时间为15～30min,如再次用冷，需间隔60min。时间过长或反复用冷可引起继发性效应，导致不良反应，如局部出现冻伤；还可全身反应寒战、面色苍白，甚至组织细胞死亡。

4. 病情和个体差异　由于不同的年龄、疾病和机体状况，对冷的反应也不相同。正确用冷，才能发挥冷疗效用，如中暑、高热患者可用冷疗降温；麻疹高热则不可用冷疗降温。对老幼患者，冷疗要慎重；对末梢循环不良者，则应忌用冷疗。

三、冷疗的禁忌证

1. 大片组织受损、局部血循环不良或感染性休克，微循环明显障碍、皮肤颜色青紫时，不宜用冷敷，以免加重微循环障碍，促进组织坏死。

2. 慢性炎症或深部有化脓病灶时，不宜冷疗，以免使局部血流量减少，影响炎症吸收。

3. 出血热、麻疹、高血压、风湿关节炎和体质很差的患者忌用冷疗，以防周围血管收缩，血压升高。

4. 忌用冷的部位。

（1）枕后、耳廓、阴囊处忌用冷疗，以防冻伤；

（2）心前区忌冷，以防反射性心率减慢，心房颤动、心室纤颤及传导阻滞；

（3）腹部忌冷，以防腹泻；

（4）足底忌冷，以防反射性末梢血管收缩，引起一过性的冠状动脉收缩。

四、冷疗方法

（一）冰袋、冰囊的使用

【目的】

用于降低体温、减少出血、阻止发炎或化脓及减轻局部疼痛。

【评估】

1. 患者的年龄、病情、体温及治疗情况。

2. 患者局部皮肤状况，如颜色、温度、有无硬结、淤血等，有无感觉障碍及对冷过敏等。

3. 患者的意识状况、活动能力及合作程度。

【计划】

1. 操作者准备　洗手、戴口罩，熟悉冰袋（冰囊）的作用及用法，向患者解释用冰袋（冰囊）的目的及注意事项。明确操作方法及沟通交流技巧。

2. 用物准备　冰袋（冰囊）及套（图4-4-1）、冰块、盆及冷水、锤子，帆布袋或木箱、勺、擦布。

3. 患者准备　患者理解用冷的目的，能接受及积极配合局部用冷。

4. 环境准备　无对流风直吹患者或关闭门窗。

【实施】

1. 操作步骤（以冰袋为例）

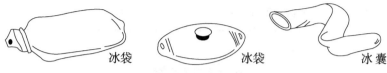

图 4-4-1　冰袋及冰囊

步骤	要点说明
1. 向患者核对，解释操作目的及评估患者情况	• 取得患者的合作和理解
2. 洗手，备齐用物，将冰块放入帆布袋或木箱内，用锤子敲碎，呈核桃大小，放入盆中，用冷水冲去棱角及污垢	• 以免冰块棱角损坏冰袋而漏水，使患者不适
3. 用勺将冰块装入冰袋内约 1/2 满，驱出空气，夹紧袋口并倒提抖动，检查有无漏水，擦干后装入布套	• 空气可加速冰的融化 • 布套可避免冰袋与患者皮肤直接接触
4. 携冰袋至患者床旁，再次核对解释，将冰袋放于需要部位	• 高热患者可敷前额及头顶、颈部、腋下、腹股沟等部位（图 4-4-2） • 扁桃体摘除术后，将冰囊放在颈前颌下（图 4-4-3）； • 鼻部冷敷时，可将冰囊吊起，使其底部接触鼻根，以减轻压力（图 4-4-4）。
5. 用冷 30min 后，撤掉冰袋，协助患者取舒适体位，整理用物及患者床单位	• 防止产生继发效应。如需长时间使用者，需间隔 1 小时后再重复使用
6. 将冰袋内的水倒空，倒挂后晾干，拧紧袋口放于干燥阴凉处。冰袋布套清洁后晾干备用。整理用物，清洁后放于原处备用	• 冰袋保存时吹入少许空气，以免橡胶粘连
7. 洗手，记录	• 记录冷疗的部位、时间及冷疗的效果和反应

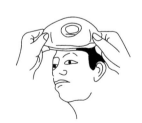
图 4-4-2　头部放置冰袋

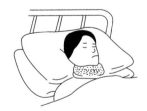
图 4-4-3　颈间冰囊放置法

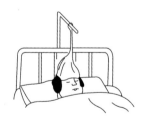
图 4-4-4　鼻部放置冰囊

2. 注意事项

（1）用冷时注意观察冷疗部位血液循环情况，如局部皮肤出现苍白、青紫、麻木感等，须立即停止用冷。

（2）冷疗过程中，应注意随时观察冰袋有无漏水，冰块是否融化，以便及时更换或添加。

（3）用冷时间须准确，最长不超过30min，如需再用应间隔60min。

（4）用于降温时，应在冰袋使用后30min测体温，并记录。

（二）冰帽或冰槽的使用

【目的】

用于头部降温，为防止脑水肿，采用以头部降温为主，体表降温为辅的方法，使体温（肛温）降至33℃，以降低脑组织的代谢率，减少其耗氧量，提高脑细胞对缺氧的耐受性，减慢或制止其损害的进展，有利于脑细胞的恢复。

【评估】

1. 患者的年龄、病情、体温及治疗情况。

2. 患者头部状况。

3. 患者的意识状况、活动能力及合作程度等。

【计划】

1. 操作者准备　洗手、戴口罩，熟悉冰帽（冰槽）的作用及用法，向患者及家属解释用冰帽（冰槽）的目的及注意事项。

2. 用物准备　冰帽或冰槽（图4-4-5、图4-4-6），冰块、锤子、帆布袋、盆及冷水、勺、棉花、海绵、肛表、盛水桶、凡士林纱布等。

3. 患者准备　患者或家属了解用冷的目的，能接受及配合冰帽（或冰槽）的使用。

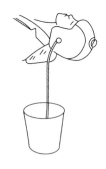　　　　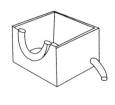

图4-4-5　冰帽　　　　　　　图4-4-6　冰槽

4. 环境准备　无对流风直吹患者或关闭门窗。

【实施】

1. 操作步骤（以冰帽为例）

步骤	要点说明
1. 向患者和家属核对解释操作目的及评估患者情况	• 取得患者和家属的合作和理解
2. 洗手，备齐用物，将冰块放入帆布袋或木箱内，用锤子敲成小冰块，放入盆中，用冷水冲去棱角及污垢。用勺将冰块装入冰帽内	• 以免冰块棱角损坏冰帽而漏水，使患者不适
3. 携冰帽至患者床旁，再次核对解释。将患者的后颈部和双耳廓用海绵垫保护。（用冰槽的患者还需用不脱脂棉花塞住两耳，防止水流入耳内。两眼用凡士林纱布覆盖，保护角膜）	• 为了防止冻伤、受压，耳廓皮肤与冰帽之间应加数层纱布以保护
4. 戴上冰帽，肩部垫一小枕。将冰帽的引水管置于水桶中，注意水流情况	• 有利于保持呼吸道通畅。
5. 为患者测肛温，随时观察体温情况。并观察局部皮肤、全身反应及病情变化	• 维持肛温，使之保持在33℃左右，一般不宜低于30℃，否则会导致心房颤动、心室纤颤或房室传导阻滞等
6. 用毕，安置患者，整理清洁用物	
7. 洗手，记录	• 记录冷疗的时间及冷疗的效果和反应。

2. 注意事项

（1）观察头部皮肤的变化，尤其是耳廓部位应注意防止发生青紫、麻木及冻伤。

（2）注意监测体温，每30min一次。

（三）冷湿敷法

【目的】

多用于降温、止痛、止血及早期扭伤、挫伤的水肿。

【评估】

同冰袋冷疗法。注意患者用冷处有无伤口。

【计划】

1. 操作者准备 洗手、戴口罩，熟悉冷湿敷的作用及用法，向患者解释用冷湿敷的目的及注意事项。明确操作方法及沟通交流技巧。

2. 用物准备 盆内放冰块或冷水，小毛巾两块，小橡胶单及治疗巾，弯盘，凡士林，棉签、纱布、钳子2把、大毛巾，如有伤口，应准备换药盘。

3. 患者准备 患者理解用冷的目的，能接受及积极配合局部用冷。

4. 环境准备 无对流风直吹患者或关闭门窗，必要时用屏风遮挡。

【知识链接】

半导体降温帽

半导体降温是利用半导体温差电制冷技术造成帽内局部的低温环境，从而降低脑代谢率，提高脑细胞对缺氧的耐受性，使皮质细胞得到保护和修复。多用于脑外伤、脑水肿、脑缺氧、颅内压增高等。

（1）操作方法

①连接好机器和水路，先接通流水，流量为600ml/min，保持流水通畅；

②打开电源开关，接通电源，降温帽开始冷却，5min后可稳定在所需温度；

③将降温帽戴在病人头部，观察并调节温度，严防冻伤，尤其是耳廓部；

④用毕先关闭电源 再切断流水，整理好机器。

（2）注意事项

①使用机器时，先通水后通电。停用时，先关电后断水；

②整流电源的电流量在 0～22A 之间，18～20A 效果最佳，18A 以下冷却能力渐减少，帽内温度随之升高，故应根据病人需要调节；

③使用时需接地线，以保证安全。

【实施】

1. 操作步骤

步骤	要点说明
1. 向患者和家属核对解释操作目的及评估患者情况	• 取得患者和家属的合作和理解
2. 洗手，备齐用物，携至患者床旁，再次核对解释，以取得配合	
3. 暴露患部，必要时可用屏风遮挡，将橡胶单及治疗巾垫在冷敷部位下面，局部涂以凡士林，上面铺一块纱布	• 维护患者隐私 • 以免浸湿床单 • 保护皮肤免受过冷的刺激
4. 将小毛巾浸于冰水或冷水中，双手各持一钳子，将浸在冰水或冷水中的小毛巾拧干（图 4 - 4 - 7），抖开敷布，折叠后敷在患处	• 拧至以不滴水为度
5. 每 2～3min 更换一次小毛巾，持续冷敷 15～20min 为宜	• 保证冷敷效果，防止产生继发效应
6. 冷敷完毕，撤掉敷布，用纱布擦净患处。	• 如有伤口应按照无菌技术操作原则进行冷湿敷并更换伤口敷料
7. 协助患者取舒适体位，整理患者床单位，整理用物，清洁、消毒后放于原处备用	
8. 洗手，记录	• 记录冷疗的时间及冷疗的效果和反应。

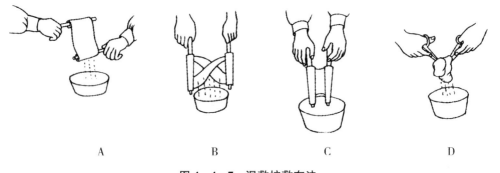

A　　　　　B　　　　　C　　　　　D

图 4 - 4 - 7　湿敷拧敷布法

2. 注意事项

（1）观察局部皮肤的变化，每 10min 查看一次局部皮肤颜色。

（2）观察患者的全身反应。

（3）冷敷部位如为开放性伤口，应按无菌技术处理伤口。

（四）乙醇擦浴

【目的】用于高热患者的降温。

【评估】同冰袋冷疗法。

【计划】

1. 操作者准备　洗手、戴口罩，熟悉乙醇拭浴的作用及用法，向患者解释用乙醇拭浴的目的及注意事项。明确乙醇擦浴的操作方法及沟通交流技巧。

2. 用物准备　治疗碗内盛 25%～35% 酒精 200～300ml（温度 32℃～34℃），小毛巾或纱布 2 块，大毛巾或浴巾，冰袋（内装冰块并装入布套中），热水袋（内装 60～70℃ 热水，并装入布套中），水温计、便器，必要时可备衣裤一套，备屏风。

3. 患者准备　患者理解用冷的目的，能接受及积极配合全身用冷。

4. 环境准备　关闭门窗，必要时用屏风遮挡。

【实施】

1. 操作步骤

步骤	要点说明
1. 向患者和家属核对解释操作目的及评估患者情况，必要时协助患者排便	• 取得患者和家属的合作和理解
2. 洗手，备齐用物，携用物至患者床旁，再次核对解释，以取得配合	
3. 关好门窗，调节室温至 22～24℃，用屏风遮挡，松开床尾盖被	• 维护患者隐私，避免着凉
4. 将冰袋放置于患者头部，热水袋放置于患者足底	• 头部放置冰袋，以助降温，并可防止擦浴时表皮血管收缩，血液集中到头部，引起充血 • 足底放置热水袋，以使患者舒适，促进下肢血管扩张，加速全身血循环，有利于散热
5. 拍拭上肢：协助患者脱去上衣，露出一侧上肢，下垫大毛巾，将拧至半干的小毛巾缠在手上成手套式（图 4-4-8），以离心方向边擦边按摩。2 块小毛巾交替使用，拍拭完毕，用大毛巾擦干皮肤，以同法拍试另一上肢	• 自颈部（侧面）沿上臂外侧拍至手背；自侧胸部经腋窝沿上臂内侧至手心每侧上肢各拍拭 3min
6. 拍拭背部：使患者侧卧，露出背部，垫上大毛巾，用小毛巾拍拭，拍拭完毕，用大毛巾擦干皮肤，穿好清洁上衣	• 从颈部向下拍拭整个背并按摩 3min
7. 拍拭下肢：脱去裤子，露出一侧下肢，垫大毛巾，同小毛巾拍拭后，大毛巾擦干皮肤，以同法擦拭另一下肢，撤去大毛巾，取下热水袋，协助患者穿好清洁裤子	• 自髋部沿大腿外侧拍至足背，自腹股沟经腿内侧拍至踝部，自股下经腘窝拍至足跟。每侧下肢拍拭 3min
8. 协助患者取舒适卧位，整理床单位。整理用物，清洁、消毒后放于原处	
9. 洗手，记录	• 记录冷疗的时间及冷疗的效果和反应，如体温降至 39℃ 以下，应取下头部冰袋
10. 半小时后测量体温，并记录在体温单上	

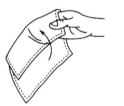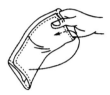

图 4-4-8 小毛巾缠手上成手套式

2. 注意事项

（1）擦浴中应注意观察患者情况，如有寒战、面色苍白，或脉搏、呼吸异常时，应立即停止操作，并报告医生。

（2）颈部、腋窝、肘窝、腹股沟、腘窝等大血管丰富处，适当延长时间，以助散热。一般全部时间为 15～20min。

（3）禁忌擦拭枕后、心前区、腹部、足底。

（4）拭浴时应使乙醇温度接近体温，避免冷刺激使大脑皮质更加兴奋，进一步促使横纹肌收缩，致使体温继续上升。

（5）血液病患者、新生儿禁忌使用酒精擦浴，因血液患者凝血机制差，酒精擦浴可使皮肤出现散在的出血点；新生儿皮肤薄，毛细血管丰富，而大脑皮质发育不完善，易致酒精中毒而加重高热惊厥。体弱、高热恶寒、血液病患者、对冷敏感以及风湿患者不宜采用。

（6）如系伤寒患者应在腹部冷敷，以免腹部充血引起肠穿孔和出血。中暑患者可同时置冰袋于大血管丰富处。

（五）温水擦浴

用于高热患者降温。用低于患者皮肤温度的温水（一般为 32～34℃）进行擦浴，可以很快将皮肤温度通过水传导散发。皮肤接受冷刺激后，初期可使毛细血管收缩，继而扩张，擦浴时加用按摩手法刺激血管被动扩张，加倍促进热的散发。温水擦浴除在面盆内盛 32～34℃ 温水半盆外，其余用物、操作方法、注意事项同酒精擦浴。

（六）冷水灌肠

体温超过 40℃ 的中暑患者，经冷敷或擦浴后均不能降温时，可用 4℃ 等渗盐水 300ml 灌肠降温，其用物及操作方法同不保留灌肠法。

（七）亚低温治疗仪

亚低温治疗仪又称降温毯，冰毯冰帽，控温毯等，是利用半导体制冷原理，将水箱内蒸馏水冷却，然后通过主机工作与冰毯内的水进行循环交换，促使毯面接触皮肤进行散热，达到降温目的。适用于高热、重型颅脑损伤及其他降温效果不佳的患者。

【目的】

1. 使患者体温处于一种可控制性的低温状态，从而达到使中枢神经系统处于抑制状态，对外界及各种病理性刺激的反应减弱，对机体具有保护作用。

2. 降低机体新陈代谢及组织器官耗氧。

3. 改善血管通透性，减轻脑水肿及肺水肿。

4. 提高血中氧含量，促进有氧代谢。

5. 改善心肺功能及微循环。

【评估】同冰袋冷疗法。注意患者用冷处有无伤口。

【计划】

1. 患者准备 患者理解用冷的目的，能接受及积极配合局部用冷。

2. 操作者准备 洗手、戴口罩，熟悉亚低温治疗仪的作用及用法，向患者解释用亚低温治疗仪的目的及注意事项。

3. 用物准备 主机、毯面、电源线、中单、蒸馏水，确保亚低温治疗仪处于完好备用状态。

亚低温治疗仪由主机和外设附件两部分组成 主机部分包括制冷系统，温度控制系统和水循环控制系统。外设附件包括水毯，连接管，体温传感器。

4. 环境准备 保持室内空气清新、清洁。夏季室内温度高，可以调节室温在 22℃左右，相对湿度控制在 60%。

【实施】

1. 操作步骤

步骤	要点说明
1. 向患者和家属核对解释操作目的及评估患者病情及皮肤情况	• 取得患者和家属的合作和理解
2. 洗手，准备用物，确认机器性能良好，处于备用状态。携至患者床旁，再次核对解释，以取得配合	• 仔细检查各机件是否牢固，各接口是否脱落，各导线是否松脱
3. 将亚低温治疗仪安置病床旁，机器的四个侧面应与墙壁或其他物体至少保持在 10cm 以上的距离	• 确保机器的工作能正常运行
4. 将毯面平铺于患者背下，上垫双层大单，嘱其放松肢体	• 防压疮或冰伤
5. 将体温传感器置于腋下（肛门或外耳道）用胶布固定	
6. 开机后设定毯面温度，通常根据降温需求设定	• 注意观察患者有无不适
7. 安置好患者，整理用物，再次向患者解释	
8. 洗手，记录	• 记录冷疗的时间及冷疗的效果和反应
9. 经常巡视，观察患者的降温情况、水位，每小时测肛温一次，如体温降至正常，可关机观察，如患者好转，可撤机	
10. 向患者解释，将降温毯撤下，消毒。洗手，记录	• 记录时间及患者病情

2. 注意事项

（1）严密观察生命体征变化。在使用亚低温治疗仪的过程中，要配合心电监护和血氧饱和度的监测，因低温状态下会引起血压降低和心率减慢，尤其是儿童和老年患者。注意观察体温探头的放置位置。要经常检查有无脱落或放置位置是否准确。发现体温不正常应及时检查和纠正。

（2）亚低温治疗仪根据患者病情进行毯面温度的调节，控制降温速度使体温不至于急剧下降。护士要经常巡视患者体温变化情况，结合患者神志，瞳孔的变化对病情进行全面评估，保证患者得到及时正确的护理。

（3）由于降温毯置于患者的躯干部、背部或臀部，可导致皮肤温度降低，血液循环减慢，容易发生压疮甚至冻伤。应每1～2小时翻身叩背一次。经常变换体位。保持床单位干燥平整，经常巡视注意观察肢体温度、颜色，观察末梢循环，配合使用肌松冬眠合剂的患者，应保持患者安静，平均动脉压不低于70mmHg。

（4）长时间使用降温毯的患者应经常检查机器工作正常与否。如制冷水位缺失，要及时补充以免影响降温毯的连续使用。

（5）亚低温治疗持续时间不宜过长，一般为3～5天，最长为5～7天，患者度过危险期后即可停止。

【工作任务】

案例　患儿男性，9岁，因感冒、发热持续3天而入院，入院时查体温39.8℃，神志清楚，无特殊异常。

任务一　应采取何种降温措施？

任务二　如何实施这项措施？

任务三　在实施这项操作时，应给予患者及家属哪些健康教育？

任务四　正确评价本次操作。

【任务实施】

任务一　采取乙醇拭浴，乙醇拭浴用于高热患者的降温

任务二　操作流程

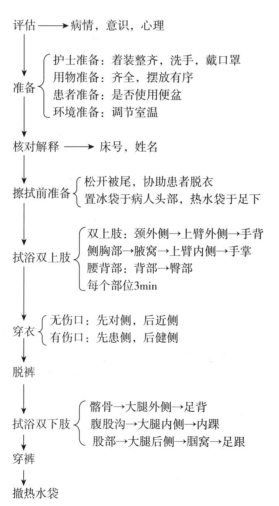

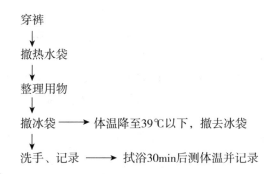

穿裤
↓
撤热水袋
↓
整理用物
↓
撤冰袋 —→ 体温降至39℃以下，撤去冰袋
↓
洗手、记录 —→ 拭浴30min后测体温并记录

任务三 健康教育

1. 向患者及家属介绍擦浴的方法，说明治疗的作用。
2. 向患者及家属介绍操作中应注意禁忌用冷的部位及原因。
3. 向患者及家属指导测量体温的方法及监测体温的重要性。

任务四 评价

1. 患者自觉身体舒适，心情舒畅。
2. 用冷时间正确，患者达到治疗的目的，无不适反应。

项目二 热疗法

热疗法是指用高于人体温度的物体（固体、液体、气体）作用于局部或全身的皮肤、黏膜而产生效应的一种治疗方法。

一、热的治疗作用

【课堂互动】
    冷疗、热疗都可以达到解除疼痛的作用，为什么？

1. 促进炎症的消散或局限　热可使局部血管扩张，血流速度加快，利于组织中毒素的排出。也可使血流量增多，白细胞数量增加，增强新陈代谢和白细胞的吞噬功能，因而在炎症早期用热可促进炎性渗出物的吸收和消散。同时，因白细胞释放蛋白溶解酶溶解坏死组织，有助于坏死组织的清除与组织修复。在炎症后期用热可使炎症局限。

2. 解除疼痛　温热的刺激能降低痛觉神经的兴奋性，改善血循环，减轻炎性水肿及组织缺氧，加速致痛物质（组织胺等）的排出；又由于渗出物逐渐吸收，从而解除对局部神经末梢的压力。温热能使肌肉、肌腱、韧带等组织松弛，可解除因肌肉痉挛、关节强直而引起的疼痛，临床上常用于腰肌劳损、胃肠痉挛、肾绞痛等。

3. 减轻深部组织充血　局部用热使皮肤血管扩张，呈闭锁状态的动静脉吻合支开放，体表血流增加，相对减轻了深部组织的充血。

4. 保暖　热可使局部血管扩张，促进血液循环，维持体温的相对恒定，使患者舒适。适用于危重、小儿、老年及末梢循环不良的患者的保暖。

二、影响热疗的因素

1. 用热方式　热疗的方式分为干热和湿热，湿热法优于干热法。因为水的传导能力比空气强，渗透性大。因此，使用湿热的温度比干热温度低一些。

2. 热疗面积　热效应和热敷面积大小成正比，面积大对热反应就较强，反之则较弱。

但注意，面积越大，机体耐受性越差，易引起全身反应。

3. 热疗时间　热效应与热疗的时间长短不呈比例关系，热敷时间过长，不但会影响热疗作用，有时还可引起继发效应或不良反应的发生。

4. 热疗温度　热疗的温度与体表温度相差愈大，则反应愈强。反之则对热的刺激反应愈小。其次，室温高低也可影响热效应，室温过低，则散热快，热效应减低。

5. 个体差异　不同的机体、精神状态、年龄、性别以及神经系统对热的调节功能，对热的耐受力都有差异，用同一强度的温度刺激，会产生截然不同的热效应。如老年人和婴儿对热特别敏感，而昏迷、瘫痪，以及循环不良的患者对热反应迟钝或消失，故对此类患者用热时要加倍小心，以防烫伤。

三、用热的禁忌

1. 急性腹部疾患尚未明确诊断前不宜用热疗。热疗虽能减轻疼痛，但易掩盖病情真相而贻误诊断和治疗。

2. 面部危险三角区感染化脓时忌做热疗。因该处血管丰富又无瓣膜，且与颅内海绵窦相通。热疗能使血管扩张，导致细菌和毒素进入血循环，使炎症扩散，造成严重的颅内感染和败血症。

3. 各种脏器出血者禁用热疗。因用热可使局部血管扩张，增加脏器的血流量和血管的通透性，而加重出血。

4. 软组织挫伤、扭伤或砸伤初期（前三天）忌用热疗。因热疗促进血循环，增加皮下出血及疼痛。

5. 皮肤湿疹、细菌性结膜炎，应禁忌热敷。因热敷后可使局部温度升高，有利于细菌繁殖和分泌物增多而加重病情。

四、热疗方法

热疗的方法有干热和湿热两种，两者区别见表 4-4-1

表 4-4-1　干热和湿热敷的区别

	干热敷	湿热敷
方法	用热水袋热敷	用湿敷布热敷
穿透力	弱	强
作用	作用于浅表组织，使体表充血，温暖舒适；解除浅表组织的紧张和痉挛性疼痛	通过热传导，促进深层组织血液循环，帮助炎症吸收或促进化脓；刺激肠蠕动；使痉挛的肌肉松弛而止痛
温度	在 60～70℃ 之间，对年老、体弱、婴幼儿及昏迷者，不超过 50℃	温度要以患者耐受力而定，避免烫伤
时间	大于 20 min 或更长时间	热敷 15～20min，或按医嘱执行
用物	简便，无需专人操作	复杂，需专人操作

（一）热水袋的使用

【目的】

常用于解痉、镇痛、保暖。

【评估】

1. 患者的年龄、病情、治疗情况。

2. 患者局部皮肤状况，如颜色、温度、有无硬结、淤血及开放伤口等，有无感觉障碍及对热的耐受程度等。

3. 患者的意识状况、活动能力及合作程度。

【计划】

1. 操作者准备　洗手、戴口罩，熟悉热水袋的作用及用法，向患者解释用热水袋的目的及使用过程中的注意事项。熟悉操作程序及沟通交流技巧。

2. 用物准备　热水袋及布套，水罐内盛热水，水温计，擦布。

3. 患者准备　患者了解用热水袋的目的、用法，能接受及积极配合。

4. 环境准备　无对流风直吹患者或关闭门窗。

【实施】

1. 操作步骤

步骤	要点说明
1. 向患者核对，解释操作目的及评估患者情况	• 取得患者的合作和理解
2. 洗手，备齐用物，测量水温，调节温度至 60～70℃	• 昏迷、局部知觉麻痹、麻醉未清醒、小儿、老年等患者，水温应调至 50℃
3. 放平热水袋，去掉塞子，一手持热水袋袋口的边缘，另一手将已调节好温度的热水灌入热水袋中，边灌边提高热水袋，使水不致溢出（图 4-4-9）	• 一般灌至热水袋容积的 1/2 或 2/3 即可，如敷在炎症部位，只灌 1/3 满，以免压力过大引起疼痛
4. 将热水袋慢慢放平，排出袋内空气，拧紧塞子，擦干，然后倒提热水袋并轻挤一下，检查无漏水后装入布套中	• 排净空气，防止影响热传导 • 严格检查热水袋有无漏水现象，避免烫伤患者。布套可避免热水袋与患者皮肤直接接触
5. 携热水袋至患者床旁，再次核对解释，将热水袋放置所需部位	• 热水袋袋口应朝着身体外侧放好
6. 用热 30min 后，撤掉热水袋，协助患者取舒适体位，整理用物及患者床单位	• 防止产生继发效应。如为保暖，应注意巡视
7. 将热水袋内的水倒空，倒挂晾干后吹入少许空气拧紧袋口，放于干燥阴凉处。热水袋布套清洁后晾干备用。整理用物，清洁后放于原处备用	• 热水袋保存时吹入少许空气，以免橡胶粘连 • 凡经传染患者用过的热水袋，必须消毒后用清水洗净，再按橡皮类用品保管法处理
8. 洗手，记录	• 记录热疗的部位、时间及热疗的效果和反应

2. 注意事项

（1）必须加强责任心，严格交接班制度，严防烫伤。感觉麻痹的患者可能感觉不到烫痛。尤其是婴幼儿、老年人、昏迷、末梢循环不良、麻醉未清醒及局部知觉麻痹者使用热水袋时，除水温不超过 50℃外，热水袋应用大毛巾包裹，以免直接接触患者的皮肤引起烫伤；

（2）经常观察皮肤的颜色，发现局部皮肤潮红时，应立即停止使用，并在局部涂凡士林或湿敷 95% 酒精，有止痛和限制渗出的作用。

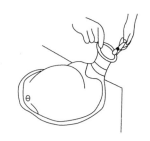

图 4-4-9　热水袋装法

（二）烤灯的使用

烤灯是利用热的辐射作用于人体，使人体局部温度升高、血管扩张、局部血液循环加速，促进组织代谢、改善局部组织营养状况。在临床上根据患者病情、部位等不同使用不同的烤灯。烤灯的种类：

1. 红外线灯　是利用红外线辐射作用于人体组织，达到治疗作用。一般用于软组织损伤和术后伤口感染等。

2. 鹅颈灯　是利用红外线、可见光线和热空气三者结合的辐射热作用而产生热疗作用的。常用的灯功率为 40～60W。

3. 护架灯　是利用辐射热保暖以及吸收体表分泌物，使其干燥，防止感染。护架灯是在金属架上安装电线及灯泡（每个护架有 4～6 个 60～100W 灯泡）。使用时护架上面覆盖无菌大单，保持一定温度（成人约 49℃，小儿约 35℃），常用于烧伤患者，应注意安全，防止引起火灾。

4. 立灯常用于晨晚间护理，如发现患者臀部红时用以照射来预防褥疮的发生。

【知识链接】

化学加热袋

化学加热袋是密封的、大小不等的塑料容器，内盛不同的化合物，在进行热疗时用手揉搓，敲打或挤压袋子，使袋内的化合物发生化学反应而产热。产热的材料有活性炭、食盐、锯末、水等。在其氧化过程中产热，最高温度可达 76℃，平均温度为 56℃，可持续使用 2 小时左右，长时间使用应注意防止烫伤。

【目的】

消炎、镇痛、解痉，促进创面干燥结痂，保护肉芽和上皮再生，促进伤口愈合。

【评估】

1. 患者的年龄、病情、治疗情况。

2. 患者局部皮肤状况，如颜色、温度、有无硬结、淤血及开放伤口等，有无感觉障碍及对热的耐受程度等。

3. 患者的意识状况、活动能力及合作程度。

【计划】

1. 操作者准备　洗手、戴口罩，熟悉烤灯的作用及用法，向患者解释用烤灯的目的及使用过程中的注意事项。

2. 用物准备　烤灯，必要时备有色眼镜或纱布、屏风。

3. 患者准备　患者了解用烤灯的目的、用法，能接受及积极配合。

4. 环境准备　无对流风直吹患者或关闭门窗，必要时屏风遮挡。

【实施】

1. 操作步骤

步骤	要点说明
1. 向患者核对，解释操作目的及评估患者情况	• 取得患者的合作和理解
2. 洗手，备齐用物，检查烤灯的性能	• 确认烤灯的功能正常
3. 携烤灯至患者床旁，再次核对解释。暴露需治疗的部位，协助患者取舒适的体位	• 如照射前胸、面颈部，让患者戴有色眼镜或用纱布遮盖
4. 移动灯头到治疗部位斜上方或侧方，有保护罩的灯头，可以垂直照射。打开开关，进行治疗	• 一般灯距为 30～50cm
5. 照射时间 20～30min。照射完毕，关闭开关	
6. 协助患者取舒适体位，整理患者床单位。切断电源，将烤灯放回原处备用	• 患者应休息 15min 后再离开治疗室，以防感冒
7. 洗手，记录	• 记录烤灯照射的部位、时间及热疗的效果和反应

2. 注意事项

（1）照射过程中必须保持体位舒适和稳定。如患者有过热、心慌、头晕，应及时告诉医护人员。

（2）面颈部及前胸部照射者应注意保护病员的眼睛，一般戴有色的眼镜或用纱布遮盖。

（3）根据治疗部位选择灯头，如手，足等小部位用 250W 为宜，胸腹、腰背部等可用 500～1000W 的大灯头。

（4）观察局部皮肤颜色，防止烫伤。如皮肤出现桃红色的均匀红斑，为合适剂量；如皮肤出现紫红色，应立即停止，涂凡士林以保护皮肤。

（三）湿热敷法

【目的】

常用于消炎、消肿、解痉、镇痛。

【评估】

同热水袋的使用。

【计划】

1. 操作者准备　洗手、戴口罩，熟悉湿热敷的作用及用法，向患者解释用湿热敷的目的及使用过程中的注意事项及沟通交流技巧。

2. 用物准备　治疗盘内盛小盆热水，敷布 2 块，长把镊子 2 把，凡士林，纱布、棉签、小橡胶单、治疗巾、塑料纸、棉垫、大毛巾、水温计。必要时备热水袋、热源、屏风，有伤口者需备换药用物。

3. 患者准备　患者了解用湿热敷的目的、用法，能接受及积极配合。

4. 环境准备　无对流风直吹患者或关闭门窗，必要时屏风遮挡。

【实施】

1. 操作步骤

步骤	要点说明
1. 核对，解释操作目的及评估患者情况	• 取得患者和家属的合作和理解
2. 洗手，备齐用物，携用物至患者床旁，再次核对解释	

续表

步骤	要点说明
3. 协助患者取舒适的体位，暴露需治疗的部位，必要时可用屏风遮挡，将橡胶单及治疗巾垫在热敷部位下面，局部涂凡士林（范围要大于热敷面积），盖上一层纱布	• 维护患者隐私 • 凡士林可减缓热传导，防止烫伤患者，并使热疗效果持久
4. 将敷布浸于热水中，用长把镊子拧干敷布，抖开敷布，敷在患处。上面盖塑料纸及棉垫，并放置热水袋，以维持温度，用大毛巾包裹	• 拧至以不滴水为度 • 可用手腕掌测试温，不烫手即可
5. 酌情更换敷布，一般每 3～5min 更换一次，湿敷 15～20min 后，取下敷布，用纱布擦去凡士林，盖好治疗部位，清理用物	• 如患者感到烫热，可揭开敷布一角以散热 • 保证热敷效果，防止产生继发效应 • 如有伤口应按照无菌技术操作原则进行湿热敷并更换伤口敷料
6. 协助患者取舒适体位，整理患者床单位。将用物清洁、消毒后放于原处备用	
7. 洗手，记录	• 记录热疗的时间及热疗的效果和反应。

2. 注意事项

（1）面部热敷者，敷后 15min 方能外出，以防受凉。

（2）注意观察热敷部位皮肤状况，尤其对老幼和危重患者使用时须严防烫伤。

（3）对有伤口的部位作热敷时，应按无菌技术操作进行，热敷前擦净伤口，敷后按换药法处理伤口。

（四）局部浸泡

【目的】

用于消炎、镇痛、清洁创口等。用于手、足、前臂、小腿部位的感染早期，使炎症局限；感染晚期伤口破溃，促进伤口愈合。

【评估】

同湿热敷法。

【计划】

1. 操作者准备　洗手、戴口罩，熟悉温水浸泡的作用及用法，向患者解释用温水浸泡的目的及使用过程中的注意事项。明确操作程序及沟通交流技巧。

2. 用物准备　浸泡盆（大小按浸泡部位选用），内盛 40～45℃热水或药液半盆，水温计，另备 70℃左右的热水或药液作加温用。镊子 1 把，纱布数块。必要时备屏风。

3. 患者准备　患者了解用温水浸泡的目的、用法，能接受及积极配合。

4. 环境准备　无对流风直吹患者或关闭门窗，必要时屏风遮挡。

【实施】

1. 操作步骤

步骤	要点说明
1. 向患者核对，解释操作目的及评估患者情况	• 取得患者的合作和理解
2. 洗手，备齐用物，携用物至患者床旁，再次核对解释	
3. 嘱患者将需浸泡的肢体慢慢放入盆中，调节水温至患者能够耐受的程度	• 防止烫伤患者
4. 用镊子夹取纱布反复清洗创面，使之清洁（图4-4-10）。并逐渐添加热水或药液，以维持所需温度	• 镊子尖端勿接触创面 • 添加热水时，应将患者肢体移出盆外，以防烫伤
5. 浸泡30min，浸泡完，用纱布擦干肢体。	
6. 协助患者取舒适体位，整理患者床单位。整理用物，清洁、消毒后放原处备用	• 有伤口者行外科换药
7. 洗手，记录	• 记录温水浸泡的部位、时间、效果和反应

2. 注意事项

（1）浸泡过程中，添加热水时，应将患者肢体移出盆外，以防烫伤。

（2）有伤口者，按换药法处理伤口。

（3）浸泡过程中，及时听取患者对用热的反映，检查热水的温度及患者皮肤颜色，随时调节水温。

（五）热水坐浴

【目的】

可减轻盆腔、直肠器官的充血，达到镇痛、消肿和清洁作用，常用于肛门手术前后、直肠瘘管及会阴伤口炎症等。

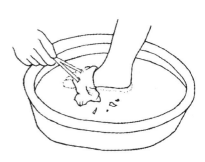

图4-4-10 局部浸泡

【评估】

1. 患者的年龄、病情、治疗情况。

2. 患者会阴部、肛门皮肤状况，如有无硬结、淤血及开放伤口等，有无感觉障碍及对热的耐受程度等。

3. 患者的意识状况、活动能力及合作程度。

【计划】

1. 操作者准备 洗手、戴口罩，熟悉热水坐浴的作用及用法，向患者解释用热水坐浴的目的及使用过程中的注意事项。

2. 用物准备 坐浴盆及坐浴椅（图4-4-11）、无菌纱布2块、水温计、热水瓶、高锰酸钾粉、95%酒精、火柴、必要时备屏风。

3. 患者准备 患者了解用热水坐浴的目的、用法，能接受及积极配合。

4. 环境准备 无对流风直吹患者或关闭门窗，必要时屏风遮挡。

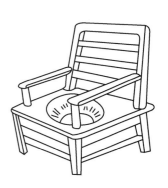

图4-4-11 坐浴椅及盆

【实施】

1. 操作步骤

步骤	要点说明
1. 向患者核对，解释操作目的及评估患者情况，属患者排尿、排便	• 取得患者的合作和理解
2. 洗手，备齐用物，携用物至床旁，核对解释，关闭门窗，用屏风遮挡	• 保护患者隐私
3. 消毒坐浴盆，置于坐浴椅上，倒入坐浴液（配成1：5000高锰酸钾溶液），以浴盆的1/2满为宜，将温度调至40～45℃	
4. 嘱患者适宜水温后坐入盆内。坐浴时，随时调节水温，添加热水时要注意安全，嘱患者偏离浴盆	• 如用中药坐浴（野菊花，夏枯草等），应先熏后洗 • 以防烫伤
5. 坐浴时间为15～20min。坐浴完毕，擦干臀部	
6. 协助患者取舒适体位，整理患者床单位	
7. 洗手，记录	• 记录坐浴时的时间、效果和反应

2. 注意事项

（1）根据伤口情况，按无菌操作进行，坐浴后伤口按换药法处理。

（2）坐浴过程中，随时观察患者的面色、脉搏、呼吸等，如患者诉头晕、乏力等，应立即停止。

（3）阴道出血、月经期、妊娠末期、产后两周内、盆腔器官有急性炎症时不宜坐浴，以免引起感染。

【工作任务】

案例 朱某，女，21岁，不慎左踝关节软组织扭伤，3d后来就诊。

任务一 护士应采取什么措施。为什么？

任务二 如何实施这项操作。

任务三 在实施这项操作时，应给予患者及家属哪些健康教育。

任务四 正确评价本次操作。

【任务实施】

任务一 采用湿热敷

因为用热可以消炎、消肿、解痉、镇痛。而患者是3d后来就诊。

任务二 操作流程

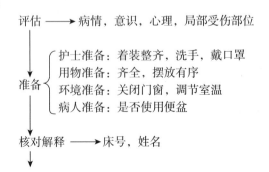

评估 ——→ 病情，意识，心理，局部受伤部位

准备 ｛护士准备：着装整齐，洗手，戴口罩
用物准备：齐全，摆放有序
环境准备：关闭门窗，调节室温
病人准备：是否使用便盆｝

核对解释 ——→ 床号，姓名

暴露热敷部位 ——→ 热敷部位下垫一次性治疗巾，受敷部位涂凡士林，盖单层纱布

备敷布热敷 {
　将敷布浸入热水中，敷前拧干，试温
　覆盖受敷部位，覆盖塑料薄膜，加盖棉垫，病情允许加盖热水袋
　3~5min更换敷料，15~20min完成热敷
}

整理用物 ——→ 擦去凡士林，整理床单

安置患者

记录 ——→ 观察受敷皮肤

健康教育 ——→ 指导患者不要立即外出，防受凉

任务三　健康教育

（1）向患者介绍操作方法及注意事项，说明影响热湿敷效果的因素。

（2）向患者解释机体对热湿敷所产生的生理反应、继发效应和热湿敷的治疗作用。

（3）向患者介绍有伤口时，应注意无菌操作，防止伤口感染。

任务四　评价

（1）能够达到热疗的目的，在操作中患者无不适感觉。

（2）操作方法正确，患者无烫伤、感染等发生。

（3）护患沟通有效，保护患者自尊，能满足患者的身心需要。

【执业考试考核知识点】

1. 识记

（1）热的治疗作用、冷的治疗作用；

（2）影响冷疗的因素、影响热疗的因素。

2. 领会

（1）热疗法的禁忌、冷疗法的禁忌；

（2）应用热疗时的注意事项、应用冷疗时的注意事项。

3. 应用

（1）热水袋、烤灯、局部热湿敷、热坐浴、浸泡；

（2）冰袋、冰槽、局部冷湿敷、乙醇拭浴。

（吴方化）

任务五　清洁、安全舒适护理

【任务达标】

1. 掌握褥疮的定义、原因、高危人群、好发部位、临床表现、预防和护理措施。
2. 掌握床上擦浴操作方法、掌握特殊口腔护理操作方法。
3. 掌握常用卧位的适应范围和要求、更换卧位操作目的和方法及注意事项、保护具的应用范围及注意事项。
4. 掌握卧有人床更换床单法操作及操作注意事项。
5. 熟悉盆浴和淋浴的注意事项、熟悉口腔卫生指导。
6. 熟悉舒适的概念、导致不舒适的常见原因及护理原则、影响患者安全的常见原因、晨晚间护理的内容。
7. 熟悉床上洗头方法和灭头虱法、熟悉晨晚间护理的目的和内容。
8. 熟悉皮肤的评估内容，清洁卫生对身心健康的意义。
9. 能正确实施特殊患者口腔护理、床上擦浴、有人床整理及更换床单操作方法。
10. 了解疼痛的概念和原因。

项目一　口腔护理

口腔是病原微生物侵入人体的主要途径之一。正常人口腔中有大量的细菌存在，其中有致病菌存在。当人体抵抗力降低，饮水、进食量少，咀嚼及舌的动作减少，唾液分泌不足，自洁作用受影响时，细菌可乘机在湿润、温暖的口腔中迅速繁殖，造成口腔炎症、溃疡、腮腺炎、中耳炎等疾患；长期应用抗生素和激素的患者，还会引起口腔真菌感染；甚至通过血液、淋巴，导致其他脏器感染，给身体带来危害。口腔卫生不洁，还会有口腔异味，异常气味则会影响食欲和自信。因此，加强口腔护理，保持口腔卫生，是满足患者清洁卫生需要的重要内容之一。

一、口腔卫生指导

指导患者养成每天晨起、晚上临睡前刷牙、餐后漱口的习惯，晚上刷牙后不应食入对牙齿有刺激性或腐蚀性的食物。通过口腔健康教育，使患者了解合理饮食、戒烟等与保持口腔健康的关系。

（一）清洁用具使用的指导

1. 牙刷　选择牙刷应尽量选用外形较小，刷头略窄，与年龄相适宜；刷毛质软，长度相等；牙刷表面光滑的牙刷。不可使用已磨损和硬毛的牙刷。牙刷应每隔 3 个月更换一次。

2. 牙膏　应不具有腐蚀性；药物牙膏一般能抑制细菌的生长，起到预防龋齿和治疗牙齿过敏的作用，可根据需要选用。

（二）刷牙方法的指导

正确的刷牙方法是上下颤动刷牙法。将牙刷毛面放于牙齿及牙龈沟上，刷毛与牙齿成45°角，快速环形来回震颤，每次只刷 2～3 颗牙，刷完一个部位再刷邻近部位，前排牙齿的内面，可用牙刷毛面的前端环形震颤刷洗，刷上下咬合面时，牙刷可横向来回刷洗。另一种方法是沿齿缝上下刷洗，从齿龈到牙齿末端纵向刷洗，牙齿的内、外咬合面都应刷洗干净。刷牙步骤见图 4－5－1。每次刷牙时间不少于 3min 。

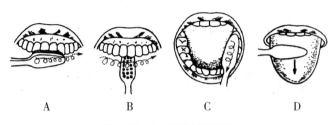

A   B   C   D

图 4－5－1　正确的刷牙法

（三）牙线剔牙法

可用尼龙线、丝线、涤纶线均可作牙线材料，取牙线 40cm，两端绕于两手中指，指间留 14～17cm 牙线，两手拇指，示指配合动作控制牙线。用拉锯式轻轻将牙线越过相邻牙接触点，压入牙缝，然后用力弹出，每个牙缝反复数次即可。每日剔牙 2 次，餐后立即进行更好（图 4－5－2）。

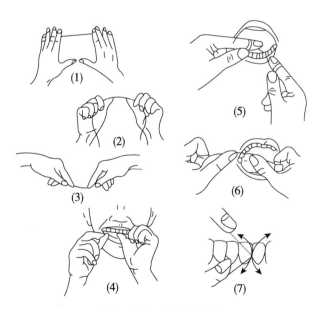

图 4－5－2　牙线剔牙法

（四）义齿护理的指导

1. 固定义齿

（1）注意洁牙，义齿和真牙的接缝处容易聚集残渣，生成牙菌斑，形成牙石。所以一定要注意清洁，避免牙垢的再度产生。

（2）饮食方面，注意不要咬过硬的食物，以免义齿受到损伤。不过，正常硬度的食物完全可以食用。同时，色素重的食物也尽量不要吃，以免引起牙齿表面色素沉着，造成牙齿发黄发黑。

2. 活动义齿

（1）义齿者应白天持续佩戴，对增进咀嚼的功能、说话与保持面部形象均有利；晚间应卸下，可以减少对软组织与骨质的压力。卸下的义齿浸泡在冷水中，以防遗失或损坏。不能自理者由护士协助，操作前洗净双手，帮助患者取下上腭部分义齿，再取下腭的义齿放在冷水杯中。

（2）用牙刷刷洗义齿的各面，用冷水冲洗干净，让患者漱口后戴上义齿。

（3）暂时不用的义齿，可泡于冷水杯中加盖，每日更换一次清水。不可将义齿泡在热水或酒精内，以免义齿变色、变形和老化。如遇义齿松动、脱落、破裂、折断、未变形时，应将损坏的部件保存好。

二、特殊口腔护理

> 【课堂互动】
> 哪些病人需要护士为其做特殊口腔护理？

对于衰弱、昏迷、高热、病情危重、禁食及口腔疾患、口腔过度干燥、疼痛、口腔术后及口腔刺激症状的患者，进行口腔护理是十分重要的。可根据患者病情和口腔情况，采用恰当的口腔护理液，运用特殊的护理手段，为患者清洁口腔，达到满足患者的清洁、舒适的需要。

【目的】

1. 保持口腔清洁、湿润、舒适，预防口腔感染等并发症。

2. 防止口臭、牙垢、增进食欲，保持口腔正常功能。

3. 观察口腔黏膜、舌苔的变化及有无特殊口腔气味，协助诊断。

【评估】

1. 患者的病情、意识状况。

2. 口腔黏膜、舌苔、牙齿等状态。

3. 患者口腔的卫生习惯、自理能力，心理反应及合作程度。

【计划】

1. 操作者的准备 洗手、戴口罩，熟悉口腔卫生的相关知识和特殊口腔护理的操作方法，向患者解释口腔卫生的重要性、特殊口腔护理的目的和注意事项。

2. 用物准备

（1）治疗盘内备消毒治疗碗（内盛含有漱口液的棉球20个以上，棉球湿度以不能挤出液体为宜、弯血管钳1把、镊子1把、压舌板1个）、弯盘、吸水管、杯子。另备棉签，液状石蜡、手电筒、治疗巾。必要时备开口器；

（2）根据需要备外用药，如液状石蜡、锡类散、冰硼散、新霉素、西瓜霜、金霉素、甘油、制霉菌素甘油等；

（3）常用漱口溶液见表4-5-1。

3. 患者准备 患者或家属理解口腔护理的目的，能积极配合。卧床患者根据病情可取半坐卧位或仰卧位，取仰卧位的患者头偏向一侧。

4. 环境准备 宽敞、干净、整洁

表 4－5－1　常用漱口溶液

名称	作用
生理盐水	清洁口腔，预防感染
朵贝尔溶液（复方硼砂溶液）	除臭，抑菌
1％～3％过氧化氢溶液	遇有机物时放出氧分子，有防腐、防臭作用，用于口腔感染、溃烂、坏死组织、出血者
2％～3％硼酸溶液	酸性防腐药，可改变细菌的酸碱平衡，起抑制作用
1％～4％碳酸氢钠	属碱性药，对真菌有抑菌作用，用于真菌感染
0.02％呋喃西林溶液	清洁口腔，广谱抗菌
0.1％醋酸溶液	用于铜绿假单胞菌感染
0.08％甲硝唑溶液	用于厌氧菌感染

说明：①正常口腔用清水、生理盐水、朵贝尔溶液。

②口腔糜烂、口臭用1％～3％过氧化氢，2％～3％硼酸溶液，0.02％呋喃西林，以及甘草银花液等。

③酸中毒、真菌感染用1％～4％碳酸氢钠溶液。

④铜绿假单胞菌感染用0.1％醋酸溶液。

⑤中西药制成的含漱消炎散、口洁净等，具有消炎止痛，防治口腔疾患作用。

【课堂互动】
应如何对昏迷病人进行口腔护理？

【实施】

1. 操作步骤

步骤	要点说明
1. 向患者和家属核对解释操作目的及评估患者情况 2. 洗手、戴口罩，备齐用物，携用物至患者床旁，再次核对解释，以取得合作	• 取得患者和家属的合作和理解
3. 协助患者面向护士取合适的卧位，将治疗巾围于患者颌下及枕上，置弯盘于口角旁（见图 4－5－3）	• 铺治疗巾可以保护床上用物不被玷污
4. 湿润口唇，嘱患者张口，左手持压舌板分开面颊部，右手持手电筒观察口腔黏膜和舌苔情况。昏迷患者可用开口器助其张口	• 观察顺序：唇、齿、颊、腭、舌、咽 • 观察口腔有无出血、溃疡、炎症、特殊气味 • 如有活动性义齿者，协助取下，浸泡在冷水杯内 • 长期应用抗生素、激素者，注意观察有无真菌感染
5. 协助患者用吸水管吸入漱口液漱口	• 昏迷患者禁忌漱口，以防误吸
6. 用弯血管钳夹含有漱口液的棉球拧干，嘱患者咬颌上、下齿，用压舌板轻轻撑开一侧颊部，由内向门齿纵向擦洗牙齿的外侧面。同法擦洗对侧	• 棉球不可过湿，以防患者将溶液吸入呼吸道 • 擦洗时夹紧棉球，每次一个，防止棉球遗留口腔内
7. 嘱患者张开上下齿，依次擦洗一侧牙齿的上内侧面、上咬合面、下内侧面、下咬合面，弧形擦洗颊部。同法擦洗对侧	• 擦洗动作宜轻，避免损伤黏膜及牙龈
8. 由内向外擦洗舌面、舌下襞周围、硬腭（图 4－5－4）	• 勿触及咽喉部，以免引起恶心
9. 擦洗完毕，协助患者漱口，用治疗巾擦去口角处水渍	
10. 再次观察口腔，检查口腔是否清洗干净，酌情使用外用药	• 口腔黏膜如有溃疡，涂药于溃疡处；口唇干裂者涂液状石蜡或唇膏
11. 撤去治疗巾，协助患者取舒适卧位，整理床单位，清理用物，记录	• 必要时协助清洁及佩戴义齿

2. 注意事项

（1）擦洗时动作要轻，以免损伤口腔黏膜。特别是对凝血功能较差的患者。

（2）昏迷患者禁忌漱口，需用开口器应从臼齿处放入，对牙关紧闭者不可用暴力助其开口。擦洗时棉球不宜过湿，以防溶液误吸入呼吸道。棉球要用止血钳夹紧，每次 1 个，防止遗留在口腔。必要时要清点棉球数量。

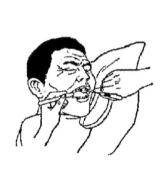

图 4 - 5 - 3　弯盘置于口角旁

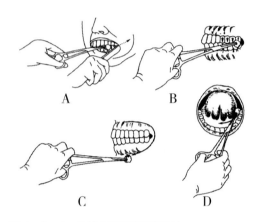

图 4 - 5 - 4　特殊口腔护理擦洗法

A. 弯止血钳夹棉球，置入口腔前庭内

B. 咬合牙齿由磨牙擦向门牙

C. 颊部卷带擦洗法

D. 舌颌沟擦洗法

（3）对长期应用抗生素者应观察口腔黏膜有无真菌感染。

（4）传染病患者用物须按消毒隔离原则处理。

（5）对口腔秽臭的患者，除按上述方法进行口腔护理外，每日可用漱口水、中药藿香煎成的汤、口洁净、茶叶水等含漱半分钟后吐掉，一日多次漱口可除口臭，预防口腔炎症。对神志不清者可用止血钳夹紧 1 块纱布，蘸生理盐水或其他漱口液，拧至半干按口腔护理的顺序操作，以代替用棉球擦洗法。

【工作任务】

案例　刘女士，67 岁，患大叶性肺炎，高热昏迷 10 天，10 天内给予大量抗生素治疗，近日发现其口腔黏膜破溃，创面上附着白色膜状物，拭去附着物可见创面轻微出血。

任务一　患者近日出现口腔黏膜破溃，护士应选用什么漱口液为患者施行口腔护理？

任务二　护士如何为患者实施口腔护理？

任务三　护士应向患者家属做什么健康教育？

任务四　正确评价本次操作。

【任务实施】

任务一　漱口液

护士应选用 1% ～ 4% 碳酸氢钠，因为患者 10 天内使用大量抗生素治疗，容易发生菌群失调，导致真菌感染。

任务二　操作流程

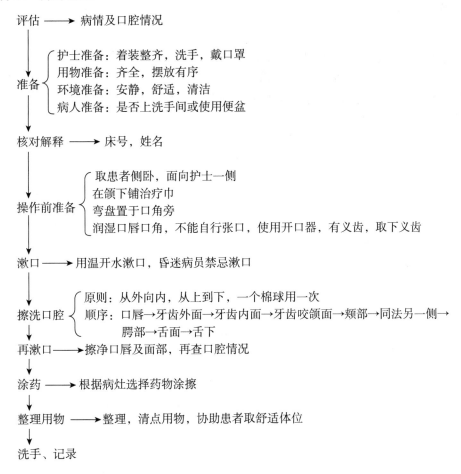

任务三　健康教育

向患者家属讲解口腔清洁的重要性，指导保持口腔卫生的要点。如患者处于昏迷时，应禁忌漱口。有义齿的要做好保管与清洁。如患者清醒后，多饮水，餐后漱口等方法，预防各种口腔并发症的发生。

任务四　评价

（1）患者口唇润泽，自感舒适，口腔无异味。

（2）口腔感染减轻或痊愈。

（3）患者家属学会口腔清洁和保健的方法。

项目二　头发护理

头面部是人体皮脂腺分布最多的部位，皮脂、汗液伴灰尘黏附于毛发、头皮中，易形成污垢。经常梳理和清洗头发，可清除头皮屑及灰尘，促进头皮血液循环，使头发清洁，有光泽，易梳理，增加舒适和美感。还可使人增加自信，维护自尊。大多数患者可自行梳理和清洗头发。病情严重或缺乏自理能力的患者，护士应给予帮助。每日晨晚间护理时，应协助患者梳头；住院时间长的患者，需定时理发；长期卧床的患者可每1～2周洗头一次；有头虱的患者还需进行灭虱处理。

一、床上梳发

【目的】

1. 梳发可按摩头皮，兴奋头皮血循环。
2. 除去污秽和脱落的头皮，使患者清洁、舒适、美观。
3. 维护患者自尊、自信，建立良好的护患关系。

【评估】

1. 患者的病情、头皮有无损伤情况。
2. 患者的头发状况、卫生习惯、自理能力。
3. 患者心理反应及合作程度。

【计划】

1. 操作者的准备　洗手、戴口罩，熟悉护理头发的相关知识，向患者解释头发护理的重要性。明确操作方法和沟通交流技巧。
2. 用物准备　治疗巾、梳子、纸1张（包脱落的头发用），必要时准备发夹、橡皮圈或线绳，30%酒精，吹风机。
3. 患者准备　向患者或家属介绍头发护理的目的，取得患者的配合和信任。病情允许的，可取半坐卧位或坐位；病情较重的，可取侧卧位或平卧位头偏向一侧。
4. 环境准备　环境安静、光线适宜、无异味。

【实施】

1. 操作步骤

步骤	要点说明
1. 向患者和家属核对解释操作目的及评估患者情况	• 取得患者和家属的合作和理解
2. 洗手、戴口罩，备齐用物，携用物至患者床旁，再次核对解释，以取得合作	
3. 抬起患者的颈肩部，将治疗巾铺于枕头上，协助患者将头转向一侧	• 避免脱发或碎发掉落在枕头上
4. 取下发夹，将头发从中间分为两股，左手握住一股头发，由发根梳至发梢，长发或遇有发结时，可将头发绕在食指上，先将发梢梳顺，再由发根梳下（图4-5-5）	• 如头发已纠结成团，可用30%酒精湿润后再慢慢梳顺
	• 以免拉得太紧，使患者感到疼痛
5. 一侧梳好再梳对侧	
6. 梳通后，可根据病情予头部按摩	• 按摩方法是：将手指合拢，指尖轻轻按在太阳穴上，以顺时针方向轻柔6次；再以逆时针方向轻柔6次；再将双手放在额头上，以排列整齐的手指指腹，从眉心中线开始按压，顺序为：眉心、额头中线、头顶中线、百会穴、风池穴；最后做"梳发"动作，即双手十指微屈，由前额发际将头发梳往脑后
7. 将长发可编成发辫，用橡皮圈结扎	• 发型尽可能符合患者的喜好，发辫不宜扎得过紧
8. 取下治疗巾，将脱落的头发缠紧包于纸中，整理用物，归还原位	
9. 洗手，记录	

2. 注意事项

（1）根据患者的头发选用适宜的梳子，一般采用圆钝齿的木梳子，以防损伤头皮。

（2）梳发时，避免强行梳拉造成患者疼痛。

（3）观察头皮及头发情况，发现头皮感染、头皮屑过多、有寄生虫时，应报告医生并予处理。

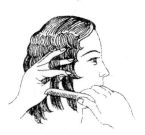

图 4 - 5 - 5　梳头法

【评价】

1. 操作方法轻柔，患者感觉舒适。

2. 患者外观整洁，心情愉快。

3. 护患沟通有效，满足患者心身需要。

【课堂互动】
　　床上洗发时，应注意哪些方面，为什么？

二、床上洗发

【目的】

1. 增进头皮血循环，促进头发的生长与代谢。

2. 除去污秽和脱落的头屑，保持头发的清洁，使患者舒适。

3. 预防和灭除虱虮，防止疾病传播。

4. 维护患者自尊、自信，建立良好护患关系。

【评估】

1. 患者的病情、生命体征、意识、头皮有无损伤情况。

2. 患者的头发状况、卫生习惯、自理能力。

3. 患者心理反应及合作程度。

【计划】

1. 操作者的准备　洗手、戴口罩，熟悉护理头发的相关知识和床上洗发的操作技术，向患者解释头发护理的重要性、床上洗发的目的和注意事项。掌握沟通交流技巧。

2. 用物准备　护理车上放马蹄形垫（或脸盆、搪瓷杯2个），橡胶单，大、中、小毛巾各1条，眼罩或纱布，棉球2个，别针、洗发液、梳子、水温计、内盛热水（40～45℃）的水桶，污水桶、梳子、电吹风机等。如用洗头车洗头时，应安装好各部件备用。

3. 患者准备　患者或家属理解洗发的目的，患者能接受并积极配合。

4. 环境准备　环境安静、光线适宜、关闭门窗，调节室温22～26℃。

【实施】

1. 操作步骤（以扣杯洗头法为例）

步骤	要点说明
1. 向患者和家属核对解释操作目的及评估患者情况，按需要给予便盆	• 取得患者和家属的合作和理解
2. 洗手、戴口罩，备齐用物，携用物至患者床旁，根据季节关门窗，调节室温。再次核对解释，以取得合作	• 冬季注意保暖，防止患者受凉
3. 移开桌椅，将热水桶和搪瓷杯放在椅上，另一搪瓷杯扣放脸盆内，杯底部用折成四折的小毛巾垫好	

续表

步骤	要点说明
4. 患者仰卧，解开领扣，将衣领向内反折，将毛巾围在患者颈部，用别针固定。橡胶单、大毛巾铺于枕头上，移枕头于肩下。铺橡胶单和治疗巾于患者头部床单上，头下放脸盆，将头部枕在扣杯的小毛巾上（图 4-5-6）	• 防止患者的衣服、床单、枕头及盖被弄湿
5. 取下发夹，梳通头发，双耳塞棉球，用纱布盖患者双眼或嘱患者闭上双眼。	• 防止水流入耳、眼内
6. 试水温，确定适合患者后，用水将头发浸湿，再用洗发液均匀涂抹在头发上，用指腹揉搓头发和按摩头皮，然后用热水边冲边揉搓。盆内污水过多时，利用虹吸原理，将橡皮管放在盆内灌满污水，用止血钳拉出一端放于污水桶内，污水即自动流至污水桶	• 揉搓力度适中，不可用指甲挠抓，以防抓破头皮
7. 洗毕，解下颈部毛巾包住头发，一手托住头部，一手撤去脸盆。将肩下枕头移至头部，使患者头睡在大毛巾上，取下纱布、棉球，用热毛巾擦干面部，用大毛巾轻揉头发、擦干、用梳子梳顺、散开，必要时可用电吹风吹干头发。长发者可予以编辫	• 及时擦干头发，防止患者受凉
8. 撤去用物，安置患者取舒适卧位，整理床单位，清理用物	
9. 洗手，记录	

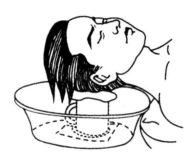

图 4-5-6　扣杯式床上洗头法

附：

操作方法之二　马蹄形垫洗发法

（1）携用物至患者床边，向患者做好解释，以取得合作；

（2）移开床旁桌 15cm，天冷时关好门窗；

（3）患者取仰卧位，头靠近床边，将橡胶单和浴巾铺于枕上，将枕置于患者肩下，颈部围干毛巾，并用别针别上；

（4）用大橡胶单包裹马蹄形垫置于患者头下，开口朝外，将大橡胶单的下端放于水桶内，使其中间形成水槽，便于污水流入桶中，见图 4-5-7；

（5）用棉球塞住两耳，纱布遮盖双眼，以防污水流入；

（6）先用温水冲洗头发，再用洗发液搓揉头发，最后用清水冲洗干净，取下棉球和纱布；

（7）松开颈部毛巾，擦干并包裹头发，撤去大橡胶单和马蹄形垫，将枕从患者肩下拉出，置于头下，撤去毛巾，用浴巾擦干头发，有条件时可用电吹风吹干，并梳理整齐；

（8）协助患者取舒适卧位，整理用物及床单位。

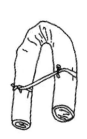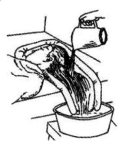

图 4-5-7 马蹄形垫洗头法

操作方法之三 洗头车洗头法（图 4-5-8）

（1）将热水盛于水箱内（水箱容积 24L），装好喷头卡子及头垫，污水管插入污水箱放水管内，检查各连接管是否漏水，关闭水截门，插上电源，待水泵启动后（水泵装在车底架上，功率 25W，流量 8L/min），打开水截门即可使用，临时不用时只要关闭水截门，不必切断电源，并将喷头放在卡子上，以防下滑。

（2）洗头时可根据病情，患者取坐位或仰卧位，患者头部枕于头垫上，洗头的方法同扣杯法。

（3）洗毕，放出污水，整理用物及床单位，擦干洗头车，放于干燥处妥善保管。

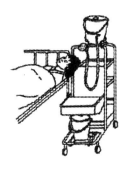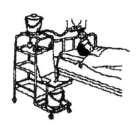

图 4-5-8 洗头车床上洗头法

2. 注意事项

（1）极度衰弱的患者不宜洗发。

（2）注意观察病情，如发现面色、脉搏、呼吸异常时应停止操作，给予处理。

（3）注意调节水温与室温，注意保暖，及时擦干头发，以免着凉。

（4）洗发过程中应注意防止污水溅入眼、耳内，并避免沾湿衣服及床单。

（5）洗发时间不宜过长，以免引起头部充血、疲劳，造成患者不适。

三、灭头虱与虮卵法

【目的】

消灭头虱、虮卵，使患者舒适，预防人群间相互传染和预防某些传染病。

【评估】

1. 患者的病情、头皮有无损伤情况。

2. 患者的头发状况、卫生习惯、自理能力。

3. 患者对灭虱、虮处理的理解及合作程度。

【计划】

1. 操作者的准备　洗手、戴口罩，穿隔离衣，戴手套。熟悉灭头虱、虮的操作技术，向患者解释灭头虱、虮的重要性、目的和注意事项。掌握沟通技巧。

2. 用物准备　治疗巾 2 块，橡皮单、帽子或三角巾、别针、篦子（齿内嵌少许棉花）、梳子、纱布、棉球、隔离衣和灭虱药液、纸巾、清洁衣裤和被服。

常用灭虱药液：

（1）30%含酸百部酊剂：取百部 30g 放入瓶中，加 50%乙醇 100ml（或 65°白酒 100ml），再加入纯乙酸 1ml 盖严，48 小时后即可制得。

（2）30%百部含酸煎剂：①取百部 30g，加水 500ml 煮 30min，用双层纱布过滤，挤出药液；②将药渣再加水 500ml，煎煮 30min，再用双层纱布过滤，挤出药液；③将两次药液合并再煎煮，浓缩至 100ml，待冷却后，加入纯乙酸 1ml 或食醋 30ml 即可制得（纯乙酸 1ml 相当于市售食醋 30ml）。

3. 患者准备　患者或家属理解灭头虱、虮的目的，患者能接受并积极配合。头发浓密的，应尽量剪短头发。

4. 环境准备　环境安静、光线适宜、关闭门窗，调节室温 22～26℃。

【实施】

1. 操作步骤

步骤	要点说明
1. 向患者和家属核对解释操作目的及评估患者情况	• 取得患者和家属的合作和理解
2. 洗手、戴口罩，穿隔离衣，戴手套，备齐用物，携用物至患者床旁，根据季节关门窗，调节室温。再次核对解释，以取得合作	• 防止虱、虮传播
3. 若为男患者或病儿，应动员剃去头发，女患者应将头发剪短后再行灭虱，剪下的头发，应用纸包好烧毁，以预防传染病的传播	• 冬季注意保暖，防止患者受凉
4. 将橡胶单及治疗巾铺于枕上，小毛巾围于颈部，将另一治疗巾盖住患者肩部及被头，以纱布盖双眼，棉球塞住外耳道口。将头发分为若干小股，用纱布蘸灭虱液，按顺序擦遍头发，并用手反复揉搓头发，时间为 10min，再用帽子或三角巾严密包裹头发，取下纱布、棉球，整理消毒用物	• 防止药液污染面部及眼睛 • 观察用药后患者的局部及全身反应
5. 24h 后打开帽子，用篦子篦去死虱和虮卵	
6. 洗头，更换床上用物及患者衣裤，进行消毒处理	• 污衣裤和被服放入布袋内扎紧，按隔离原则处理
7. 撤去用物，安置患者取舒适卧位，整理床单位，清理用物	
8. 洗手，记录	

2. 注意事项

（1）操作中应防止灭虱液沾污面部及眼部。

（2）用药后，应注意观察患者局部及全身有无反应。

（3）严格执行消毒隔离制度，以防感染发生。

【工作任务】

案例 患者女性，55 岁，截瘫，生活不能自理。

任务一 护士如何为患者进行床上洗发。

任务二 护士在进行床上洗发时，应如何指导患者及患者配合完成操作。

任务三 正确评价本次操作。

【任务实施】

任务一 操作流程

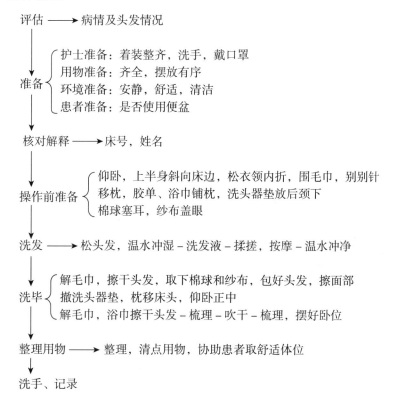

任务二 健康教育

1. 向患者讲解头发清洁的目的、意义。

2. 指导患者在洗发的过程中，取舒适体位，避免疲劳。同时，注意避免受凉。

3. 指导患者在操作过程中如有什么不适，立即告之。

4. 指导患者选择适宜的洗发液。

任务三 评价

1. 患者头发清洁、感觉舒适，个人形象良好。

2. 操作时动作轻稳、节力，患者安全、满意。

3. 护患沟通有效，保护患者自尊，满足患者心身需要。

项目三　皮肤护理、压疮护理

皮肤是抵御外界有害物质入侵的第一道屏障，长期卧床患者，由于疾病的影响，生活自理能力差，汗液中的盐分及含氮物质常存留在皮肤上，皮脂、皮屑、灰尘、细菌结合黏液于皮肤表面，刺激皮肤使其抵抗力降低，易致各种感染，因此，应加强卧床患者的皮肤护理。

一、皮肤护理

（一）沐浴和盆浴

适用于全身情况良好的患者。

【目的】

1. 去除污垢，保持皮肤清洁、干燥、使患者舒适。

2. 促进皮肤的血液循环，增强其排泄功能，预防皮肤感染及压疮等并发症的发生。

3. 观察全身皮肤有无异常，为临床诊治提供依据。

4. 使肌肉放松，保持良好的精神状态。

【评估】

1. 患者的病情状况、自行清洁皮肤的能力。

2. 患者的皮肤状况，如皮肤有无水肿、破损、瘀斑、水疱、硬结等改变。

3. 患者及家属对皮肤清洁知识的理解及合作程度。

【计划】

1. 操作者的准备　确定患者的洗浴时间、方式。掌握操作注意事项及沟通交流技巧。

2. 用物准备　脸盆、浴皂或洗浴液、浴巾，毛巾 2 条，防滑拖鞋，清洁衣裤。

3. 患者准备　患者或家属理解沐浴的目的，患者能接受并积极配合。患者沐浴须在进食 1 小时后进行。

4. 环境准备　关闭门窗，调节室温 22～24℃。

【实施】

1. 操作步骤

步骤	要点说明
1. 确定沐浴的时间，方式，协助患者备齐沐浴物品，携用物送病员进浴室 2. 关闭门窗，调节室温在 22～24℃ 3. 向患者交代有关事项，如调节水温的方法，呼叫铃的应用，不宜用湿手接触电源开关，浴室不宜锁门，可在门外挂牌示意 4. 患者沐浴时，应了解患者入浴时间，随时询问，确保患者安全 5. 洗毕，协助患者整理用物，送患者回房，必要时记录	• 贵重物品如手表、钱包、饰物等代为存放或交家属 • 以便发生意外时，及时入内 • 盆浴者浸泡时间不超过 20min，以免疲劳 • 如时间过久应予询问，以防发生意外 • 若遇患者发生昏晕厥，应立即抬出，平卧、保暖，并配合医生共同处理

2. 注意事项

（1）饭后须过 1 小时才能进行沐浴，以免影响消化。

（2）水温不宜太热，室温不宜太高，时间不宜过长，以免发生晕厥或烫伤等意外情况。

（3）浴室放置防滑垫，配备防滑拖鞋，安全扶手，防止滑倒跌伤。

（4）妊娠 7 个月以上的孕妇禁用盆浴。衰弱、创伤、患心脏病需卧床休息的患者，不宜淋浴和盆浴。

（5）传染病患者进行淋浴，应根据病种、病情按隔离原则进行。

【评价】

1. 患者沐浴过程安全，无意外发生。

2. 沐浴后患者感到舒适、清洁，精神愉快。

（二）床上擦浴

适用于病情较重，长期卧床、活动受限，生活不能自理的患者。

【目的】

1. 去除皮肤污垢，保持皮肤清洁，增进患者舒适。

2. 促进皮肤的血液循环，增强皮肤排泄功能，预防皮肤感染及压疮等并发症。

3. 观察全身皮肤有无异常，为临床诊治提供依据。

4. 活动肢体，使肌肉放松，防止肌肉挛缩和关节僵硬等并发症，保持良好的精神状态。

【评估】

1. 患者的病情状况、意识、生命体征。

2. 患者的皮肤状况，如皮肤有无水肿、破损、瘀斑、水疱、硬结等改变。

3. 患者的清洁习惯、对清洁的需求程度、清洁知识的了解程度。

4. 患者及家属对皮肤清洁知识的理解及合作程度。

【计划】

1. 操作者的准备　洗手、戴口罩。熟悉床上擦浴的操作技术，向患者解释皮肤清洁的重要性、床上擦浴的目的和注意事项，掌握沟通交流技巧。

2. 用物准备　脸盆 2 个、热水桶（水温 50～52℃，并根据年龄、季节、生活习惯增减水温），污水桶，浴巾 1 条，毛巾 2 条，浴皂，小剪刀，梳子 1 把，清洁衣裤和被服 1 套，50％酒精，润肤剂及屏风。必要时备便盆。

3. 患者准备　患者或家属理解皮肤清洁的重要性，患者能接受并积极配合。

【课堂互动】

为病人进行床上擦浴时，安排哪种擦洗的顺序最为合理？

4. 环境准备　关闭门窗，调节室温 24～25℃以上，屏风遮挡。

【实施】

1. 操作步骤

步骤	要点说明
1. 向患者和家属核对解释操作目的及评估患者情况，按需要给予便盆	• 取得患者和家属的合作和理解
2. 洗手、戴口罩，备齐用物，携用物至患者床旁，根据季节关门窗，调节室温，屏风遮挡患者。再次核对解释，以取得合作	• 防止患者受凉，保护患者隐私

步骤	要点说明
3. 根据病情许可，放平床上支架，松开床尾盖被。将热水桶、污桶放于床旁，移开桌椅，备好脸盆、水、毛巾、肥皂	• 以患者感觉舒适为宜 • 防水溅湿患者床单
4. 擦洗方法：先用小毛巾涂浴皂擦洗，再用湿毛巾擦去皂液，清洗毛巾后再次擦洗，最后用浴巾边按摩边擦干	• 动作要敏捷，适当用力按摩
5. 擦洗顺序：	
（1）先洗脸、颈部：浴巾铺于颈前，松开领扣，将小毛巾缠于手套状，依次擦洗患者的眼（由内眦向外眦擦拭）、额头、面颊部、鼻翼、人中、耳后直至下颌及颈部	• 注意擦净耳廓、耳后及皮肤皱褶处
（2）擦洗上肢：为患者脱下上衣，在擦洗部位下面铺上大毛巾，按顺序先擦洗两上肢、温水泡手	• 先脱近侧，后脱远侧，如有外伤则先脱健肢，后脱患肢。执行操作时，护士应站立于擦浴一侧，一侧擦洗完后，转至另一侧，注意添加热水
（3）擦洗胸腹部	• 注意洗净腋窝、女患者乳房下部、脐部
（4）协助患者侧卧，背向护士，依次擦洗后颈、背部及臀部，擦洗后，用 50％乙醇按摩背部及受压部位。协助患者穿上清洁衣服	• 先穿远侧，再穿近侧，如有外伤则先穿患肢，再穿健肢
（5）擦洗下肢：协助患者平卧，脱下裤子，更换盆及毛巾后，将大毛巾铺在下肢，依次擦洗双下肢、踝部及泡双足	• 注意洗净腹股沟、趾间
（6）擦洗会阴部：更换盆、水及毛巾，擦洗会阴，必要时冲洗会阴部。协助穿裤	
6. 需要时修剪指、趾甲、梳头，更换床单，骨突部位用 50％酒精按摩，防止褥疮的发生	
7. 整理床单元，协助患者取舒适体位，开窗通风。清理用物，归还原处	
8. 洗手，做好记录	

2. 注意事项

（1）操作过程中，应注意遮挡患者，以保护患者的自尊。

（2）在擦洗过程中用力要适当，根据情况更换清水（水温要适宜），应将皂液彻底洗净，特别在腋窝、乳房下及腹股沟等皮肤皱折处。防止皂液刺激皮肤。

（3）注意观察病情及全身皮肤情况，如患者出现寒战，面色苍白、脉速等情况，应立即停止操作，给予适当处理。

（4）操作时，动作要轻稳、敏捷，尽量减少暴露，防止受凉。

（5）操作过程中，护士应遵循节力原则，两脚稍分开，降低身体重心，端水盆时，水盆尽量靠近身体，以减少体力消耗。

二、压疮的护理

压疮又名褥疮，压力性溃疡，是临床常见的并发症之一，压疮的发生将给患者增加痛苦，加重病情，延长病程，严重者可引起败血症而危及患者生命。

（一）压疮的概念

压疮是指局部组织长期受压，血液循环障碍，引起局部持续缺血、缺氧、营养不良而致的组织溃烂和坏死。

（二）压疮的发生原因

1. 力学因素作用　引起压疮通常是几种力联合作用的结果。主要的物理力有三种，分别是压力、摩擦力和剪切力（图 4-5-9）。

（1）压力：垂直压力是引起压疮的最主要因素。局部组织遭受持续性的垂直压力，可阻断毛细血管对组织的灌注，造成组织缺氧。研究表明，外界施予局部的压力超过 2.67kPa，持续 2～4h，即可引起组织不可逆损害，导致压疮的发生。如卧床患者长时间不能随意变换体位；使用石膏、夹板等矫形器具时，衬垫不当，松紧不适宜，石膏内表面凹凸不平等，易出现压疮。

（2）摩擦力：摩擦易使皮肤表皮角质层擦伤，加之潮湿污秽的刺激，增加引起压疮的可能性。如患者在床上活动，搬运患者时。

（3）剪切力：剪切力是由两层组织相邻表面间的滑行，产生的相对移位所引起的，是由摩擦力和压力相加而成。剪切力与体位有密切关系。如半坐卧位患者身体下滑时，骶尾部皮肤受到剪切力作用，使血管扭曲变形，加重血液循环障碍。

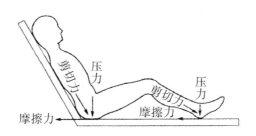

图 4-5-9　压力、摩擦力和剪切力示意图

2. 理化因素刺激　皮肤经常受到汗液、大小便、伤口渗出液等的作用，使皮肤潮湿、变软，酸碱度改变，表皮保护能力下降，易破溃和感染。

3. 全身营养障碍　营养不良是导致压疮的内因。营养摄入不足，消耗过多，造成负氮平衡和低蛋白水肿，使皮肤的抵抗力下降，损伤修复能力下降。同时，皮下脂肪缺乏，骨突处缺少软组织保护，均会促进褥疮的形成。

（三）压疮的护理评估

1. 易发生压疮的高危人群

（1）老年人：皮肤松弛，弹性下降，血运差，皮下脂肪萎缩、变薄，组织修复能力减弱，活动能力下降，感觉迟钝。

（2）肥胖者：体重过重，活动能力下降，易出汗。

（3）营养不良患者：负氮平衡，组织修复能力差，骨突处缺少保护。

（4）昏迷、瘫痪及感觉障碍患者：不能自主变换体位。

（5）水肿患者：皮肤弹性差，对损伤因素的抵抗能力下降。

（6）矫形器具固定患者：翻身等活动受限，局部组织受压。

（7）大小便失禁患者：皮肤经常受潮湿污秽的刺激。

（8）高热患者：出汗多，活动能力下降，能量消耗多。

为了预防压疮的发生，护士对容易发生压疮的高危人群进行危险因素评估，以便及时发现患者，采取预防措施，表4-5-2。

表4-5-2　压疮危险因素评估表

	4分	3分	2分	1分
精神状态	清醒	淡漠	模糊	昏迷
营养状况	好	一般	差	极差
运动能力	运动自如	轻度受限	重度受限	运动障碍
活动能力	活动自如	扶助行走	依赖轮椅	卧床不起
排泄控制	能控制	尿失禁	大便失禁	二便失禁
循环	毛细血管再灌注迅速	毛细血管再灌注减慢	轻度水肿	中、重度水肿
使用药物	未使用镇静剂和类固醇	使用镇静剂	使用类固醇	使用镇静剂和类固醇
体温	正常	低热	中等度热	高热

评估表共分八个项目，每项目分四个等级，满分32分。分数越低，发生压疮的危险性越高。评分小于或等于16分时，容易发生褥疮，应给予高度重视。

2.压疮的好发部位　压疮多发生于受压和缺乏脂肪组织保护、无肌肉组织包裹或肌层较薄的骨隆突处。不同的卧位有不同的好发部位。见图4-5-10。

仰卧位：枕骨粗隆、肩胛部、肘部、骶尾部、足跟等，最常发生于骶尾部。

侧卧位：耳廓、肩峰、肋骨、髋部、膝关节内外侧、踝关节内外侧等。

俯卧位：面颊、耳廓、肩峰、肋缘突出处、髂嵴、膝部、足尖等。

坐位：坐骨结节。

3.压疮的分期

（1）淤血红润期：受压部位出现暂时性血液循环障碍，局部皮肤出现红、肿、热、疼或麻木，去除压力30min后，皮肤颜色不能恢复正常。此期皮肤完整性尚未破坏，为可逆性改变，如能及时去除致病原因，可阻止压疮发展。

（2）炎性浸润期：红肿部位继续受压，血液循环得不到改善，静脉淤血，局部皮肤表现为红肿向外浸润、扩大、变硬，皮肤颜色转紫红色，皮下出现硬结，水肿、疼痛、形成水疱。此期损伤延伸到皮下脂肪层，静脉淤血，炎性细胞浸润，渗出增加。

（3）浅度溃疡期：局部水泡扩大，表皮破溃，露出潮湿红润创面，有黄色渗出液。伴感染时创面有脓性分泌物流出，形成溃疡。患者感觉疼痛加重。此期静脉血液回流严重受阻，导致组织缺血、缺氧。

（4）坏死溃疡期：创面的脓性分泌物逐渐多，有臭味，坏死组织发黑。溃疡向深部和周围组织扩展，侵入真皮下层和肌肉层，深达骨骼，可伴有全身感染，造成败血症或脓毒血症，危及患者的生命。

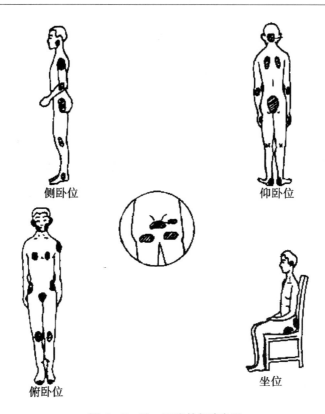

侧卧位　　　　　仰卧位

俯卧位　　　　　坐位

图 4-5-10　压疮的好发部位

4. 压疮的原因：是否有局部组织长期受压，理化因素刺激，机体营养不良等。

5. 评估患者病情、自理能力及合作程度。

（四）压疮的护理措施

1. 压疮的预防措施　控制压疮发生的关键是预防。预防压疮主要在于消除诱发因素，采取综合措施。护士在工作中应做到七勤：勤观察、勤翻身、勤擦洗、勤按摩、勤整理、勤更换、勤交班。另外，加强营养，积极治疗原发病也很重要。

（1）避免局部组织长期受压

1）鼓励和协助卧床患者经常更换卧位，减少组织受压。一般每2h翻身一次，也可根据病情和局部皮肤情况及时调整，必要时1h翻身一次，使身体各部位轮流承担体重的压力。为加强责任，防止遗忘，可建立床头翻身卡（表4-5-3）。通过翻身卡片，使各班人员及时掌握患者翻身的时间、卧位及皮肤情况。翻身时切忌推、拉、拖等动作，避免擦破皮肤。也可使用电动旋转或翻转床来预防压疮。

表 4-5-3　床头翻身卡片

姓名_____　床号_____

日期＼时间	卧位	皮肤情况及备注	执行者

2）减轻骨隆突处压力。用软枕、海绵垫支持身体空隙处，扩大支撑面，减少骨隆突处皮肤所受的压力；必要时骶尾部骨隆突处可垫气圈，（使用气圈应有布套，充气三分之二满，气嘴置两腿之间。）足跟部可垫棉圈，以架空骨隆突，见图 4-5-11；有条件时可采用大海绵垫、气褥或水褥。

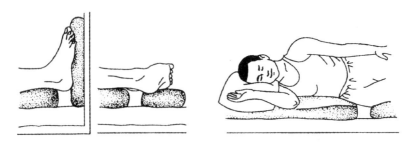

图 4-5-11 骨隆突处悬空法

3）正确使用石膏、夹板、绷带。使用夹板、石膏、绷带固定时，应加衬垫，衬垫应平整、松紧适度、位置合适，尤其要注意骨隆突处的衬垫，应仔细观察局部皮肤和皮肤颜色的变化情况，认真听取患者主诉，及时通知医生，给予调整松紧。

（2）避免摩擦力和剪切力

1）搬运患者、给患者翻身时，尽量将患者身体抬起，避免拖、拉、推等动作，以防擦伤皮肤；

2）取半坐卧位、坐位的患者，应予正确安置体位，防止患者下滑；

3）给予的便器应无破损的，必要时可在便器边缘垫上纸或柔软的布垫，以免擦伤皮肤。

（3）避免理化因素刺激

1）保持床单、被褥清洁、干燥、平整、无渣屑、无皱褶；

2）保持皮肤清洁干燥。出汗多者及时擦干，及时更换衣裤。每日可用温水擦洗 2 遍。大小便失禁者，及时用温水清洗会阴部和臀部，并更换尿垫和床单，局部皮肤可涂搽润滑剂，以保护、润滑皮肤；

3）避免患者直接卧于橡胶单或塑料布上。

（4）促进局部血液循环

1）经常检查受压部位，温水清洗并按摩。

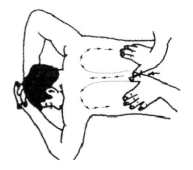

图 4-5-12 全背按摩

A. 全背按摩：协助患者俯卧或侧卧，暴露背部，两手掌蘸少许 50% 红花酒精，从骶尾部开始，沿脊柱两侧向上按摩，至肩部后环形向下至尾骨止，如此反复有节奏地按摩数次。再用拇指指腹由骶尾部开始沿脊柱按摩至第 7 颈椎处。力量应由轻到重至足够刺激肌肉组织为宜。见图 4-5-12。

B. 受压处局部按摩：受压局部重点按摩时，蘸少许 50% 红花酒精，以手掌大小鱼际部分紧贴皮肤，作环行按摩，动作应稍轻。局部已发生反应性充血时不主张按摩，以免加重组织损伤，可用拇指指腹轻柔按摩损伤周边组织。

2）指导卧床患者进行主动肢体活动，不能活动者应帮助进行被动活动。

3）红外线或紫外线照射局部，距皮肤 50cm，每天 2 次，每次 20min。

（5）改善营养状况：鼓励患者进食，给予高蛋白、高热量、高维生素饮食，维持正氮平衡。适当补充矿物质，如口服硫酸锌，可促进慢性溃疡的愈合。不能进食者给予鼻饲或静脉补充营养。糖尿病和肥胖患者应根据需要补充营养。水肿患者应限制水和盐的摄入。

2. 压疮的治疗与护理措施　一旦发生压疮后，应根据不同的分期进行治疗和护理。主要采取局部治疗为主，全身治疗为辅的综合护理措施。

（1）淤血红润期：此期护理原则是及时去除病因，积极采取各种预防措施，避免继续发展。护理措施为防止局部组织继续受压，增加翻身次数；避免摩擦、潮湿等刺激，保持局部创面清洁、干燥；促进局部血液循环，可采用湿热敷、红外线或紫外线照射等方法，但此期不提倡局部按摩，以防摩擦造成进一步的损害；改善全身营养状况等。

（2）炎性浸润期：此期护理原则是保护皮肤，避免感染。除继续加强上述预防措施外，对未破溃的小水疱可用无菌纱布包扎，并减少摩擦，预防感染，促进其自行吸收；较大水疱可用无菌注射器在无菌操作下抽出液体，保留表皮，用无菌敷料包扎或采用暴露疗法。如水疱已破溃，应消毒创面及其周围皮肤，再用无菌敷料包扎。

（3）溃疡期：此期护理原则是清洁创面，除腐生新，促进愈合。护理措施是清除坏死组织，可选用生理盐水、0.02％呋喃西林或 1∶5000 高锰酸钾等溶液清洗创面。对于溃疡较深、引流不畅者，应用 3％过氧化氢溶液冲洗以抑制厌氧菌的生长；局部可涂擦 3％～5％碘酊，碘酊有杀菌、使组织脱水，促进创面干燥作用。可采用红外线灯或鹅颈灯照射，以保持干燥和促进血液循环。坏死溃疡期应用外科换药法处理创面，去除坏死组织，保持引流通畅，应用敏感抗生素。也可采用空气隔绝后局部持续吹氧法。用塑料罩住创面并固定四周，通过一小孔向袋内吹氧，氧流量为 5～6L/min，每日 2 次，每次 15min，以抑制厌氧菌生长，改善局部组织有氧代谢。对深达骨骼的压疮，应配合医生清除坏死组织，植皮修补缺损组织，以缩短压疮病程，减轻患者痛苦。

【知识链接】

压疮的治疗

白蛋白外涂加云南白药外敷治疗压疮，不仅可使溃疡面的营养状况得到改善，而且可改善局部血液循环、使疮面散淤消肿、活血止痛、促进疮面愈合。

有研究采用艾灸、滴药、湿润烧伤膏（MEBO）中西医结合方法，中西医结合方法使疮面内芽生长迅速、不结痂、上皮蔓延修复快、疗程短等优点。有研究表明，对Ⅱ期压疮采用艾条熏灸加艾灰外敷的疗效好于单纯艾灸治疗的效果。

虽然关于压疮治疗护理的文献报道很多，但对压疮的治疗，我国尚无权威性的指导原则。在压疮的治疗方法中，有许多相互矛盾的观点需要进一步探讨。

【工作任务】

案例　患者男性，65 岁，因脑中风右侧肢体瘫痪而长期卧床，自理困难

任务一　患者自理困难，护士应如何为患者进行床上擦浴？

任务二　护士考虑该患者自理困难，可能会出现压疮，应对患者进行哪些评估？

任务三　如发现患者出现骶尾部发红，除去压力无法恢复原来肤色，应该如何予以护理？

任务四　为预防压疮进一步加重，应对患者及家属做什么指导？

任务五　正确评价本次操作。

【任务实施】

任务一　床上擦浴的操作流程

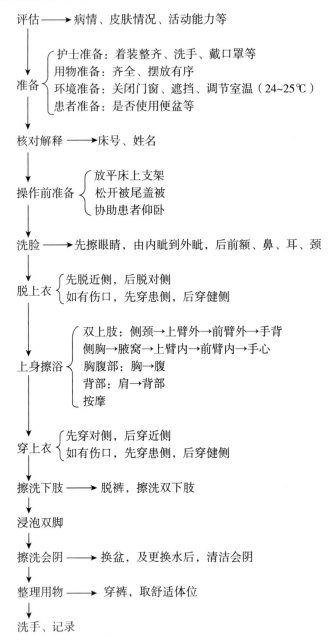

评估 ——→ 病情、皮肤情况、活动能力等

准备 ⎰ 护士准备：着装整齐、洗手、戴口罩等
⎱ 用物准备：齐全、摆放有序
　 环境准备：关闭门窗、遮挡、调节室温（24~25℃）
　 患者准备：是否使用便盆等

核对解释 ——→ 床号、姓名

操作前准备 ⎰ 放平床上支架
⎱ 松开被尾盖被
　 协助患者仰卧

洗脸 ——→ 先擦眼睛，由内眦到外眦，后前额、鼻、耳、颈

脱上衣 ⎰ 先脱近侧，后脱对侧
⎱ 如有伤口，先穿患侧，后穿健侧

上身擦浴 ⎰ 双上肢：侧颈→上臂外→前臂外→手背
⎱ 侧胸→腋窝→上臂内→前臂内→手心
　 胸腹部：胸→腹
　 背部：肩→背部
　 按摩

穿上衣 ⎰ 先穿对侧，后穿近侧
⎱ 如有伤口，先穿患侧，后穿健侧

擦洗下肢 ——→ 脱裤，擦洗双下肢

浸泡双脚

擦洗会阴 ——→ 换盆，及更换水后，清洁会阴

整理用物 ——→ 穿裤，取舒适体位

洗手、记录

任务二　评估

1. 患者压疮的好发部位。

2. 收集可能导致压疮发生的原因，如力学因素、理化因素、全身营养不良等。

3. 如出现压疮时，应对压疮进行分期，了解压疮的轻重程度。

任务三　护理

患者骶尾部出现了发红，除去压力无法恢复原来肤色，考虑可能是压疮的第一期，淤血红润期发生，故采取的护理是及时去除病因，积极采取各种预防措施。

1. 防止局部组织继续受压，增加翻身次数，每2h翻身一次，可建立床头翻身卡。

2. 避免摩擦、潮湿等刺激，保持床单、被褥清洁、干燥、平整、无渣屑、无皱褶。保持皮肤清洁干燥。每天用温水擦洗1～2次。

3. 促进局部血液循环，可采用湿热敷、红外线或紫外线照射等方法。

4. 改善全身营养状况，给予高蛋白、高热量、高维生素饮食，维持正氮平衡等。避免继续发展。

在为患者护理时，同时还要做到七勤：勤观察、勤翻身、勤擦洗、勤按摩、勤整理、勤更换、勤交班。

任务四　健康教育

1. 向患者和家属介绍压疮的发生、发展、预防及治疗与护理的一般知识，使患者和家属能积极参与自我护理。

2. 指导家属搬运患者、给患者翻身时，尽量将患者身体抬起，避免拖、拉、推等动作，以防擦伤皮肤。

3. 指导患者和家属取半坐卧位、坐位时，应正确安置体位，防止下滑。

4. 指导家属为患者进行正确的按摩手法。

5. 指导家属能正确为患者施行床上擦浴等护理技术。

任务五　评价

1. 患者皮肤清洁，感觉舒适，未受凉。

2. 有效地消除了引起压疮的原因。

3. 患者无压疮发生，原有压疮有所好转。

4. 患者舒适，心情愉快，患者及家属能参与自我护理。

（吴方化）

项目四　晨晚间护理

根据病情需要，为危重、昏迷、瘫痪、高热、大手术后或年老体弱的患者，于晨间及晚间所进行的生活护理，称为晨晚间护理。病情较轻患者的晨晚间护理，可在护士指导与必要的协助下进行。

一、晨间护理

【目的】

1. 使患者清洁舒适，预防压疮及肺炎等并发症，保持病室的整洁和美观。

2. 观察和了解病情，为诊断、治疗和护理计划的制订提供依据。

3. 进行心理护理及卫生宣传，满足患者心理需求，增进护患沟通。

【评估】

1. 患者的病情、心理反应、自理能力、合作程度及清洁需要。

2. 患者口腔情况。

3. 患者衣物及床单位的清洁程度及皮肤受压情况。

4. 患者是否需要使用便盆。

【计划】

1. 操作者准备　着装整齐，修剪指甲、洗手，戴口罩。熟悉晨间护理内容及目的，掌握沟通交流技巧。

2. 用物准备　护理车上备梳洗用具、口腔护理用具、褥疮护理的用物、床刷、消毒的毛巾袋或扫床巾（一床一巾），清洁衣裤，床单等。

3. 环境准备　环境清洁、无异味。

4. 患者准备　是否使用便盆。

【实施】

1. 备齐用物携至床旁，问候患者，酌情关门窗，遮挡患者。

2. 放平床上支架，留取标本，协助排便，更换引流瓶。

3. 进行口腔护理、洗脸、洗手、帮助患者梳头。

4. 协助患者翻身，检查皮肤受压情况，擦洗背部后，用50%酒精或红花油按摩骨突处，为患者叩背，用空心掌从肩胛下角向上拍打，使黏性分泌物顺利排出。

5. 整理病床，可酌情更换床单及衣裤。协助进早餐，记录输入排出量。

6. 注意观察病情，了解患者夜间睡眠情况，进行心理护理和健康指导。

7. 酌情开窗通风，保持病室空气新鲜。

二、晚间护理

【目的】

1. 保持病室、病床整洁，空气清新，使患者清洁、舒适、易于入睡。

2. 观察和了解病情，了解患者心理需求，做好心理护理。

3. 预防褥疮的发生。

【评估】

1. 患者的病情、心理反应、自理能力、合作程度及清洁需要。

2. 患者口腔情况。

3. 患者睡眠情况。

4. 患者衣物及床单位的清洁程度及皮肤受压情况。

5. 患者是否需要使用便盆。

【计划】

1. 操作者准备　着装整齐，修剪指甲、洗手，戴口罩。熟悉晚间护理内容及目的，掌握沟通交流技巧。

2. 用物准备　同晨间护理。

3. 患者准备　是否使用便盆。

4. 环境准备　环境清洁、无异味。

【实施】

1. 备齐用物携至床旁，协助患者漱口（口腔护理）、排便、洗脸、洗手。擦洗背臀，热水泡脚，为女患者清洁会阴部。

2. 检查皮肤受压情况，按摩背部及骨骼隆突处。

3. 整理床单位，按需要更换衣、被、床单等。根据气温增减盖被，保持床单平、紧、无皱褶。

4. 酌情开关门窗，保持病室安静，消除噪音。关大灯、开地灯，使病室、病区光线暗淡，创造良好的睡眠环境。

5. 将便器放于易取处，用物归位，做好护理记录。

6. 经常巡视病房，观察病情，了解患者夜间睡眠情况，如患者因精神紧张、疼痛等原因不能入眠，遵医嘱予以处理。

附：协助患者使用便器法

当患者不能入厕排便，需在床上排尿、排便时，正确使用便器，对方便患者生活与舒适安全起着重要作用。

（一）便盆

便盆有搪瓷、塑料和金属三种，使用方法如下：

1. 便器必须清洁，气候寒冷时应先用热水冲洗（使之温热，盆内留少量水，使大便后易清洗，并可减少气味），将便盆外面擦干，携至床旁备用。

2. 协助患者脱裤，能配合的患者，嘱其抬起背部，屈膝，双脚向下蹬在床上，同时抬起臀部，护士一手抬起患者臀部，另一手将便盆置于臀下。如患者不能配合，应先将患者转向一侧，把便盆对着患者臀部，护士一手紧按便盆，另一手帮助患者恢复平卧位。病情允许时，可抬床头，以减少患者背部之疲劳。

3. 女患者可用手纸折成长方形，放于耻骨联合上方，以防尿液溅出污染被褥。给男患者递便盆时，应同时递给尿壶，禁用掉瓷便盆，以免损伤患者的皮肤。

4. 将手纸及信号灯开关放在近旁易取处，护士可离开在门外等候片刻。

5. 大便完毕，放平床头，嘱患者双脚蹬床，抬起臀部，擦净、取出便盆。协助患者穿裤，整理病床。必要时需观察排泄物性状、颜色、量及异常情况，留取标本送验，做好记录。

6. 及时倒掉排泄物，用冷水洗净便器（热水清洗，可使蛋白质凝固，不易洗净便器），放回原处，协助患者洗手，开窗通风。

（二）尿壶

尿壶有搪瓷和塑料两种 专为卧床男患者准备（女患者可用广口女式尿壶），使用方法如下：

1. 能自行排尿者，向其交代使用方法，取出尿壶时，要将壶颈向上倾斜，以防尿液溅出污染床单。

2. 排尿后根据需要观察尿液情况，测量尿量，并记录在记录单上。使用后的尿壶处理与便盆相同。

3. 对尿失禁患者，每 2~3h 递送便器一次，帮助患者有意识地控制或引起排尿，并指导患者作会阴部肌肉锻炼，每日数次使其收缩及放松，以增强尿道括约肌收缩功能。

4. 对未插留置导尿管的患者，采用合适的接尿器。如男患者可置便器于外阴部接尿，或采用阴茎套连接尿管引流至袋中，也可用一次性塑料袋接尿。女患者可采用橡胶奶头开口端固定于尿道口处，连接尿管将尿引流入贮水袋中。对此类患者每日应清洁、消毒外阴部每日更换接尿管。

（张绍敏）

项目五　卧床患者更换床单法

一、卧有患者床的整理

【目的】

保持病床平整、舒适、预防压疮，保持病室整洁美观。

【评估】

1. 患者病情，有无活动限制，心理反应及合作程度。

2. 床单位的清洁程度。病室环境是否安全、保暖；患者有无其他需要。

【计划】

1. 操作者准备　洗手、戴口罩、着装整齐。熟悉卧床患者病床整理的操作方法，向患者解释整理床的目的和配合时的注意事项。掌握沟通交流技巧。

2. 用物准备　床刷及刷套。

3. 环境准备　病室内五人进餐或治疗；按季节调节好室内温度。

【实施】

1. 操作步骤

步骤	要点说明
1. 向患者核对，解释操作目的及评估患者情况	• 取得患者的合作和理解
2. 备齐用物携至患者床旁，酌情关闭门窗	• 注意保护患者，避免受凉
3. 移开床旁桌离床头 20cm，床旁椅移于床旁桌边	• 留取一定空间，便于操作
4. 病情许可，放平床头和床尾支架，意识不清者设床档；调整床的高度至方便操作的位置	• 保护患者安全，防止坠床 • 避免过度弯腰，减轻疲劳
5. 松开床尾被盖，把枕头移向对侧，并协助患者背向护士侧卧，盖好被子	• 注意遮盖患者，防止受凉
6. 从床头至床尾松开各层床单，取床刷扫净中单、橡胶单上的渣屑，分别搭在患者身上，然后从床头至床尾扫尽大单上的渣屑	• 注意扫净枕下及患者身下的渣屑，以免影响患者的舒适
7. 将橡胶单、中单、大单逐层拉平铺好	
8. 协助患者翻身侧卧于扫净侧，转至对侧以同样的方法扫净中单、橡胶单、大单上的渣屑，并拉平铺好各层	• 注意观察患者，并询问患者有无不适
9. 协助患者平卧，整理盖被，棉胎上缘与被套封口端平齐，拉平棉胎和被套，两侧边缘向内折叠与床沿平齐，床尾塞于床垫下或内折与床尾平齐	• 如果患者能够配合，可请患者抓住被套两角，方便操作。避免被头空虚使患者受凉
10. 取出枕头，拍松后放回患者的头下，移回床旁桌椅，根据病情摇起床头和膝下支架	
11. 整理床单位，帮助患者取舒适的卧位，打开窗户	• 使患者睡卧舒适及床单位整洁、美观规范 • 空气流通，减少室内空气中的微生物数量，保持病室内空气新鲜

2. 注意事项

（1）～（2）同备用床

（3）操作中保证患者安全、舒适、必要时使用床档，防止患者在变换体位时坠床。

（4）若两人配合操作，注意动作的协调和一致。

（5）操作中注意与患者交流，随时观察患者的反应，一旦病情发生变化，应立即停止操作。

二、卧床患者更换床单法

【目的】

保持病床平整、舒适、预防压疮，保持病室整洁美观。

【评估】

1. 患者病情，有无活动限制，心理反应及合作程度。

2. 床单位的清洁程度。病室环境是否安全、保暖；患者有无其他需要。

【计划】

1. 操作者准备　洗手、戴口罩、着装整齐。熟悉卧床患者更换床单的操作方法，向患者解释更换床单的目的和配合时的注意事项。

2. 用物准备　清洁大单、中单、被套、枕套、床刷及套，需要时准备清洁衣裤和便器。

3. 环境准备　病室无人进餐或治疗；按季节调节好室内温度。

【实施】

1. 操作步骤

步骤	要点说明
1～5 同卧有人床的整理 6. 更换床单 ▲侧卧更换床单法 （1）松开床尾被盖，枕头移向对侧，协助患者背向护士侧卧 （2）从床头至床尾松开近侧各层床单 （3）中单污染面向内翻卷塞于患者身下，扫净橡胶单上的渣屑，然后将橡胶单搭在患者身上；再将大单污染面向内翻卷塞于患者身下，扫净床褥 （4）将清洁大单中线与床中线对齐，正面向上铺在床褥上，将近侧大单展开，对侧一半大单塞于患者身下，按铺床法铺好近侧大单 （5）放下橡胶单、清洁中单中线对齐铺于橡胶单上，卷对侧中单塞于患者身下，将近侧橡胶单、中单拉紧一并塞入床垫下 （6）请患者平卧，护士转向对侧，移枕头于患者头下并协助患者背向护士侧卧于铺好的一侧 （7）松开各层床单，取出污中单放在床尾，扫净橡胶单，搭在患者身上，取下污中单及大单放于护理车下层或污物袋内 （8）从床头至床尾扫净床褥渣屑，取下床刷套放于护理车下层（或污衣袋内），床刷放于护理车上层	 • 对侧一半大单正面向上内翻卷 • 包紧床角，使病床平整，舒适 • 注意观察患者，并询问患者有无不适 • 注意保护患者安全 • 大单污染面向内折叠，污面不可放在地面上

续表

步骤	要点说明
（9）从患者身下取出清洁大单，展开拉紧铺好，再展开橡胶单和中单拉紧铺好。 ▲平卧更换床单法 （1）先松开大单、橡胶单、中单 （2）一手托起患者的头部，取出枕头，拆下枕套放于护理车下层，枕芯放于椅子上，将床头大单、橡胶单和中单卷成筒状塞在患者肩下 （3）将卷成筒状的清洁大单放在床头，对齐中线铺好床头大单 （4）抬起患者上半身，将污大单、橡胶单、中单一起从患者肩下卷至臀下，同时将清洁大单也拉至臀下（图4-5-13） （5）放下患者的上半身，抬起患者的臀部迅速撤下污大单、橡胶单和中单，将清洁大单拉至床尾展平铺好，污大单、污中单放于护理车下层（或污物袋内），橡胶单放于椅背上 （6）将大单中部边缘拉紧，塞入床垫下 （7）铺好一侧的橡胶单和中单，另一半塞入患者身下，转至对侧，拉出患者身下的橡胶单和中单，展平铺好 （8）套好枕套，轻轻拍松，置于患者头下 7.协助患者平卧 8.铺清洁被套于盖被上，打开被套尾端开口，从污被套里取出棉胎（s形折叠）放于清洁被套内套好被套，棉胎上缘与被套封口端平齐，床尾端塞于床垫下或内折与床尾平齐 9.移回床旁桌椅，根据病情摇起床头和膝下支架 10.整理床单位，帮助患者取舒适的卧位，打开窗户	•适用于病情不允许翻身侧卧的人 •两人操作时注意协调配合 •用物准备时，将大单横卷成筒状。操作时方便 •骨科患者可利用牵引架上的拉手抬起上半身 •注意观察患者的面色、脉搏、呼吸等情况，注意保暖 •先套好枕套，减轻患者不适 •如果患者能够配合，可请患者抓住被套两角，方便操作，避免被头空虚。注意保护患者避免受凉，使床单位整洁、美观、规范 •使患者睡卧舒适，保持卧位的稳定性，方便患者 •空气流通，减少室内空气中的微生物数量，保持病室内空气新鲜

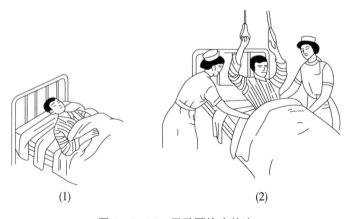

(1)　　　　　　　　(2)

图4-5-13　平卧更换床单法

2. 注意事项

（1）动作敏捷轻稳，不过多翻动和暴露患者，以免疲劳及受凉。

（2）注意观察病情及患者的皮肤有无异常改变，带引流管的患者要防止管子扭曲受压或脱落。

（3）更换床单中应运用人体力学原理，可以节省力和时间，提高工作效率。

附一 床垫套铺床法

目前有的医院已将过去的大单改为床垫套铺床，床垫套是按床垫的大小制作，四角用纽扣或系带固定。操作方法是将床垫套的中线对齐床的中线，展开床套，从床头至床尾分别拉紧四个角并固定在床垫上和床褥的四个角上，此法操作简单，节约时间和体力。

附二 拆被套单法

1. 移开床旁桌和床旁椅，拆下枕套，置于车的下层或污衣袋内，枕芯放在椅子上。

2. 一手抬起近侧的床垫，从床头向床尾依次松开各单，展开近侧的被盖；转至对侧，同法松开各单，展开被盖。

3. 松开被盖尾端的系带，打开被套尾端，从尾端开口处将棉胎一侧纵行向上折叠，同法折叠另一侧的棉胎，手持棉胎的前端，呈"S"形折叠拉出，放于椅子上。

4. 枕芯、棉胎放于床尾上，移回床旁桌椅

【工作任务】

案例 患者，女性，65 岁，因患肺心病住院一周，患者呼吸急促、咳嗽、咳痰，全身轻度水肿，不能下床活动。为了保持病室清洁、美观、患者舒适，需更换床单元。

任务一 护士应如何为患者更换床单与被套？

任务二 如何指导患者完成该任务？

任务三 对本次操作进行评价。

【任务实施】：

任务一 更换床单操作流程

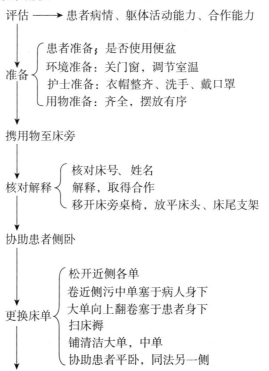

评估 ——→ 患者病情、躯体活动能力、合作能力

准备
- 患者准备：是否使用便盆
- 环境准备：关门窗，调节室温
- 护士准备：衣帽整齐、洗手、戴口罩
- 用物准备：齐全，摆放有序

携用物至床旁

核对解释
- 核对床号、姓名
- 解释，取得合作
- 移开床旁桌椅，放平床头、床尾支架

协助患者侧卧

更换床单
- 松开近侧各单
- 卷近侧污中单塞于病人身下
- 大单向上翻卷塞于患者身下
- 扫床褥
- 铺清洁大单，中单
- 协助患者平卧，同法另一侧

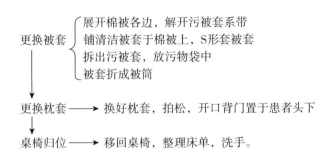

更换被套 {
展开棉被各边，解开污被套系带
铺清洁被套于棉被上，S形套被套
拆出污被套，放污物袋中
被套折成被筒
}

更换枕套 ⟶ 换好枕套，拍松，开口背门置于患者头下

桌椅归位 ⟶ 移回桌椅，整理床单，洗手。

任务二　健康教育

（1）告知患者及家属更换床单位的目的，指导患者及家属配合操作的方法。

（2）指导患者如何保持床单位整洁（如进食或排便时注意清洁卫生不要污染床单位）、患者床上适当活动，指导家属协助患者体位排痰。根据病情做相应健康知识宣教。

任务三　评价

1. 患者感觉舒适、安全。

2. 操作轻稳、节时省力，床单位整洁、美观。

3. 护患沟通有效，满足患者身心需要。

> 【课堂互动】
>
> 如何为患者实施扣背排痰？

项目六　舒适护理

舒适与安全是人类的基本需要，其范围涉及生理、心理、社会、环境等各个方面。当个体处于最佳健康状态时，每个人都会自主或不自主地调节机体，满足自己舒适与安全的需要。一旦患病，个体正常状态受到破坏，舒适与安全受到威胁，极易产生不舒适的感觉。护理人员应注意观察患者有无不舒适感觉，及时发现、分析影响舒适与安全的因素，提供适当的护理措施，满足患者舒适与安全的需要。

一、舒适

（一）舒适的概念

1. 舒适　是指个体身心处于轻松、满意、自在、没有焦虑、没有疼痛的健康、安宁状态中的一种自我感觉。舒适是主观感觉，每个人根据自己的生理、心理、社会、精神、文化背景的特点和经历，对舒适有不同的理解和体验。一般来说，最高水平的舒适是一种健康状态，表现为心理稳定、心情舒畅、精力充沛、感到安全和完全放松，生理和心理需要均能得到满足。舒适涉及四个方面：

（1）生理舒适：个体身体上的舒适感觉；

（2）心理舒适：信仰、信念、自尊、生命价值等精神需求的满足；

（3）环境舒适：外在物理环境中的适宜的音响、光线、颜色、湿度、温度等使个体产生舒适的感觉；

（4）社会舒适：包含人际关系、家庭和社会关系的和谐。

用整体的观点来看，这四个方面是相互联系又相互影响，生理上的不舒适会影响心理上的舒适；心理、社会上的不舒适也会影响生理上的舒适。

2. 不舒适　也是一种自我感觉。当生理、心理需求不能完全满足，或周围环境有不良刺激、身体出现病理现象、身心负荷过重时，舒适的程度则逐渐下降，直至被不舒适所替代。

不舒适的表现为烦躁不安、紧张、精神不振、不能入睡、消极失望，以及身体无力，难以坚持日常工作和生活。疼痛是不舒适中最为严重的表现形式。

舒适与不舒适之间没有截然的分界线，每个人都处在舒适与不舒适之间连接的某一点上，且呈动态变化。同时，每个人对舒适与不舒适的感觉存在着差异，因此，护士在日常护理工作中，应通过仔细观察患者的表情和行为，认真倾听患者的描述和家属提供的线索，收集主观、客观资料，应用动态的观点并注意个体差异，正确评估其舒适或不舒适的程度。

（二）不舒适的原因

引起不舒适的原因很多，常见的有：

> 【课堂互动】
> 讨论日常生活中常见导致舒适和不舒适的事件？

1. 身体因素

（1）疾病：疾病导致的疼痛、恶心、呕吐、头晕、咳嗽、腹胀、发热等造成机体不舒适；

（2）姿势和体位不当：如四肢缺乏适当支托，关节过度的屈曲或伸张，身体某部位长期受压，因疾病造成的强迫体位等，都可使肌肉和关节疲劳、麻木、疼痛而引起不适；

（3）活动受限：使用约束带、石膏、夹板限制患者活动时可造成不适；

（4）个人卫生：长期卧床、身体虚弱、昏迷等患者，自理能力降低，若得不到良好的护理，常因口臭、皮肤污垢、汗臭、瘙痒等引起不适。

2. 心理因素

（1）焦虑、恐惧：疾病除给患者带来身体不适外，还给患者带来心理上的压力，患者通常担心疾病造成的伤害及不能忍受治疗过程中的痛苦，对疾病及死亡的恐惧等；

（2）不受关心与尊重：如被医护人员疏忽、冷落，担心得不到护理人员与关心或在护理活动中被暴露身体隐私部分，引起不被重视与尊重的感觉，或自尊心受到损害等；

（3）面对压力：对必须面对的手术及治疗感到担心，对疾病的康复缺乏信心。

3. 社会方面

（1）缺乏支持系统：与家人隔离或被亲朋好友忽视；缺乏经济支持；

（2）角色适应不良：担心家庭、孩子或工作等，出现角色行为冲突、角色行为紊乱，而不能安心养病，影响疾病康复；

（3）生活习惯的改变：住院后，起居、饮食习惯的改变，患者一时适应不良，尤其见于老年人；

（4）陌生的环境：主要见于新入院的患者，对医院环境和病室环境不熟悉、不适应，缺乏安全感。

4. 环境方面　医院的环境，尤其是住院环境，包括病室内的温度、湿度、光线、颜色、音响等，如室内空气不新鲜、有异味、噪音过强或干扰过多、被褥不整洁、床垫硬度不当等，都可使患者感到不舒适。

（三）护理不舒适患者的原则

患者由于受疾病、心理、社会、周围环境等多种因素的影响，经常处于不舒适的状态，产生不舒适的感觉，护士为了使患者达到舒适的境地，就要为患者提供身心舒适的条件，并通过相关的护理活动，来满足患者对舒适的需求。

1. 预防为主，促进患者舒适　护士应熟悉舒适的相关因素及导致不舒适的原因，对患者从身心两方面进行全面的评估，做到预防在先，积极促进患者舒适。如协助重症患者保持个人卫生，采取舒适卧位，建立良好的病室环境，让患者感觉到舒适、安全。

护士的言行对患者的心理舒适有很大的影响。护士要有良好的服务态度，尊重患者，洞察患者的心理需求，不断听取患者对治疗、护理的意见，并鼓励他们积极主动地参与护理活动，尽快健康。

2. 加强观察，及时发现不舒适的原因　不舒适属于自我感觉，客观估计比较困难。但通过细致的观察和科学的分析，可以大致估计患者不舒适的原因及不舒适的程度，护士应认真倾听患者的主诉和家属提供的线索，同时细心观察患者的非语言行为，如面部表情、手势、体态、姿势及活动或移动能力、饮食、睡眠、皮肤颜色、有无出汗等，判断患者不舒适的程度，并找出影响舒适的因素。

3. 采取有效措施，消除或减轻不舒适　对身心不适的患者，可针对诱因采取有效措施。例如，对腹部手术后的患者给予半坐卧位或支撑物以缓解切口疼痛，减轻不适促进康复；对已发生尿潴留的患者，采取适当的方法诱导排尿或及时导尿，可解除膀胱高度膨胀引起的不适。

4. 互相信任，给予心理支持　护士和患者、家属建立相互信任的关系是心理护理的基础。对心理社会因素引起不适的患者，护士可以采取不作评判的倾听方式，使患者淤积在内心的苦闷、压抑得以宣泄；通过有效沟通，正确指导患者调节情绪；与其家属联系，共同做好患者的心理护理。

二、卧位

卧位是患者休息、检查及治疗时所采取的卧位姿势。维持适当的卧位，不但可以使患者感觉舒适，而且还可以预防长期卧床可能导致的并发症。

（一）卧位的性质

1. 根据患者的活动能力通常分为主动、被动和被迫三种卧位。

（1）主动卧位：患者自主采取的卧位。见于病情较轻的患者，通常患者身体活动自如，能根据自己的意愿和习惯采取舒适卧位，并能随意变换卧位；

（2）被动卧位：患者自身无变换卧位的能力，卧于他人安置的卧位。通常见于昏迷、极度衰弱、瘫痪的患者；

（3）被迫卧位：患者意识清楚，也有变换卧位的能力，因疾病或治疗的原因，被迫采取的卧位。如肺心病患者由于呼吸困难而被迫采取端坐卧位。

2. 根据卧位的平衡稳定性，可分为稳定性卧位和不稳定性卧位。

（1）稳定性卧位：支撑面大、重心低，平衡稳定，患者感到舒适、轻松。如平卧位；

（2）不稳定卧位：支撑面小，重心较高，难以平衡。患者为保持一定的卧位造成肌肉紧张，易疲劳，不舒适，应尽量避免采用此卧位。

（二）舒适卧位的基本要求

舒适卧位是指患者卧床时，身体各部位处于合适的位置，感觉轻松自在，达到完全放松的目的。维持舒适卧位的基本要求：

1. 卧位姿势应符合人体力学的基本要求，体重平均分配布于身体的各个部位，关节处于正常的功能位置，避免关节僵硬。

2. 经常变换体位，改变姿势，至少每 2 小时一次，加强受压部位的皮肤护理。

3. 患者身体各部位每天均应活动，改变卧位时，应作全范围关节运动，有禁忌证者除外。

4. 适当遮盖患者，保护患者的隐私，促进身心健康。

（三）常用的卧位

1. 仰卧位

（1）去枕仰卧位：要求患者去枕仰卧，头偏向一侧，两臂放于身体两侧，双腿伸直自然放平，将枕头横立置于床头（图 4-5-14）。

适用范围：①适用于昏迷或全身麻醉未清醒患者，可防止呕吐物流入气管而引起窒息或吸入性肺炎等并发症。②用于椎管内麻醉或脊髓腔穿刺后的患者，可预防颅内压降低而引起的头痛。

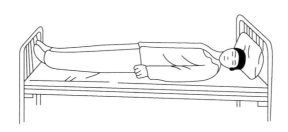

图 4-5-14　去枕仰卧位

（2）休克卧位：要求抬高头胸部约 $10°\sim20°$，抬高下肢约 $20°\sim30°$。

适用范围：适用于休克患者。抬高头胸部，有利于保持气道通畅，增加肺活量，改善缺氧症状；抬高下肢，有利于静脉血回流，增加心输出量而缓解休克症状（图 4-5-15）。

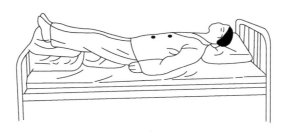

图 4-5-15　休克卧位

（3）屈膝仰卧：要求患者采取自然仰卧，头下垫一枕头，两臂放在身体两侧，双腿屈曲，使腹肌放松（图 4-5-16）。

适用范围：①适用于胸腹部检查，可使腹肌放松，便于检查。②患者会阴冲洗、导尿时，可以暴露操作部位。

2. 侧卧位　要求患者侧卧，两臂屈肘，一手放于胸前，一手放于枕旁，下腿稍伸直，上腿弯曲；在两膝之间、背后、胸腹前可放置一软枕，以扩大支撑面，增加舒适和安全（图 4-5-17）。

适用范围：

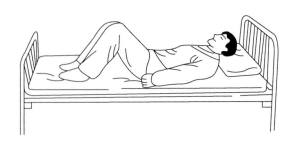

图 4 - 4 - 16　屈膝仰卧位

　　（1）用于灌肠、肛门检查，及配合胃镜、肠镜检查等。

　　（2）侧卧与平卧交替可减轻身体局部受压的时间，预防褥疮发生。

　　3. 半坐卧位　要求患者卧床，以髋关节为轴心，上半身抬高与床的水平成 30°～50°（自动床、半自动床或手摇床），再摇起膝下支架，以防患者下滑，必要时，床尾可放置一软枕，垫于患者足底，增加舒适，以免患者足底触及床档。放平时，先摇平膝下支架，再摇平床头支架（图 4 - 5 - 18）。无摇床设施，可在床头垫褥下放一靠背架，将患者上半身抬高，下肢屈膝，用中单包裹枕垫在膝下将两端带子固定于床两侧，以免患者下滑，足底垫软枕促进舒适。放平时应先放平下肢，再放平床头（图 4 - 5 - 19）。

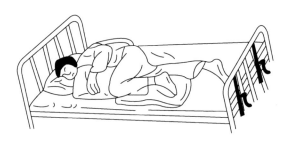

图 4 - 5 - 17　侧卧位

【知识链接】

左侧卧位对孕妇的意义

　　在妊娠晚期，子宫呈右旋转，左侧卧位可改善子宫的右旋转程度，由此可减轻子宫血管张力，增加胎盘血流量，改善子宫内胎儿的供氧状态，有利于胎儿的生长发育，这对于减少低体重儿的出生和降低围产儿死亡率有重要意义。特别是在胎儿发育迟缓时，采取左侧卧位可使治疗取得更好效果。所以，孕妇采取左侧卧位对于优孕优生、母婴健康都有十分重要的意义。若有下肢水肿或腿部静脉曲张的孕妇，在取左侧卧位的同时最好将腿部适当垫高，以利于血液回流，减轻下肢水肿。

　　适用范围：

　　（1）某些面部及颈部手术后的患者，采取半坐卧位可减轻局部出血。

　　（2）用于心肺疾患所引起的呼吸困难的疾病。由于重力作用，部分血液滞在下肢和盆腔脏器内，可使静脉回流量减少，从而减轻肺部淤血和心脏负担；半坐卧位可使膈肌位置下降，胸腔容量扩大，同时腹腔内脏器对心肺的压力减轻，有利于呼吸肌的活动，能增加肺活量，有利于气体交换，改善呼吸困难。

（3）胸、腹、盆腔手术后或有炎症的患者，采取半坐卧位，可使腹腔渗出物流入盆腔、促使感染局限化。因盆腔腹膜抗感染性能较强而吸收性能较差，半坐卧位可减少炎症的扩散和毒素的吸收，减轻中毒反应，同时又可防止感染向上蔓延引起膈下脓肿。

（4）腹部手术后，采取半坐卧位能减轻腹部伤口缝合处的张力，缓解疼痛，有利于伤口愈合。

（5）疾病恢复期体质虚弱的患者，使其逐渐适应体位改变，有利于向站立过渡。

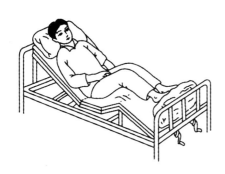

图 4-5-18　半坐卧位（摇床）

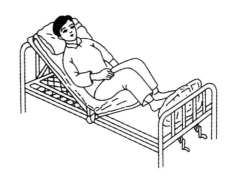

图 4-5-19　半坐卧位（靠背架）

4. 端坐位　要求患者坐在床上，身体稍向前倾，床上放一小桌，桌上垫软枕，患者可伏桌休息，并用床头支架或靠背架抬高床头 70°～80°，使患者的背部也能向后依靠；膝下支架抬高 15°～20°，必要时加床档，保护患者安全。

适用范围：心力衰竭、心包积液、支气管哮喘发作的患者，由于极度呼吸困难，患者被迫端坐（图 4-5-20）。

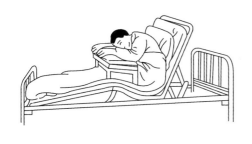

图 4-5-20　端坐位

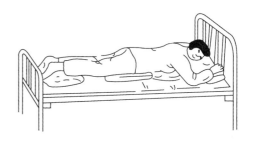

图 4-5-21　俯卧位

5. 俯卧位　要求患者俯卧，头转向一侧，两臂屈曲，放于头的两侧，两腿伸直，胸下、髋部及踝部各放一软枕。

适用范围：

（1）适用于腰背部检查及配合胰、胆管造影检查时；

（2）脊椎手术后或腰、背、臀部有伤，并不能平卧或侧卧的患者（图 4-5-21）；

（3）胃肠胀气所致腹痛，俯卧时，腹腔容积增大，可缓解胃肠胀气所致的腹痛。

6. 头低足高位　要求患者仰卧，头侧向一侧，将枕头横立于床头，以防碰伤头部，床尾用木墩或其他支托物垫高 15～30cm，此位使患者感到不适，不宜长时间使用，颅内压高者禁用（图 4-5-22）。

适应范围：

（1）适用于妊娠时胎膜早破，防止脐带脱出；

（2）肺部分泌物引流，使痰液易于咳出；

（3）十二指肠引流术，需同时采取右侧卧位，有利于胆汁引流；

（4）跟骨或胫骨结节牵引时，利用人体重力作为反牵引力。

7. 头高足低位　要求患者仰卧，床头用木墩或其他支托物垫高 15～30cm 或视病情而定，另用一枕横立于床尾（图 4-5-23）。

适应范围：

（1）用于减轻颅内压，预防脑水肿；

（2）颅脑手术后的患者；

（3）颈椎骨折作颅骨牵引时做为反牵引力。

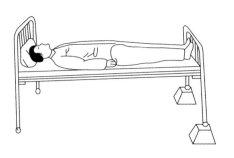

图 4-5-22　头低脚高位

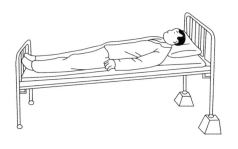

图 4-5-23　头高脚低位

8. 膝胸卧法　要求患者跪姿，两小腿平放床上，大腿与床面垂直，两腿稍分开，胸及膝部紧贴床面，腹部悬空，臀部抬起，头转向一侧，两臂屈放于头的两侧（图 4-5-24）。

适应范围：

（1）适用于肛门、直肠、乙状镜检查及治疗；

（2）矫正胎儿臀位及子宫后倾，促进产后子宫复原。

9. 截石位：要求患者仰卧于检查台上，两腿分开放在支腿架上，臀部齐床边，两手放在胸部或身体两侧（图 4-5-25）。

适用范围：

（1）常用于会阴、肛门部位的检查、治疗或手术。如膀胱镜、妇产科检查等；

（2）产妇分娩时也取此位。

（四）卧位的变换

患者若长期卧床，局部组织持续受压，呼吸道分泌物不易咳出，易出现压疮、坠积性肺炎、消化不良、便秘、肌肉萎缩等。因此，护士应定时为患者变换卧位，以预防并发症的发生。

1. 协助患者翻身侧卧

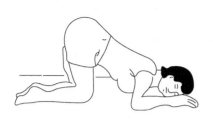

图 4－5－24 截石位

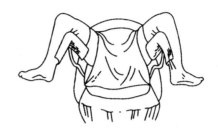

图 4－5－25 膝胸位

【目的】

（1）协助不能起床的患者更换卧位，使患者感到舒适；

（2）预防并发症，如压疮、坠积性肺炎等；

（3）检查、治疗和护理的需要。

【评估】

（1）患者的年龄、体重、目前的健康状况、需要变换卧位的原因；

（2）患者的生命体征、意识状况、躯体及四肢活动能力。局部皮肤受压情况、手术部位、伤口及引流情况，有无骨折固定、牵引等情况存在；

（3）患者及家属对变换卧位的作用和操作方法的了解程度、配合能力等。

【实施】

1. 操作步骤

步骤	要点说明
1. 核对床号、姓名	
2. 向患者及家属解释操作目的及有关注意事项，固定床轮	• 以取得患者配合
3. 协助患者仰卧，两手放于腹部，将各种导管及输液装置等安置妥当，必要时将盖被折叠于床尾或一侧	• 避免翻身时牵拉导管，引起导管脱落和患者不适
4. 翻身	
▲一人协助患者翻身侧卧法	• 适用于体重较轻的患者
（1）先将患者肩部、臀部移近护士侧床沿，再将患者双下肢移近护士侧床沿，嘱患者屈膝	• 使患者尽量靠近自己，以缩短重力臂、省力
	• 不可拖拉患者，以免擦伤皮肤
（2）护士一手扶肩，一手扶膝部，轻轻推患者向对侧，使其背向护士（图 4－5－26）	
▲二人协助患者翻身侧卧法	• 适应于体重较重或病情较重的患者
（1）护士两人站于病床的同侧，一人托住患者的颈肩部和腰部，另一人托住臀部及胭窝，两人同时将患者一起移向近侧（图 4－5－27）	• 患者的头部应予托持，两人的动作应协调轻稳
（2）分别扶患者的肩、腰、臀、膝部，轻轻将患者翻向对侧	
5. 再按侧卧位要求，在患者的背部、胸前及两膝之间放置软枕	• 扩大支撑面，增进舒适，确保卧位稳定、安全
6. 记录翻身时皮肤情况及时间	

2. 注意事项

（1）根据患者的病情及皮肤受压情况、确定翻身间隔的时间。如发现患者皮肤有红肿或破损时，应及时处理，增加翻身次数，同时记录于翻身卡上；

（2）如患者身上带有各种导管，翻身前应将各种导管安置妥当，翻身后应检查导管有否脱落、移位、扭曲、受压，以保持通畅；

（3）为手术后患者翻身前，应检查伤口敷料是否潮湿或脱落，如已脱落或被分泌物浸湿，应先换药后再翻身；颅脑手术后的患者，头部转动过剧可引起脑疝，导致患者突然死亡，故一般只能卧于健侧或平卧；如有骨牵引的患者，在翻身时不可放松牵引；石膏固定或伤口较大的患者翻身后应将伤口侧置于合适的位置，防止受压；

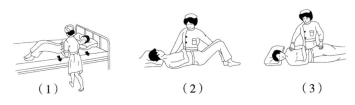

（1）　　　　　　　　　　（2）　　　　　　　　　　（3）

图 4 - 5 - 26　一人翻身法

（4）翻身时，护士应注意节力原则，让患者尽量靠近护士，使重力线通过支撑面保持平衡，缩短重力臂，达到省力安全的目的。

2. 协助患者移向床头法

【目的】

协助滑向床尾而自己不能移动的患者移向床头，恢复正常而舒适的卧位。

【评估】

1. 患者的意识状况。

2. 体重、身体下移的情况及向床头移动的距离。

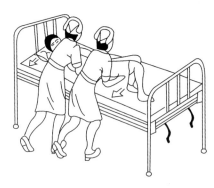

图 4 - 5 - 27　两人扶助患者翻身法

3. 有无输液、引流管、石膏或夹板固定，如有则应注意保护肢体。

【实施】

1. 操作步骤

步骤	要点说明
1. 向患者及家属解释操作的目的及有关事项	• 取得患者合作
2. 将各种导管及输液管装置安置妥当，必要时将盖被折叠于床尾或一侧	
3. 根据病情放平床头支架，枕头横立于床头	• 避免撞伤患者
4. 移动患者	
▲一人协助患者移向床头法	• 适应于体重较轻的患者
（1）患者仰卧屈膝，双手握住床头栏杆	
（2）护士一手托住患者的肩部，另一手托住患者的臀部	
（3）护士托起患者的同时，嘱患者两腿蹬床面，挺身上移	
▲二人协助患者移向床头法	• 适应于病情和体重较重的患者
（1）患者仰卧屈膝	
（2）护士两人分别站于病床两侧，交叉托住患者的颈肩部和腰部，或一人托住颈肩部及臀部，另一人托住背及臀部，两人同时抬起患者移向床头	
5. 放回枕头，协助患者取舒适体位，整理床单位	

2. 注意事项

（1）根据患者的病情、意识状态、体重、身体下移的情况及向床头移动的距离选择移动的方法；

（2）如患者身上带有各种导管，移动前应将各种导管安置妥当，移动后应检查导管是否脱落、移位、扭曲、受压，以便保持通畅；

（3）在操作过程中应避免拖拉患者，以免擦伤患者的皮肤。

【工作任务】

案例　患者吴华，女，76岁，因2月前突发脑出血，经住院手术治疗，左侧肢体活动受限，晨间护理时发现患者滑至床尾。

任务一　应该如何协助患者移向床头？

任务二　为防止压疮，护士应如何为患者翻身？

任务三　如何对患者及家属做健康教育？

任务四　对本次操作进行评价。

【任务实施】

任务一 协助患者移向床头法操作流程

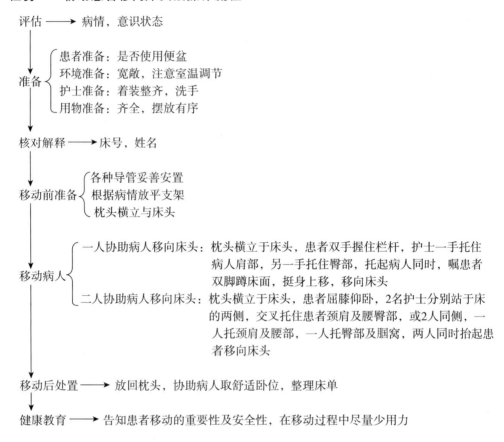

评估 ⟶ 病情，意识状态

准备 ⎰
患者准备：是否使用便盆
环境准备：宽敞，注意室温调节
护士准备：着装整齐，洗手
用物准备：齐全，摆放有序

核对解释 ⟶ 床号，姓名

移动前准备 ⎰
各种导管妥善安置
根据病情放平支架
枕头横立与床头

移动病人 ⎰
一人协助病人移向床头：枕头横立于床头，患者双手握住栏杆，护士一手托住病人肩部，另一手托住臀部，托起病人同时，嘱患者双脚蹬床面，挺身上移，移向床头
二人协助病人移向床头：枕头横立于床头，患者屈膝仰卧，2名护士分别站于床的两侧，交叉托住患者颈肩及腰臀部，或2人同侧，一人托颈肩及腰部，一人托臀部及腘窝，两人同时抬起患者移向床头

移动后处置 ⟶ 放回枕头，协助病人取舒适卧位，整理床单

健康教育 ⟶ 告知患者移动的重要性及安全性，在移动过程中尽量少用力

任务二 协助患者翻身操作流程

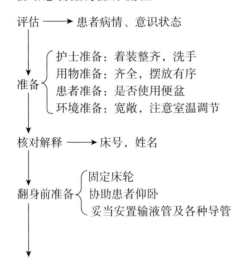

评估 ⟶ 患者病情、意识状态

准备 ⎰
护士准备：着装整齐，洗手
用物准备：齐全，摆放有序
患者准备：是否使用便盆
环境准备：宽敞，注意室温调节

核对解释 ⟶ 床号，姓名

翻身前准备 ⎰
固定床轮
协助患者仰卧
妥当安置输液管及各种导管

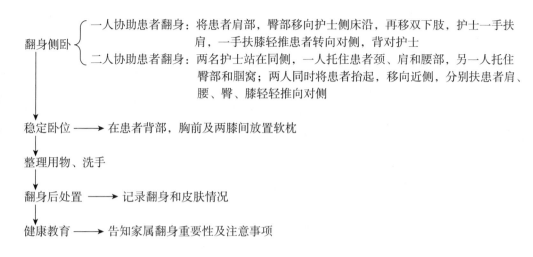

翻身侧卧 ⎰ 一人协助患者翻身：将患者肩部，臀部移向护士侧床沿，再移双下肢，护士一手扶
肩，一手扶膝轻推患者转向对侧，背对护士
二人协助患者翻身：两名护士站在同侧，一人托住患者颈、肩和腰部，另一人托住
臀部和腘窝；两人同时将患者抬起，移向近侧，分别扶患者肩、
腰、臀、膝轻轻推向对侧

稳定卧位 —— 在患者背部，胸前及两膝间放置软枕

整理用物、洗手

翻身后处置 —— 记录翻身和皮肤情况

健康教育 —— 告知家属翻身重要性及注意事项

任务三 健康教育

告知家属给患者翻身及移向床头的目的，翻身、移动时应注意骨折牵引的患者不能放松牵引，石膏固定的患肢应保持功能位，患者身上带有尿管和输液管，翻身前应将各种导管安置妥当，翻身后应检查导管有否脱落、移位、扭曲、受压，以保持通畅。保持患者皮肤及床单位清洁，受压部位经常按摩，防止压疮的发生。

任务四 评价

1. 患者及家属明确翻身及移向床头的目的并配合操作。
2. 护士动作轻稳、节力、协调，患者感觉舒适、安全，无并发症发生。
3. 患者皮肤受压情况得到改善。
4. 护患沟通有效，患者乐意接受操作。

项目七 安全护理

一、疼痛患者的护理

疼痛是一种令人苦恼和痛苦的感觉，是临床护理中最常见、最重要的症状，与疾病的发生、发展和转归有着密切的联系，也是评价治疗效果、护理效果的标准之一。因此，护士应掌握有关疼痛的知识，做好疼痛患者的护理。

（一）疼痛的概念

疼痛是伴随现有的或潜在的组织损伤而产生的主观感受，是机体对有害刺激的一种保护性防御反应。北美护理诊断协会（NANDA，1978）对疼痛所下的定义是："个体经受或叙述有严重不适或不舒服的感觉。"有学者认为，疼痛是痛感觉和痛反应两个成分的结合，机体对痛反应是各式各样的，如生理反应：面色苍白、出汗、肌肉紧张、血压升高、呼吸心跳加快、恶心、呕吐、休克等；行为反应：烦躁不安、皱眉、咬唇、握拳、身体卷曲、呻吟、哭闹、击打等；情绪反应：紧张、恐惧、焦虑等。这些反应表明痛觉存在。痛觉具有以下三种特点：

1. 疼痛是个体身心受到侵害的危险警告。
2. 疼痛是一种身心不舒适的感觉。

3. 疼痛常伴有生理、行为和情绪反应。

（二）疼痛发生的机制

【知识链接】

疼痛的生物学意义

疼痛是机体防御性机能的反应，患者通过疼痛反射出机体对有害刺激主观感受。其生物学意义有两个方面：

1. 有利的一面——报警作用：（1）根据疼痛避免危险，作出防御性保护反射；（2）提示患者——看医生；（3）医生——诊断疾病；（4）无痛儿因缺乏疼痛的报警系统，多因外伤而夭折。

2. 不利的一面——痛因：（1）剧烈的疼痛可引发休克等一系列机体功能变化；（2）慢性疼痛常可使患者痛不欲生；（3）致病、致残、致死的原因。

疼痛的机制是非常复杂的，关于疼痛产生机制有多种理论，其中闸门控制理论目前被大多人接收。该理论认为，疼痛的存在极其强度有赖于神经活动。在脊髓后角有类似闸门的装置，是一种控制疼痛感觉信号的闸。该闸门一次被粗和细的纤维所影响。粗纤维趋向于抑制传递（关闭闸门）而细纤维则激活传导（开放闸门）。当有信号经细纤维输入时，此闸就会打开，将信号传至中枢引起疼痛的感觉反应，反之，闸门关闭，则疼痛感觉无法到达意识层面，故不会有疼痛的感觉。皮肤有许多粗神经纤维，利用刺激皮肤的措施，如按摩、冷热敷、触摸、针灸、经皮神经电刺激等，可增加粗纤维的活动量，减轻疼痛的感觉。此外，从大脑下传的神经冲动也影响到这个机制，如个体接受适量或过量的感觉刺激，脑干会传出冲动关闭闸门且抑制疼痛冲动的传递。反之，缺乏感觉的输入，脑干就不会抑制疼痛冲动，闸门打开而疼痛即可被传送。应用此原理，可以用某些方式输入感觉，如分散注意力、引导幻想和想象，从而达到减轻疼痛的目的。

（三）疼痛的原因及影响因素

1. 疼痛的原因

（1）温度的刺激：过高或过低的温度作用于体表，均会引起组织损伤，如灼伤或冻伤。受伤的组织释放组胺等化学物质，刺激神经末梢，导致疼痛。

（2）化学刺激：如强酸、强碱，不仅直接刺激神经末梢，导致疼痛，而且化学灼伤也与高温灼伤一样，使被损组织释放化学物质，作用于痛觉感受器，使疼痛加剧。

（3）物理损伤：如刀割伤、针刺、碰撞、身体组织受牵拉、肌肉受压、痉挛等，均可使局部组织受损，刺激神经末梢而引起疼痛。

（4）病理改变：疾病造成机体内某些管腔堵塞，组织缺血缺氧，空腔脏器过度扩张，平滑肌痉挛或过度收缩，局部炎性浸润等均可引起疼痛。

（5）心理因素：心理状态不佳，情绪紧张或低落、愤怒、悲痛、恐惧等都能引起局部血管收缩或扩张而导致疼痛。如神经性疼痛常因心理因素引起。此外，疲劳、睡眠不足、用脑过度可导致功能性头痛。

2. 影响疼痛的因素　个体对疼痛的感受和耐受力有很大的差异，同样性质、同样强度刺激可引起不同个体的不同疼痛反应。人体所能感觉到的最小疼痛称为疼痛阈。人体所能忍受的疼痛强度和持续时间称为疼痛耐受力，疼痛阈或疼痛耐受力既受年龄、疾病等生理因素的影响，也受个人经验、文化教养、情绪、个性及注意力等心理社会因素的影响。

（1）年龄：影响疼痛的重要原因之一，个体对疼痛的敏感程度随年龄而不同。婴幼儿不如成人对疼痛敏感，随着年龄的增长，对疼痛的敏感性也随着增加。老年人对疼痛的敏感性又逐渐下降。

（2）社会文化背景：个体所处的社会环境和文化背景，可影响个体对疼痛的认知和评价，进而影响对其疼痛的反应。若患者生活在鼓励忍耐和推崇勇敢的文化背景中，往往更能够耐受疼痛。患者的文化教养也会影响其对疼痛的反应和表达方式。

（3）个体经历：个体以往对疼痛的经验可影响其对现成疼痛的反应。个体对任何一种单独刺激所产生的疼痛，都会收到以前类似疼痛经验的影响。如经历过手术疼痛的人对这次手术疼痛格外敏感。儿童对疼痛的体验取决于父母的态度，父母对子女轻微外伤大惊小怪或泰然处之，对儿童成年后的疼痛有一定的影响。

（4）心理特征：疼痛的耐受力和表达方式常因个体气质、性格不同而有所差异。自控力及自尊心较强的人表现出耐受力较强；善于情感表达的人主诉疼痛的机会较多。

（5）注意力：个体对疼痛的注意程度会影响其对疼痛的感觉程度。当注意力高度集中在其他事件时，痛觉可以减轻甚至消失，如运动员在赛场上受伤时可能对疼痛毫无感觉，比赛结束后才感到疼痛或不适。松弛疗法、手术后听音乐、看电视、愉快交谈等均可分散患者对疼痛的注意力，而减轻疼痛。

（6）情绪：积极的情绪可减轻疼痛，而消极的情绪可使疼痛加剧。如个体处于焦虑、恐惧状态时疼痛加剧，反之个体处于愉快、兴奋状态时疼痛可减轻。

（7）疲乏：当个体处于疲乏状态时，对疼痛的感觉加剧，而忍耐性降低；而睡眠充足，充分休息后，疼痛感觉减轻。

（四）护理评估

个体对疼痛感受的差异性很大，影响因素也较多，且对疼痛的描述方法也不尽相同，因此，一旦确定患者存在疼痛或预测疼痛将会发生，护士应细心观察，查明原因，进行个体化评估。疼痛评估是护理疼痛最关键的一步，一份详细的评估资料是制订疼痛护理计划，采取护理措施，减轻或缓解患者疼痛的基础。

1. 评估内容

（1）疼痛的部位：了解疼痛发生的部位，是否明确而固定，是局限于某一部位，还是逐渐或突然扩大到很大范围。如有多处疼痛应了解疼痛是否同时发生，是否对称，它们之间有无联系。

（2）疼痛的时间：疼痛是间歇性或持续性的，持续多久，有无周期性或规律性。6个月以内可缓解的疼痛为急性疼痛；持续6个月以上的疼痛为慢性疼痛，慢性疼痛常表现为持续性、顽固性和反复发作性。

（3）疼痛的性质：可分为刺痛、灼痛、钝痛、触痛、酸痛、压痛、胀痛、剧痛、隐痛、绞痛和锐痛等。

（4）疼痛的程度：疼痛可分为轻度、中度和重度疼痛等；了解患者疼痛是可以忍受，还是无法忍受。可用疼痛评估工具判定患者疼痛的程度，世界卫生组织将疼痛程度分为四级：

0级：无痛。

1级（轻度疼痛）：有疼痛感但不严重，可忍受、睡眠不受影响。

2级（中度疼痛）：疼痛明显、不能忍受、睡眠受干扰、需要用镇静药。

3级（重度疼痛）：疼痛剧烈、不能忍受、睡眠严重受到影响和干扰，需要用镇静药。

（5）疼痛的表达方式：通过观察患者的面部表情，身体动作，可以观察到患者对疼痛的感受、程度及疼痛的部位等。儿童常有哭泣、面部表情和身体动作表达疼痛，成人多用语言描述。疼痛患者常见的身体动作有：

1）静止不动：患者维持在某一种最舒适的体位或姿势，四肢或外伤疼痛的患者一般不喜欢移动他们的身体；

2）无目的地乱动：有些患者在严重疼痛时常会无目的地乱动，以分散对疼痛的注意力；

3）保护动作：患者对疼痛的一种逃避性反射动作；

4）规律性或按摩动作：患者使用这种动作常是为了减轻疼痛的程度和感受。如头痛时用手按压头部，内科性腹痛时按揉腹部。

（6）影响疼痛的因素：了解哪些因素可引起、加重或减轻疼痛，如温度、运动、姿势等。

（7）疼痛对患者的影响：疼痛是否伴有呕吐、便秘、头晕、发热、虚脱等症状；是否影响睡眠、食欲、活动等；是否出现愤怒、抑郁等情绪改变。

2. 评估方法

（1）询问病史：护士应认真听取患者的主诉，让患者用自己的语言来描述疼痛，切不可根据自己对疼痛的理解和主观判断患者疼痛的程度。当护士所观察到的疼痛表现与患者自己的描述有差异时，护士应分析原因，并与患者讨论，达成共识；

（2）观察和体格检查：注意观察患者疼痛时的生理行为和情绪反应，检查疼痛的部位是否局限于某一特定区域，是否有牵涉痛。患者剧烈疼痛时，常有面色苍白、出汗、皱眉、咬唇等痛苦表现，有呻吟或哭闹，烦躁或在床上辗转不安、无法入睡等，这些都是评估疼痛的客观指标；

（3）阅读和回顾既往史：了解患者以往疼痛的规律以及使用止痛药物的情况；

（4）使用疼痛评估工具：用评分法测量疼痛的程度，比询问患者对疼痛的感受较为客观。根据患者的年龄和认知水平选择合适的评估工具：

1）数字评分法：将一条直线 10 等分，一端"0"代表无痛，另一端"10"代表剧痛，患者可选择其中一个能代表自己疼痛感受的数字表示疼痛程度；

2）文字描述评分法：将一直线等分成五段，每个点均有相应描述疼痛的文字，其中一端表示"没有疼痛"另一端表示"无法忍受的疼痛"患者可选择其中之一表示自己疼痛的程度；

3）视觉模拟评分法：用一条直线，不作任何划分，仅在直线的两端分别注明不痛和剧痛，患者根据自己对疼痛的实际感觉在直线上标记疼痛的程度。这种方法使用灵活方便，患者有很大的选择自由，不需要选择特定的数字或文字；

4）面部表情测量图：适用于 3 岁以上的儿童。图示六个代表不同疼痛程度的面孔，儿童可以从中选择一个面孔来代表自己的疼痛感觉。

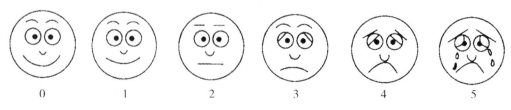

面部表情疼痛测定图

（五）护理措施

1. 减少或消除引起疼痛的原因　如外伤引起的疼痛，应酌情给予止血、包扎、固定、处理伤口等措施；胸腹部手术后，患者会因咳嗽或呼吸引起伤口疼痛，术前应进行健康教育，指导术后深呼吸和有咳嗽的方法，术后可协助患者按压伤口后再鼓励患者咳嗽和深呼吸。

2. 缓解或解除疼痛

（1）药物止痛：药物止痛仍然是目前解除疼痛的重要措施之一。护理人员应掌握药理知识，了解患者身体状况和有关疼痛治疗的情况，正确使用镇痛药物。在诊断未明确前不能随意使用镇痛药物，以免掩盖症状，延误病情。对慢性疼痛的患者应掌握疼痛发作的规律、最好在疼痛发生前给药，这比疼痛发生后给药效果好且给药剂量小；给药 20～30min 后需评估并记录镇痛药物的效果及副作用，当疼痛缓解或停止时应及时停药，防止副作用及耐药性、成瘾性。对癌症疼痛的处理。目前临床普遍推行 WHO 所推行的三阶梯疗法，其目的是逐渐升级，合理应用镇痛药剂，以达到缓解疼痛的目的。其方法为：①第一阶段：主要针对轻度疼痛的患者，选用非阿片类药物、解热镇痛、抗炎类药，如阿司匹林、布洛芬、对氨基酚等；②第二阶段：主要适用于中度疼痛的患者，若用非阿片类药物止痛无效，可选用弱阿片类药物。如氨酚待因、可待因、曲马朵等；③第三阶段：主要用于重度和剧烈性癌痛的患者，选用阿片类药，如吗啡、哌替啶等；④辅助用药：在癌痛治疗中，常采取联合用药的方法，即加用一些辅助药以减少主药的用量和副作用。常用辅助药物有：非甾体抗炎药，如阿司匹林；弱安定类，如艾斯唑仑和地西泮等；强安定类，如氯丙嗪和氟哌啶醇等；抗忧郁药，如阿米替林等。

近来研究发现，弃传统的"按需给药"，改为根据药物的半衰期"按时给药"，使血药浓度长时间维持在一定水平，可以保证患者持续不痛，提高患者的生活质量；提倡口服给药途径；药物剂量应个体化；应用 PCA 装置（又称患者控制止痛法，），即采用数字电子技术，通过编制一定程序和输液泵来控制止痛药的用量，缩短给药时间，减少副作用；硬膜外注射法是将吗啡或芬太尼等药物注入椎管内，提高脑脊液中止痛剂的浓度，且作用时间持久。这种方法对剧痛者明显，也是目前临床上应用较广泛的镇痛方法

（2）促进大纤维活动：此法可以关闭疼痛的同路，使冲动在脊髓阶段。①按摩是临床上常用的物理止痛方法，有刺激皮肤的作用，主要针对肌肉疼痛、背部及颈部疼痛；②应用冷热疗法可以减少肌肉痉挛、提高痛阈，减轻局部疼痛；③针灸的刺激会促进体内内啡呔及脑啡呔的释放；④经皮神经电刺激疗法（TENS）采用电脉刺激仪，在疼痛部位或附近置 2～4 个电极，以微量电流对皮肤进行温和的刺激，使患者有刺痛、颤动和蜂鸣的感觉，达到提高痛阈，缓解疼痛的目的。对手术后及牙科或背部慢性疼痛效果好。

3. 心理护理

（1）减轻患者的心理压力：紧张、焦虑、恐惧，或对康复失去信心等均可加重疼痛的程度，而疼痛的加剧又反过来影响患者的情绪，形成不良循环。护理人员应以同情、安慰、鼓励的态度支持患者，建立相互信赖的友好关系；鼓励患者表达其疼痛的感觉及对适应疼痛所作的努力；尊重患者疼痛时的行为反应。患者情绪稳定、心境良好、精神放松，可以增强对疼痛的耐受性。

（2）分散注意力：分散患者对疼痛的注意力可减少其对疼痛的感受强度，可采用的方法有：

1）组织参加活动：组织患者参加有兴趣的活动，能有效地转移其对疼痛的注意力。如唱歌、游戏、看电视、愉快的交谈、下棋等。对病儿来说，护士的爱抚、微笑、有趣的故事、玩具、糖果都能有效地转移注意力。

2）音乐疗法：是科学且系统地运用音乐的特性，通过音乐的特质对人的影响，协助个人在疾病或残障的治疗过程中达到生理、心理、情绪的整合。并通过和谐的节律刺激神经、肌肉，使人产生愉快的情绪，是患者在疾病或医疗过程中身心改变的一种治疗方式。音乐疗法分为被动性音乐疗法和主动性音乐疗法。被动性音乐疗法中患者是倾听的角色；主动性音乐治疗中，患者是执行者的角色，如唱歌、吟诵音节、读歌词、使用乐器等。优美的旋律对降低心率、减轻焦虑和忧郁、缓解疼痛、降低血压等都有很好的效果。应注意根据患者既往听音乐的经历、民族、性别、年龄、文化、情绪、音乐的素养、目前的病情和心情选择适合的音乐。悠扬、沉静的乐曲能振奋精神，可用于情绪悲观的患者。

3）有节律按摩：嘱患者双眼凝视一个定点，引导患者想象物体的大小、形状、颜色等。同时在患者疼痛部位或身体某一部分皮肤上做环形按摩。

4）松弛疗法：患者集中注意力，使全身各部分肌肉放松，可减轻疼痛强度，增加耐受力；也可以指导患者有节律的深呼吸，用鼻子深吸气，然后慢慢从口将气体呼出，反复进行。

5）指导想象：诱导性的想象是让患者集中注意力想象一个意境或风景，并想象自己身处其中，可起到松弛或减轻疼痛的作用。作诱导性想象之前，可先做规律性的呼吸运动和渐进性松弛运动，能使效果更好。

4. 促进舒适　通过护理活动促进舒适是减轻或解除疼痛的重要护理措施。帮助患者采取正确的姿势、提供舒适整洁的病室环境是促进舒适的必要条件。此外，一些简单的技巧，如帮助患者适当的活动、改变姿势、改变体位；确保患者所需的每一样东西都伸手可及；在各项治疗前，给予清楚、准确的解释，都能减轻患者的焦虑，使其感到身心舒适，从而有利于减轻疼痛。

（六）护理评价

评价解除患者疼痛的措施是否有效，对于修改护理计划与促进更好执行护理措施都有重要意义。评价依据有以下几点：

1. 疼痛感觉减轻，身体状态和功能改善，自我感觉舒适，食欲增加。

2. 患者感觉舒适轻松，休息和睡眠质量较好。

3. 疼痛时的保护性动作、面色苍白、出汗等征象减轻或消失。

4. 疼痛患者在接受护理措施后，能重新建立一种行为方式，轻松地参与日常活动，与他人正常交往。

5. 给予护理措施后，患者对疼痛的适应能力有所增强。

二、满足患者安全的需要

安全是人体生理需要之一，也是个体生存的基本条件。对于患者来说，安全尤为重要，因为疾病使人虚弱，以致在日常生活中特别容易发生意外伤害，如跌倒、自伤、感染等。在马斯洛的人类基本需要层次论中，安全的需要是位于最基本生理需要之后的需要，是第二层次的需要，也是需要优先满足的需要。为患者提供一个避免伤害的医疗安全环境，也是护理人员的职责之一。

（一）患者安全的评估

安全环境是指平安而无危险、无伤害的环境。在医院中可能存在各种危害安全的因素，如气体、化学物质、机器设备以及提供能量的物质（电、放射线），都可能造成安全的危害；跌倒、火灾或与具有伤害性的物质接触，都是潜在性的危害因素，因此，护士必须具有评估影响个体及环境安全的知识和能力，才能积极主动地提供保护患者安全的护理措施，并参与预防疾病，维持健康和促进健康的护理活动。

1. 患者的感觉功能　良好的感觉功能可以帮助人们了解周围环境，识别和判断自身行动的安全性。任何一种感觉障碍，都会使人因无法辨清周围环境中存在或潜在的危险因素而受伤害。如脑出血后所致的一侧肢体的感觉障碍，可使该侧肢体对过高的温度或长时间的压力等感受不敏感而致受伤；白内障的患者由于视物不清，可能发生撞伤、跌倒等意外伤害。

2. 患者目前健康状态　患病使人容易发生意外和受伤害，如患者的免疫功能下降，则易遭到感染；疾病致身体虚弱、行动不便的情况下，易发生跌伤。同时，疾病严重时可影响人的意识程度，从而易致伤害，如昏迷患者不能进行自我保护，精神障碍患者容易发生自伤等。另外，焦虑或其他情绪障碍时，由于注意力分散而无法警觉到环境中的危机，也容易受伤。

3. 对环境的熟悉程度　不熟悉的环境易使人产生陌生、恐惧、焦虑等心理反应，因而缺乏安全感。熟悉的环境使人能够较好地与他人进行沟通和交流，从而获得信息和帮助。同时，周围熟悉的事物也可以增加其安全感。

4. 年龄　年龄可影响人们对周围环境的感知和理解，因而也影响个人所采取的自我保护行为。如新生儿、婴幼儿需依赖他人保护；儿童在成长期，由于好奇、喜欢探索新鲜事物，而易发生意外伤害；老年人由于器官功能的逐渐老化及感觉功能的减退，也容易发生意外伤害。

5. 诊疗方法　在诊断与治疗疾病的过程中，常需要使用一些特殊的诊疗方法，虽然这些诊疗方法主要是用于帮助诊断与治疗疾病、促进康复，但是同时它们也可能给患者带来一定的伤害，如一些侵入性的诊断检查，外科手术治疗所造成的皮肤损伤及潜在的感染等。

（二）保护患者的安全措施

1. 医院常见不安全因素及防范措施　医院常见不安全因素包括：机械性损伤、温度性损伤、化学性损伤、生物性损伤。

（1）机械性损伤：最常见的机械性损伤是跌倒。躁动不安、神志不清、年老体弱或偏瘫患者以及婴幼儿易发生坠床意外，应根据患者情况适当加以保护，如使用床档或其他保护具限制肢体活动。对于因疾病而致肢体无力的患者，移动取放物品时容易失去平衡而跌倒，应将患者常用物品放于方便患者拿取处，以尽量消除威胁安全的因素。

为防止患者行走时跌倒，地面应保持整洁、干燥，移开暂时不需要的器械，减少障碍物。患者长期卧床，第一次下床活动时，可以用辅助器或扶助行走，以维持身体的平衡稳定。

病室的走廊、浴室、厕所应设置扶手，供患者步态走不稳时使用。浴室和厕所还应设置呼叫系统，以利患者必要时呼救。护士需随时对威胁患者安全的环境保持警觉，并及时给予妥善处理。

对在医院内工作的人员而言，最容易造成机械性损伤是废弃的碎玻璃和锐利器具的刺伤。因此，应有特别的容器装置碎玻璃及锐利器具，如针头、刀片等。把这些危险物品与其他物品分开放置，可以减少对医院工作人员的伤害。

（2）温度性损伤：造成意外事故的温度包括热和冷。常见的温度损伤有热水袋、热水瓶所致的烫伤；易燃易爆物品，如氧气、乙醚及其他液化气体等所致的各种烧伤；各种电器如烤灯、高频电刀等所致的灼伤；应用冰袋等所致的冻伤等。护理人员在应用冷、热治疗时，应严格掌握操作要点，注意观察局部皮肤的变化，鼓励患者及时反应不适、患者附近备有可触及的呼叫装置，以便及时求救之用。对于小儿或容易受伤的患者（如意识不清或使用镇痛剂者），在做热疗期间应有专人陪伴；对易燃易爆物品妥善保管，并设防火设施，护理人员应熟练掌握各类灭火器的使用方法；对医院内各种电器设施应该经常检查，及时维修，以防发生由于电所致的温度性损伤；吸烟也是造成火灾的一个潜在性的原因，应做好禁止吸烟的宣教活动。

（3）化学性损害：化学性伤害可能是由误食药物、油、油漆、清洁剂以及吸入不当的气体等物质引起。在医院内通常是由于药物使用不当或错用引起。因此护理人员应具备一定的药理知识，严格执行药物管理制度，在执行药疗时，一定要核对无误。同时还应该向患者及家属讲解有关的安全用药知识。

（4）生物性损害：包括微生物及昆虫对人体的伤害。病原微生物侵入人体诱发各种疾病，将直接威胁患者安全。不同病种的患者带来不同的微生物，而患者抵抗力下降，因此容易发生医院内感染（详见医院内感染）。护理人员应严格执行消毒隔离制度，遵守无菌技术操作原则，加强对危重患者的护理，增强患者抵抗力。

昆虫伤害也较多见，如蚊、蝇、虱、蚤、蟑螂等对人体的伤害。昆虫叮咬不仅严重影响患者的休息，还可能致过敏性伤害，甚至传播疾病，故应采取有力措施予以消灭并加强防范。

（5）心理性损伤：患者对疾病的认识和态度、患者与周围人们的情感交流、医护人员对患者的行为和态度等均可影响患者的心理，甚至导致心理性损伤的发生。护理人员应注意对患者进行有关疾病知识的教育，引导患者对疾病采取正确乐观的态度。同时，护理人员应以高质量的护理取得患者的信任，建立良好的护患关系，并帮助患者与其他医务人员、病友之间建立一个和睦的人际关系。

（6）医源性损害：由于医务人员言谈及行为上的不慎而造成患者心理或生理上的伤害。如个别医务人员对患者不够尊重，在交谈时用语不当冒犯了患者，或使用语言不够准确，造成患者对疾病、治疗等误解而导致其情绪波动，加重病情；工作不负责任、业务技术水平低下，导致医疗事故的发生，给患者心理上及生理上造成痛苦，重者甚至危及生命；或因工作方法不当，造成医院内感染。因此，医院需要加强医务人员的素质教育，提高专业技术水平，强调良好的服务态度，并制订相应的杜绝医疗事故的措施。

2. 保护具的应用

保护具是用来限制患者身体或机体某部位的活动，使患者无法轻易移动的各种器具。

【目的】

1. 为防止小儿烦躁不安、高热、谵妄、昏迷及危重患者因虚弱、意识不清或其他原因而发生坠床、撞伤、抓伤等意外，必须及时、正确地应用保护具，以确保安全。

2. 确保治疗、护理的顺利进行。

【评估】

1. 患者的病情、年龄、意识状态、生命体征、肢体活动、是否存在意外损伤的可能等情况。

2. 患者与家属对保护具使用的目的及方法的了解程度、合作程度。

【计划】

1. 用物准备　根据需要准备床档、约束带、支被架、棉垫。

2. 环境准备　必要时移开床旁桌椅。

3. 患者准备　患者及家属理解使用保护具的重要性、安全性，并能配合

【实施】

1. 操作方法

（1）床档的应用：临床上有用帆布、木质或金属制成的床档，使用时须两侧同时使用，一侧靠墙的可在外侧放置床档，床头及床尾用布带固定好，在进行治疗和护理时，可解开带子，操作完毕即将

> 【课堂互动】
> 　　危重患者意识不清时，应采取何种安全措施？

床档固定好。为便于护理操作，床档中间可安装活动门（图4-5-28），使用时打开，用毕即关好活动门，使意识不清的患者或患儿的活动限制在床档范围内。带床档的新式病床，不用时将床档插于床尾，使用时可插入两边床沿。多功能床档附加一木桌，以便患者在床上进餐，必要时还可垫入患者的背部，作体外心脏按压时使用，也可按需要升降〔（图4-5-29），（图4-5-30）〕。

（2）约束带的应用：需限制患者肢体活动时使用约束带，常用于固定手腕和踝部，防止发生意外。

1）宽绷带约束：先用棉垫包裹手腕或踝部，再用宽绷带打成双套结，套在棉垫外稍拉紧，使不脱出（以不影响肢体血循环为度），然后将带子固定于床缘上〔（图4-5-31），（图4-5-32）〕；

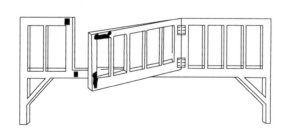

图4-5-28　带活动门的床

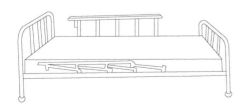

图4-5-29　多功能床档

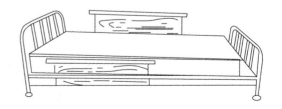

图4-5-30　半自动床档

2）肩部约束带：需限制患者坐起时可用筒式约束带固定。筒式约束带用布制成，宽

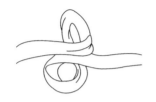

图 4 - 5 - 31　双套结

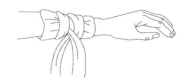

图 4 - 5 - 32　约束带加棉垫作腕部固定

8cm，长 120cm。操作时，将患者两侧肩部套进袖筒，腋窝衬棉垫，两袖筒上的细带子在胸前打结固定，将下面两条较宽的长带系于床头 [（图 4 - 5 - 33），（图 4 - 5 - 34）]；

　　3）膝部约束带：常用于固定膝部，限制患者下肢活动。膝部约束带宽 10cm，长 280cm，用布制成。操作时，两膝衬棉垫，将约束带横放于两膝上，宽带下端两头带各缚住一侧膝关节，然后将宽带两端系于床缘 [（图 4 - 5 - 35），（图 4 - 5 - 36）]。

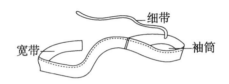

图 4 - 5 - 33　肩部约束带

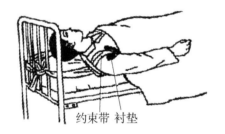

图 4 - 5 - 34　肩部约束带固定法

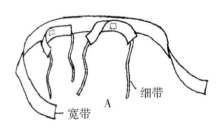

图 4 - 5 - 35　膝部约束带

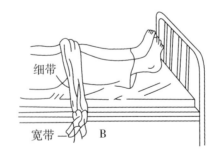

图 4 - 5 - 36　双膝固定法

　　4）尼龙搭扣约束带：操作简便、安全，便于洗涤和消毒，可以反复使用，临床已广泛应用。可用于固定手腕、上臂、踝部、膝部。约束带由尼龙搭扣和宽布带构成，操作时，将约束带置于关节处，被约束部位衬棉垫，松紧度要适宜，对合尼龙搭扣后将带子系于床缘（图4－5－37）。

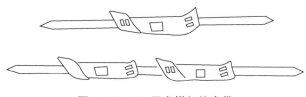

图4－5－37　尼龙搭扣约束带

5）若无上述特制的约束带时，可用大单代替，固定双肩和膝关节（图4－5－38）。

（3）支被架的使用：主要用于患者肢体瘫痪或极度衰弱的患者，防止盖被压迫肢体而造成不适或其他并发症等，也可用于灼伤患者使用暴露疗法时有助保暖。使用时，将架子罩于防止受压的部位，盖好被盖（图4－5－39）。

（4）使用约束带的注意事项

1）用前应先向患者及家属解释清楚，可用可不用时应尽量不用，严格掌握应用保护具的指征，维护患者自尊；

2）保护性制动措施，只宜短期应用，并定期松解约束带，协助患者翻身活动，保证患者安全、舒适；

3）被约束的部位，应放衬垫，约束带的松紧要适宜，以能伸入1～2手指为宜，注意每15～30min观察一次受约束部位的血液循环，并定时放松，每2小时定时松解一次，必要时按摩局部以促进血液循环。约束时应将患者的肢体置于功能位置；

4）记录使用保护具的原因、时间、每次观察的结果、相应的护理措施、解除约束带的时间。

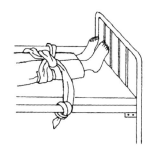

图4－5－38　大单固定法

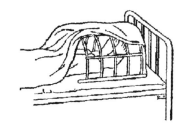

图4－5－39　支被架

3. 辅助器的应用　是为患者提供保持身体平衡与身体支持物的器具，是维护患者安全的护理措施之一。

【目的】

身体有残障或因疾病及高龄而导致行动不方便的患者，使用辅助器材辅助患者活动，保障患者的安全。

【评估】

1. 患者的病情、年龄及身体残障的程度。

2. 患者及家属对辅助器材使用方法的了解程度。

【计划】

1. 用物准备　根据需要准备拐杖和手杖。

2. 患者准备　患者及家属了解辅助器材使用的方法，并能熟练应用。

3. 环境准备　周围环境宽阔、无障碍物。

【实施】

1. 操作方法

（1）拐杖：是提供给短期或长期残障者离床时使用的一种支持性辅助用具。使用拐杖最重要的是长度合适、安全稳妥。拐杖的长度包括腋垫和拐底橡胶垫，简易计算方法为：使用者身高减去40cm。使用时，使用者双肩放松身体挺直站立，腋窝与拐杖顶垫间相距约2～3cm，拐杖底端应该离足跟15～20cm。握紧把手时，手肘应可以弯曲，双肩放松身体挺直站立。拐杖底面应该较宽并有较深的凹槽，且具有弹性（图4-5-40）。

协助患者使用拐杖走路的方法：①两点式走路的顺序为，同时出右拐和左脚，然后出左拐和右脚；②三点式走路顺序为，两拐和患肢同时伸出，然后再伸出健肢；③四点式为先出右拐杖，而后左脚跟上，接着出左拐杖，右脚跟上，始终为三点着地，此为最安全的步法；④跳跃法，先将两侧拐杖向前，然后将身体跳至两拐杖中间处。这种步法，行进较快，适应于永久性残疾人。

（2）手杖：是一种手握式的辅助用具，常用于不能完全负重的残障者或老年人。手杖应该由健侧手握住用力。手杖的长度应符合以下要求：①肘部在负重时能稍微弯曲；②手柄适于抓握，弯曲部与髋部同高，手握手柄时感觉舒适（图4-5-41）。

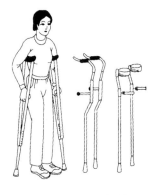

图4-5-40　拐杖

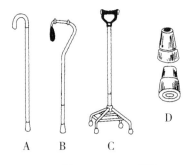

图4-5-41　手杖

手杖可分为木制和金属制，木制手杖长短是固定的，不能调整。金属制手杖可依身高来调整。手杖的底端可为单脚或四角型的。单脚型手杖适应于残障较轻，步态较为稳定者，四脚型手杖的支持力和支撑面比单脚型的要大得多，因而也稳定得多，常用于步态极为不稳的患者或地面较不平的时候使用。手杖底端应用橡皮底垫，可加强手杖的摩擦力和稳定性来预防跌倒，橡胶底垫有吸力、弹性好、面宽、有凹槽。

2. 注意事项

（1）使用辅助器的患者应意识清楚，身体状态良好、稳定；

（2）应为患者选择合适的辅助器，不合适的手杖、拐杖与姿势可导致腋下受压造成神经损伤、腋下或手掌挫伤、跌倒，还会引起背部肌肉劳损、酸痛；

（3）使用者的手背、肩部或背部无伤痛，活动不受限制，以免影响手背的支撑力；

（4）使用辅助器时，患者应穿安全不滑的平底鞋，鞋子要合脚；衣服要宽松舒适；

（5）选择较大的练习场地，避免拥挤和分散注意力，地面要保持干燥，无可移动的障碍物；

（6）调整拐杖和手杖后，应将全部螺钉拴紧，橡胶底垫靠牢拐杖和手杖底端。手杖和拐杖的底端应经常检查，确定橡胶底垫的凹槽能产生足够的吸力与摩擦力，而且紧拴于手杖和拐杖的底端。

3. 健康教育　向患者及家属介绍保护具使用的必要性，消除其心理障碍；介绍保护具应用的操作程序，说明操作的要领及注意事项，防止并发症的发生。

【评价】

1. 操作方法正确，患者舒适、安全，无并发症。

2. 护患沟通有效，取得配合。

【执业考试考核知识点】

1. 识记

（1）活动义齿的护理；

（2）床上擦浴、床上洗发的目的；

（3）常用灭虱药液；

（4）压疮定义、压疮发生的原因、压疮好发的部位；

（5）压疮的分期、各期的表现；

（6）影响疼痛的原因及疼痛的护理；

（7）保护具的适应范围及注意事项；

（8）常用卧位的适应范围及安置要求；

（9）更换卧位时的注意事项；

（10）晨晚间护理内容。

2. 领会

（1）淋浴、盆浴、口腔护理、床上擦浴的注意事项；

（2）压疮的预防；

（3）疼痛的概念和发生机制；

（4）导致患者安全的常见原因，辅助器的使用方法及注意事项；

（5）导致不舒适的原因及护理原则。

3. 应用

（1）床上擦浴的操作方法；

（2）压疮的治疗及护理；

（3）床上梳发的操作方法；

（4）灭头虱、虮法的操作方法；

（5）保护具的使用方法及注意事项；

（6）协助患者更换卧位的操作方法。

（杨先爱）

任务六 饮食与营养

 【任务达标】

1. 掌握患者一般饮食护理措施。
2. 掌握鼻饲法的适应证、操作方法及注意事项。
3. 熟悉医院饮食的种类、适用范围、饮食原则及方法。
4. 能正确实施鼻饲法。

项目一 医院饮食

饮食与营养和人体的健康有着非常重要的关系。合理的饮食与营养可以保证机体正常生长发育，维持机体各种生理功能，提高机体免疫力，促进组织修复。而不良的饮食与营养可引起人体营养失衡，甚至导致各种疾病的产生。此外，当机体患病时，通过适当的途径给予患者均衡的饮食和充足的营养也是促进患者康复的有效手段。因此护理人员应掌握有关饮食与营养的知识，正确评估患者的营养状况及饮食习惯，制订科学合理的饮食治疗计划，采取适宜的途径实施营养治疗计划，满足患者的营养需求，促进患者早日康复。

为了适应不同患者病情的需求，达到辅助诊断和治疗的目的，将医院饮食分为三大类，即基本饮食、治疗饮食、试验饮食。

一、基本饮食

基本饮食是对营养素的种类、摄入量不做限定性调整的一种饮食，它适合于一般患者的饮食需要。基本饮食分为普通饮食、软质饮食、半流质饮食和流质饮食四种，详见表4-6-1。

表4-6-1 医院基本饮食

饮食种类	适用范围	饮食原则	用法
普通饮食	病情较轻、无发热和无消化道疾患、疾病恢复期及不必限制饮食者	营养平衡，易消化、无刺激性的一般食物均可采用。与健康人饮食相似	每日3餐，总热量9.5～11MJ/d，蛋白质约70～90g/d，脂肪60～70g/d，糖类约450g/d
软质饮食	消化不良、低热、咀嚼不便、老、幼患者和术后恢复期患者	营养平衡，要求以软烂的食物为主食，如软饭、面条、切碎煮烂的菜、肉，易于咀嚼消化	每日3～4餐，总热量约8.5～9.5MJ/d，蛋白质约60～80g/d
半流质饮食	发热、体弱、消化道疾患、口腔疾病、咀嚼不便、手术后和消化不良等患者	食物呈半流质，易于咀嚼、吞咽、消化和吸收，无刺激，少食多餐，如米粥、鸡蛋羹、面条、肉末、菜末、豆腐等	每日5～6餐，总热量约6.5～8.5MJ/d，蛋白质约50～70g/d

饮食种类	适用范围	饮食原则	用法
流质饮食	病情严重、高热、吞咽困难、口腔疾患、术后和急性消化道疾患等患者	食物呈液体状，如乳类、豆浆、米汤、稀藕粉、肉汁、菜汁、果汁等。因所含热量及营养素不足，故只能短期使用	每日6～7餐，每2～3小时一次，每日约200～300ml，每日总热量在3.5～5.0MJ/d，蛋白质约40～50g/d

二、治疗饮食

治疗饮食是指在基本饮食的基础上，根据病情的需要，适当调整食物中的总热能和某些营养素，以达到治疗或辅助治疗目的的一类饮食，详见表4-6-2。

表4-6-2　医院治疗饮食

饮食种类	适用范围	饮食原则及用法
高热量饮食	用于热能消耗较高的患者，如甲状腺功能亢进症、结核病、大面积烧伤、胆道疾患、肝炎、体重不足及产妇等	在基本饮食的基础上加餐2次，可进食牛奶、豆浆、鸡蛋、藕粉、蛋糕、巧克力及甜食等，如半流质或流质饮食，总热能约为12.55MJ（3000kcal）/d
高蛋白饮食	适用于高代谢疾病及长期消耗性疾病，如肺结核、甲状腺功能亢进、大面积烧伤、严重贫血、肾病综合征、大手术后、孕妇和乳母、低蛋白血症及恶性肿瘤患者	在基本饮食的基础上增加富含蛋白质的食物，如肉类、鱼类、蛋类、乳类、豆类等，蛋白质供给量按体重计算，每日每公斤体重1.5～2g，成人每日蛋白质总量不超过120g。每日供给的总热量10.46～12.5MJ/d、（2500～3000cal）
低蛋白饮食	适用于限制蛋白质摄入的患者，如急性肾炎、尿毒症、急性肝功能衰竭、肝性昏迷等患者	限制蛋白质摄入，应多补充蔬菜和含糖量较高的食物。成人每日蛋白质总量不超过40g，可依病情减至20～30g，肾功能不全者应尽量摄入动物蛋白，禁食豆制品；肝性脑病应以植物蛋白为主
低脂肪饮食	适用于肝、胆、胰疾病患者以及高脂血症、动脉硬化、冠心病、肥胖症及腹泻患者等	限制脂肪的摄入，饮食要清淡、少油，禁食肥肉、蛋黄、动物脑等，高脂血症及动脉硬化患者不必限制植物油（椰子油除外）；脂肪用量少于50g/d。肝、胆、胰疾病患者应少于40g/d，尤其应限制动物脂肪的摄入
低胆固醇饮食	用于高胆固醇血症、高脂血症、高血压、动脉硬化、冠心病等患者	成人每日胆固醇摄入量应少于300mg，禁用或少用含胆固醇高的食物，如动物内脏、脑、蛋黄、鱼子、肥肉、动物油等
低盐饮食	适用于急、慢性肾炎、心脏病、肝硬化腹水、重度高血压但水肿较轻患者	低盐饮食，食盐量少于2g/d（含钠0.8g），不包括食物内自然存在的氯化钠，禁食腌制食品，如咸菜、皮蛋、火腿、香肠、咸肉、虾米等

续表

饮食种类	适用范围	饮食原则及用法
无盐低钠饮食	适用范围同低盐饮食，但水肿较重患者	无盐饮食，除食物内含钠量外，不放食盐烹调，饮食中含钠量少于 0.7g/d；低钠膳食，除无盐外，还须控制摄入食物中自然存在的含钠量（每天控制在 0.5g 以下），慎用腌制食品，对无盐和低钠者，还应禁用含钠食物和药物，如发酵粉（油条、挂面）、汽水（含小苏打）和碳酸氢钠药物等
少渣饮食	适用于伤寒、痢疾、腹泻、急慢性肠炎、食管静脉曲张、咽喉部以及消化道手术的患者	选择膳食纤维含量少的食物，如蛋类、嫩豆腐等。禁食坚硬及带骨头的饮食，并注意少油，选择无刺激性的食物及调味品
高膳食纤维饮食	适用于便秘、肥胖症、冠心病、高脂血症、糖尿病等患者	选择膳食纤维含量多的食物，如韭菜、芹菜、豆类及粗粮等，促进胃肠蠕动

三、试验饮食

试验饮食亦称诊断饮食，是指在特定时间内，通过对饮食内容的调整来协助疾病的诊断和确保实验室检查结果正确性的一类饮食，见表 4-6-3。

表 4-6-3 医院试验饮食

饮食种类	适用范围	饮食原则及用法
隐血试验饮食	用于大便隐血试验的准备，以协助诊断有无消化道出血	试验前 3 天禁食肉类、动物血、蛋黄、含铁剂药物及大量绿色蔬菜，以免产生假阳性反应。可食牛奶、豆制品、菜花、面条、马铃薯等，第 4 天开始留取粪便作隐血检查。
胆囊造影试验饮食	用于需要进行造影检查以诊断有胆囊、胆管、肝胆管疾病的患者	造影前一天中餐进高脂肪饮食，以刺激胆囊收缩和排空；晚餐进无脂肪、低蛋白、高糖类的清淡饮食，晚餐后服造影剂，服药后禁食、禁水、禁烟至次日上午。检查当日早晨禁食，第一次摄 X 线片后，如胆囊显影良好，进食高脂肪餐（如油煎荷包蛋 2 只或奶油巧克力，脂肪量约 25～50g）；半小时后第二次摄 X 线片观察
肌酐试验饮食	用于协助检查、测定肾小球的滤过功能	试验期为 3 天，检查前 3 天均素食，禁食肉类、鱼类、禽类等食物，禁饮茶和咖啡。全日主食在 300g 以内，蛋白质供给量 < 40g/d，以排除外源性肌酐的影响，可进食蔬菜、水果、藕粉和含糖点心等
尿浓缩功能试验饮食（干饮食）	用于检查肾小管的浓缩功能	试验期为 1 天，控制全天饮食中的水分，总量在 500～600ml，可进食含水分少的食物，如米饭、馒头、面包、土豆、炒鸡蛋、豆腐干等。烹调时，尽量少加水或不加水，避免食用过甜、过咸或含水量高的食物，蛋白质供给量为 1g/（kg·d）

饮食种类	适用范围	饮食原则及用法
甲状腺[131]I 试验饮食	用于协助测定甲状腺功能	试用期为 2 周，试验期间禁用含碘食物，如海带、海蜇、紫菜、海藻、海参、虾、鱼、加碘食盐等，禁用碘做局部消毒。2 周后作[131]I 功能测定

项目二　患者一般饮食护理

患者在住院期间，其饮食种类要根据患者的病情由医生开出饮食医嘱，护士通过对患者饮食与营养状况的评估，结合疾病的特点制订合理的营养计划，采取适宜的护理措施，实施饮食护理，并对患者进行饮食与营养的健康教育，促进患者早日康复。

一、营养的评估

（一）营养状况的评估

营养状况评估是人体健康评估中的重要组成部分，通过评估，了解患者的营养状况，根据患者的营养状况有针对性地进行饮食护理。营养状况的评估包括一般饮食形态评估、体格检查和辅助检查评估。

1. 一般饮食形态评估　护理人员在评估过程中，应询问患者的食欲情况，有无偏食、厌食等，患者饮食是否规律，每天进餐的时间及长短，进餐的方式，每餐摄入的食物种类及量，以判断患者热能及各种营养素摄入量是否满足机体的需要。

2. 体格检查　通常根据体重、身高、皮肤、毛发、骨骼、肌肉等了解患者的营养状况。

（1）身高、体重：根据身高和体重评估机体的营养状况，通常有两种方法

①根据身高计算标准体重，计算公式为：

男性：体重（kg）＝身高（cm）－105

女性：体重（kg）＝身高（cm）－105－2.5

实际体重占标准体重的百分数计算公式：（实际体重－标准体重）÷标准体重×100％，计算结果百分数在标准体重的正负 10％为正常，大于 10％～20％为过重，大于 20％为肥胖，小于 10％～20％为消瘦，小于 20％为明显消瘦。

②根据身高和体重计算体质指数（BMI），BMI 是目前广泛用于评价标准体重方法。计算公式为：

体质指数（BMI）＝体重（kg）／［身高（m）]^2

2001 年中国肥胖问题专家组根据流行病学心血管并发症与体重关系的研究建议，提出我国健康成人 BMI 在 18.5～23.9 范围内为正常，BMI＜18.5 为消瘦，BMI＞24 为超重，BMI＞28 为肥胖。

（2）皮摺厚度（皮下脂肪厚度）：反映体内脂肪积存量，对判断消瘦和肥胖有重要意义。WHO 推荐的测量部位有肱三头肌部、肩胛下部、脐旁，最常用的为测量肱三头肌皮摺厚度，测量部位为左上臂背侧中点上 2cm 处，判断标准：男性 10～40mm，女性 20～50mm，高出上限为肥胖，低于下限为消瘦。

3. 辅助检查的评估　对患者的营养评估不仅包括对患者身体的评估，还可以通过患者

的各项检查结果对营养状况进行较客观的评估，常用的方法有测量血中淋巴细胞数量，细胞免疫状态测定，血清蛋白含量以及氮平衡实验。

（二）影响因素的评估

随着人的生长发育，个体对热能及营养素的需求各有不同；对于不同经济状况、不同地域的人，饮食习惯也有很大差别。影响饮食与健康的因素可总结为生理因素、心理因素及社会因素。

1. 生理因素

（1）年龄：不同年龄阶段的生理人群对热量及营养素的需要量也有所不同。婴幼儿生长发育迅速，体重、脑重量增长速度快，早期合理的营养与饮食对婴幼儿的身心发育有重要关系。而老年人由于各器官功能逐渐衰退、新陈代谢减慢，所需热量也逐渐减少、但是对钙等营养素的需要量增加。另外，在不同年龄阶段的人群对食物的质地选择也不同，如婴幼儿咀嚼和消化功能发育尚未完善，老年人咀嚼及消化功能减退，应选择质软、易消化的食物。

（2）特殊生理时期：妇女在妊娠期和哺乳期，由于特殊的生理需要，对营养素的需求明显增加，要补充充足的热量、蛋白质、铁、维生素等，以满足胎儿以及乳儿的需要。

（3）活动量：活动量是能量代谢的主要因素。代谢快的人群对能量的需求也大。因此在能量供给时也要考虑到人的活动强度、工作性质、工作条件等。

（4）疾病因素：人体处于疾病状态时，机体对营养素的摄取、消化、吸收及代谢都有所改变。当患有高代谢疾病时，如发热、甲状腺功能亢进时，机体处于高分解代谢状态，机体对热量的需要量较正常增加。而胃肠道疾病的患者对食物的消化和吸收功能减退，可导致营养摄入不足。另外，由于个体差异，有些人对某种特定的食物过敏，进食后易发生腹泻、哮喘等，影响营养的摄入和吸收。患病后服用的一些药物对患者饮食和营养也会有一定的影响，有的药物可以增进食欲，如类固醇类药物；有的可以降低食欲，如非肠溶性红霉素等。

2. 心理因素　情绪的好坏与食欲有很大关系。疼痛、焦虑、恐惧、悲哀、愤怒、烦躁等情绪可使交感神经兴奋，抑制胃肠蠕动和消化液的分泌，影响个体的消化、吸收功能，使人的食欲减退，进食减少或厌食等。而兴奋、喜悦、愉快等情绪可以使副交感神经兴奋，增加胃肠蠕动和消化液的分泌，使人的食欲增加，进食增多。

3. 社会因素

（1）经济状况：经济状况直接影响着人们对食物的选择，从而影响其营养状况。在经济相对发达地区，食品选择面较大，常会出现了营养不平衡或者营养过剩的现象；而在经济相对落后的地区，由于食品选择面较小，容易出现营养缺乏现象。

（2）文化背景及饮食习惯：不同的生活方式、民族及宗教信仰等也会影响人们对食物的选择和食用。

二、患者一般饮食护理

患者入院后，由医生开出饮食医嘱，护士填写患者入院饮食通知单送交营养室。当患者因病情需要更改膳食、术前需要禁食或出院不再需要膳食时，应由医生及时开出医嘱，护士按医嘱内容填写更改或停止膳食通知单送交营养室，并将饮食医嘱的内容写在病区膳食单上，作为分发膳食的依据。对需禁食者应告知原因，以取得配合，在病床上挂标记并作交班。为了合理的安排患者进食，应根据病情做好以下工作。

（一）患者进餐前的护理

1. 食物准备　根据医嘱及患者病情并结合患者饮食习惯，准备色、香、味、形齐全和多样化的食物。

2. 环境准备　舒适的进餐环境可以使患者的心情愉悦，增进患者食欲。患者在病室内进餐时，应保持室内环境清洁，空气新鲜，去除患者的呕吐物、排泄物等，以消除异味。光线充足，温度适宜，保持病室的安静，暂停一切非紧急的治疗和护理工作，去除一切对食欲有影响的因素。

3. 患者准备　护理人员应协助患者洗手、漱口，必要时进行口腔护理；去除引起患者不适的各种因素，如卧床患者在进餐前半小时给予便盆排尿、排便，用后及时撤去；疼痛患者给予止痛治疗；对于恶心、呕吐患者应提前给予止吐药物，并给予患者心理疏导，使患者心情放松。将患者置于舒适的体位，安放床上小桌，必要时备餐巾，防止衣物及床单位被污染。

4. 护理人员准备　护理人员应衣帽整洁，戴好口罩，洗手。根据膳食单上的膳食种类配发，掌握当日需要禁食或限量以及延迟进食等要求，防止差错。检查探视者带来的食物是否符合该患者的治疗原则。

（二）患者进餐时的护理

1. 护理人员要根据饮食单的饮食种类，协助配餐员将热饭、热菜准确无误的分发给每位患者，将食物置于患者方便拿取的位置。

2. 鼓励患者自行进食，对于不能自行进食的患者，要根据患者的进食次序和方法进行喂食。喂食方法：①用餐巾或患者的干毛巾围在患者颌下以保持衣被清洁；②协助患者取舒适的卧位，头偏向护士一侧；③喂食时要耐心，每匙量不可过多，待完全咽下后再喂第二口，饭和菜、固体和液体食物应轮流喂。喂水方法：协助饮水或进流质饮食，可用吸管让患者吸吮，一般采用一次性塑料吸管，若用玻璃吸管，使用后必须冲洗干净，防止细菌污染，以备再用。不要催促患者，以免患者出现呛咳等。对于易发生呛咳的患者，应将头部稍垫高，偏向一侧，谨慎喂食，避免食物误吸入气管引起窒息。昏迷患者可采用鼻饲法供给营养。

3. 对于双目失明或眼睛被遮盖的患者，除遵守上述喂食要求外，要耐心向患者讲解食物的内容、颜色等，以增加患者的食欲。若患者要求自己进食，可按时钟平面放置食物，并告知食物的方向和名称，如6点钟放饭，12点钟放汤，9点钟和3点钟放置菜等。

4. 对于进行治疗饮食和试验饮食的患者，要向患者做好解释和督促工作，并询问患者对饮食制作的意见，随时向营养室反馈。

5. 加强巡视，在患者进餐时如出现恶心，应鼓励其深呼吸并暂时停止进食，症状缓解后再进食。进餐过程中要嘱咐患者细嚼慢咽，不要边进食边说话，以免发生呛咳。若患者发生呛咳，应帮助患者拍背；若异物进入喉部，应及时在腹部剑突下、肚脐上用手向上、向下推挤数次，使异物排除，防止发生窒息。

（三）患者进餐后的护理

1. 及时撤下餐具，清理食物残渣，并整理床单位，督促和协助患者进行饭后洗手、漱口，必要时行口腔护理，以保持餐后的清洁和舒适。

2. 餐后根据患者的病情需要做好记录，如进食的种类、数量，患者进食过程中和进食后的反应等，以评价患者的进食是否满足营养需求。

3. 对暂时需要禁食或延迟进食的患者应做好交接班。

项目三 鼻饲法

鼻饲法是将胃管经鼻腔插入胃内，经胃管灌注流质食物、药物及水分的方法。临床主要用于昏迷、口腔手术后、牙关紧闭、拒食、行冬眠治疗、早产儿和病情危重的婴幼儿以及其他手术不能由口腔进食的患者。而对上消化道出血、食道静脉曲张或梗阻，以及鼻腔、食道手术后的患者禁用鼻饲法。

【目的】

对于不能经口进食的患者，将导管经鼻腔插入胃内，从管内灌注流质食物、营养液、水分和药物，以满足患者营养和治疗的需要。

【评估】

1. 评估患者的病情及治疗情况，鼻黏膜有无肿胀、炎症、有无鼻中隔偏曲、有无鼻息肉等。

2. 评估患者的心理状态与合作程度。

【计划】

1. 操作者准备 着装整齐，修剪指甲、洗手，戴口罩。熟悉鼻饲法的操作程序，向患者解释鼻饲法的目的及注意事项。

2. 患者准备 了解鼻饲法的目的、操作过程及操作中的配合方法。

3. 用物准备 治疗盘内备无菌鼻饲包（内有弯盘1个、50ml注射器1副、胃管或硅胶管1条、治疗巾1块、镊子1把、压舌板1块、纱布2块、止血钳1把），润滑油棉球、弯盘1个、棉签、胶布、别针、夹子或橡皮圈、听诊器、温开水适量、流质饮食（38～40℃）200ml。

4. 环境准备 环境清洁、无异味。

【实施】

1. 操作步骤

步骤	要点说明
▲插管	
1. 核对 携用物至患者床旁，核对患者姓名、床号	• 认真执行查对制度，确认患者，避免差错事故的发生
2. 取体位 能配合者取半坐位或坐位，无法坐起者取右侧卧位，昏迷患者取去枕平卧位，头向后仰。有义齿者取下义齿。	• 坐位有利于减轻患者咽反射，利于胃管插入 • 根据解剖原理，右侧卧位利于胃管插入 • 头向后仰可避免胃管误入气管 • 取下义齿，防止脱落、误咽
3. 铺巾置盘 将治疗巾围于患者颌下，弯盘放于便于取用处	• 戴手套
4. 鼻腔准备 观察鼻腔是否通畅，选择通畅一侧，用棉签清洁鼻腔	• 鼻腔通畅，便于插管
5. 测量胃管 测量胃管插入的长度，如图4-6-1所示，并标记	• 插入长度一般为鼻尖经耳垂至胸骨剑突处的距离或由前额发际至胸骨剑突处，一般成人插入长度为45～55cm
6. 润滑胃管 将少许液状石蜡倒于纱布上，润滑胃管前端	• 润滑胃管可减少插入时的摩擦阻力

续表

步骤	要点说明
7. 插管 （1）一手持纱布托住胃管，一手持镊子夹住胃管前端，沿选定侧鼻孔轻轻插入 （2）插入胃管约 10～15cm（咽喉部）时，根据患者具体情况进行插管 ①清醒患者：嘱患者做吞咽动作，顺势将胃管向前推进，至预定长度 ②昏迷患者：左手将患者头托起，使下颌靠近胸骨柄，缓缓插入胃管至预定长度，如图 4-6-2、图 4-6-3 所示 （3）插管时，应观察患者的反应。插入不畅时应检查口腔，了解胃管是否盘在口咽部，或将胃管抽出少许，再小心插入	• 插管时动作轻柔，镊子尖端勿碰及患者鼻黏膜，以免造成损伤 • 吞咽动作可帮助胃管迅速进入食管，减轻患者不适，护士应随患者的吞咽动作插管。 • 下颌靠近胸骨柄可增大咽喉通道的弧度，便于胃管顺利通过会咽部 • 若插管中出现恶心、呕吐，可暂停插管，并嘱患者做深呼吸。深呼吸可分散患者注意力，缓解紧张 • 如胃管误入气管，应立即拔出胃管，休息片刻后重新插管
8. 确认　确认胃管是否在胃内	• 确认胃管插入胃内的方法有：①在胃管末端连接注射器抽吸，能抽出胃液；②置听诊器于患者胃部，快速经胃管向胃内注入 10ml 空气，听到气过水声；③将胃管末端置于盛水的治疗碗中，无气泡逸出
9. 固定　确定胃管在胃内后，将胃管用胶布固定在鼻翼及颊部	• 防止胃管移动或滑出
10. 灌注食物 （1）连接注射器于胃管末端，注入少量温开水 （2）缓慢注入鼻饲液或药液，每次抽吸鼻饲液时应反折胃管末端，避免灌入空气，引起腹胀 （3）鼻饲完毕后，再次注入少量温开水	• 每次灌注食物前应抽吸胃液以确定胃管在胃内及胃管是否通畅 • 温开水可润滑管腔，防止鼻饲液黏附于管壁 • 每次鼻饲量不超过 200ml，间隔时间大于 2h • 鼻饲液应注意温度，并注意使其容易灌入。 • 冲净胃管，防止鼻饲液积存于管腔中变质造成胃肠炎或堵塞管腔
11. 处理胃管末端　将胃管末端反折，用纱布包好，用橡皮筋扎紧或用夹子夹紧，用别针固定于大单、枕旁或患者衣领处	• 防止食物反流 • 防止胃管脱落
12. 整理用物 （1）协助患者清洁鼻孔、口腔，整理床单位，嘱患者维持原卧位 20～30min （2）洗净鼻饲用的注射器，放于治疗盘内，用纱布盖好备用	• 维持原卧位有助于防止呕吐 • 鼻饲用物应每天更换消毒
13. 记录　洗手，记录	• 记录鼻饲的时间，鼻饲物的种类、量，患者反应等
▲ 拔管 当停止鼻饲或长期鼻饲需要更换胃管时拔管	• 长期鼻饲应定期更换胃管，晚间拔管，次晨再从另一侧鼻孔插入

续表

步骤	要点说明
1. 拔管前准备　置弯盘于患者颌下，夹紧胃管末端，轻轻揭去固定的胶布	• 夹紧胃管，以免拔管时管内液体反流
2. 拔出胃管　用纱布包裹近鼻孔处的胃管，嘱患者深呼吸，在患者呼气时拔管，边拔边用纱布擦胃管，到咽喉处快速拔出	• 到咽喉处快速拔出，以免管内残留液体滴入气管
3. 整理用物	
（1）将胃管放入弯盘，移出患者视线	• 避免污染床单位，减少患者的视觉刺激
（2）清洁患者口鼻、面部，擦去胶布痕迹，协助患者漱口，采取舒适卧位	• 可用松节油等消除胶布痕迹
（3）整理床单位，清理用物	
4. 记录　洗手，记录	• 记录拔管时间和患者反应

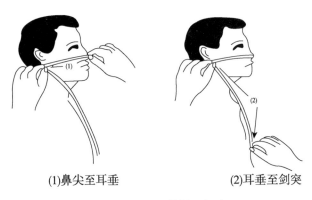

(1)鼻尖至耳垂　　　　(2)耳垂至剑突

图 4-6-1　胃管插入长度

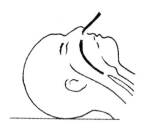

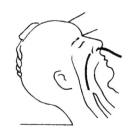

图 4-6-2　给昏迷患者插胃管头向后仰　　　**图 4-6-3　抬高头部增大咽喉通道的弧度**

5. 注意事项

（1）插管时，动作轻稳，当胃管通过食道的三个狭窄处（环状软骨水平处、平气管分叉处、食管通过膈肌处），尤应轻、慢，以免损伤食道黏膜。

（2）每次鼻饲前，必须证实胃管在胃内，方可灌注食物。灌入的速度不宜过快或过慢，以免引起不适。

（3）每次鼻饲量不应超过 200ml，间隔时间不少于 2h。鼻饲液的温度应保持在 38℃～

40℃，避免过冷或过热，若给予新鲜果汁，应与奶液分开注入，防止产生凝块。用药时，应将药片研碎，溶解后灌入。

（4）鼻饲饮食应现配现用，如已配制好的鼻饲饮食一次未用完，应放在 4℃ 以下的冰箱内保存，保证 24h 用完。

（5）长期鼻饲者，应每日进行口腔护理，每周更换胃管，硅胶管每月更换一次，晚上拔出胃管，翌晨再由另一侧鼻孔插入。

【工作任务】

案例　张某，男，23 岁，因颅脑外伤住院治疗，患者昏迷，医嘱：为患者鼻饲供给营养。

任务一　护士应如何实施这项措施？

任务二　在实施这项操作时，应给予患者或家属哪些健康教育？

任务三　评价本次操作。

【任务实施】

任务一　护士应采取昏迷患者插管法为患者进行鼻饲

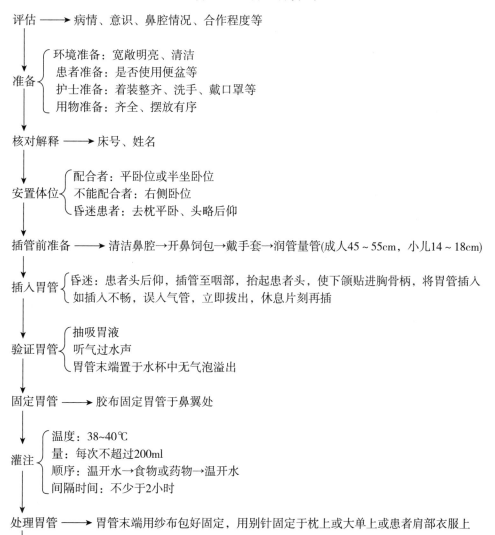

评估 ——→ 病情、意识、鼻腔情况、合作程度等

准备
- 环境准备：宽敞明亮、清洁
- 患者准备：是否使用便盆等
- 护士准备：着装整齐、洗手、戴口罩等
- 用物准备：齐全、摆放有序

核对解释 ——→ 床号、姓名

安置体位
- 配合者：平卧位或半坐卧位
- 不能配合者：右侧卧位
- 昏迷患者：去枕平卧、头略后仰

插管前准备 ——→ 清洁鼻腔→开鼻饲包→戴手套→润管量管(成人45～55cm，小儿14～18cm)

插入胃管
- 昏迷：患者头后仰，插管至咽部，抬起患者头，使下颌贴进胸骨柄，将胃管插入
- 如插入不畅，误入气管，立即拔出，休息片刻再插

验证胃管
- 抽吸胃液
- 听气过水声
- 胃管末端置于水杯中无气泡溢出

固定胃管 ——→ 胶布固定胃管于鼻翼处

灌注
- 温度：38~40℃
- 量：每次不超过200ml
- 顺序：温开水→食物或药物→温开水
- 间隔时间：不少于2小时

处理胃管 ——→ 胃管末端用纱布包好固定，用别针固定于枕上或大单上或患者肩部衣服上

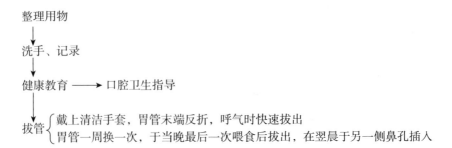

整理用物
↓
洗手、记录
↓
健康教育 ⟶ 口腔卫生指导
↓
拔管 { 戴上清洁手套，胃管末端反折，呼气时快速拔出
胃管一周换一次，于当晚最后一次喂食后拔出，在翌晨于另一侧鼻孔插入

任务二　健康教育

1. 向患者家属讲解饮食与人的健康的重要性及鼻饲的目的、意义。

2. 教会患者家属对上胃管患者的一般护理。

3. 向患者家属介绍相关疾病的知识。

任务三　评价

1. 用物备齐，操作方法和步骤熟练。

2. 在操作中，患者安全，无并发症发生。

3. 操作方法正确，顺利完成鼻饲法操作。

【执业考试考核知识点】

1. 识记

（1）医院饮食的种类。

（2）影响饮食和营养因素的评估。

（3）鼻饲法的目的及适应证。

2. 领会

（1）各种医院饮食的食用范围。

（2）营养状况的评估。

（3）鼻饲操作的注意事项。

3. 应用

（1）各种医院饮食的饮食原则及用法。

（2）一般患者的饮食护理措施。

（3）鼻饲操作方法及要点。

（王艳兰）

任务七　排泄护理

【任务达标】

　　1. 掌握导尿术和灌肠法的操作方法及注意事项。
　　2. 熟悉排尿活动、排便活动的评估及异常的护理。
　　3. 了解导尿术、尿管留置术、灌肠法和肛管排气的目的。
　　4. 能实施男女病员导尿术、尿管留置术及各种灌肠法、肛管排气法。

　　排泄是机体将新陈代谢所产生的代谢产物排出体外的生理过程，是人体的基本生理需要之一，也是维持生命活动的一个必要条件。人体排泄废物的途径有皮肤、呼吸道、消化道及泌尿道，其中泌尿道和消化道是主要的排泄途径。人体正常的排泄功能受许多因素的影响，而每个个体的排泄形态及影响因素也不尽相同。因此，护士应掌握与排泄有关的护理知识和技术，帮助和指导服务对象维持正常的排泄功能，满足其排泄的需要，使之获得最佳的健康和舒适状态。

项目一　排尿护理

　　肾脏是机体内最重要的排泄器官，体内大量的代谢产物和某些有害物质，大部分经肾脏滤过后，以尿的形式通过肾盂、输尿管流入膀胱储存，当尿液储存达到一定量时，刺激膀胱壁的牵张感受器，兴奋冲动沿盆神经传入脊髓的排尿中枢，同时也上传到达大脑排尿反射高级中枢，产生排尿欲。如果条件允许，排尿反射进行，尿液由膀胱经过尿道排出体外。肾脏还能调节机体内水、电解质及酸碱平衡，保持机体内环境相对稳定，维持正常生命活动。当泌尿系统有疾患时，可直接或间接地影响肾脏功能，尿的质和量可出现异常变化。因此，护士在护理过程中，应加强观察，为诊断、治疗提供线索，及早采取有效的治疗及护理措施。

一、排尿活动的评估

　　正常情况下，排尿受意识控制，无痛苦，无障碍，可自主随意进行排尿。但是排尿受很多因素的影响，导致排尿形态的改变。

　　（一）影响排尿因素的评估

　　1. 年龄和性别　婴儿因神经系统发育不完善，其排尿是反射作用所产生，不受意识控制，2～3岁后才能自我控制排尿。老年人因膀胱肌肉张力减弱，出现尿频。老年男性前列腺肥大压迫尿道而引起排尿困难。老年女性因尿道纤维化、括约肌萎缩、排尿无力、不畅，导致残余尿和尿失禁。妇女在妊娠期，可因子宫增大压迫膀胱而使排尿次数增多。

　　2. 饮食与液体的摄入　如果其他影响液体平衡的因素不变，液体的摄入量和种类将直接影响尿量和排尿的频率，液体摄入越多，排尿量和次数就会越多。摄入液体的种类也影响排尿，如咖啡、茶、酒类饮料有利尿作用。食物的摄入也会影响排尿，如含水量多的蔬菜、水果均可增加液体的摄入量，使尿量增多。饮用含钠较高的饮料或食物则会造成水钠潴留，使尿量减少。

3. 气候变化　夏季天气炎热，身体出汗增多，体内水分减少，血浆晶体渗透压升高，引起抗利尿激素分泌增多，促进肾脏的重吸收功能，导致尿液浓缩和尿量减少。冬季气候寒冷，身体外周血管收缩，循环血量增加，体内水分相对增多，使尿量增多。

4. 排尿习惯　长期的生活习惯使个体形成各自的排尿习惯，如排尿的姿势、环境、时间等，排尿的姿势改变、时间不够充裕和环境不适宜将会影响排尿活动的完成。

5. 治疗及检查　手术、外伤均可导致失血、失液，机体处于脱水状态使尿量减少；某些诊断性检查前要求患者禁食、禁水，可使体液减少而影响尿量。手术中使用麻醉剂可干扰排尿反射，改变患者的排尿形态，导致尿潴留。某些药物直接影响排尿，如利尿剂增加尿量，止痛剂、镇静剂影响神经传导而影响排尿。

6. 心理因素　情绪紧张、恐惧可引起尿频、尿急或尿潴留。排尿还受暗示的影响，任何视觉、听觉或其他身体感觉的刺激均可诱发排尿，如听流水声可产生尿意。

（二）排尿状态的评估

1. 尿量与次数　尿量是反应肾功能的重要指标，正常成人白天排尿 3～5 次，夜间 0～1 次。每 24 小时排出尿量约 1000～2000ml，平均在 1500ml 左右，每次尿量约 200～400ml。尿量及排尿次数受多方面的影响。

2. 颜色　正常新鲜尿液呈淡黄色或深黄色，因为尿中含有尿胆原和尿色素所致。当尿液浓缩时，可见尿量少而色深。尿液的颜色还受某些药物和食物的影响，如进食大量胡萝卜或服用核黄素，尿液的颜色呈深黄色。在病理情况时，尿液的颜色可有以下变化：

（1）血尿：尿液中含有红细胞为血尿，血尿颜色的深浅与尿液中所含红细胞量多少有关，尿液中含红细胞量多时呈洗肉水色。常见于急性肾小球肾炎、输尿管结石、泌尿系统肿瘤、结核及感染。

（2）血红蛋白尿：尿液中有血红蛋白为血红蛋白尿。大量红细胞在血管内破坏，血红蛋白经肾脏排出形成血红蛋白尿，呈浓茶色、酱油色。常见于溶血、疟疾和阵发性睡眠性血红蛋白尿。

（3）胆红素尿：尿液中含有胆红素为胆红素尿。尿液呈深黄色或黄褐色，震荡尿液后，泡沫也呈黄色。见于阻塞性黄疸和肝细胞性黄疸。

（4）乳糜尿：尿液中含有淋巴液，尿液呈乳白色为乳糜尿。见于丝虫病。

3. 透明度　正常新鲜尿液澄清透明，放置后可出现微量絮状沉淀物，是黏蛋白、核蛋白、盐类及上皮细胞凝结而成。蛋白尿不影响尿液的透明度，但振荡时可产生较多且不易消失的泡沫。新鲜尿液正常情况下发生混浊的原因可能是尿液中含有大量的尿盐，尿液冷却后可出现微量絮状物使尿液混浊，但加热、加酸或加碱后，尿盐溶解，尿液即可澄清。当泌尿系统感染时，尿液中含有大量红细胞、脓细胞、上皮细胞、细菌或炎性渗出物，排除的新鲜尿液即呈白色絮状混浊，此种尿液在加热、加酸或加碱后，其混浊度不变。

4. 比重　成人在正常情况下，尿比重波动在 1.015～1.025 之间，一般尿比重与尿量成反比。尿比重的高低主要取决于肾脏的浓缩功能。若尿比重经常固定于 1.010 左右，提示肾功能严重障碍。

5. 气味　正常尿液气味来自于尿内的挥发性酸。尿液久置后因尿素分解产生氨，固有氨臭味，若新鲜尿液有氨臭味，应怀疑有泌尿道感染。当糖尿病酮症酸中毒时，因尿中含有丙酮，故有烂苹果味。

6. 酸碱反应 正常尿液呈弱酸性，一般尿液 pH 值为 4.5～7.5，平均为 6。饮食的种类可影响尿液的酸碱度，如进食大量蔬菜时，尿液呈碱性，进食大量肉类时，尿液呈酸性，严重呕吐患者的尿液可呈强碱性。

（三）排尿异常的评估

1. 尿量异常

（1）多尿：24 小时尿量经常超过 2500ml 者称多尿。正常情况下多见于饮用大量液体、妊娠。病理情况下多见于糖尿病、尿崩症、急性肾功能不全（多尿期）等患者。糖尿病患者由于血糖浓度超过肾糖阈，大量葡萄糖从肾脏排出，因渗透压的作用，大量的水分随尿排出，引起多尿，24h 内尿量可达 2500～6000ml。尿崩症患者，由于垂体后叶抗利尿激素分泌不足，使肾小管重吸收发生障碍，也表现多尿。

（2）少尿：24 小时尿量少于 400ml 或每小时尿量小于 17ml 者为少尿。多见于发热、心脏疾病、肾脏疾病和休克等患者。心脏、肾脏疾病患者，由于体内水、钠潴留，形成水肿，故尿量减少。休克患者由于体内血容量不足，也表现为尿少。

（3）无尿或尿闭：24 小时尿量少于 100ml 或 12 小时内无尿，称无尿或尿闭。多见于休克、急性肾衰竭和药物中毒等患者。由于肾脏严重、广泛性病变所致的泌尿功能丧失，故出现无尿现象。

2. 膀胱刺激征 表现为尿频、尿急、尿痛及伴每次尿量少等症状。尿频是指单位时间内排尿次数增多。尿急是指突然有强烈尿意，不能控制需立即排尿。尿痛是指排尿时膀胱区及尿道疼痛。产生膀胱刺激征的原因主要是膀胱及尿道感染和机械性刺激所致。

3. 尿潴留 尿潴留是指大量尿液存留在膀胱内不能自主排出。当尿潴留时，膀胱容积可增至 3000～4000 ml，膀胱高度膨胀至脐部，下腹部膨隆、疼痛及压痛，排尿困难。体检可见耻骨上膨隆，扪及囊性包块，叩诊呈实音，有压痛。主要原因有：

（1）机械性梗阻：尿道或膀胱颈部阻塞性病变，如前列腺肥大、肿瘤。

（2）动力性梗阻：排尿神经反射障碍，如膀胱肌肉麻痹，直肠或盆腔内手术后等。

（3）其他：各种原因引起的不能用力排尿或不习惯卧床排尿等，包括某些心理因素，如焦虑、窘迫等使得排尿不能及时进行。由于尿液存留过多，膀胱过度充盈，致使膀胱无力收缩，造成尿潴留。

4. 尿失禁 尿失禁是指排尿失去控制或不受意识控制，尿液不自主地流出。尿失禁可分为：

（1）真性尿失禁（完全性尿失禁）：膀胱完全不能储存尿液，稍有一些存尿便不由自主地流出，膀胱处于空虚状态。原因有：①脊髓初级排尿中枢与大脑皮层之间的联系受损如昏迷、截瘫，因排尿反射活动失去大脑皮层的控制，膀胱逼尿肌出现无抑制性收缩；②膀胱括约肌损伤或支配括约肌的神经功能障碍所致。

（2）假性尿失禁（充盈性尿失禁）：膀胱内储存部分尿液，当膀胱充盈达到一定压力时，即可不自主地溢出少量尿液。当膀胱内压力降低时，排尿立即停止，但膀胱仍呈胀满状态而不能排空。原因是脊髓初级排尿中枢活动受抑制，当膀胱充满尿液，内压增高，迫使少量尿液流出。

（3）压力性尿失禁：当咳嗽、打喷嚏或运动时腹肌收缩，腹内压升高，以致不自主地排除少量尿液。原因是膀胱括约肌张力减低，骨盆底部肌肉及韧带松弛、肥胖。多见于中老年妇女。

二、排尿异常的护理

（一）尿潴留患者的护理

对于尿潴留患者，应了解和分析病因，实施有效的处理。如属机械性梗阻，应在治疗原发病的基础上，给予对症处理，如属非机械性梗阻，可采用以下护理措施。

1. 心理护理　安慰患者，消除其焦虑和紧张情绪。

2. 提供隐蔽的排尿环境　关闭门窗，屏风遮挡，适当调整治疗和护理时间，使患者安心排尿。

3. 调整姿势和体位　取适当体位，病情许可应协助患者以习惯姿势排尿，如扶患者坐起或抬高上身。

4. 热敷按摩　如病情允许可热敷、按摩下腹部，以便解除肌肉紧张，促进排尿。

5. 诱导排尿　利用条件反射诱导排尿，如听流水声或用温水冲洗会阴部。

6. 针灸治疗　针刺中极、曲骨、三阴交穴或艾灸关元、中极穴等。

7. 训练床上排尿　对某些手术前或需要绝对卧床休息的患者，应训练其床上排尿，避免术后不习惯卧床排尿造成的尿潴留而增加痛苦。

8. 导尿　经上述处理无效时，可遵医嘱行导尿术。

（二）尿失禁患者的护理

对于尿失禁患者，应根据病情不同，采取相应的护理措施。

1. 心理护理　热情对待患者，为其提供必要的帮助，消除患者羞涩、焦虑、自卑等情绪。

2. 皮肤护理　保持患者会阴部清洁干燥，经常清洗会阴部皮肤，勤换衣裤、床单。

3. 外部引流　女患者可用女式尿壶紧贴外阴接取尿液，男患者可用一次性接尿装置接取尿液。

4. 重建正常的排尿功能

（1）训练膀胱功能：定时使用便器，建立规律的排尿习惯，开始每隔 1～2 小时使用便器一次，以后间隔时间逐渐延长；使用便器时用手按摩膀胱，促进排尿，注意按摩力度要合适。

（2）指导患者进行收缩和放松会阴部肌肉的锻炼，加强尿道括约肌的作用，恢复控制排尿功能。具体方法是：患者取立、坐或卧位，试做排尿动作，先慢慢收紧盆底肌肉，再慢慢放松，每次 10 秒左右，连续 10 遍，每日进行数次，以不感觉疲乏为宜。

5. 摄入适当的液体　如病情允许，指导患者白天摄入液体 2000～3000ml，因多饮水可以增加尿液，增加对膀胱的刺激以促进排尿反射的恢复，还可预防泌尿系统的感染。夜间应限制饮水量。

6. 留置导尿　长期尿失禁的患者，可行留置导尿术。避免尿液浸渍皮肤，发生皮肤破溃。

项目二　导尿术

导尿术是指在严格无菌操作下，将无菌导尿管自尿道插入膀胱引出尿液的方法。在导尿过程中因操作不当容易引起膀胱尿道黏膜损伤和泌尿系统感染。因此在操作中必须严格执行无菌技术操作原则，熟悉男、女性尿道解剖特点，避免增加患者的痛苦。

【知识链接】

男、女性尿道解剖特点

男性尿道，长约 18～20cm，有三个狭窄，即尿道内口、膜部和尿道外口；两个弯曲，即耻骨下弯和耻骨前弯。

女性尿道，长约 4～5cm，较男性尿道短、直、粗，富于扩张性，尿道外口位于阴蒂下方，与阴道口、肛门相邻，比男性容易发生尿道感染。

【目的】

1. 为尿潴留患者解除痛苦；使尿失禁患者保持会阴清洁干燥。

2. 收集无菌尿标本，作细菌培养。检查膀胱功能，测膀胱容量、压力及残余尿量。

3. 鉴别尿闭和尿潴留，以明确肾功能不全或排尿机能障碍。

4. 诊断及治疗膀胱和尿道的疾病，如进行膀胱造影或对膀胱肿瘤患者进行化疗等。

【评估】

1. 评估患者的病情、生命体征、意识状态等。

2. 评估患者会阴部情况及膀胱的充盈度，导尿的目的。

3. 评估患者心理状态、自理能力与合作程度。

【计划】

1. 护士准备　护士应着装整洁，洗手，戴口罩，戴手套，掌握沟通交流技巧。

2. 患者准备　嘱患者清洁外阴，对不能自理者协助其清洗。

3. 用物准备

（1）无菌导尿包内有：导尿管 10 号、12 号各一根、治疗碗或弯盘 1 个、药杯 1 个（内盛棉球 4 个）、盛润滑油棉球杯 1 个、止血钳 2 把、洞巾 1 条、纱布 2 块；

（2）外阴初步消毒用物：治疗碗 1 个（内盛大棉球 10 余个）、止血钳或镊子 1 把、男患者导尿需备纱布 2 块、弯盘 1 个、手套 1 只。目前，大多数医院均使用一次性无菌导尿包，包括初次消毒、再次消毒和导尿用物；

（3）其他用物：消毒液、无菌持物钳和容器一套、消毒溶液、小橡胶单和治疗巾（或一次性尿布）、便器及便器巾、屏风、浴巾、无菌手套 1 双。

4. 环境准备　关闭门窗，屏风遮挡，调节室温以保持合适的温度。

【实施】

1. 操作步骤

步骤	要点说明
1. 核对解释 携用物至患者床旁，核对患者姓名、床号。便器放于床尾床旁椅上	• 确认患者，取得合作，
2. 安置卧位 患者取屈膝仰卧位，协助患者脱去对侧裤腿，盖在近侧腿上，并盖上浴巾，对侧腿用盖被遮盖，暴露外阴	• 防止受凉
3. 铺巾 将小橡胶单和治疗巾（或一次性尿布）垫于臀下，弯盘放于近外阴处，治疗碗放于患者两腿之间	• 保护床单不被污染

续表

步骤	要点说明
▲女患者导尿术 （1）首次消毒：将已备好的消毒用物置于患者两腿之间，一手戴无菌手套，另一手持血管钳取消毒液棉球消毒阴阜、大阴唇，以戴手套的手分开大阴唇，消毒小阴唇和尿道口。污染棉球放于弯盘内，脱下手套置弯盘内，将治疗碗及弯盘移至床尾处	• 消毒顺序是由外向内、自上而下，每个棉球限用一次
（2）开包铺巾：按无菌技术操作打开导尿包于患者两腿之间，用无菌持物钳显露小药杯，倒消毒液于药杯内，浸湿棉球。戴无菌手套，铺洞巾，润滑导尿管前端，一手拇、食指分开大阴唇，另一手持止血钳夹消毒棉球再次消毒尿道口、小阴唇、尿道口。污染棉球、血管钳、小药杯放于床尾弯盘内	• 使洞巾和治疗巾形成一无菌区 • 再次消毒的顺序是内→外→内，自上而下。每个棉球限用一次，消毒尿道口时稍停片刻，充分发挥消毒液的消毒效果
（3）插导尿管：将无菌弯盘置于洞巾口旁，嘱患者张口呼吸，用另一把止血钳持导尿管轻轻插入尿道4～6cm，见尿后再插入1cm左右，松开固定小阴唇的手下移固定导尿管，将尿液引入弯盘内。弯盘内尿液盛满2/3后，用止血钳夹导尿管末端，将尿液倒入便盆内（图4-7-1）	• 插管时，动作要轻柔，避免损伤尿道黏膜 • 如需作尿培养，用无菌标本瓶或试管接取中段尿5～10ml，盖好瓶盖，置合适处，避免污染
▲男患者导尿术 （1）首次消毒：将已备好的消毒用物置于患者两腿之间，一手戴无菌手套，另一手持血管钳取消毒液棉球消毒阴阜、阴茎、阴囊。以戴手套的手用纱布包住阴茎将包皮向后推，暴露尿道口，由尿道口向外向后旋转擦拭尿道口、龟头及冠状沟。污棉球、纱布置弯盘内，脱下手套置弯盘内，将治疗碗及弯盘移至床尾	• 每个棉球限用一次，至阴茎根部向尿道口消毒 • 包皮和冠状沟易藏污垢，应注意擦拭消毒，预防感染
（2）开包铺巾：按无菌技术操作打开导尿包于患者两腿之间，用无菌持物钳显露小药杯，倒消毒液于药杯内，浸湿棉球。戴无菌手套，铺洞巾，润滑导尿管前端，一手用纱布包住阴茎将包皮向后推，暴露尿道口。另一手持止血钳用消毒液棉球再次消毒，由尿道口向外向后旋转擦拭尿道口、龟头及冠状沟。污棉球、小药杯、血管钳置床尾弯盘内	• 使洞巾和治疗巾形成一无菌区，扩大无菌区域，便于无菌操作
（3）插导尿管：一手持纱布固定阴茎并提起，使之与腹壁成60°角，将弯盘置于洞巾口旁，嘱患者张口呼吸，用另一血管钳夹持导尿管对准尿道口轻轻插入尿道20～22cm，见尿液流出再插入1～2cm，将尿液引入弯盘内。弯盘内尿液盛满后，用止血钳夹导尿管末端，将尿液倒入便盆内（图4-7-2）	• 使耻骨前弯消失，便于插管 • 插管动作轻柔，男性尿道有三个狭窄，避免用力过猛而损伤尿道黏膜
4.拔导尿管：导尿毕，用纱布包裹导尿管拔出，放入治疗碗内。擦净外阴，脱去手套，撤去洞巾	• 注意保护患者隐私，使患者舒适
5.操作后处理　整理用物，协助患者穿裤，取舒适的卧位，整理床单位。洗手，记录	• 记录导尿时间、引出尿量、患者的反应，尿标本贴标签后送检

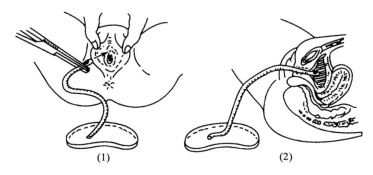

图 4 - 7 - 1　女性导尿术

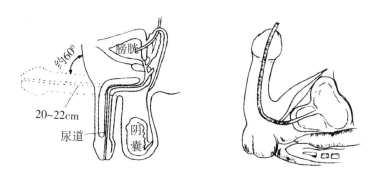

图 4 - 7 - 2　男患者导尿提起阴茎和腹壁成 60°

2. 注意事项

（1）严格执行无菌技术操作原则，防止尿路感染。

（2）保护患者隐私，维护患者自尊，作好解释与沟通，遮挡操作环境并采取适当的措施防止患者着凉。

（3）选择光滑和粗细适宜的导尿管。插管时动作要轻柔、准确，避免损伤尿道黏膜。

（4）为男患者插导尿管时，因膀胱颈部肌肉收缩产生阻力，应稍停片刻，嘱患者做深呼吸后，再慢慢插入。

（5）为女患者导尿时，若导尿管误入阴道，必须另换无菌导尿管重新插入。老年女性尿道口回缩，插管时应仔细观察、辨认，避免误入阴道。

（6）对膀胱高度膨胀且又极度虚弱的患者，首次放尿量不得超过 1000ml。因大量放尿可导致腹腔内压力突然降低，大量血液滞留在腹腔血管内，引起患者血压突然下降产生虚脱；还可使膀胱内压突然降低，引起膀胱黏膜急剧充血而发生血尿。

项目三　导尿管留置术

导尿管留置术是指在导尿后将导尿管保留在膀胱内引流尿液的方法。此法可避免反复插管引起的感染。

【目的】

1. 抢救危重、休克患者时正确记录每小时尿量、测量尿比重，以密切观察患者的病情。

2. 为盆腔手术前留置导尿管，使膀胱持续保持空虚，避免术中误伤膀胱。

3. 某些泌尿系统疾病手术后留置导尿管，便于引流和冲洗，并减轻手术切口的张力，有利于切口的愈合。

4. 为尿失禁或会阴部有伤口的患者引流尿液，保持会阴部的清洁干燥。

5. 为尿失禁患者进行膀胱功能训练。

【评估】

1. 评估患者的病情、会阴部情况及膀胱的充盈度、意识状态。

2. 评估患者的心理状态与合作程度，尿管留置术的目的。

【计划】

1. 操作者的准备　护士应着装整洁，洗手，戴口罩，戴手套，掌握沟通交流技巧。

2. 患者的准备　嘱患者清洁外阴，对不能自理者，协助其清洗。

3. 用物准备　同导尿术用物，另备无菌双腔气囊导尿管一根（图4-7-3），10ml或20ml无菌注射器1副，无菌生理盐水10～30ml，无菌集尿袋1只，橡皮圈1个，安全别针1个。

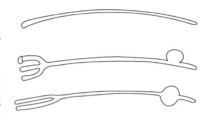

图4-7-3　各种类型的导尿管

4. 环境准备　关闭门窗，屏风遮挡，调节室温。

【实施】

1. 操作步骤

步骤	要点说明
1. 核对解释 携用物至床旁，核对患者的床号姓名，向患者解释操作目的	• 确认患者，取得配合
2. 导尿 同导尿术消毒会阴部及尿道口，按导尿术插入双腔气囊导尿管，排尿后夹住导尿管末端	• 严格无菌操作，防止泌尿系统感染
3. 固定导尿管 见尿液流出后再插入7～10cm，根据导尿管上注明的气囊容积，用注射器向气囊注入等量的0.9%氯化钠溶液，轻拉导尿管有阻力感，即可将导尿管固定于膀胱内；也可进行外固定（图4-7-4），移开洞巾，脱下手套	• 固定时应注意膨胀的气囊不能卡在尿道内口，以免气囊压迫膀胱壁，造成黏膜的损伤
4. 连接集尿袋 导尿管末端与集尿袋的引流管接头相连，用橡皮圈和安全别针将集尿袋的引流管固定在床单上，开放导尿管	• 集尿袋固定在低于膀胱的高度，引流管要留出足够的长度，防止因翻身牵拉脱落
5. 操作后处理 清理用物，协助患者穿裤，取舒适的卧位，整理床单位。洗手，记录	• 记录导尿管留置的时间及患者的反应

2. 导尿管留置患者的护理

（1）保持引流通畅。避免导管受压、扭曲、堵塞。

（2）防止逆行感染。保持尿道口清洁，女患者每日用0.1%苯扎溴铵溶液擦拭外阴及尿道口1～2次，男患者每日用0.1%苯扎溴铵溶液擦拭尿道口、龟头及包皮1～2次；每日定时更换集尿袋，及时排空集尿袋，并记录尿量；每周更换导尿管1次，硅胶导尿管可适当

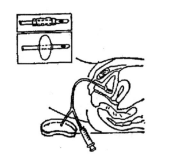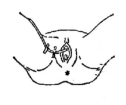

图 4-7-4 带气囊导尿管留置法

延长更换时间；引流管及集尿袋均不可高于耻骨联合，防止尿液逆流。

（3）鼓励患者多饮水，以增加尿量达到冲洗尿路的目的。注意患者的主诉并观察患者尿液情况，若发现尿液混浊，沉淀或出现结晶，应及时进行膀胱冲洗。每周检查尿常规 1 次。

（4）训练膀胱反射功能。可采用间歇性阻断引流，一般日间每 3～4h 开放 1 次，使膀胱定时充盈、排空、促进膀胱功能的恢复。

项目四 膀胱冲洗法

膀胱冲洗法是利用三通导尿管将溶液灌入膀胱内，再利用虹吸原理将灌入的液体引流出来的方法。

【目的】

1. 清洁膀胱，清除膀胱内的血凝块、黏液和细菌等异物，预防感染。

2. 治疗某些膀胱疾病，如膀胱炎、膀胱肿瘤。

3. 对留置导尿管的患者，保持其尿液引流通畅。

【评估】

评估患者的病情、生命体征、意识、临床诊断、膀胱冲洗的目的、心理反应及合作程度。

【计划】

1. 操作者的准备 护士应着装整洁，洗手，戴口罩，戴手套，掌握沟通交流技巧。

2. 患者的准备 嘱患者清洁外阴，对不能自理者，协助其清洗。

3. 用物准备（密闭式膀胱冲洗术）。

（1）无菌治疗盘：（内置无菌膀胱冲洗装置一套、冲洗液、治疗碗 1 个、70% 乙醇棉球数个、血管钳一把）、开瓶器、输液调节器、输液架、输液瓶套、便盆及便盆巾。

（2）遵医嘱准备冲洗溶液：常用冲洗溶液有生理盐水、0.02% 呋喃西林溶液、3% 硼酸溶液及 0.1% 新霉素溶液等。溶液的温度为 38～40℃。若为前列腺肥大摘除术后的患者，用 4℃ 的 0.9% 氯化钠溶液灌洗。

4. 环境准备 关闭门窗，屏风遮挡，调节室温，光线适宜。

【实施】

1. 操作步骤

步骤	要点说明
1. 核对解释　携用物至床旁，核对患者的床号、姓名，向患者解释操作目的	• 确认患者，取得配合
2. 导尿固定　按留置导尿术插好并固定导尿管	
3. 排空膀胱	• 便于冲洗液滴入膀胱并充分与膀胱壁接触
4. 连接冲洗装置	
（1）用开瓶器启开冲洗液瓶铝盖中心部分，常规消毒瓶塞，打开膀胱冲洗器，将冲洗器导管针头插入瓶塞，将冲洗液瓶倒挂于输液架上，排气后关闭导管	• 瓶内液体距床面约60cm，以便产生一定的压力，使液体能顺利滴入膀胱
（2）分开导尿管与集尿袋引流管接头连接处，常规消毒导尿管口和引流管接头，将导尿管和引流管分别与"Y"型管的两个分管相连接，"Y"型管的主管与冲洗导管相连（图4-7-5）	
5. 冲洗膀胱　夹紧引流管，开放冲洗管，使溶液滴入膀胱，待患者有尿意时或滴入溶液200～300ml后，夹紧冲洗管，打开引流管，将冲洗液全部引流出来，再夹紧引流管。按需要如此反复冲洗	• 滴速一般为60～80滴/分，速度不宜过快，以免引起患者强烈尿意，迫使冲洗液从导尿管侧溢出尿道外。 • 观察患者的反应及引流液性状
6. 冲洗后的处理	
（1）冲洗完毕，取下冲洗管，消毒导尿管口和引流管接头并连接	
（2）清洁外阴，固定尿管	
（3）协助患者取舒适卧位，整理床单位，清理用物，洗手，记录	• 记录冲洗液的名称、冲洗量、引流量及冲洗液的性质，冲洗过程中病人的反应等

2. 注意事项

（1）严格无菌技术操作，防止医源性感染。

（2）密闭式膀胱冲洗时，瓶内液体距床面约60cm。滴速一般为60～80滴/分，如滴入药物治疗疾病，需在膀胱内保留30分钟后再引流出体外。

（3）冲洗时，注意观察引流液性状，出现鲜血、导管堵塞或患者感到剧痛不适等情况，应立即停止冲洗，报告医生。

（4）引流时，丫型管须低于耻骨联合，以便引流彻底，每天可冲洗3～4次，每次冲洗量约500～1000ml。

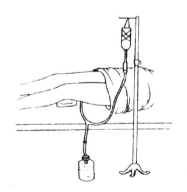

图4-7-5　膀胱冲洗

【工作任务】

案例　张某，女，23岁，行肾上腺肿瘤切除术后8小时未排尿，患者情绪紧张，烦躁不安，自述：下腹部胀痛难忍，有尿意，但排尿困难。护理体检：耻骨联合上膨隆，可触及一囊性包块。

任务一　请问患者发生了什么情况？护士应采取什么措施护理？

任务二　如何实施这项措施？

任务三　在实施这项操作时，应给予患者及家属哪些健康教育？

任务四　对本次操作进行评价。

【任务实施】

任务一　患者发生了尿潴留，护士应采取导尿术为患者实施护理

患者发生术后尿潴留，护士应先按尿潴留患者护理法进行诱导排尿，无效时再采取导尿术为患者解除痛苦。

任务二　操作流程

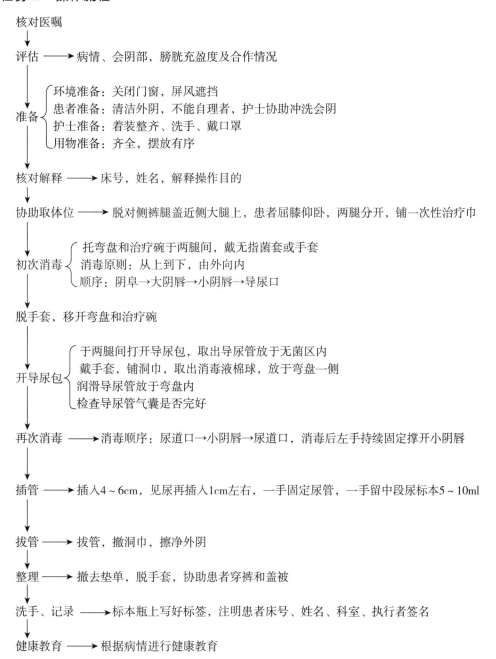

核对医嘱
↓
评估 —→ 病情、会阴部，膀胱充盈度及合作情况
↓
准备 {
环境准备：关闭门窗，屏风遮挡
患者准备：清洁外阴，不能自理者，护士协助冲洗会阴
护士准备：着装整齐、洗手、戴口罩
用物准备：齐全，摆放有序
}
↓
核对解释 —→ 床号，姓名，解释操作目的
↓
协助取体位 —→ 脱对侧裤腿盖近侧大腿上，患者屈膝仰卧，两腿分开，铺一次性治疗巾
↓
初次消毒 {
托弯盘和治疗碗于两腿间，戴无指菌套或手套
消毒原则：从上到下，由外向内
顺序：阴阜→大阴唇→小阴唇→导尿口
}
↓
脱手套，移开弯盘和治疗碗
↓
开导尿包 {
于两腿间打开导尿包，取出导尿管放于无菌区内
戴手套，铺洞巾，取出消毒液棉球，放于弯盘一侧
润滑导尿管放于弯盘内
检查导尿管气囊是否完好
}
↓
再次消毒 —→ 消毒顺序：尿道口→小阴唇→尿道口，消毒后左手持续固定撑开小阴唇
↓
插管 —→ 插入4~6cm，见尿再插入1cm左右，一手固定尿管，一手留中段尿标本5~10ml
↓
拔管 —→ 拔管，撤洞巾，擦净外阴
↓
整理 —→ 撤去垫单，脱手套，协助患者穿裤和盖被
↓
洗手、记录 —→ 标本瓶上写好标签，注明患者床号、姓名、科室、执行者签名
↓
健康教育 —→ 根据病情进行健康教育

任务三　健康教育

（1）向患者讲解导尿的目的和意义。

（2）教会患者如何配合操作，减少污染。

（3）介绍相关疾病的知识。

任务四　评价

（1）用物备齐，操作方法和步骤熟练。

（2）无菌观念强，操作过程无污染。

（3）患者主动配合，顺利完成导尿术。

项目五　排便护理

食物进入消化道后经过胃和小肠的消化吸收，剩余残渣贮存于大肠内，除一部分水分被大肠吸收外，其余均经腐败菌作用后形成粪便排出体外。正常情况下人的直肠内无粪便，当肠蠕动推动粪便进入直肠后，刺激直肠壁内的感受器，其兴奋冲动经盆神经和腹下神经传至脊髓腰骶段的初级排便中枢，同时上传到大脑皮层，引起便意和排便反射。如果环境和时间合适，排便反射进行，通过盆神经传出冲动，使降结肠、乙状结肠和直肠收缩，肛门内扩约肌不自主的舒张，同时阴部神经冲动减少，肛提肌收缩，肛门外扩约肌舒张。此外，支配腹肌和膈肌的神经兴奋，腹肌和膈肌收缩，腹内压增加，共同促进粪便排出体外。

排便活动受大脑皮层的控制，意识可以促进或抑制排便。护士通过对患者排便活动及粪便的观察，可以及早发现和鉴别消化道疾病，为诊断、治疗提供依据，并制订有效的护理计划，协助病人维持正常的排泄功能。

一、排便活动的评估

正常情况下人的排便活动是受意识的控制，自然、无痛苦、无障碍的一个过程，但很多因素可以影响排便。

（一）影响排便因素的评估

1. 生理因素

（1）年龄：年龄可影响个体对排便的控制，2～3岁以下的婴幼儿，神经肌肉系统发育不全，因而不能控制排便。老年人可因腹壁肌肉张力下降，胃肠蠕动减慢，肛门括约肌松弛而出现排便功能的异常。

（2）个人排便习惯　当某些生活习惯如固定的排便时间，固定的便具等由于环境的改变无法维持时，可能影响正常的排便。

2. 饮食与活动

（1）饮食与液体摄入：均衡饮食与足量的液体摄入是维持正常排便的重要条件。含膳食纤维的食物可提供必要的粪便容积，加速食糜通过肠道，减少水分在肠道的再吸收，使大便柔软而容易排出。每天摄入足够的液体，可以液化肠内容物使食物能顺利通过肠道。如果摄食量过少，食物中缺少纤维或摄入液体量不足等，均可引起排便困难。

（2）活动：长期卧床，缺乏活动的患者可因肌肉张力减退而导致排便困难。

3. 心理因素　精神抑郁身体活动减少，肠蠕动减少，可能导致便秘，而精神紧张、焦虑可能导致迷走神经兴奋性增强而致腹泻。

4. 社会文化因素　大多数的社会文化都接受排便是个人隐私的观念。当患者因健康问题需要他人协助解决排便问题因而丧失隐私权时，就可能抑制排便的需要而造成便秘等问题。

5. 与疾病有关的因素

（1）疾病：消化系统疾病、脊髓损伤、脑卒中等会影响正常排便功能。

（2）药物：有些药物能直接影响排便，如缓泻药可刺激肠蠕动，促进排便；长时间服用抗生素可抑制肠道正常菌群而导致腹泻。麻醉剂和止痛药可使肠运动能力减弱而导致便秘。

（3）治疗和检查：某些治疗和检查会影响个体的排便活动，如腹部、肛门部手术，会因为肠壁肌肉的暂时麻痹或伤口疼痛而造成排便困难；胃肠 X 线检查，常需灌肠或服用钡剂，也可影响排便。

（二）排便状态的评估

1. 排便次数和量 正常成人每天排便 1～2 次，平均量 150～200g，进食细粮及肉食为主者粪便细而量少，进食粗粮，尤其大量蔬菜者粪便量大。婴幼儿每天排便 3～5 次。成人排便每天超过 3 次或每周少于 3 次，应视为排便异常。

2. 形状 正常粪便为成形软便。当消化不良或患急性肠炎时，粪便呈糊状或水样便；当便秘时，粪便干结，有时呈栗子样；肠道部分梗阻或直肠狭窄，粪便常呈扁条形或带状。

3. 颜色 正常粪便因含胆色素，呈黄褐色，婴儿的粪便呈金黄色或黄色。粪便的颜色，随摄入食物的种类而变化，也可受药物影响。例如，食用叶绿素丰富的蔬菜，粪便呈绿色；摄入动物血、肝脏类食物或服含铁剂的药物，粪便呈酱色；服用炭粉、铋剂等药物，粪便呈无光样黑色；服钡剂后粪便呈灰白色。如果粪便颜色改变与上述情况无关，表示消化系统有病理变化存在。例如，上消化道出血，粪便呈漆黑光亮的柏油样便；下消化道出血粪便呈暗红色；胆道完全阻塞时，粪便呈陶土色；阿米巴痢疾或肠套叠时，可出现果酱样便；排便后有鲜血滴出者，多见于肛裂或痔疮出血者。

4. 气味 正常粪便的气味是由于蛋白质经细菌分解发酵而产生。肉食者味重，素食者味轻。消化不良患者，大便呈酸臭味；上消化道出血患者，大便呈腥臭味；直肠溃疡或肠癌患者，大便呈腐臭味；严重腹泻患者，大便呈恶臭味。

5. 内容物 粪便内容物主要为食物残渣、脱落的大肠上皮细胞、细菌以及机体代谢后的废物。粪便中含极少量黏液，肉眼不易查出。粪便中含有大量的黏液则常见于肠炎，伴有血液者常见于痢疾、肠套叠等，脓血便则常见于痢疾、直肠癌等，粪便中可见蛔虫、蛲虫者常见于肠道寄生虫患者。

（三）异常排便的评估

1. 便秘 便秘是指正常的排便形态改变，排便次数减少，排出过干过硬的粪便，且排便困难。

（1）原因：某些器质性病变；排便习惯不良；中枢神经系统功能障碍；排便时间和活动受限制；强烈的情绪反应；各类直肠肛门手术；某些药物不合理的使用；饮食结构不合理；饮水量不足；滥用缓泻剂、栓剂、灌肠；长期卧床或活动减少等，均可抑制肠道功能而导致便秘的发生。

（2）症状和体征：粪便干硬，触诊腹部较硬实且紧张，有时可触及包块，肛诊可触及粪块。有时伴有头痛、腹痛、腹胀、消化不良、乏力、食欲不佳、舌苔变厚等全身症状。

2. 粪便嵌塞 粪便嵌塞是指粪便滞留在直肠内，坚硬不能排出。常发生于慢性便秘的患者。

（1）原因：便秘未能及时解除，粪便滞留在直肠内，水分被持续吸收，而乙状结肠推进的粪便又不断加入，最终使粪块变得又大又硬不能排出，发生粪便嵌塞。

（2）症状和体征：病人有排便冲动，腹部胀痛，直肠肛门疼痛，肛门处有少量液化的粪便渗出，但不能排出粪便。

3. 腹泻　腹泻是指正常排便形态改变，频繁排出松散稀薄的粪便甚至水样便。任何原因引起的肠蠕动增加，肠黏膜吸收水分障碍，胃肠内容物迅速通过胃肠道，水分不能在肠道被及时吸收；又因肠黏膜受刺激，肠液分泌增加，进一步增加粪便的水分，当粪便到达直肠时任然呈液体状态，并排除体外，形成腹泻。

（1）原因：饮食不当或使用泻剂不当；情绪紧张焦虑；消化系统发育不成熟；胃肠道疾病；某些内分泌疾病，如甲亢等均可导致肠蠕动增加，发生腹泻。

（2）症状和体征：疲乏、肠痉挛、腹痛恶心、呕吐、肠鸣、有急于排便的需要和难以控制的感觉。粪便松散或呈液体状。

4. 排便失禁　排便失禁是指肛门括约肌失去意识的控制而不自主的排便。

（1）原因：神经肌肉系统的病变或损伤，如瘫痪、胃肠道疾病、精神障碍、情绪失调等。

（2）症状和体征：病人不自主的排出粪便。

5. 肠胀气　肠胀气是指胃肠道内有过量气体积聚，不能排出。一般情况下胃肠道内的气体只有150ml左右，胃内的气体可通过口腔嗝出。肠道内的气体部分在小肠被吸收，其余的通过肛门排出，一般不会导致不适。

（1）原因：食入产气性食物过多；吞入大量空气；肠蠕动减少；肠道梗阻及肠道手术。

（2）症状和体征：病人表现为腹部膨隆，叩诊呈鼓音、腹胀、痉挛性疼痛、呃逆、肛门排气过多。当肠胀气压迫膈肌和胸腔时，可出现气急和呼吸困难。

二、排便异常的护理

（一）便秘患者的护理

1. 健康教育　包括以下内容：

（1）安排合理膳食：建立合理食谱，调整饮食习惯，多摄取可促进排便的食物和饮料。在饮食中增加膳食纤维含量，适当摄取粗粮、新鲜水果和蔬菜等高纤维食物；餐前提供开水、柠檬汁等热饮料，促进肠蠕动，刺激排便反射；适当提供轻泻食物如梅子汁等促进排便；多饮水，病情许可时每日饮水不少于 2000mL。适当的食用油脂类食物。

（2）重建正常的排便习惯：指导患者养成定时排便习惯。选择一个适合自身排便的时间，理想的排便时间是进食后（早餐后）效果最好，因进食可刺激大肠蠕动而引起排便反射。如为严格卧床患者应有计划地训练床上使用便盆。

（3）鼓励患者适当运动：适量的全身运动以增加肠蠕动，鼓励患者参加力所能及的体力活动。例如，散步、做体操、打太极拳等，卧床患者可进行床上运动。

2. 提供适当的排便环境　提供患者单独隐蔽的环境及充裕的排便时间。例如，排便时遮挡患者。避免查房、治疗护理和进餐时间排便，消除紧张情绪，有利于排便。

3. 选择适当的排便姿势　最好采取坐位或蹲位排便。如在床上使用便盆，可根据具体情况抬高床头。以借助重力作用增加腹内压，促进排便。

4. 按摩腹部　排便时用手自右沿结肠解剖位置向左环行按摩，可促使降结肠的内容物向下移动，并可增加腹内压，促进排便。指端轻压肛门后端也可促进排便。

5. 使用缓泻剂　慢性便秘的患者可选用蓖麻油、番泻叶、酚酞（果导）、大黄等接触性泻剂。缓泻剂可使粪便中的水分含量增加，刺激肠蠕动，加速肠内容物的运行，而引起导泻的作用。使用缓泻剂可暂时解除便秘，但滥用或长期使用又可使机体养成对缓泻剂的依赖，导致慢性便秘的发生。

6. 使用简易通便剂　常用开塞露、甘油栓等。其作用机制是软化粪便，润滑肠壁，刺激肠蠕动促进排便。

7. 以上方法均无效时，遵医嘱给予灌肠。

（二）粪便嵌塞患者的护理

1. 使用缓泻剂、栓剂　早期可使用缓泻剂、栓剂来润滑通便。

2. 灌肠　必要时先行油类保留灌肠，2～3h后再做清洁灌肠。

3. 人工取便　通常在清洁灌肠无效后按医嘱执行。具体方法是：操作者戴手套，食指涂润滑油后轻轻插入患者直肠内慢慢掏出粪便，操作时应注意动作轻柔，避免损伤直肠黏膜。心脏病、脊椎受损者人工取便时易刺激其迷走神经，须慎重使用。操作中如患者出现心悸、头昏时须立刻停止。

4. 健康教育　指导患者安排合理膳食，重建正常的排便习惯。

（三）腹泻患者的护理

1. 卧床休息　以减少体力的消耗，注意腹部保暖。做好病因治疗。

2. 心理护理　鼓励和劝慰患者消除焦虑不安的情绪，使之达到身心休息的目的。

3. 饮食调理　鼓励饮水，酌情给予清淡流质或半流质饮食。腹泻严重者，应暂禁食。

4. 补充水、电解质　给予口服补盐液。若出现脱水症状者，应按医嘱给予补液，以防水、电解质紊乱。

5. 肛周皮肤护理　嘱患者每次便后用软纸擦净肛门，温水清洗，涂油膏于肛门周围，以保护局部皮肤。

6. 观察记录　观察记录粪便的性质、颜色及次数等，并报告医生，同时留取标本送验。病情危重者，注意生命体征的变化。

7. 隔离处理　疑为传染性疾病，应按隔离原则处理。

8. 保持床褥、衣服清洁　及时更换污染衣裤、床单、被套，协助患者清洗沐浴，使患者感到舒适。

9. 健康教育　指导患者注意饮食卫生，养成良好的卫生习惯。

（四）大便失禁患者的护理

1. 心理护理　大便失禁的患者心情紧张而窘迫，常感到自卑和忧郁，需要更多的理解和帮助。护理人员应尊重理解患者，给予心理安慰与支持，以解除其精神压力。

2. 皮肤护理　床上铺橡胶单和中单或一次性尿布，发现有粪便污染及时更换。每次便后用温水清洗肛门周围皮肤，保持皮肤清洁干燥，并涂油膏于肛门周围皮肤，预防压疮的发生。

3. 帮助建立排便反射　观察患者排便反应，了解患者排便时间，掌握排便规律，定时给患者使用便盆，以帮助患者建立排便反射。

4. 健康教育　指导患者进行盆底肌收缩锻炼，逐步恢复肛门括约肌的控制能力。指导患者取立、坐或卧位，试做排便动作，先慢慢收紧肌肉，再缓缓放松，每次10 s，连续10次，每次锻炼20～30 min，每天5～10次，以患者感觉不疲乏为宜。

5. 保持床褥、衣服清洁　及时更换污染衣裤、床单、被套，协助患者清洗沐浴，使患者感到舒适。定时开窗通风，除去不良气味。

（五）肠胀气患者的护理

1. 健康教育　指导患者养成细嚼慢咽的良好饮食习惯。

2. 去除引起肠胀气原因　如少食豆类、糖类食物、碳酸饮料等产气食物和饮料，积极治疗肠道疾患等。

3. 适当活动　鼓励患者适当活动，变换卧位，病情允许可下床活动。

4. 腹部按摩　轻微胀气可在腹部进行热敷和按摩以促进排气。

5. 必要时行肛管排气。

项目六　灌肠法及肛管排气法

一、灌肠法

灌肠法是将一定量的溶液通过肛管由肛门经直肠灌入结肠，以帮助患者清洁肠道、排便、排气或由肠道供给药物，达到确定诊断和治疗目的的方法。

根据灌肠的目的可分为保留灌肠和不保留灌肠，根据灌入的液体量又将不保留灌肠分为大量不保留灌肠和小量不保留灌肠。如为了达到清洁肠道的目的，而反复使用大量不保留灌肠，则为清洁灌肠。

（一）不保留灌肠法

1. 大量不保留灌肠

【目的】

（1）软化和清除粪便，排除肠内积气。

（2）清洁肠道，为手术、检查和分娩做准备。

（3）稀释和清除肠道内有害物质，减轻中毒。

（4）为高热患者降温。

【评估】

（1）评估患者的病情、意识、临床诊断、排便情况及肛门周围皮肤黏膜情况。

（2）评估患者的自理能力、心理反应与合作程度。

【计划】

（1）操作者的准备：护士应着装整洁，洗手，戴口罩，戴手套，掌握大量不保留灌肠的操作程序及沟通交流技巧。

（2）患者的准备：了解大量不保留灌肠目的、注意事项及配合方法，灌肠前排尿。

（3）用物准备

1）治疗盘内备灌肠筒一套（橡胶管和玻璃接管全长120cm，筒内盛灌肠溶液），肛管、弯盘、止血钳、润滑油、棉签、手纸、水温计、橡胶单和治疗巾（或一次性尿布），也可使用一次性灌肠包。便盆、输液架、屏风。

2）灌肠溶液：0.1%～0.2%肥皂水、生理盐水，成人每次用量为500～1000ml，老年人用量为500～800ml，小儿用量为200～500ml。溶液温度39～41℃，降温时用28～32℃，中暑患者可用4℃的0.9%氯化钠溶液。

（4）环境准备：关闭门窗，屏风遮挡，调节室温，光线适宜。

【实施】

1. 操作步骤

步骤	要点说明
1. 核对解释 备齐用物携至患者床边，核对患者的床号、姓名，解释操作目的及配合方法，嘱患者排尿	• 确认患者；取得合作
2. 安置卧位 协助患者取左侧卧位，脱裤至膝部，两腿屈膝，臀部移至床边，不能控制排便的患者可取仰卧位，臀下置便盆	• 根据肠道解剖位置，借助重力作用使溶液顺利流入肠腔
3. 铺巾置盘 将橡胶单和治疗巾（或一次性尿布）垫于臀下，弯盘置于臀边	• 盖好被子，只露出臀部
4. 润管排气 戴手套，挂灌肠筒于输液架上，液面距肛门 40～60cm，润滑肛管前端，将肛管与灌肠筒上的玻璃接管相接，放出少量液体，排出管内气体，用止血钳夹紧橡胶管	• 保持一定灌注压力和速度，灌肠筒过高，液体流入速度过快，不易保留，
5. 插管灌液 一手持卫生纸分开患者臀部，显露肛门，嘱患者张口呼吸，另一手将肛管轻轻插入直肠 7～10cm（小儿插入深度约 4～7cm），松开止血钳，固定肛管，使溶液缓缓流入（图 4-7-6）	• 张口呼吸，使肛门括约肌放松，
6. 观察处理 观察筒内液面下降情况和患者反应，如溶液流入受阻，可稍移动肛管或挤捏肛管，必要时检查有无粪块堵塞。若患者有便意，应将灌肠筒适当放低，减慢流速，并嘱患者深呼吸，减轻腹压	• 灌肠过程中注意观察患者的反应，若出现面色苍白、出冷汗、剧烈腹痛、脉速、心慌气急、应立即停止灌肠，通知医生进行处理
7. 拔出肛管 待溶液将流尽时，夹住橡胶管，用卫生纸包住肛管拔出放入弯盘内，擦净肛门，取下手套。嘱患者平卧尽可能保留 5～10 分钟后排便，以利粪便软化	• 有利于充分软化粪便，容易排除，降温灌肠时，液体要保留 30min，排便后 30min 测量体温并记录
8. 协助排便 不能下床的患者，给予便盆，将卫生纸放在患者易取处。便毕，协助病情严重的患者揩净肛门，取出便盆、橡胶单和治疗巾	• 观察大便情况，必要时留取标本送验。
9. 操作后的处理 帮助患者洗手，取舒适卧位，整理床单位，开窗通风。整理用物，洗手、记录	• 在当天体温单的大便栏内记录，如灌肠后排便一次记为 1/E，如灌肠后未排便为 0/E

2. 注意事项

（1）掌握灌肠液的温度、浓度、流速、压力和液量，为伤寒患者灌肠时，溶液不得超过 500ml，压力要低（液面距肛门不得超过 30cm）。

（2）降温灌肠，可用 28～32℃等渗盐水，中暑用 4℃等渗盐水，保留 30min 后再排出，排便后隔半小时再测量体温并记录。

（3）肝性脑病患者禁用肥皂水灌肠，以减少氨的产生和吸收。充血性心力衰竭、水钠潴留患者禁用生理盐水灌肠。

（4）灌肠过程中注意观察患者的反应，患者如有腹胀或便意时，应嘱患者做深呼吸，以减轻不适；若出现

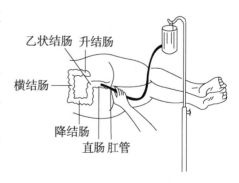

图 4-7-6 大量不保留灌肠

313

面色苍白、出冷汗、剧烈腹痛、脉速、心慌气急、应立即停止灌肠，通知医生进行处理。

（5）禁忌证：急腹症、消化道出血、妊娠、严重心血管疾病等患者禁忌灌肠。

【知识链接】

大量不保留灌肠的并发症

肠黏膜损伤、肠道出血、肠穿孔、肠破裂、水中毒、电解质紊乱、虚脱、肛周皮肤擦伤。

---

2. 小量不保留灌肠。

【目的】

（1）软化粪便，为保胎孕妇、病重、年老体弱、小儿等患者解除便秘。

（2）排出积气，为腹部及盆腔手术后肠胀气患者排除肠道积存气体，减轻腹胀。

【评估】

（1）评估患者的病情、意识、临床诊断、排便情况及肛门周围皮肤黏膜情况。

（2）评估患者的自理能力、心理反应与合作程度。

【计划】

（1）操作者的准备：护士应着装整洁，洗手，戴口罩，戴手套，掌握小量不保留灌肠的操作程序及沟通交流技巧。

（2）患者的准备：了解小量不保留灌肠目的、注意事项及配合方法，灌肠前排尿。

（3）用物准备

1）治疗盘内备注洗器、小容量灌肠筒或量杯盛指定溶液、肛管、温开水 5～10ml、弯盘、卫生纸、手套、橡胶布和治疗巾、棉签、润滑油、止血钳、水温计、便盆、屏风。

2）常用溶液："1、2、3"溶液，即 50％硫酸镁 30ml、甘油 60ml、温开水 90ml；油剂，即甘油 50ml 加等量温开水；各种植物油 120～180ml。溶液温度为 38℃。

（4）环境准备：关闭门窗，屏风遮挡，调节室温，光线适宜。

【实施】

1. 操作步骤

步骤	要点说明
1. 核对解释 备齐用物携至患者床边，核对患者的床号、姓名，解释操作目的及配合方法，嘱患者排尿	• 确认患者；取得合作
2. 安置卧位 协助患者取左侧卧位，脱裤至膝部，两腿屈膝，臀部移至床边	• 利用重力作用，使溶液顺利流入乙状结肠
3. 铺巾置盘 将橡胶单和治疗巾（或一次性尿布）垫于臀下，弯盘置于臀边	• 保护床单，免受污染
4. 润管插管 戴手套，润滑肛管前端，用注洗器吸取灌肠溶液，连接肛管，排气后夹住肛管。左手垫卫生纸分开臀部，暴露肛门，嘱患者深呼吸，右手将肛管轻轻插入直肠内 7～10cm	• 减少插管时的阻力和对肠黏膜的刺激
5. 注入灌肠液 固定肛管，松开止血钳，将溶液缓缓注入，将肛管末端抬高，使溶液全部注入完毕（图 4-7-7）	• 注入溶液速度不宜过快，如用小容量灌肠筒，液面距肛门不超过 30cm

续表

步骤	要点说明
6. 拔管　用血管钳夹闭肛管尾端或反折肛管末端，用卫生纸包住肛管轻轻拔出，放于弯盘内，擦净肛门，取下手套。嘱患者平卧尽可能保留 10～20min 后排便，以利粪便软化	• 有利于充分软化粪便，容易排除
7. 协助排便　不能下床的患者，给予便盆，将卫生纸放在患者易取处。便毕，协助病情严重的患者擦净肛门，取出便盆、橡胶单和治疗巾	
8. 操作后的处理　帮助患者洗手，取舒适卧位，整理床单位，开窗通风。整理用物，洗手、记录	• 记录灌肠时间、灌肠液的种类、量及患者的反应

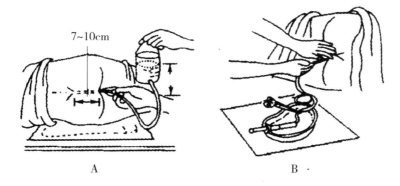

图 4-7-7　小量不保留灌肠

2. 注意事项

（1）灌肠时，插管深度为 7～10cm，压力宜低，灌肠液注入的速度不得过快。

（2）每次抽吸灌肠液时，应反折肛管末端，防止空气进入肠腔，引起腹胀。

（二）保留灌肠

【目的】自肛门灌入药物，保留在直肠或结肠内，通过肠黏膜吸收，达到治疗目的。常用于镇静、催眠及应用肠道杀菌等。

【评估】

1. 评估患者的病情、意识、临床诊断、排便情况及肛门周围皮肤黏膜情况。

2. 评估患者的自理能力、心理反应与合作程度。

【计划】

1. 操作者的准备：护士应着装整洁，洗手，戴口罩，戴手套，掌握保留灌肠的操作程序及沟通交流技巧。

2. 患者的准备：了解保留灌肠目的、注意事项及配合方法，灌肠前排尿、排便。

3. 用物准备

（1）治疗盘内备小量灌肠筒或注洗器、药杯或量杯盛灌肠溶液、肛管（20 号以下）、温开水 5～10ml、弯盘、卫生纸、手套、橡胶布和治疗巾、棉签、润滑油、止血钳、水温计、便盆、屏风。

（2）常用溶液：药物及剂量遵医嘱准备，①镇静催眠 用 10% 水合氯醛。②抗肠道感染用2％小檗碱、0.5％～1％新霉素及其他抗生素等药液。药量不超过 200ml，温度 39～41℃。

（4）环境准备：关闭门窗，屏风遮挡，调节室温，光线适宜。

【实施】

1. 操作步骤

步骤	要点说明
1. 核对解释　备齐用物携至患者床边，核对患者的床号、姓名，解释操作目的及配合方法，嘱患者排尿、排便	• 确认患者；取得合作 • 排便以减轻腹压及清洁肠道，便于药物吸收。
2. 安置卧位　根据病情选择不同的卧位，脱裤至膝部，两腿屈膝，臀部移至床边	• 慢性细菌性痢疾，病变部位多在直肠或乙状结肠，取左侧卧位。阿米巴痢疾病变部位多在回盲部，取右侧卧位，以提高疗效
3. 抬高臀部　将小垫枕、橡胶单、治疗巾垫于臀下，使臀部抬高 10cm	
4. 插管　戴手套，润滑肛管前段，排气后轻轻插入肛门 15～20cm，缓缓注入药液	• 溶液流速宜慢，压力要低（液面距肛门不超过 30cm），以便于药液保留
5. 拔管　药液注入完毕，再注入温开水 5～10cm，抬高肛管末端，使管内溶液全部注入，拔出肛管，擦净肛门，取下手套，嘱患者尽量保留药液在肠道1h以上	• 使药液充分吸收，达到治疗目的
6. 整理记录　整理床单位，清理用物。洗手、记录	• 记录灌肠时间、灌肠液的种类、量及患者的反应

2. 注意事项

（1）灌肠前了解病变部位，以便选用适当的卧位和插入肛管的深度。

（2）为提高疗效，灌肠前嘱患者先排便，掌握"细、深、少、慢、温、静"的操作原则，即：肛管细，插入深，液量少，流速慢，温度适宜，灌后静卧。

（3）肛门、直肠、结肠等手术后患者及排便失禁者均不宜作保留灌肠。

二、口服高渗溶液清洁肠道

高渗溶液进入肠道，在肠道内形成高渗环境，使肠道内水分大量增加，从而软化粪便，刺激肠蠕动，加速排便，达到清洁肠道的目的。适用于直肠、结肠检查和手术前肠道准备。常用溶液有甘露醇、硫酸镁。

1. 甘露醇法　患者术前3天进半流质饮食，术前1天进流质饮食，术前1天下午2：00～4：00 口服甘露醇溶液 1500ml（20％甘露醇 500ml＋5％葡萄糖 1000ml 混匀）一般口服后 15～20min 即反复自行排便。

2. 硫酸镁法　患者术前3天进半流质饮食，每晚口服 50％硫酸镁 10～30ml。术前1天进流质饮食，术前1天下午2：00～4：00 口服 25％的硫酸镁 200ml（50％硫酸镁 100ml＋5％葡萄糖盐水 100ml）后再口服温开水 1000ml。一般口服后 15～30min 即反复自行排便2～3h 内可排便2～5次。

三、简易通便法

通过简便经济而有效的措施，帮助患者解除便秘。适用于年老体弱和长期卧床的便秘患者。常用方法有：

1. 开塞露法　开塞露是用甘油或山梨醇制成，装在塑料容器内。使用时将封口端剪去，先挤出少量液体润滑开口处。患者取左侧卧位，放松肛门外括约肌。操作者将开塞露的前端轻轻插入肛门后将药液全部挤入直肠内，嘱患者保留5～10min后排便。

2. 甘油栓法　甘油栓是用甘油和明胶制成的栓剂。操作时，操作者戴手套，一手捏住甘油栓的底部，轻轻插入肛门至直肠内，抵住肛门处轻轻按摩，嘱患者保留5～10分min后排便。

3. 肥皂栓法　将普通肥皂削成圆锥形（底部直径约1cm，长3～4cm），操作者戴手套，将肥皂栓蘸热水后轻轻插入肛门，若有肛门黏膜溃疡、肛裂及肛门剧烈疼痛者，则不宜使用肥皂栓通便。

四、肛管排气法

肛管排气法是指将肛管由肛门插入直肠，排除肠腔内积气，减轻腹胀的方法。

【目的】

帮助患者排除肠腔积气，减轻腹胀。

【评估】

1. 评估患者的病情、意识、临床诊断。

2. 评估患者的自理能力、心理反应与合作程度。

【计划】

1. 操作者的准备：护士应着装整洁，洗手，戴口罩，戴手套，掌握肛管排气的操作程序及沟通交流技巧。

2. 患者的准备：了解肛管排气法的目的、注意事项及配合方法。

> 【课堂互动】
> 比较三种灌肠法的不同点

3. 用物准备：治疗盘铺治疗巾，内备肛管、玻璃接头、橡胶管、玻璃瓶（内盛水3/4满，瓶口系带）。治疗盘外备胶布（1cm×15cm）、手套、棉签、润滑油。

4. 环境准备：关闭门窗，屏风遮挡，调节室温，光线适宜。

【实施】

1. 操作步骤

步骤	要点说明
1. 核对解释　备齐用物携至患者床边，核对患者的床号、姓名，解释操作目的及配合方法	• 确认患者；取得合作
2. 安置卧位　协助患者取左侧卧位，脱裤至膝部，两腿屈膝，臀部移至床边，注意遮盖患者，暴露肛门	• 保暖，维护患者自尊
3. 连接排气装置　将玻璃瓶系于床边，橡胶管一端插入玻璃瓶液面下，另一端与肛管相连	• 防止空气进入直肠内，加重腹胀，观察气体排出量的情况

续表

步骤	要点说明
4. 插管 戴手套，润滑肛管前段，嘱患者张口呼吸，将肛管轻轻插入直肠15～18cm，用胶布将肛管固定于臀部，橡胶管留出足够长度用别针固定在床单上（图4-7-8）	• 减少肛管对直肠的刺激
5. 观察 观察排气情况，如排气不畅，帮助患者更换体位或按摩腹部	• 若气体排出，可见瓶内有气泡溢出
6. 拔管 保留肛管不超过20min，拔出肛管，清洁肛门，取下手套	• 长时间留置肛管，会降低肛门括约肌的反应，甚至导致肛门括约肌永久性松弛
7. 操作后的处理 协助患者取舒适卧位，并询问患者腹胀有无减轻。整理床单位，清理用物，洗手、记录	• 需要时，2～3h后再行肛管排气

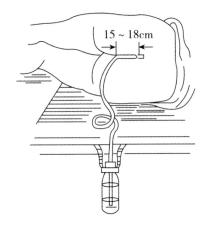

图4-7-8 肛管排气

【工作任务】

案例 某患者，因患慢性阿米巴痢疾，用2%小檗碱灌肠治疗。

任务一 请问应采取哪种灌肠法？如何实施？

任务二 在实施这项操作时，应给予患者及家属哪些健康教育。

任务三 评价本次操作。

【任务实施】

任务一 护士应采取保留灌肠法为患者实施治疗

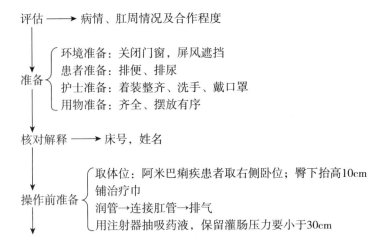

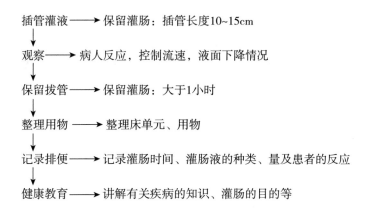

插管灌液 ⟶ 保留灌肠：插管长度10~15cm

观察 ⟶ 病人反应，控制流速，液面下降情况

保留拔管 ⟶ 保留灌肠：大于1小时

整理用物 ⟶ 整理床单元、用物

记录排便 ⟶ 记录灌肠时间、灌肠液的种类、量及患者的反应

健康教育 ⟶ 讲解有关疾病的知识、灌肠的目的等

任务二　健康教育

（1）向患者讲解保留灌肠的目的和意义。

（2）教会患者如何配合操作及有关注意事项。

（3）介绍相关疾病的知识。

任务三　评价

（1）用物备齐，操作方法和步骤正确。

（2）操作熟练，达到治疗要求。

（3）患者主动配合，顺利完成保留灌肠操作。

【执业考试考核知识点】

1. 识记

（1）排尿活动的评估、排尿异常的评估。

（2）排便活动的评估、排便异常的评估。

2. 领会

（1）导尿术、尿管留置术、膀胱冲洗的目的、操作要点及注意事项；

（2）三种灌肠法、肛管排气法的目的、操作要点及注意事项。

3. 应用

（1）尿潴留、尿失禁、尿管留置术的护理。

（2）导尿术、尿管留置术、膀胱冲洗的操作方法。

（3）便秘、粪便嵌塞、腹泻、大便失禁的护理。

（4）大量不保留灌肠、小量不保留灌肠、保留灌肠及肛管排气的操作方法。

（王艳兰）

任务八　危重患者的抢救

【任务达标】

1. 掌握病情观察的方法。
2. 掌握各种症状所代表的临床意义。
3. 掌握各种抢救技术及操作注意事项。
4. 熟悉病情观察的内容。

　　危重患者病情重且变化快，随时可能发生生命危险，护士应全面、仔细观察病情。病情观察是临床护理工作中的一项重要内容，也是护理危重患者的先决条件。护士和患者的接触最密切，容易观察到患者本身不一定感受到的许多客观的病理征兆。护士应熟悉观察病情的方法和内容，不断培养自己有意识地主动观察病情的能力，并熟练掌握抢救技术，保证抢救工作的及时和正确，提高救治的成功率。

项目一　病情观察

一、病情观察的意义

　　病情观察是护士在护理工作中积极启动视、听、嗅、触等感觉器官及辅助工具来了解患者的生理、病理变化及心理反应的知觉过程。病情观察是护理危重患者的前提，患者生命体征的改变，瞳孔、意识的变化，排泄物的异常，精神状态的紊乱等，都能提示危重患者的动态信息，护士通过细致入微的观察，可及时、准确地掌握或预见病情变化，为危重患者的抢救赢得时间。病情观察应贯穿于临床护理工作的始终，护士及时、准确地观察病情可为患者的诊断、治疗、护理和预防并发症提供重要依据。

二、病情观察的方法

（一）直接观察法

1. 视诊　利用视觉观察患者全身和局部表现，以及患者的分泌物和排泄物色质等的变化来了解病情的观察方法。视诊配合触、听、嗅觉及使用辅助仪器，可提高观察的准确性。视诊时光线需充足，应避开有色光线，要充分暴露受检部位，以便能清楚地进行观察。通过视诊可观察患者的外观、行为、意识以及各系统的生理和病理变化。

2. 听诊　利用耳或听诊器来分辨由患者身体不同部位所发出的声音及其临床意义的观察方法。听诊时需在不受干扰的环境下进行，有时需要协助患者采取适当的体位，以利听诊的进行。通过听诊可观察患者的语调、呼吸音、心音、肠鸣音、咳嗽、痰鸣音等变化。

3. 触诊　利用手直接触摸或按压患者某些部位，了解局部变化情况及其临床意义的观察方法。通过触诊可观察患者脉搏、体表温度和湿度、脏器的形状和大小、肿块位置和性质等。

4. 叩诊　利用手指叩击或手掌拍击患者身体某部，使之震动产生音响，以此来确定病变的性质和程度的观察方法。通过叩诊可观察及确定脏器的大小、形状、位置及密度，确定腹水量等。

5. 嗅诊　利用嗅觉来辨别患者的各种气味，了解其临床意义的观察方法。通过嗅诊可观察患者的呼吸气味、分泌物气味、排泄物气味等。

6. 询问　通过提出各种问题与患者的交谈，了解患者的各种感受与需要，对于性格内向、少言寡语的患者，可应用此方法了解其心理活动情况。

（二）间接观察法

1. 通过与患者的亲属、朋友、同事及医务人员的交流，查阅病历、检验报告、会诊报告及其相关资料，获取有关病情的信息。

2. 借助医疗仪器检查而获得有关患者的症状和体征。

三、病情观察的内容

（一）生命体征的观察

当机体发生病情变化时，生命体征也就随之发生相应的改变，观察的重点应放在动态变化方面，因为它们反映了整个机体的情况，常是病情严重的信号。

1. 体温的变化　体温突然升高多见于急性感染；持续高热或超高热表示病情严重；体温过低多见于休克或重度衰竭的患者；体温持续不升提示病情危重。

2. 脉搏的变化　观察脉搏时，要注意脉率、节律、强弱等是否正常，如出现脉缓、脉速、期前收缩、脉搏短绌、细脉、奇脉等表示病情发生变化。

3. 血压的变化　测血压时，要注意观察收缩压、舒张压和脉压是否正常，如收缩压持续高于180mmHg或舒张压持续高于110mmHg表示患者为重度高血压，可能出现脑出血；如收缩压持续低于70mmHg或脉压低于20mmHg多见于休克。

4. 呼吸的变化　观察呼吸时，要注意呼吸的频率、节律、性质、深浅度及呼吸音等是否正常，如出现叹息样呼吸、点头呼吸、潮式呼吸、毕奥氏呼吸等表示病情危重。

5. 脉搏氧饱和度　脉搏氧饱和度监测是利用脉搏氧饱和度仪测得患者的血氧饱和程度，从而间接判断患者的氧供情况。被称为第五生命体征监测。正常值：96%～100%。

（二）中心静脉压

中心静脉压是指胸腔内上、下腔静脉的压力。与静脉张力和右心功能有关，不能反映左心功能。正常值：5～12cmH_2O；小于2～5cmH_2O表示右心房充盈不佳或血容量不足；大于15～20cmH_2O表示右心功能不良。

（三）意识状态

意识是大脑高级神经中枢功能活动的综合表现，即对环境的知觉状态。正常人意识清晰，思维敏捷，语言流畅，定向准确。意识障碍是指个体对外界环境刺激缺乏正常反应的一种精神状态。任何原因引起大脑高级神经中枢功能损害时，都可出现意识障碍。表现为患者对自身及外界环境的认识与记忆、思维、定向力、知觉、情感等精神活动的不同程度的异常改变。意识障碍的程度可分为嗜睡、意识模糊、昏睡、昏迷。也可出现以兴奋性增高为主的高级神经中枢急性失调状态，即谵妄。

1. 嗜睡　病理性的持续睡眠，能被轻度刺激和语言所唤醒，醒后能正确答话及配合体格检查，但反应迟钝，刺激停止后又复入睡。是最轻度的意识障碍。注意观察嗜睡性质、发作时间、次数及夜间睡眠情况，唤醒进食，以保证营养。

2. 意识模糊　其程度较嗜睡深，患者表现为思维和语言不连贯，对时间、地点、人物的定向力完全或部分发生障碍，可有错觉、幻觉、躁动不安、谵语或精神错乱。注意观察意识变化及患者的安全，保持休息环境的安静，供给足够的营养及水分。

3. 昏睡　患者处于熟睡状态，不易唤醒。压迫眶上神经、摇动身体等强烈刺激可被唤醒，醒后答话含糊不清或答非所问，停止刺激后即又进入熟睡状态。注意血压、脉搏、呼吸及意识的变化，防坠床、跌伤。

4. 昏迷　是最严重的意识障碍，也是病情危重的信号。按其程度可分为：

（1）浅昏迷：随意运动丧失，对周围事物及声光刺激均无反应，但对强烈的刺激如压迫眶上切迹可出现痛苦表情。角膜、瞳孔、吞咽、咳嗽等反射均可存在。呼吸、血压、脉搏等一般无明显改变，二便潴留或失禁。注意观察意识状态，监测生命体征，保持呼吸道通畅，维持营养，保持二便通畅。

（2）深昏迷：意识完全丧失，对任何强烈刺激均无反应，腱反射、吞咽、咳嗽、瞳孔等反射均丧失，四肢肌肉松软，大小便失禁，生命体征亦出现不同程度的障碍，呼吸不规则，有暂停或叹息样呼吸，血压下降。注意生命体征的观察监护，对持久昏迷气管切开者应保持呼吸道通畅。纠正酸碱和水电解质紊乱，防止各种并发症发生，维持热量供应，鼻饲流质食物。

（四）瞳孔的观察

瞳孔变化是许多疾病病情变化的重要指征，特别是颅脑疾病、药物或食物中毒等。

1. 正常瞳孔　在自然光线下，正常瞳孔直径一般为 2～5mm，圆形，两侧等大等圆，边缘整齐，位置居中。当光线照射瞳孔时双侧瞳孔立即缩小，移去光源后又迅速恢复原态。当一侧瞳孔受到光线刺激后，对侧也立即缩小。

2. 异常瞳孔　瞳孔直径小于 2mm 称为瞳孔缩小，小于 1mm 为针尖样瞳孔。双侧瞳孔缩小，常见于有机磷农药、吗啡、氯丙嗪等药物中毒；单侧瞳孔缩小常可提示同侧小脑幕裂孔疝早期。瞳孔直径大于 5mm 称为瞳孔散大。双侧瞳孔散大，常见于颅内压增高、颅脑损伤、颠茄类药物中毒及濒死状态；一侧瞳孔扩大、固定，常提示同侧颅内病变（如颅内血肿、脑肿瘤等）所致的小脑幕裂孔疝的发生。

3. 瞳孔对光反应　正常瞳孔对光反应灵敏，并于光亮处瞳孔收缩，昏暗处瞳孔扩大。当瞳孔大小不随光线刺激而变化时，称瞳孔对光反应消失，常见于危重或深昏迷患者。

（五）一般情况的观察

1. 饮食与营养　饮食在疾病治疗中占重要地位，对疾病的诊断亦起到一定作用。因此，护士应注意观察患者的食欲、食量、进食后反应、饮食习惯以及有无特殊嗜好或偏食等现象。营养状况可根据皮肤、毛发、皮下脂肪和肌肉的发育情况等进行综合判断。

2. 面容与表情　面容和表情可以反映患者的精神状态与病情的轻重缓急。一般情况下，健康人表情自然、神态安怡。患病后，通常表现为痛苦、忧虑、疲惫或烦躁等。某些疾病发展到一定程度时，可出现特征性的面容与表情，如：

（1）急性病容：表现为表情痛苦，面色潮红，呼吸急促，鼻翼扇动，口唇疱疹等，一般见于急性感染性疾病，如肺炎球菌肺炎的患者。

（2）慢性病容：表现为面色苍白或灰暗，面容憔悴，目光暗淡，消瘦无力等，常见于慢性消耗性疾病患者，如恶性肿瘤、肝硬化、严重结核病等患者。

（3）病危面容：表现为面容枯槁，面色苍白或铅灰，表情淡漠，双目无神，眼眶凹陷，鼻骨嶙峋，常见于严重疾病患者：如严重休克、大出血、脱水、急性腹膜炎等患者。

（4）二尖瓣面容：表现为双颊紫红，口唇发绀，见于风湿性心脏病的患者。

（5）贫血面容：表现为面色苍白，唇舌及结膜色淡，表情疲惫乏力，见于各种类型的贫血患者。

3. 体位　体位是指个体在卧位时所处的状态，可分为主动体位、被动体位、强迫体位三种。患者的体位与疾病有密切的联系，不同的疾病可使患者采取不同的体位，而且体位对某些疾病的诊断也具有一定意义。如：昏迷或极度衰竭的患者呈被动卧位；胆石症、肠绞痛的患者，在腹痛发作时，常辗转反侧，坐卧不宁；心肺功能不全患者常采用强迫坐位亦称端坐呼吸。

4. 姿势与步态　姿势即举止的状态。健康成人躯干端正，肢体动作灵活适度。步态即走动时所表现的姿态。患者突然出现步态改变，可能是病情变化的征兆之一，如高血压患者突然出现跛行，则提示有发生脑血管意外、偏瘫的可能。

5. 睡眠　注意观察睡眠的形态、时间，有无难以入睡、失眠、梦游或睡眠中易醒等现象。

6. 皮肤与黏膜　某些疾病的病情变化可通过皮肤黏膜反映出来。主要应观察其颜色、温度、湿度、弹性及有无出血、水肿、皮疹、皮下结节、囊肿等情况。如休克患者皮肤潮湿、四肢发冷、面色苍白；巩膜和皮肤黄染时表示黄疸，常是肝胆疾病的症状；心肺功能不全的患者因缺氧而使皮肤黏膜、特别是口唇及四肢末梢出现发绀；失水患者皮肤干燥、弹性降低等。

7. 呕吐　是指胃内容物或一部分小肠内容物经口排出体外的一种复杂反射动作。呕吐可将胃内有害物质吐出，因而是一种具有保护意义的防御反射。但剧烈而频繁的呕吐，可以引起水、电解质紊乱、酸碱平衡失调、营养障碍等。由于疾病不同，呕吐发生的时间、次数、方式及呕吐物的性状、量、色、气味和伴随症状也不同，所以，呕吐时应注意观察下列内容：

（1）时间：妊娠呕吐常发生在清晨；幽门梗阻的呕吐常发生在夜晚或凌晨。

（2）方式：喷射性呕吐，不伴恶心，常见于脑肿瘤、脑出血、脑膜炎等颅内压升高的患者；消化道疾病引起的呕吐为反射性呕吐。

（3）性状：一般呕吐物含有消化液及食物。幽门梗阻时，呕吐物常为宿食；高位小肠梗阻者，呕吐物常伴胆汁；霍乱、副霍乱患者的呕吐物为米泔水样。

（4）量：成人胃容量约为 300ml，如呕吐物超过胃容量，应考虑有无幽门梗阻或其他异常情况；神经官能症呕吐量不多，吐后可再进食。

（5）颜色：急性大出血时，呕吐物呈鲜红色；陈旧性出血或慢性出血，呈咖啡色；胆汁反流胃内时，呈黄绿色；胃内容物滞留胃内时间较长时，呈暗灰色。

（6）气味：普通呕吐物呈酸味；胃内出血者呈碱味；含有大量胆汁时呈苦味；幽门梗阻患者呕吐物呈腐臭味；肠梗阻时呈粪臭味；有机磷农药中毒常带大蒜味。

（7）伴随症状：呕吐伴腹痛、腹泻常见于急性胃肠炎、食物中毒；喷射状呕吐伴剧烈头痛，常见于颅内高压；呕吐伴眩晕及眼球震颤，常提示前庭功能障碍。

（8）排泄物的观察：包括汗液、痰液、粪、尿等，应注意观察其性状、量、色、味、次

数等（详见学习情境四　排泄护理）

（六）自理能力

自理能力是指人们进行自我照顾的能力。观察患者的自理能力时需要观察患者的活动能力及活动耐力，有无医疗、疾病的限制以及是否借助轮椅或义肢等辅助器具。根据患者进食、个人卫生、行走、如厕、上下床等日常生活活动的自理程度将自理能力分为完全依赖、协助、自理三个等级。

（七）心理状态的观察

患者的心理状态和精神面貌与疾病的治疗及愈后的结果有密切的关系，不良的心理状态还会导致其他身心疾病的产生。心理状态的观察包括患者语言和非语言行为、思维能力、认知能力、情绪状态、感知情况、对疾病的认识、价值观和信念等。

（八）药物应用的观察

药物应用是疾病治疗的重要手段之一。护士不仅要遵医嘱准确的发药、注射，而且要注意观察各种药物疗效和毒副作用。对一些特殊药物如利尿剂、强心剂、抗心律失常药、血管扩张剂、胰岛素、抗凝剂等，在使用前应对患者情况有全面了解，并熟悉各有关药物的药理学知识。用药时严格查对制度，准确掌握剂量，注意给药的浓度、速度和方法，用药过程中随时观察效果及反应，同时对患者的血压、心律、尿量等变化及主诉和神志均应做细致观察。

（九）其他

如常见症状（疼痛、咳嗽、咯血等）的观察，特殊检查、治疗反应的观察等。

四、危重患者抢救工作的组织管理与抢救设备

抢救危重患者是医疗护理工作中一项重要艰巨的任务，护士必须从思想上、组织上、物质上、技术上做好充分准备，抢救时应树立分秒必争、当机立断、全力以赴的观念。

（一）抢救工作的组织管理

1. 指定抢救负责人，组成抢救小组　抢救过程中的指挥者应为在场工作人员中职务最高者，各级医务人员必须听从指挥，在抢救过程中态度要严肃、认真，动作迅速准确，既要分工明确，又要密切配合。护士可在医生未到之前，根据病情需要，予以适当、及时的紧急处理，如止血、吸氧、吸痰、人工呼吸、胸外心脏按压、建立静脉通道等。

2. 制订抢救方案　医生、护士共同参与抢救方案的制订，使危重患者能及时、迅速得到抢救。

3. 制订抢救护理计划　明确护理诊断与预期目标，确定护理措施，解决患者现存的或潜在的健康问题。

4. 做好查对工作和抢救记录　各种急救药物须经两人核对，正确无误后方可使用。执行口头医嘱，须向医生复述一遍，双方确认无误后方可执行，抢救完毕需及时由医生补写医嘱和处方。抢救中各种药物的空瓶应集中放置，以便统计和查对。抢救记录要求字迹清晰、及时准确、详细全面，且注明执行时间与执行者。

5. 安排护士参加医生组织的查房、会诊、病例讨论　熟悉危重患者的病情、重点监测项目及抢救过程。

6. 抢救室内应备有完善的抢救器械和药品　严格执行"五定"制度，即定品种数量、定点安置、定专人管理、定期消毒灭菌、定期检查维修，保证抢救时使用。护士还应熟悉抢

救器械的性能和使用方法，并能排除一般故障，使急救物品完好率达100%。

7. 正确处理抢救用物 要及时清理，归还原位和及时补充，并保持整齐清洁。如系传染患者，应严格按有关消毒隔离要求进行消毒、处理。

8. 做好交接班工作 保证抢救和护理措施的落实。

（二）抢救设备和物品

1. 抢救室 抢救室分为急诊抢救室和病区抢救室。急诊抢救室的走廊宽敞，最好能容纳救护车，以方便接送患者，室内装有监控系统及报警系统；病区应设抢救室，应靠近医护办公室、处置室的单人房间，且要求安静、整洁、光线充足。

2. 抢救床 抢救床以能升降、能推行的活动床为宜，另备木板一块，作胸外心脏按压时使用。

3. 抢救车

（1）急救药品（表4-8-1）

表4-8-1 常用急救药品

类 别	药 物
中枢兴奋药	尼可刹米（可拉明）、山梗茶碱（洛贝林）等
升压药	去甲肾上腺素、盐酸肾上腺素、异丙肾上腺素、间羟胺、多巴胺等
降压药	利血平、肼屈嗪、硫酸镁注射液等
强心剂	去乙酰毛花苷丙（西地兰）、毒毛花苷K等
抗心律失常药	利多卡因、维拉帕米（异搏定）、普鲁卡因胺等
血管扩张药	甲磺酸酚妥拉明、硝酸甘油、硝普钠等
止血药	卡巴克洛（安特诺新）、酚磺乙胺（止血敏）、维生素K_1、氨甲苯酸、垂体后叶素等
止痛镇静药	哌替啶（杜冷丁）、苯巴比妥（鲁米那）、氯丙嗪（冬眠灵）、吗啡等
解毒药	阿托品、解磷定、氯解磷定、亚甲蓝、二硫基丙醇、硫代硫酸钠等
抗过敏药	异丙嗪（非那根）、苯海拉明、氯苯那敏、氯苯那敏（扑尔敏）、阿司咪唑（息斯敏）等
抗惊厥药	地西泮（安定）、异戊巴比妥（阿米妥钠）、苯巴比妥钠、苯妥英钠、硫酸镁等
脱水利尿药	20%甘露醇、25%山梨醇、尿素、呋塞米（速尿）、利尿酸钠等
碱性药	5%碳酸氢钠、11.2%乳酸钠等
其他	地塞米松、氢化可的松、氨茶碱、生理盐水、各种浓度的葡萄糖溶液、平衡液、氯化钾、10%的葡萄糖酸钙、氯化钙、代血浆等

（2）无菌物品及无菌包

1）无菌物品：各种注射器及针头、输液器、输血器、皮肤消毒用品、无菌手套及无菌敷料。

2）无菌包：气管插管包、气管切开包、静脉切开包、开胸包、导尿包、吸痰包、缝合包、各种穿刺包。

（3）一般物品 血压计、听诊器、张口器、压舌板、舌钳、手电筒、止血带、多项电源插座、夹板、砂轮、碘酒、乙醇、棉签等。

4. 抢救器械 人工呼吸机、吸引器、心电监护仪、电除颤器、中心供氧系统、洗胃机、多功能抢救床、小型X光机、手术床等。

项目二　吸氧术

吸氧术是常用的急救措施之一，通过给患者吸入氧气以提高血氧含量及动脉血氧饱和度，纠正缺氧。临床上用于各种原因造成缺氧状态患者的急救与治疗。

一、患者的缺氧程度

见表 4-8-2。

表 4-8-2　缺氧的程度

程度	发绀	呼吸困难	神志	血气分析	
				氧分压（PaO_2）（kPa）	二氧化碳分压（$PaCO_2$）（kPa）
轻度	轻	不明显	清楚	9.3～6.7	>6.6
中度	明显	明显	正常或烦躁	6.6～4.7	>9.3
重度	显著	严重、三凹征明显	昏迷或半昏迷	4.6以下	>12.0

二、缺氧分类和氧疗的适应证

当患者的动脉血氧分压（PaO_2）低于6.6kPa时（正常值10.6～13.3kPa，6.6kPa为最低限值），则应给予吸氧。血气分析指标及缺氧分类见表 4-8-3。

1. 肺活量减少　如支气管炎、哮喘、气胸等。
2. 心功能不全　如心力衰竭时出现的呼吸困难。
3. 各种中毒引起的呼吸困难　如一氧化碳中毒、巴比妥类药物中毒等。
4. 昏迷患者　如脑血管意外、颅脑损伤等。
5. 其他　如某些外科手术前后、大出血休克、分娩时产程过长、胎心音不良等。

表 4-8-3　缺氧的分类

缺氧类型	动脉氧分压（PaO_2）	动脉血氧饱和度（SaO_2）	动-静脉氧压差	常见原因
低张性缺氧	降低	降低	降低或正常	慢性呼吸衰竭，先天性心脏病、吸入气中氧浓度低
血液性缺氧	正常	正常	降低	贫血、CO中毒、高铁血红蛋白症、输入大量库存血液
循环性缺氧	正常	正常	升高	休克、心力衰竭、心肌梗死、脑血管意外
组织性缺氧	正常	正常	降低或升高	氰化物、硫化物、磷等引起的中毒，大量放射线照射，维生素的严重缺乏

三、患者氧疗种类

临床用氧时，常常根据缺氧及是否伴有二氧化碳分压（$PaCO_2$）升高来决定以何种方式、何种浓度给患者用氧。

（一）低浓度氧疗

低浓度氧疗又称控制性氧疗，吸氧浓度＜40％，适用于低氧血症伴二氧化碳潴留的患者，如慢性阻塞性肺疾病、慢性呼吸衰竭的患者。

（二）中等浓度氧疗

吸氧浓度为40％～60％。适用于有明显通气/血流比例失调或显著弥散障碍的患者，如肺水肿、心肌梗死、休克等。

（三）高浓度氧疗

吸氧浓度＞60％，适用于单纯缺氧而无二氧化碳潴留的患者，如成人呼吸窘迫综合征、心肺复苏后。

（四）高压氧疗

指在高压氧舱内，以0.2～0.3MPa的压力，给予100％氧浓度的氧吸入，适用于一氧化碳中毒、气性坏疽等。

四、供氧装置

临床常用氧气管道化装置或氧气筒（图4-8-1）。医院的氧气供应可集中由供应站供给，设管道通至各病区、门诊各急诊室。供应站有总开关由专人进行管理，各病区用氧单位配有氧气表，通过输氧管道将氧气输给患者。氧气筒装置由氧气筒和氧气表构成。

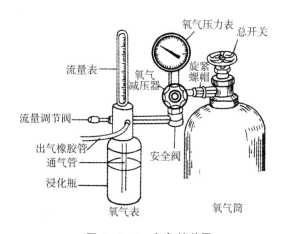

图4-8-1 氧气筒装置

1. 氧气筒 为圆柱形无缝钢筒，筒内耐高压达15MPa（150kg/cm²）的氧，容纳氧约6000L。在筒的顶部，有一总开关可控制氧气的放出。使用时将总开关向逆时针方向旋转1/4周，即可放出足够的氧气。在氧气筒顶部的侧面，有一气门可与氧气表相连，是氧气自筒中输出的途径。

2. 氧气表 由压力表、减压器、流量表、湿化瓶、安全阀等部分组成。

（1）压力表：从表上的指针能测知筒内氧气的压力，以MPa（kg/cm²）表示。压力越大，则说明氧气储存量越多。

（2）减压器：是一种弹簧自动减压装置，可将来自氧气气筒内的压力减低至0.2～0.3MPa（2～3kg/cm²），使流量平衡，保证安全，便于使用。

（3）流量表：用于测量每分钟氧气流出量，流量表内装有浮标，当氧气通过流量表时，

327

即将浮标吹起，从浮标上端平面所指刻度，可测知每分钟氧气的流出量。

（4）湿化瓶：用于湿润氧气，以免呼吸道黏膜被干燥气体所刺激。一般瓶内装入 $1/3\sim1/2$ 的蒸馏水，通气管浸入水中，出气管和鼻导管相连。

（5）安全阀：由于氧气表的种类不同，安全阀有的在湿化瓶上端，有的在流量表的下端。当氧气流量过大、压力过高时，内部活塞即自行上推，使过多的氧气由四周小孔流出，以保证安全。

五、氧气成分、氧浓度和氧流量的换算法

1. 氧气成分　根据条件和患者的需要，一般常用 99％的氧气或 5％的二氧化碳和纯氧混合的气体。

2. 氧气吸入浓度　氧气在空气中占 20.93％，二氧化碳 0.03％，其余 79.04％为氮气、氢气和微量的惰性气体。掌握吸氧浓度对纠正缺氧起着重要的作用，一般认为在常压下吸入 40％～60％的氧是安全的。低于 25％的氧浓度则和空气中氧含量相似，无治疗价值；高于 60％的氧浓度，持续时间超过 24h 以上，则有发生氧中毒的可能。

3. 氧浓度和氧流量的换算法，可用以下公式计算：

$$吸氧浓度％＝21＋4×氧流量（L/min）$$

氧流量和氧浓度关系可参阅表 4-8-4（根据上述公式推算）。

表 4-8-4　氧流量与氧浓度对照表

氧流量（L/min）	1	2	3	4	5	6	7	8	9
氧浓度（％）	25	29	33	37	41	45	49	53	57

六、氧气筒内的氧气可供应时数的计算法

氧气筒内的氧气可供应时数的计算公式为：

$$\frac{氧气筒容积（L）×\left[压力表所指压力（kg/cm^2）－应保留压力5（kg/cm^2）\right]}{氧流量（L/min）×60（min）×一个大气压（kg/cm^2）}$$

例如　已知氧气筒容积为 40L，压力表所指压力为 95 kg/cm^2，应保留压力为 5 kg/cm^2，若患者每分钟用氧量为 3L，试问氧气筒内氧气可供应多长时间？

代入公式为：

$$\frac{40×（95-5）}{3×60×1}=\frac{40×90}{180}=20（h）$$

七、患者用氧方法

【目的】
纠正各种原因造成的缺氧状态，促进组织的新陈代谢，维持机体生命活动。
【评估】
1. 患者年龄、病情、意识、治疗等情况。
2. 患者缺氧程度、血气分析结果。
3. 患者鼻腔有无分泌物堵塞、有无鼻中隔偏曲等情况。
4. 患者心理状态、合作程度。

【计划】

1. 操作者准备　衣帽整洁，洗手、戴口罩。

2. 患者准备　向清醒患者或患者家属解释用氧目的、操作方法，使之懂得如何配合，有安全感，体位舒适。

3. 用物准备　供氧装置：氧气筒及氧气表或流量表（管道氧气装置）。治疗盘，备鼻导管或鼻塞（酌情备面罩、漏斗、头罩或氧气枕）、小药杯（内盛冷开水）、纱布、棉签、胶布、玻璃接管、弯盘、安全别针、扳手、氧气记录单、笔等。

4. 环境准备　整洁、安静、舒适。注意安全，严防明火，做到"四防"，即防震、防火、防热、防油。

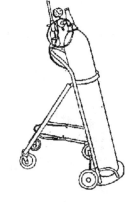

图 4-8-2　氧气筒置于架上

【实施】

（一）装氧气表法　将氧气表装在氧气筒上，以备急用。

1. 冲气门　将氧气筒置于架上（图 4-8-2）。将总开关打开，使小量氧气从气门冲出，随即迅速关好总开关，以达清洁该处的目的，避免灰尘吹入氧气表内。

2. 装表　将氧气表的旋紧螺帽与氧气筒的螺丝接头衔接，用手初步旋紧，然后将表稍向后倾，再用扳手旋紧，使氧气表直立于氧气筒旁，接好湿化瓶，检查有无漏气。

3. 接管与检查　将橡胶管一端接氧气表，检查氧气表下的流量调节阀关好后，旋开总开关，再开流量调节阀，检查氧气流出是否通畅、有无漏气以及全套装置是否适用。最后关上流量调节阀。推至病室备用。

（二）卸氧气表法　氧气筒内氧气用尽后，可将氧气表卸下，准备再次充氧。

1. 放余气　旋紧总开关，打开氧气表下的流量调节阀，放出余气，再关好小开关，卸下湿化瓶。

2. 卸表　用扳手旋松氧气表的螺帽，然后再用手旋开，将氧气表卸下。

（三）给氧操作步骤

1. 单侧鼻导管法　是将一细导管插入一侧鼻腔，达鼻咽部，导管末端连接氧气的给氧方法。此法节约氧气，但会刺激鼻腔黏膜，长时间应用，患者感觉不适。

（1）核对解释：将氧气筒推至床旁放妥，核对患者并做好解释。

（2）清洁鼻腔：用湿棉签清洁鼻腔，并检查鼻腔有无异常。

（3）调节流量：连接鼻导管，开流量调节阀，确定氧气流出通畅后，调节所需氧流量。

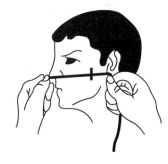

图 4-8-3　鼻导管插入长度

（4）插管固定：测量鼻导管插入鼻腔长度，约鼻尖至耳垂的 2/3（图 4-8-3），将鼻导管沾水，轻轻插入鼻腔，用胶布固定于鼻翼及面颊部（图 4-8-4），将橡胶管用安全别针固定于床单上。

（5）记录观察　记录用氧时间及流量。患者用氧期间加强巡视。

（6）停氧处理　停用氧气时，先拔出鼻导管，然后关总开关，无余气时再关流量调节阀。

（7）整理记录　记录停氧时间，整理病床单位，清理用物。

2. 双侧鼻导管法　擦净患者鼻腔，将特制的双侧鼻导管连接橡胶管，同单侧鼻导管法将双侧鼻导管插入双鼻孔内，深约 1cm，用松紧带固定。此法使用简单，因插入鼻腔的导管较短，患者无不适感，适用于小儿或长期用氧的患者（图 4-8-5）。

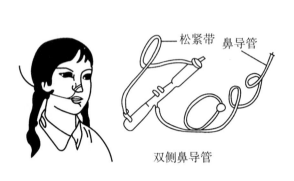

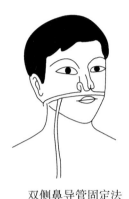

双侧鼻导管固定法

图 4-8-4　鼻导管胶布固定法　　　　图 4-8-5　双侧鼻导管法

3. 鼻塞法　用塑料或有机玻璃制成带有管腔的球状物，直接塞入鼻前庭，代替鼻导管用氧的方法。鼻塞大小以恰能塞入鼻孔为宜。此法可避免鼻导管对鼻黏膜的刺激，患者较为舒适，且使用方便，适用于长时间用氧的患者，但张口呼吸的鼻腔堵塞者效果差。

4. 漏斗法　以漏斗代替鼻塞，连接橡胶管，将漏斗置于距患者口鼻 1~2cm 处，用绷带适当固定，以防移动。此法较简单，且无刺激性，但较浪费氧气，多用于婴幼儿或气管切开术后的患者。

5. 面罩法　将面罩置患者口鼻部，用松紧带固定，再将氧气管接于氧气进孔上，调节流量，成人一般为 6~8L/min，小儿为 1~3 L/min（图 4-8-6）。此法适用于躁动不安、病情较重或鼻导管给氧效果不佳者。

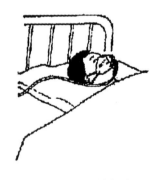

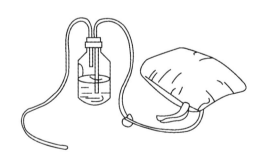

图 4-8-6　面罩给氧法　　　　图 4-8-7　氧气枕

6. 氧气枕法　在抢救危重患者时，由于氧气筒准备不及或转移患者途中，可用氧气枕代替氧气装置为患者供氧。氧气枕为一长方形橡胶枕，枕的一角有橡胶管，上有调节器以调节流量（图 4-8-7）。使用前先将氧气枕内充满氧气，接上湿化瓶、鼻导管（漏斗或面罩），调节流量即可给氧。让患者头部枕于氧气枕上，借重力使氧气流出。

新购的氧气枕内有粉尘，充气前应反复用自来水灌洗并揉捏，直至放水洁净为止，以防引起吸入性肺炎，甚至窒息。

7. 头罩法　适用于新生儿、婴幼儿的供氧。此法安全、简单、有效、舒适，透明的头罩易于观察病情变化（图4-8-8），能根据病情需要调节罩内氧浓度，长期给氧时不会产生氧中毒。头罩内有一层淡淡的薄雾为合适的湿度。

8. 氧气帐法　一般应用于儿科抢救时，无氧气帐时，可用塑料薄膜制成帐篷，其大小约为病床的一半，氧气经过湿化瓶，由橡皮管通入帐内。氧流量需10～12L/min，吸入的氧浓度才能达到60%～70%。每次打开帐幕后，应将氧流速加大至12～14L/min，持续3min，以恢复帐内原来氧浓度（图4-8-9）。

【知识链接】

氧气管道化装置

医院的氧气供应可集中由供应站供给，设管道通至各病区、门诊和急诊室。供应站有总开关进行管理。各用氧单位配有氧气表。当停用时，先拔出鼻导管，再旋紧氧气开关。

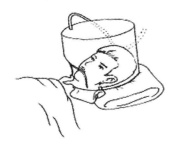

图4-8-8　头罩法

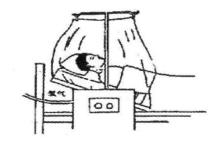

图4-8-9　氧气帐

（四）注意事项

1. 严格遵守操作规程，注意用氧安全，切实做好"四防"，即防震、防火、防热、防油。氧气筒内的氧气是以15.15MPa灌入的，筒内压力很高。因此，在搬运时避免倾倒撞击，防止爆炸。氧气助燃，氧气筒应放阴凉处，在筒的周围严禁烟火和易燃品，至少距明火5m，暖气1m。氧气表及螺旋口上勿涂油，也不可用带油的手拧螺旋，避免引起燃烧。

2. 使用氧气时，应先调节流量而后连接鼻导管应用；停用时，应先拔出导管，再关闭氧气开关；中途改变流量时，先将氧气和鼻导管分离，调节好流量后再接上。以免一旦关开倒置，大量氧气突然冲入呼吸道而损伤肺组织。

3. 用氧过程中观察患者的脉搏、血压、精神状态、皮肤颜色及湿度、呼吸方式、血气分析等有无改善来衡量氧疗效果，从而选择适当的用氧浓度。

4. 持续鼻导管用氧者，每日更换鼻导管2次以上，双侧鼻孔交替插管，并及时清除鼻腔分泌物，防止鼻导管堵塞。使用鼻塞、头罩者每天更换一次，使用面罩者每4～8h更换一次。

5. 氧气筒内氧气不可用尽，压力表上指针降至0.5MPa（5kg/cm²）时，即不可再用，以防灰尘进入筒内，造成再次充气时发生爆炸的危险。

6. 对未用和已用空的氧气筒，应分别悬挂"满"或"空"的标志，以便及时调换氧气筒，避免急用时搬错而影响抢救速度。

八、用氧监测

【知识链接】

高压氧疗法

高压氧疗法是指在高于一个绝对大气压的密闭环境下，利用吸氧进行治疗的方法。具体做法是在特殊的加压舱内，将纯氧在 2～3 个大气压下供给患者。主要用于治疗一氧化碳中毒、休克、复苏、脑血管阻塞性疾病。

高压氧舱主要是通过增加血液中的物理溶解氧的含量和提高血氧分压，提高血氧向组织弥散的量，改善病变组织的氧供应，促进有氧代谢而使病变组织上和功能上的恢复。同时还利用高气压的物理作用发挥治疗效果。

（一）缺氧症状

患者由烦躁不安转为安静、心率变慢、血压上升、呼吸平稳、皮肤红润湿暖、发绀消失，说明缺氧症状改善。

（二）实验室检查指标

主要观察氧疗后 PaO_2、$PaCO_2$、SaO_2，可作为氧疗监测的客观指标。

（三）氧疗的副作用

当氧浓度高于 60%、持续时间超过 24h，可能出现氧疗副作用。常见的副作用有：

1. 氧中毒　长时间吸高浓度氧可产生氧的毒性作用，影响到肺、中枢神经系统、红细胞生成系统、内分泌系统及视网膜，其中最重要的是氧对呼吸器官的副作用。一般情况下连续吸纯氧 6h 或吸高于 60% 的氧浓度，持续时间超过 24h 以上，即可出现眩晕、恶心、烦躁不安、面色苍白、咳嗽、胸痛、进行性呼吸困难等氧中毒症状。氧中毒的程度主要取决于吸入氧气的氧分压及吸入时间。预防氧中毒的措施是避免长时间、高浓度氧疗，并且在氧疗中经常做血气分析，动态观察氧疗的治疗效果。

2. 肺不张　呼吸空气时，肺内含有大量不被血液吸收的氮气，构成肺内气体的主要成分，当高浓度氧疗时，肺泡内氮气逐渐被氧气所取代，一旦支气管有阻塞时，其所属肺泡内的氧气被肺循环血液迅速吸收，引起吸入性肺不张。主要症状是烦躁，呼吸、心率增快、血压上升，继而出现呼吸困难、发绀、昏迷。预防措施是鼓励患者做深呼吸，多咳嗽，经常改变体位、姿势，防止分泌物阻塞。

3. 呼吸抑制　慢性缺氧者长期二氧化碳分压高，其呼吸主要依靠缺氧刺激外周化学感受器，沿神经上传至呼吸中枢，反射性地引起呼吸。若高浓度给氧，虽然缺氧得到某种程度的矫正，但缺氧对外周化学感受器的刺激减弱，反而会导致呼吸抑制，二氧化碳滞留更为严重，可发生二氧化碳麻醉，甚至呼吸停止。故对缺氧和二氧化碳滞留同时并存的这类患者应给予低浓度、低流量持续给氧，并监测患者的 PaO_2 的变化。

4. 晶状体后纤维组织增生　仅见于新生儿，以早产儿多见。眼球的视网膜血管对高氧分压非常敏感，由于视网膜血管收缩，引起晶状体后纤维组织增生，从而导致不同程度的视力丧失或失明。因此新生儿给氧要控制氧浓度和吸氧时间。

5. 呼吸道分泌物干燥　氧气为干燥气体，如持续吸入未经湿化且浓度较高的氧气，可致呼吸道黏膜干燥，分泌物黏稠，不易咳出，且有损纤毛运动。预防的关键是加强吸入氧气的湿化，定期做雾化吸入。

【工作任务】

案例　某男性患者，自感胸闷不适，出现明显的呼吸困难，口唇发绀，查血氧分压 5kPa

任务一　应采取什么措施以缓解患者的症状？

任务二　如何实施这项操作？

任务三　如何对患者进行健康教育？

任务四　对本次操作进行评价。

【任务实施】

任务一　给予患者吸氧

任务二　氧气筒鼻导管吸氧操作

核对医嘱 ——→ 床号、姓名

↓

评估 ——→ 全身，局部及心理状况

↓

准备 {
环境准备：清洁干燥，远离明火
患者准备：是否使用便盆
护士准备：着装整齐、洗手、戴口罩
用物准备：齐全，摆放有序
}

↓

安装氧气表 {
冲气门，连接氧气表
关好小开关，打开大开关
连接湿化管，通气管
连接输氧管
打开小开关检查后关好
}

↓

核对解释 ——→ 床号，姓名

↓

清洁鼻腔 ——→ 湿棉签清洁并检查鼻腔，备好胶布

↓

连接鼻导管 {
连接输氧管与鼻导管
根据医嘱，调节氧流量
将鼻导管放入水中检查并湿润
}

↓

给氧固定 ——→ 量管(鼻尖—耳垂的2/3)，插管，用胶布固定在鼻翼两侧

↓

整理、记录 ——→ 整理用物，洗手，记录

↓

健康教育 ——→ 注意四防，不能随意调节氧流量

↓

停氧 ——→ 遵医嘱停氧，先分离鼻导管再关大开关，放出余气，关小开关，记录停氧时间，签名

↓

整理用物

任务三　健康教育

1. 对患者讲解氧疗的重要性。

2. 讲解氧气装置的构成，氧疗的方法。

3. 氧疗的注意事项等。

任务四　评价

1. 患者缺氧症状得到改善，用氧安全。

2. 操作规范，护患沟通有效，患者能配合并了解安全用氧知识。

3. 护士对自己的工作态度、操作流程及操作效果能够作出客观评价，并能指出存在的问题和改进措施。

项目三　吸痰术

一、有效咳嗽

咳嗽是一种防御性呼吸反射，可排出呼吸道内的异物、分泌物，具有清洁、保护和维持呼吸道通畅的作用。实施要点为：患者取坐位或半卧位，屈膝，上身前倾，双手抱膝或在胸部和膝盖之间置一枕头用两肋夹紧，深吸气后屏气 3s（有伤口者，护理人员应将双手压在切口的两侧，以减轻伤口张力），然后患者腹肌用力，两手抓紧支持物（脚和枕），用力做爆破性咳嗽，将痰咳出。

二、叩击

用手叩打胸背部，借助振动，使分泌物松脱而排出体外。

1. 叩击的手法　患者取坐位或侧卧位，操作者将手固定成背隆掌空状态，即手背隆起，手掌中空，手指弯曲，拇指紧靠示指，利用手腕的力量，有节奏地轻轻叩打。

2. 叩击的注意事项　叩击应在肺野进行，避开乳房和心脏，勿在骨突起部位进行，如胸骨、肩胛骨及脊柱；叩击的部位及范围取决于病情；叩击力量要适中，以不使患者感到疼痛为宜；每次叩击的时间以 15～20min 为宜，最好在雾化吸入后或进餐前进行；为预防直接叩击胸壁引起皮肤发红，可用单层薄布保护皮肤，勿用较厚的物质，因其会降低叩击时所产生的震动而影响效果，叩击时要避开纽扣、拉链；边叩打边鼓励患者咳嗽。

三、体位引流

体位引流是将患者置于特殊的体位，借重力作用使肺部及深部支气管的痰液引流至较大的支气管并咳出体外的方法。主要适用于支气管扩张、肺脓肿等大量脓痰的患者。对高血压、心力衰竭、高龄、极度衰弱等患者应禁忌。实施要点及注意事项：

（一）体位

患者患肺处于高位，其引流的支气管开口向下。临床上应根据不同病变部位采取相应的体位进行引流。

（二）时间与次数

每日 2～4 次，宜选择在空腹时进行，每次 15～30min。

（三）方法

嘱患者间歇深呼吸并用力咳痰，护理人员轻叩相应部位，以提高引流效果。痰液黏稠不易引流时，可给予雾化吸入等，以利痰液排出。

（四）监测

1. 患者的反应，如出现头晕、面色苍白、出冷汗、血压下降等，应停止引流。

2. 引流液的色、质、量，并记录。如引流液大量涌出，应防止窒息。如引流液每日小于 30ml，可停止引流。

四、吸痰法

吸痰法是通过负压吸引的方法，经口、鼻或人工气道将呼吸道分泌物吸除，以保持呼吸道通畅的一种治疗手段。临床上用于危重、昏迷、年老及麻醉后等患者因咳嗽无力、咳嗽反射迟钝或会厌功能不全，而导致痰液不能有效咳出者或呕吐物误入气管者，防止患者发生窒息或吸入性肺炎。

（一）口对口吸痰

口对口吸痰是操作者托起患者下颌，使其头后仰并捏住患者鼻孔，口对口吸出呼吸道分泌物，保持呼吸道通畅。

（二）中心吸引装置吸痰法

目前各大医院均设中心负压吸引装置，吸引管道连接到各病床单位，十分方便。使用时在壁挂吸引接头上接好吸痰管，打开吸引开关，检查吸引性能正常后即可抽吸，中心吸引装置吸痰操作步骤与电动吸引器吸痰法相同。

（三）注射器吸痰法

一般可用 50ml 或 100ml 注射器连接导管抽吸，以保持呼吸道通畅。注射器负压吸引力小，平时不采用，仅适用于家庭或无吸引装置的紧急情况。

（四）电动吸引器吸痰

利用负压吸引原理，连接导管吸出痰液。

【目的】

清除呼吸道分泌物，保持呼吸道通畅，预防并发症发生。

【评估】

1. 患者的一般情况　年龄、诊断、目前的生命体征、意识状态、呼吸困难的程度、排痰的能力、是否人工气道、口鼻黏膜情况、有否痰鸣音及痰液量和性状。

2. 患者的认知反应　对吸痰的认识情况、情绪状态、心理反应及合作程度等。

【计划】

1. 操作者准备　衣帽整洁，洗手、戴口罩。昏迷患者向患者家属解释。明确操作流程及方法，掌握沟通技巧。

2. 患者准备　向清醒患者解释操作目的和方法，使之懂得如何配合。患者头部转向一侧，面向操作者，活动义齿取下。

3. 用物准备

（1）吸痰装置：中心吸引装置或电动吸引器，多项电插板。

（2）吸痰盘：备有盖罐 2 个、1 个盛无菌生理盐水、1 个盛消毒吸痰管数根（成人 12～14 号；小儿 8～12 号；气管插管为 6 号），无菌纱布、无菌止血钳、无菌持物镊、弯盘，必要时备压舌板、张口器、舌钳，盛消毒液的试管。

　　（3）电动吸引器（图4-8-10）由马达、偏心轮、气体过滤器、压力表、安全瓶和储液瓶容量各为1000ml，瓶塞上有四个玻璃管，并有橡胶管相互连接。接通电源后，马达带动偏心轮，从吸气孔吸出瓶内的空气，并由排气孔排出，这样不断地循环转动，使瓶内产生负压，将痰吸出。

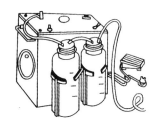

图4-8-10　电动吸引器

　　4.环境准备　病室安静、整洁、温湿度适宜。

【知识链接】

婴儿吸球吸痰法

吸球也称为洗耳球，可用于吸引婴儿口、鼻腔内稀薄的分泌物。

1.抱起婴儿使头部枕于操作者左臂上，不宜抱起者可采取侧卧位或平卧头侧位。

2.操作者右手握住吸球，用拇指挤压球部，并轻轻将吸球尖端插进患儿口腔或鼻腔，松开拇指，使球恢复原状，利用吸球内负压将分泌物吸出。操作时动作要谨慎，不可将吸球尖端强行插入鼻腔，不宜紧贴鼻黏膜上，插入口腔内位置不宜过深，以免刺激咽部而引起恶心、呕吐。

3.拔出吸球，将分泌物挤到敷料纸或弯盘内，便于观察。

4.擦净面部，观察患儿吸痰前后呼吸的改变及痰液性质，做好记录。

5.及时用生理盐水反复冲洗吸球，沥干水分备用。

【实施】

1.操作步骤

步骤	要点说明
1.核对说明，护士洗手，戴口罩，备齐用物携至患者床旁	• 核对患者并解释，说明目的，争取合作
2.接通电源，打开开关，检查吸引器的性能是否正常，导管是否通畅，调节吸引负压	• 成人40.0～53.3kPa，新生儿<13.3kPa，婴幼儿13.3～26.6kPa，儿童<40.0kPa
3.检查口、鼻腔情况，有活动义齿取下	• 若口腔吸痰有困难者，可从鼻腔吸痰
4.患者头部转向一侧，面向操作者	• 昏迷患者可用压舌板或张口器帮助张口
5.连接吸痰管，用生理盐水检试吸力，观察是否通畅	
6.一手将导管末端折叠，另一手用无菌镊（或止血钳）夹持无菌吸痰管插入口腔咽部，然后放松折叠处，先吸口咽部的分泌物，再吸深部的分泌物	• 气管插管或气管切开者，可由插管或套管内吸痰，需严格无菌操作
7.方法：从深部向上提拉，左右旋转，吸净痰液，导管退出后，应用生理盐水抽吸冲洗，以防导管被痰液堵塞	• 吸痰时动作要轻柔、迅速，每次吸痰时间不超过15s
8.观察记录患者情况及痰液性状	• 观察患者吸痰前后呼吸频率的改变，同时检查口鼻黏膜有无损伤，注意吸出物的性质、颜色、黏稠度及量等
9.安置患者体位	
10.整理消毒用物	

2.注意事项

（1）严格执行无菌操作，治疗盘内吸痰用物每天更换1～2次，吸痰导管每次更换，勤作口腔护理；

（2）密切观察病情，当发现喉头有痰鸣音或排痰不畅时，应及时抽吸；

（3）如痰液黏稠，可配合叩拍胸背或交替使用超声雾化吸入，还可缓慢滴入少量生理盐水或化痰药物，使痰液稀释，便于吸出；

（4）吸痰管不宜过粗，尤其为婴幼儿吸痰时，吸痰管要细，动作要轻柔，负压不可过大，以免损伤黏膜；

（5）每次吸痰时间不超过15s，吸痰前后可增加氧气的吸入，以免造成缺氧；

（6）电动吸引器储液瓶内的液体应及时倾倒，做好清洁消毒处理。

【工作任务】

案例　患者杨某，60岁，慢性支气管炎20余年，自诉气道中有痰，但难以咳出。护理人员指导患者进行有效咳嗽、并协助叩击排痰均无效。

任务一　应采取何种措施帮助患者排痰？

任务二　对患者做哪些健康教育？

任务三　对本次操作进行评价。

【任务实施】

任务一　为患者实施电动吸引器吸痰

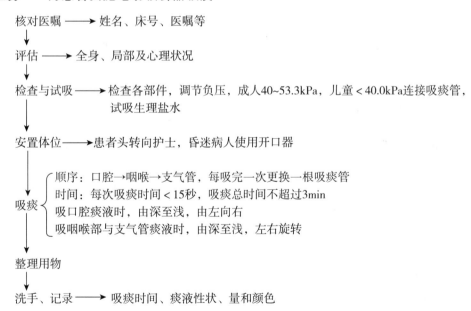

任务二　健康教育

1.给患者讲解吸痰的意义。

2.指导患者吸痰的正确的配合方法。

3.指导有效咳嗽方法，鼓励患者多饮水。

任务三　评价

1.患者呼吸道的分泌物被及时吸出，呼吸平稳，缺氧症状得到改善，未发生呼吸道黏膜损伤。

2. 操作规范，护患沟通有效，患者有安全感，愿意配合。

3. 护士对自己的工作态度、操作流程及操作效果能够作出客观评价，并能指出存在的问题和改进措施。

项目四　洗胃术

洗胃是将大量溶液饮入或通过胃管灌入胃内，以冲洗并排除胃内容物的方法。

【目的】

1. 解毒　用于清除急性服毒或食物中毒患者的胃内毒物或刺激物，减少毒物的吸收。在服毒后 6h 内洗胃效果最佳。

2. 减轻幽门梗阻患者的胃黏膜水肿。

3. 为某些手术或检查的患者做准备，如胃肠道手术前。

【评估】

1. 患者的一般情况　年龄、病情、洗胃目的、中毒情况、有无洗胃禁忌证（消化道溃疡、食管阻塞、食管静脉曲张、胃癌等禁忌洗胃）、目前的生命体征、瞳孔、意识状态（昏迷者洗胃宜谨慎）、呕吐物的性质、呼吸的气味、口鼻黏膜情况、有无活动义齿及活动能力。

2. 患者的认知反应　对洗胃的认识、心理反应、情绪状态、耐受能力、合作程度、近期重大生活事件、对现实的态度以及对家属的态度等。

【计划】

1. 操作者准备　衣帽整洁，洗手、戴口罩。明确操作方法及掌握沟通技巧。

2. 患者准备

（1）向清醒患者解释操作目的和程序，使之懂得如何配合。

（2）中毒轻者取坐位或半坐位，中毒较重者取左侧卧位。

（3）有活动义齿应取出。

3. 用物准备

（1）口服催吐法：

1）治疗车上放置：量杯、压舌板、水温计、弯盘、塑料围裙或橡胶单；

2）洗胃溶液：根据毒物性质准备拮抗溶液（表 4－8－5）。毒物性质不明时，可备温开水或等渗盐水，量约 10000～20000ml，温度 25～38℃；

3）水桶 2 只（一只盛洗胃液，一只盛污水）；

4）必要时准备洗漱溶液。

（2）胃管洗胃法

1）治疗盘铺治疗巾内放置无菌洗胃包（内有胃管、镊子、纱布）、量杯、棉签；外放置橡胶单、治疗巾、胶布、润滑油、弯盘、水温计、必要时备压舌板、张口器等。

2）洗胃液同口服催吐法。

3）漏斗胃管洗胃法另备漏斗胃管。

4）电动吸引器洗胃法另备：电动吸引器、"Y"型三通管、止血钳、输液架、输液瓶。

5）全自动洗胃机洗胃备全自动洗胃机。

4. 环境准备　设置抢救环境，安静、整洁，必要时遮挡患者以保护患者自尊。

表 4-8-5　常见药物中毒的灌洗液和禁忌药物

毒物种类	洗胃溶液	禁忌药物
酸性物	镁乳、蛋清水、牛奶	强酸药物
碱性物	5％醋酸、白醋、蛋清水、牛奶	强碱药物
氰化物	口服 3％过氧化氢溶液后引吐，1∶15000～1∶20000 的高锰酸钾溶液洗胃	
敌敌畏	2％～4％碳酸氢钠、1％盐水、1∶15000～1∶20000 的高锰酸钾溶液	
1605、1059 4049（乐果）	2％～4％碳酸氢钠	高锰酸钾
美曲膦酯	1％盐水或清水，1∶15000～1∶20000 的高锰酸钾	碱性药物
DDT、666	温开水或等渗盐水、50％硫酸镁导泻	油性泻药
巴比妥类（安眠药）	1∶15000～1∶20000 的高锰酸钾，硫酸钠导泻	硫酸镁导泻

注：1. 蛋清水可黏附于黏膜或创面上，起保护作用，并可减轻疼痛。

2. 氧化剂能将化学性毒品氧化，改变其性能，从而减轻或去除其毒性。

3. 1605、1059、4049（乐果）等禁用高锰酸钾溶液洗胃，因能氧化成毒性更强的物质。

4. 美曲膦酯（敌百虫）遇碱性药物可分解出毒性更强的敌敌畏，其分解随碱性的增强和温度的升高而加速。

5. 巴比妥类药物采用硫酸钠导泻，是利用其在肠道内形成的高渗透压，阻止残余巴比妥类药物的继续吸收，促使其尽早排出体外。硫酸钠对心血管和神经系统没有抑制作用，不会加重巴比妥类的中毒。

6. 磷化锌中毒时，口服硫酸铜可使其成为无毒的磷化铜沉淀，阻止吸收，并促进其排出体外。磷化锌易溶于油类，应禁用脂肪类食物，以免促使磷的溶解吸收。

【实施】

1. 操作步骤

操作	要点说明
1. 护士洗手，戴口罩，备齐用物，携至患者床旁	
2. 向患者解释，以取得合作，根据患者的病情和配合程度选择洗胃方法	• 消除患者焦虑，紧张情绪，减轻不适感
▲口服催吐法	• 常用于病情较轻，能主动配合的患者
（1）患者取坐位，戴好塑料围裙，盛水桶放患者座位前	• 一次饮量约为 500ml
（2）嘱患者自饮大量灌洗液后引吐，不易吐出时，可用压舌板压其舌根引起呕吐	• 表示毒物或胃内容物基本洗净
（3）如此反复进行，直至吐出的灌洗液澄清无气味为止	• 口腔有疾患、不能张口等由鼻腔插入，昏迷者按昏迷患者插管进行
▲胃管洗胃法——漏斗胃管洗胃法	
（1）患者取坐位或半坐卧位，将塑料围裙围于胸前，弯盘置口角旁，污物桶置床旁	• 中毒较轻者取半卧位；中毒较重者取左侧卧位；昏迷患者取平卧位，头偏向一侧并用压舌板、开口器撑开口腔，置牙垫于上下磨牙之间，如有舌后坠，可用舌钳拉出
（2）润滑胃管前端，由口腔插入 45～55cm，证实胃管在胃内后，用胶布固定	• 插管动作轻、稳、准，尽量减少对患者的刺激，插管长度为前发际至剑突的距离
（3）置漏斗胃管低于胃部水平，挤压橡胶球，抽尽胃内容物（图 4-8-11）	

步骤	要点说明
（4）举漏斗高过头部 30～50cm，将洗胃液缓慢倒入 300～500ml，当漏斗内尚余少量溶液时，迅速将漏斗降至低于胃部的位置，倒置于污水桶内	• 利用虹吸原理，将洗胃液灌入胃内后再吸出 • 引流不畅时可挤压橡胶球
（5）如此反复灌洗，直至吸出的液体澄清无气味为止	• 每次灌洗量应与洗出量大致相等，防止胃潴留
▲胃管洗胃法——电动吸引器洗胃法 （1）接通电源，检查负压吸引器功能 （2）连接：输液管与"Y"管主管相连，洗胃管及储液瓶的引流管分别与 Y 型管两个分支相连，夹紧输液管，检查各连接处有无漏气，将灌洗液倒入输液瓶，挂于输液架上（图 4-8-12） （3）患者取坐位或半坐卧位，危重或昏迷者去枕取左侧卧位，将塑料围裙围于胸前，如有义齿应先取下，置弯盘于患者口角旁润滑胃管前端，由口腔插入 45～55cm，证实胃管在胃内后，用胶布固定 （4）开动吸引器，将胃内容物吸出 （5）关闭吸引器，夹紧引流管，开放输液管，待溶液流入胃内约 300～500ml （6）夹紧输液管，开放引流管，开动吸引器，吸出灌入的液体。如此反复灌洗，直至吸出的液体澄清无气味为止	• 利于负压吸引原理，吸出胃内容物 • 吸引负压保持在 13.3kPa 左右，中毒物质不明时，留取胃内容物送检
▲全自动洗胃机洗胃 （1）接通电源，检查全自动洗胃机 （2）润滑胃管前端，插管，证实胃管在胃内后固定 （3）将配好的胃灌洗液倒入塑料桶内。将三根橡胶管分别和机器的药管、胃管和污水管口连接；将药管的另一端放入灌洗液桶内（管口必须在液面以下），污水管的另一端放入空塑料桶内，接胃管的一端和患者洗胃管相连接（图 4-8-13） （4）接通电源后，检查自动洗胃机的性能，按自动洗胃机"洗胃键"，开始洗胃 （5）洗胃过程中，如发现有食物堵塞管道，水流减慢、不畅或发生故障，可交替按"手冲"或"手吸"两键，重复冲洗数次，直到管路通畅后，再按"手吸"键，将胃内液体吸出后，按"自动"键，自动洗胃即继续进行 （6）在洗胃过程中，应随时观察患者面色、脉搏、呼吸和血压的变化，如患者感到腹痛，灌洗出的液体呈血性或休克现象，应立即停止洗胃，并与医生联系，采取相应的急救措施。	 • 药管管口始终浸没在洗胃液的液面以下 • 当中毒物质不明时，应将吸出物送检 • 管道通畅后，一定要先吸出胃内残留液体，否则易造成胃潴留
3. 洗毕，反折胃管迅速拔出，帮助患者漱口、擦脸	• 防止管内液体误入气管
4. 整理用物，记录灌洗液的名称、液量，洗出液的性质、颜色、气味及量，患者的一般情况等	• 幽门梗阻患者洗胃，可在饭后 4～6h 或空腹进行，记录胃内潴留量

2. 注意事项

(1) 当中毒物质不明时，应抽出胃内容物送检，洗胃液可选用温开水或生理盐水。

(2) 洗胃过程中应严密观察病情变化，注意有无洗胃并发症征象（患者有腹痛，洗出血性液体）和并发症（急性胃扩张、胃穿孔、水中毒、水电解质紊乱、酸碱平衡失调、误吸等）。若出现上述现象，应立即停止洗胃。

(3) 灌洗温度控制在 25~38℃，每次灌入量不宜过多，灌入量以 300~500ml 为宜，以免造成窒息或急性胃扩张。

(4) 洗胃液应洗到澄清为止。

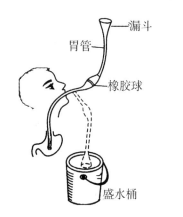

图 4-8-11　漏斗胃管洗胃法

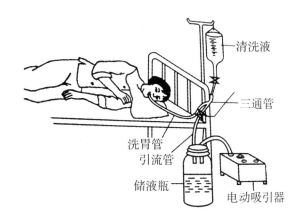

图 4-8-12　电动吸引器洗胃法

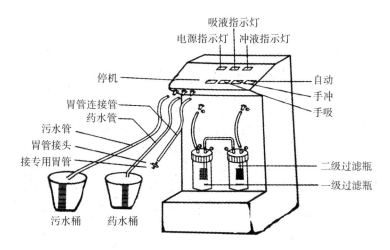

图 4-8-13　全自动洗胃机洗胃法

【工作任务】

案例　王女士，40 岁，美曲膦酯（敌百虫）中毒急诊入院，采用 1：15000~1：20000 的高锰酸钾溶液洗胃。

任务一　如何采取电动吸引器实施洗胃？

任务二 如何对患者实施健康教育？

任务三 对本次操作进行评价。

【任务实施】

任务一 电动吸引器洗胃操作流程

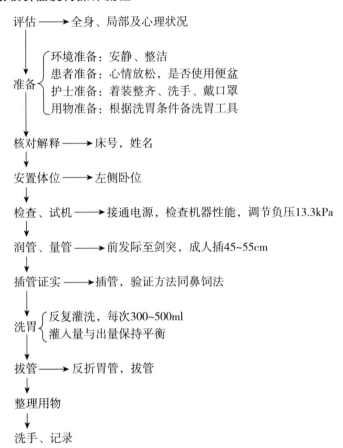

评估 —→ 全身、局部及心理状况

准备 ⎰ 环境准备：安静、整洁
  ⎱ 患者准备：心情放松，是否使用便盆
   护士准备：着装整齐、洗手、戴口罩
   用物准备：根据洗胃条件备洗胃工具

核对解释 —→ 床号，姓名

安置体位 —→ 左侧卧位

检查、试机 —→ 接通电源，检查机器性能，调节负压13.3kPa

润管、量管 —→ 前发际至剑突，成人插45~55cm

插管证实 —→ 插管，验证方法同鼻饲法

洗胃 ⎰ 反复灌洗，每次300~500ml
  ⎱ 灌入量与出量保持平衡

拔管 —→ 反折胃管，拔管

整理用物

洗手、记录

任务二 健康教育

1. 向患者解释操作过程中可能出现恶心、呕吐等不适反应，并告诉患者应对的方法，使其配合操作。

2. 向患者及家属介绍洗胃后的注意事项。

3. 对服毒自杀拒绝洗胃者应给予耐心劝导、安慰、关心和鼓励，让患者减轻心理负担重新获得生活的信心。

任务三 评价

1. 患者痛苦减轻，毒物或胃内潴留物被有效清除，症状缓解。

2. 患者达到手术或检查的要求，胃内容物被彻底清除。

3. 操作规范，患者无不良反应，未发生并发症。

4. 护患沟通有效，患者自尊和隐私得到保护，能配合操作。

5. 护士对自己的工作态度、操作流程及操作效果能够作出客观评价，并能指出存在的问题和改进措施。

【执业考试考核知识点】

1. 识记

（1）病情观察的内容和方法。

（2）抢救室的设备管理要点。

（3）不同年龄的吸引负压。

（4）洗胃的目的、洗胃常用溶液。

2. 领会

（1）意识障碍、浅昏迷、深昏迷的概念。

（2）意识障碍的种类。

（3）吸痰法的概念、洗胃法的概念。

（4）吸痰法的注意事项、洗胃的注意事项。

3. 应用

（1）按照正确的原则完成各种吸氧法的操作。

（2）正确运用叩击、体位引流和吸痰法。

（3）有效咳嗽的方法。

（4）按照正确的原则完成各种洗胃法的操作。

（曾菲菲　黄毅）

任务一　　出院患者的护理

 【任务达标】

1. 掌握出院前患者护理及出院后护理。
2. 熟悉出院护理程序。
3. 了解出院的方式。

出院患者护理

出院患者护理是指患者出院时，护理人员对其所进行的一系列护理工作。出院患者护理的目的：①对患者进行出院指导，协助其重返社会，并能遵守医嘱按时接受治疗或定期复诊；②指导患者办理出院手续；③清洁、消毒和整理床单位，准备迎接新患者。

一、出院方式

1. 医生同意出院　经治疗痊愈或病情好转可回家休养，医生主动通知患者出院，或由患者建议经过医生同意出院。

2. 患者自动出院　疾病未痊愈仍须住院治疗，但因经济、个人、家庭等因素，患者或家属要求出院。在这种情况下，患者或家属须填写"自动出院"字据，然后由医生开出"自动出院"的医嘱。

3. 转院　根据患者的病情需转往其他医院继续诊治。医生需告知患者及家属，并开具出院医嘱。

二、出院护理

（一）出院前患者护理

1. 通知患者及家属　医生根据患者的健康情况，决定患者的出院日期，开写出院医嘱后，护士应提前通知患者及家属，协助其做好出院准备。

2. 评估患者的身心需要　了解患者的身心状况，做好心理护理，增强生活信心，促进患者角色的转换。

3. 进行健康教育　针对患者的健康状况，进行健康教育，提供患者出院后在生活起居、饮食、卫生、治疗、功能锻炼和病情监测等方面的科学指导，并帮助患者建立维护和增进自我健康的责任意识，提高患者的自护能力。

4. 征求患者意见　征求患者及家属对医院工作的意见和建议，不断完善医院管理，改进工作方法，提高护理质量。

（二）出院当日患者护理

1. 填写患者出院护理评估单。

2. 执行出院医嘱

（1）对出院后需继续服药的患者，凭医嘱处方到药房领取药物后交给患者或家属，并进行用药指导；

（2）填写出院通知单，通知患者或家属到出院处办理出院手续，结算住院期间治疗、护理等费用；

（3）填写出院患者登记本。在体温单 40～42℃ 之间所对应的出院日和时间栏内，用红色钢笔竖写出院时间；

（4）停止一切医嘱，注销所有治疗护理执行单（如服药单、注射单、治疗单、饮食单等），撤去诊断卡及床头（尾）卡。

3. 协助患者整理用物，归还寄存物品，开具物品带出证。

4. 护送患者出院：患者或家属办理完手续后，护士收取出院证，并根据患者病情选用轮椅、平车或步行护送患者至病区门外或医院门口。

（三）出院后处理

1. 床单位的处理

（1）撤去污被服，放入污衣袋，送洗衣房处理；

（2）床垫、床褥、棉胎、枕芯用紫外线灯管照射或臭氧消毒器消毒。也可放在日光下曝晒 6h；

（3）病床及床旁桌椅用消毒液擦拭，非一次性面盆、痰杯用消毒液浸泡；

（4）病室开窗通风；

（5）传染病患者的床单位及病室，均按传染病终末消毒法处理。

2. 整理出院病历　按出院病历排列顺序，交病案室保存。出院病案排列顺序：住院病案首页、出院记录或死亡记录、入院记录、病史及体格检查、病程记录、各种检验及检查报告、护理病案、医嘱单、体温单。

3. 铺好备用床，准备迎接新患者。

【知识链接】

家庭病床

21 世纪的医学，将从传统的纯治疗模式转变为群体保健、预防和患者主动参与模式。家庭病床的建立，开拓了扩展医院社会功能的新路子，医院将不仅为住院患者进行治疗，而且要面向社会，面向家庭，开展预防、保健和社会医疗服务，真正成为人民健康的服务中心。家庭病床的建立是预防、医疗、康复三位一体的好形式，它既方便了患者，又缓解了医院床位的紧张，还可减轻医疗费用、患者及家庭的负担。随着老龄化社会的到来，家庭病床的优越性将更为突出，护理人员将是家庭病床工作中的主力军。

【工作任务】

案例　王某，女，55 岁。因糖尿病在内科治疗 3 周后病情稳定，于明天上午出院。

任务　如何为患者做出院护理？

【知识链接】

家庭病床的护理工作

1. 提供治疗及护理需要，如注射、换药、按摩、导尿、灌肠等。

2. 指导与协助患者正确实施康复护理，如肢体功能、呼吸功能及膀胱功能的锻炼等。

3. 健康教育。介绍有关疾病的防治知识、用药知识、卫生习惯、科学的饮食起居知识、家庭中一般物品的消毒隔离方法，还要对患者进行自身健康的责任与意识的教育。

4. 做好心理护理。帮助患者克服由于疾病的痛苦所造成的心理障碍，采用合适的语言与非语言交流沟通，给予患者安慰、鼓励和勇气。

5. 及时解决患者存在或潜在护理问题，做好效果评价的记录。

【任务实施】

出院护理流程

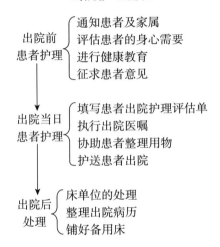

【执业考试考核知识点】

1. 识记　出院病历排列顺序

2. 领会　出院的方式

3. 应用

(1) 出院前患者护理；

(2) 出院当日患者护理；

(3) 出院后处理。

（曾菲菲　黄　毅）

任务二　临终及死亡患者的护理

【任务达标】

1. 掌握脑死亡的诊断标准，死亡过程的分期。
2. 掌握临终关怀的理念，临终患者的护理。
3. 掌握尸体护理的操作流程和对临终患者家属的护理。
4. 熟悉临终患者的生理、心理变化。
5. 了解临终关怀的历史与发展、组织形式。
6. 了解濒死、死亡、脑死亡、安乐死、临终关怀的概念。

项目一　临终关怀

生老病死是人类发展的自然客观规律，死亡是生命过程的最后阶段，也是生命的必然结果。生和死是相对的，如同出生一样，人的临终同样需要得到精心的照护和关怀。作为护理人员在患者即将到达人生终点的时刻，了解其生理和心理反应，提供身、心两方面恰当、正确的护理，提高临终患者的生命质量，维护人的尊严；同时对临终患者的家属给予安慰和指导，使其早日从悲伤中得以解脱，都是十分重要的。

一、临终关怀

（一）临终关怀的概念

美国临终关怀协会（NHO）解释临终关怀为"是对临终患者和家属提供援助性和支持性的医护措施"。我国学者对临终关怀的解释：临终关怀是有组织地向临终患者及其家属提供的包括生理、心理、社会等方面的全面照护，以缓解临终患者的痛苦，维护临终患者的尊严，使其无痛苦、舒适、安宁地度过人生的最后旅程。对于临终患者的护理，已经从过去以治愈为主的治疗转变为以对症为主的照护，以延续患者生存时间转变为提高患者的生存质量；强调维护和尊重患者的尊严和权利，注重临终患者家属的心理支持。临终关怀不仅是一种服务，而且也是一门以临终患者的生理、心理发展和为临终患者提供全面照料，减轻患者家属精神压力为研究对象的一门新兴学科。

（二）临终关怀的发展与现状

古代西方的临终关怀可追溯到中世纪，当时的教堂和修道院的神甫和修女们出于宗教旨意，为不远万里而患有严重疾病、濒临死亡的朝圣者和商旅者提供照护，使他们安详舒适地死去。西方现代临终关怀的创立是以桑德斯在 1967 年创办的世界上第一个临终关怀机构（英国的圣克里斯多弗临终关怀院）为标志，它"点燃了世界临终关怀运动的灯塔"。此后，美国、法国、日本、加拿大、荷兰、挪威、以色列甚至南非等 60 多个国家都相继开展临终关怀服务。

临终关怀在我国有着悠久的历史，而作为一门新兴的医疗保健服务，始于 1988 年 7 月天津医学院成立的中国临终关怀研究中心。同年10月，上海建立了我国第一家临终关怀医院——南汇护理院。自20世纪90年代以来，全国许多综合医院开设了临终关怀病区，上万名医护人员从事临终关怀服务，为提高临终患者的生命质量，拓宽我国护理服务的领域作出了应有的贡献。

（三）临终关怀的原则

实施临终关怀应遵循"照护为主，适度治疗，注重心理，整体服务和人道主义"的原则。

1. 以照护为主的原则　对临终患者的护理，不以治愈患者的疾病为目的。此时患者已处于不可逆转的临终状态，任何治疗都不会使疾病好转或痊愈。而经过以舒适为目的的治疗和护理过程，控制症状，解除疼痛，可以使其获得一种舒适安宁的状态。因此，临终关怀是使以治愈为主的治疗转变为以对症为主的照护。

2. 适度治疗的原则　临终患者的基本需求：①保存生命；②解除痛苦；③无痛苦的死去。临终关怀不以延长患者生存时间为目的，而以对患者的全面照护，提高患者的生命质量为宗旨。对临终患者的适度治疗，以解除疼痛、姑息治疗为主。

3. 满足心理需要的原则　临终患者通常不同程度地经历复杂而痛苦的心理过程。而且因经济地位、政治地位、文化程度、宗教信仰、职业与年龄等不同而有差异。对临终患者应加强心理治疗和心理护理，使其正视现实，并同情、安抚、关心、体贴患者，因势利导地做好心理疏导，使其心理获得平衡。

4. 整体服务的原则　整体服务即全方位服务，主要包括：①对临终患者生理、心理、社会等方面全面的照护与关心；②为临终患者提供全天候24h服务；③既关心患者自身，又关心患者家属；④既为患者生前提供服务，又为其死亡后提供居丧服务等。

5. 人道主义的原则　与普通患者护理相比较，临终关怀服务更需要护士充满爱心和同情心，理解临终患者，尊重患者选择死亡的权利，维护患者的尊严，力求使其在最少痛苦的情况下，安详地、有尊严地告别人世。

（四）临终关怀的内容

作为一门新兴的独立学科，临终关怀以临终患者为特定对象，探讨和研究临终患者及其家属的需求以及如何为他们提供全面护理的实践规律。其研究内容包括：

1. 针对临终患者的病痛及各种症状，给予专业化的姑息治疗和身心全面照顾。

2. 创造良好的生活环境，满足患者的身心需要。

3. 对临终患者家属进行心理指导和支持。

4. 帮助患者维持正常的生活方式。

5. 患者死亡后认真做好尸体护理。

6. 对丧亲者提供心理安慰与支持。

二、临终患者的身心护理

（一）临终护理的概述

1. 临终护理的概念　临终护理是对那些已失去治愈希望的患者在生命即将结束时所实施的一种积极的身心整体护理，是临终关怀的重要组成部分。其护理目的是提供精心照料，尽量努力减轻患者痛苦，缓和对死亡的恐惧与不安，维护其尊严，提高尚存的生命质量，使临终患者安宁、平静地度过人生最后旅程。

2. 临终护理在临终关怀中的重要意义 一般在患者出现生命体征和代谢等方面紊乱的濒死期开始实施临终护理。

（1）临终护理是临终关怀不可缺少的一项服务内容：临终关怀以姑息治疗、心理治疗和临终护理相结合为显著特点，其护理方式是疾病护理与生活护理相结合的方式，护理对象不仅是临终患者，还包括了家属。对护理的要求也较高，以尽可能减少患者的痛苦为主要目的，护理在临终关怀中更显示出它独特的地位和作用，临终关怀离不开护理。

（2）临终护理质量决定了临终关怀的质量：临终患者处于独特的人生阶段，具有特殊的生理和心理特征，临终护理有它独特的工作内容。护理工作不仅承担普通护理的一部分工作，还要做各类疾病的护理，还要针对生活不能自理的临终患者采取高质量的生活护理和特殊的心理护理。护理的水平在一定程度上反映了临终关怀的水平，因此护理的质量决定了临终关怀的质量。

（3）临终护理对家属的巨大影响：临终关怀中的护理与患者家属有非常密切的关系。患者进入临终期后，其病情、情绪都对家属有巨大影响，家属对患者的反应也影响着患者的心理状态，因此，心理护理的对象从临终患者扩大到其家属和亲友。对家属进行积极有效的护理，可以发挥药物起不到的效果，极大地促进患者和家属的情绪稳定，从不同的侧面提高了临终患者的生命质量。

3. 临终关怀中实施护理的注意事项

（1）创造舒适、安静的生活空间：创造舒适、安静的生活环境对临终患者来说极为重要。一个温馨、适宜的生活环境，从空间上给患者乐观、愉快、无畏的精神，可使患者在临终前减少病痛带来的厌烦和恐惧，可以减少各种因环境恶劣而造成其心情不悦的因素。一个好的环境不仅可以满足临终患者的需要，而且可以慰藉家属。

（2）尽量减少疾病带来的痛苦：临终患者多为濒临死亡者，面对死亡已是必然的事实，解除疼痛，减轻痛苦更为重要。对于疼痛的控制，护士要注意对疼痛的程度、部位、性质及并发症等有细致的了解，还要考虑到心理、社会、经济等因素及影响程度，做到准确、及时给药，并观察止痛药物的效果，同时给患者安慰、解释和鼓励，使其尽可能减少疼痛的折磨，同时要严密观察病情变化，及时发现和协助处理各种不适症状，预防并发症的发生。

（3）最大限度地满足患者的心理需求：患者进入临终期时，恐惧、孤独、消极、自卑、压抑等心理一并袭来，使临终患者很难承受。护士要充分尊重和理解患者，通过各种方式帮助临终者减轻恐惧与忧郁，关照和体贴患者，争取获得临终患者的充分信任，帮助患者正确看待生与死，使临终患者能坦然地面对死亡，并尽可能地满足患者的各种心理需求，提高其生活的质量。

（二）临终患者的生理变化及护理

1. 临终患者的生理变化

（1）循环功能减退：患者表现为皮肤苍白、湿冷、大量出汗、四肢厥冷、发绀，出现瘀点，脉搏细速而不规则，逐渐变弱而消失，血压降低甚至测不出，心尖冲动常最后消失。

（2）呼吸功能减退：患者表现为呼吸表浅，频率由快变慢，呼吸深度由深变浅，出现呼吸困难、潮式呼吸、张口呼吸等，最终呼吸停止；如有分泌物积聚在支气管内，可引起痰鸣音及鼾声呼吸。

（3）胃肠道蠕动逐渐减弱：患者表现为恶心、呕吐、食欲缺乏、腹胀等；因进食减少，可出现口干、口腔黏膜溃疡，严重者脱水。

（4）肌肉张力丧失：患者出现大小便失禁，吞咽困难，被动体位，肢体软弱无力，面部呈希氏面容，外观消瘦、面部铅灰、眼窝凹陷、双眼半睁半闭、下颌下垂、嘴微张。

（5）感知觉和意识改变：患者视觉逐渐减退，由视觉模糊发展到只有光感，最后视力消失，眼睑干燥，分泌物增多；听觉常在最后消失；意识改变可表现为嗜睡、意识模糊、昏睡、昏迷等。

（6）疼痛：患者表现为烦躁不安，皱眉、咬牙、呻吟、哭泣、尖叫等，可影响睡眠；血压及心率改变，呼吸变快或减慢，瞳孔放大，骨骼肌紧张。

（7）进入濒死期：患者各种反射逐渐消失，肌张力减退、丧失、呼吸急促、表浅，呼吸困难，出现潮式呼吸、间断呼吸；脉搏快而弱，血压降低，逐渐消失，皮肤湿冷；通常呼吸先停止，随后心脏停止跳动。

2. 临终患者的护理措施

（1）改善循环与呼吸功能：密切观察体温、脉搏、呼吸及血压变化。当桡动脉脉搏测不到时，可测颈动脉、股动脉或听心音。观察四肢颜色及温度变化，注意保温，必要时采用热水袋保暖。呼吸困难者可给予氧气吸入，病情允许时可采取半坐卧位或抬高头与肩；神志不清者，采取侧卧或仰卧位头偏向一侧，以利于呼吸道分泌物引流；必要时吸痰，保持呼吸道通畅；张口呼吸者可用液状石蜡润滑口唇，并用湿纱布盖于口部，以湿润呼吸道。

（2）控制疼痛：应观察疼痛的性质、部位、持续时间，帮助患者选择最有效的止痛方法，某些非药物控制方法有一定的镇痛效果，如松弛术、音乐疗法、催眠疗法、外周神经阻断术、针灸疗法等。若为晚期肿瘤疼痛患者，目前 WHO 建议应用三阶梯疗法控制疼痛。护士采用同情、安慰、鼓励方法与患者交谈沟通，稳定情绪，并适当引导使其注意力转移以减轻疼痛。

（3）改善营养状况：为提高患者生活质量，护士应了解患者的饮食习惯，尽量满足患者最后的饮食要求，注意食物的色、香、味，适量喂食喂水，少量多餐，以减轻恶心，增进食欲。必要时鼻饲或采用完全胃肠外营养，保证患者营养的供给。

（4）作好口腔及皮肤护理：每天口腔护理 2～3 次，有活动义齿者感到不适时应取出，口唇干裂者涂液状石蜡。大小便失禁者应及时擦洗干净，保持会阴部皮肤清洁干燥，必要时留置导尿管。维持舒适的体位，勤翻身，勤按摩，保持床单位清洁、干燥和平整，以防压疮的发生。

（5）减轻感知觉改变的影响：可提供单独病室，环境安静，光照适宜，以增加安全感。如患者双眼半睁，应用手轻轻将其眼睑闭合，定时涂眼膏，并用生理盐水纱布覆盖，预防角膜感染与干燥。当神志清醒患者视力丧失时，应用语言和触觉与患者保持联系，以协助定位。听力往往最后消失，护理中应避免在患者周围窃窃私语，以免增加患者的焦虑，不要在床旁讨论病情，避免不良刺激，护士说话应清晰，语气柔和，可配合触摸患者的非语言交流方式，使患者感到即使在生命的最后时刻，也并不孤独。

【知识链接】

松弛止痛法

松弛疗法可以使人血压下降、心率减慢、耗氧量下降、脑电波低缓、肌肉放松。通过减少因疼痛引起的焦虑，提高痛阈及对痛的耐受性而止痛。进行松弛疗法时应选择轻松舒适的姿势，衣领松开，大小便排空，闭眼，摒弃烦恼。选择一个重复的字或短词，不断重复默念如健康安宁等，最好是四个字，一呼一吸间有韵律地念两个字，可选择病人喜欢的音乐作背景，以安定心神。可在每天固定时间作 15~20min，疼痛时作 20~30min。松弛疗法使全身肌肉放松，可以缓解疼痛，防止疼痛加剧，加强其他止痛方法的止痛效果。

（三）临终患者的心理变化及护理

1. 临终患者的心理变化　临终患者的心理反应是十分复杂的。美国医学博士、心理学家伊丽东莎白·库勒·罗斯的临床观察：当一个人从知道自己患了不治之症开始，或疾病发展到晚期而面临死亡时，其心理反应过程大致经历五个发展阶段，即否认期、愤怒期、协议期、忧郁期及接受期。根据不同阶段的心理变化给予相应的心理护理是临终患者护理的重点。

（1）否认期：多数患者间接或直接得知自己患不治之症或病重将面临死亡时，其心理反应多为否认。他们会说："不可能，一定是搞错了。"以此极力否认、拒绝接受事实，认为自己不会患有绝症，即便经过复查证明最初的诊断是对的，仍希望找到更有力的证据来否定最初的诊断，希望出现奇迹。对疾病或死亡的否定，通常只是一种暂时的心理防卫反应，使患者有较多的时间来调整自己，缓冲刺激，逐渐面对死亡。否认期的长短因人而异，大部分患者能很快停止否认，而有的患者到临终前一刻仍乐观的谈论未来的计划及病愈后的设想。

（2）愤怒期：当患者对死亡经过短暂的否认而确定无望时，一种愤怒、妒忌、怨恨的情绪油然而起，产生"为什么是我？这太不公平了"的心理。此期患者往往怨天尤人，将愤怒的情绪迁怒于医护人员、朋友、家属等。经常无故地摔东西，抱怨、挑剔医院的制度、治疗，甚至无端地指责或辱骂别人，以发泄内心的不平。

（3）协议期：有人称之为讨价还价阶段。此阶段一般较短，且患者心理反应不如前两个阶段表现明显。患者愤怒的心理消失，接受临终的事实。乞求命运之神给自己一个好运气，能够出现绝症消失自愈的奇迹，希望医护人员妙手回春为自己治好绝症或延长生命，患者会作出许多承诺作为交换条件。此期患者变得和善，情绪稳定，对疾病的预后抱有希望，有良好的遵医行为，能配合治疗和护理 。

（4）忧郁期：经历了前三个阶段之后，患者身体状况更加衰竭，病情更加恶化，患者深感无法阻止死亡的来临而产生强烈的失落感。疾病的恶化、身体功能的丧失、经济负担的加重、地位的失去、亲人的淡漠等都会成为患者产生失落感的原因。此期患者主要表现为对周围的事物反应冷淡，语言减少，出现悲伤、退缩、情绪低落、沉默、哭泣等反应，要求与亲朋好友见面，希望有他喜爱的人陪伴照顾。

（5）接受期：是临终患者的最后阶段。经过一切努力、挣扎之后，患者失去了生的希望，不得不接受即将面临死亡的现实。患者变得平静，喜欢独处，睡眠时间增加，情感淡漠，静候死亡的来临。

2. 临终患者的心理护理措施

（1）否认期护理：护士与患者之间应坦诚沟通，但不要直接捅破患者的防卫机制。应根据患者对其病情的认识程度进行沟通，坦诚温和地回答患者对病情的询问，注意与其他医务人员及家属保持口径一致，耐心倾听患者的诉说，维持患者适当的希望，顺势诱导，给予关心和支持，并经常陪伴患者，使他安心并感受到护士的关怀。

（2）愤怒期护理：护士应切记患者的愤怒是发自内心的恐惧与绝望，不宜回避。对患的不礼貌行为应忍让克制，同时也应做好家属的工作，要尽量让患者表达其愤怒，以宣泄内心的不快，充分理解患者的痛苦，加以安慰和疏导，多陪伴患者，并注意保护其自尊心。

（3）协议期护理：此期的心理反应对患者是有利的，因为他能配合治疗并试图延长生命。护士应主动关心患者，鼓励其说出内心的感受，尊重他们的信仰，尽可能满足他们提出的各种要求。使患者更好地配合治疗，以减轻痛苦，控制症状。

（4）忧郁期护理：护士应多给予同情和照顾，允许家属陪伴，允许患者表达其失落、悲哀的情绪，给予精神支持，尽可能满足患者的需要，并加强安全保护，预防患者的自杀倾向。

（5）接受期护理：护士应提供安静、舒适的环境，不要过多打扰患者，不要勉强患者与他人交谈，尊重其选择，继续陪伴患者，保持与患者的沟通，加强生活护理，让其安详、平静地离开人间。

（四）临终患者家属的安抚及护理

临终关怀实质上是一种立体化、全方位的社会性卫生服务，其中对临终患者家属的关怀是临终关怀的重要组成部分，临终患者家属也经历着痛苦的感情折磨，也需要护士的安抚和关怀。因此，对临终患者家属给予心理安抚与护理，鼓励他们战胜心理危机，促进其心理的健康发展，是护士的职责之一。护士可以用以下方式帮助他们：

1. 满足家属照顾患者的需要

（1）适当为家属提供与患者单独相处的时间和环境。

（2）安排家属同患者的主管医生会谈，使他们正确了解患者的病情进展及预后。

（3）与家属共同讨论患者的身心状况变化和制订相应的护理计划。

（4）为家属提供有关的护理知识与方法，允许他们为患者做适当的护理，使其在照料亲人的过程中获得心理慰藉。

2. 鼓励家属表达情感

（1）要与家属积极沟通，建立良好的关系，取得家属的信任。

（2）鼓励家属说出内心的感受和遇到的困难。

（3）积极解释临终患者的生理、心理变化的原因，减少家属的疑虑。

3. 协助维持家庭的完整性

（1）劝说家属在患者面前控制悲伤的情绪。

（2）协助家属在医院安排日常的家庭活动，如共进晚餐、看电视、下棋等。以增进患者的心理调适，保持家庭的完整性。

4. 协助解决家属的实际困难

（1）对家属多关心体贴，帮助其安排陪伴期间的生活，尽量解决实际困难。

（2）调动患者的社会关系，如亲朋好友、单位领导、同事等关心家属，为家属分忧并解决他们的具体困难。

项目二　尸体护理

死亡是生命过程的最后一个阶段，临终患者在身心两方面都具有显著的变化。

一、死亡的概念

死亡指个体生命活动和新陈代谢的永久停止。临床上，当患者呼吸、心跳停止、瞳孔散大而固定，各种生理反射消失、心电波平直，即可宣布死亡。这种以"心肺死亡"判断死亡的标准已沿袭数千年。但是随着医学科学的发展，传统的死亡标准受到了冲击。现代医学表明：人体是一个多层次的生物系统，当心脏停止跳动时，大脑、肝脏、肾脏等重要器官并未死亡；心脏移植技术可以使一个衰亡的心脏被一个健康的心脏所替代，因而心死并不等于人死；现代医学技术可以使心肺功能完全停止的患者，借助药物和机器来维持生命。因此，只要大脑功能完整，一切生命活动都有恢复的可能。但是如果大脑出现不可逆的破坏，即脑死亡，则提示人的生命已经结束，而且大脑移植是目前世界医学界尚未解决的问题。可见，传统的死亡标准已经时过境迁。对此，医学界人士提出了新的、比较客观的死亡标准，即脑死亡标准。1968 年，美国哈佛大学在世界第 22 次医学会上提出的死亡标准：①对刺激无感受性和反应性；②无运动、无呼吸；③无反射；④脑电波平直。人们对死亡的认识，特别是医学界对死亡的认识来源于人类社会，也必然会随着人类社会的发展，特别是医学科学的发展而更加科学完善。

【知识链接】

美国哈佛大学医学院特设委员会关于脑死亡的规定

1968 年，美国哈佛大学医学院特设委员会提出了"脑死亡"的概念，并制定了 4 条相应的诊断标准。同时规定，凡符合 4 条脑死亡标准，并在 24h 内反复检查多次结果一致者，就可宣告死亡。但有两种情况例外：体温过低（<32.2℃），或刚刚服用过巴比妥类药物等中枢神经系统抑制剂。

二、死亡过程的分期

死亡不是骤然发生的，而是一个逐渐进展的过程，一般可分为三个阶段：

1. 濒死期　所谓濒死即临终，指患者已经接受治疗性和姑息性治疗措施后，虽然意识清楚，但病情迅速恶化，各种迹象显示生命即将终结。濒死期的特点是机体各系统功能严重障碍，中枢神经系统脑干以上部位的功能处于深度抑制状态，患者表现为意识模糊或丧失，各种反射减弱或迟钝，肌张力减退或消失，心跳减弱，血压下降，呼吸微弱，出现潮式呼吸或间断呼吸。濒死期的持续时间可随患者机体状况及死亡原因而异，年轻强壮者及慢性病患者较年老体弱者及急性病患者濒死期长；猝死、严重颅脑损伤等患者可直接进入临床死亡期。此期患者生命活动处于可逆状态，如能采取及时有效的抢救治疗，患者生命有可能复苏；反之，则进入临床死亡期。

2. 临床死亡期　临床死亡期中枢神经系统的抑制过程已由大脑皮质扩散到皮质下部位，延髓处于极度抑制状态。患者表现为心跳、呼吸完全停止，瞳孔散大，各种反射消失，但各种组织细胞仍有微弱而短暂的代谢活动。此期一般持续 5～6min，超过此时限，大脑将发生不可逆的变化。但是在低温条件下，特别是头部低温，可以降低脑细胞的耗氧量而延长临床死亡期。临床上对触电、溺水、大出血等迅速致死的患者，因此期重要器官的代谢尚未停止，及时采取积极有效的急救措施仍有复苏的可能。

3. 生物学死亡期　生物学死亡期是死亡过程的最后阶段。此期整个中枢神经系统及各器官的新陈代谢相继停止，并出现不可逆的变化，整个机体已不可能复活。随着此期的进展，相继出现尸冷、尸斑、尸僵及尸体腐败等尸体现象。

（1）尸冷是指死亡后体温丧失，是死亡后最先发生的改变。一般死亡后，尸体温度会逐渐下降，24h左右与环境温度相同。

（2）尸斑是指尸体皮肤出现暗红色斑块或条纹。死亡后血液循环停止，由于地心引力的缘故，血液向身体的最低部位坠积而形成尸斑。一般死亡后2～4h出现尸斑。

（3）尸僵是指尸体出现肌肉僵硬，关节固定现象。由于ATP酶缺乏，肌肉收缩而使尸体变硬。一般于死后1～3h出现在下颌部，4～6h扩延至全身，12～16h达到最大僵硬度，24h后尸僵开始减弱，肌肉逐渐变软，称为尸僵缓解。

（4）尸体腐败是指死亡后机体组织的蛋白质、脂肪和碳水化合物因腐败细菌的作用而分解的过程。尸体腐败常见的表现有尸臭、尸绿现象。一般死亡后24h先在下腹部出现，逐渐扩展至全身。

三、尸体护理

尸体护理是对临终患者实施整体护理的继续和最后的步骤，是临终关怀的重要内容。做好尸体护理的目的是使死者整洁，姿势良好，易于辨认，这不仅是对死者人格的尊重，而且有利于家属心灵上的安慰，体现了人道主义的精神和高尚的护士职业道德。尸体护理应在确认患者死亡，医生开具死亡诊断书后立即进行，既可防止尸体僵硬，也可避免对其他患者的不良影响。护理人员应以唯物主义死亡观和严肃认真的态度尽心尽力地做好尸体护理工作，尊重患者的遗愿，满足家属的合理要求。

【知识链接】

荷兰安乐死正式立法

荷兰是提出安乐死较早的国家之一，但具体立法上却极为谨慎，进展故而曲折反复，较为缓慢。以往的荷兰法律规定，实施主动安乐死的要判12年监禁，但一些判例却允许实施安乐死。根据荷兰官方的估计，医生每年为大约1/3要求安乐死的患者满足了心愿，在1999年共有约2000宗记录在案，不过确切数字相信会更多。根据民情调查，荷兰人大部分支持将安乐死合法化，反对者则主要是基于宗教的理由。荷兰议会历经数十年提案、议案的反反复复，终于在2000年11月28日以104票对40票通过了一项安乐死法案，使荷兰成为第一个准许安乐死的国家，荷兰上议院将按例认可这项法案，使它正式生效。

【目的】

1. 维持良好的尸体外观，易于识别。

2. 使家属得到安慰，减轻哀痛。

【评估】

1. 一般情况 死者的诊断、死亡原因、死亡时间、面容、清洁程度、体表有无伤口和引流管。

2. 其他情况 死者的遗愿、民族及宗教信仰、家属心态及合作程度。

【计划】

1. 护士准备 衣帽整洁，洗手、戴口罩，态度严肃认真。

2. 用物准备 治疗盘内备衣裤、尸体识别卡（表5-2-1）三张、血管钳、不脱脂棉花、绷带、剪刀、头梳。有伤口者需备换药敷料，按需准备擦洗用物，必要时备隔离衣和手套。

表 5－2－1　尸体识别卡

尸体识别卡

姓名_____　　住院号_____　　年龄_____　　性别_____

病室_____　　床　号_____　　籍贯_____　　诊断_____

住址_____

死亡时间_____年____月____日____时____分

护士签名_____

_____医院

3. 环境准备　安排单独房间或用床旁拉帘、屏风遮挡，安静，肃穆。

【实施】

1. 操作步骤

步骤	要点说明
1. 评估死者，填写尸体识别卡，备齐用物携至床旁。劝慰死者家属，并请暂离病房。死者家属不在时应尽快通知来院瞻仰遗体及办理手续	• 备齐物品，减少多次进出病室引起家属不安
2. 屏风遮挡，撤去治疗用物，如拔除气管内管，移除呼吸机、除颤器等急救仪器，去除尸体身上的各种导管	• 维护患者隐私
3. 将床放平，使尸体仰卧，头下置一枕头，双臂放于身体两侧，用大单遮盖尸体	• 防止面部瘀血变色
4. 清洁面部，协助闭上眼睑。如有义齿代为装上，口不能闭合者，轻揉下颌或用四头带托住	• 装上义齿可避免脸型改变，口眼闭合维护尸体外观，符合习俗，安慰家属
5. 脱去衣裤，依次擦洗上肢、胸、腹、背、臀及下肢，如有胶布痕迹用松节油擦净。必要时用血管钳将棉花塞于口、鼻、耳、肛门、阴道等孔道，以免体液外流，棉花勿外露。更衣梳发。系一尸体识别卡在死者的手腕部，撤去大单	• 防止体液外溢，但棉花不宜外露 • 如为传染病患者应用消毒液浸泡的棉花填塞孔道
6. 有伤口者更换敷料，如有引流管者应拔出后缝合伤口或用蝶形胶布封闭并包扎	
7. 用尸单包裹尸体，先将尸单下端遮盖双脚，再将左右两边整齐的包好，最后将尸单上端遮盖头部；在胸部、腰部、踝部用绷带固定，系第二张尸体识别卡在胸前的尸单上	• 传染病患者的尸体用一次性裹尸单包裹，装入不透水的袋子中，并作传染性标志
8. 将尸体送太平间，置于停尸屉内，将第三张尸体识别卡插于停尸屉外	
9. 填写死亡通知书，并在当日体温单 $40\sim42℃$ 之间用红（或蓝）笔纵写死亡时间。停止一切药物、治疗、饮食等，按出院手续办理结账。有关医疗文件的处理方法同出院患者	

步骤	要点说明
10. 清理患者遗物交家属。若家属不在，应由两人共同清点，将贵重物品列出清单交护士长保管	
11. 处理病床单位，清洁、消毒死者所用过的一切物品，病床单位的处理与出院患者的处理相同	• 如死者为传染患者，应按传染患者的终末消毒处理

2. 注意事项

（1）尸体护理应在死亡后尽快进行，以防僵硬；

（2）应维护尸体隐私权，不可暴露遗体，并安置自然体位；

（3）进行尸体护理时，态度严肃认真，尊重死者，满足家属合理要求。

四、丧亲者的护理

丧亲者即死者家属，主要指失去父母、配偶、子女者（直系亲属）。失去亲人，是一个重大的生活事件，直接影响丧亲者的身心健康。因此，对丧亲者做好护理工作是十分重要的。

（一）丧亲者的心理特征

丧亲者的心理特征主要表现为悲伤。根据学者派可斯的观点，可分为四个阶段。

1. 震惊与麻木阶段　这是丧失亲人后的第一个反应，无论死者的病程长短都会经历此过程。病程短或突发意外死亡，震惊与麻木程度更重，丧亲者可出现发呆症状从几小时至几天不等，并不能发泄自己的悲伤。极个别的人因经受不了这种致命打击而自杀。

2. 渴望与思念阶段　在震惊、麻木之后逐渐从麻木中解脱出来，继而产生悲伤心理，意识到亲人确实死亡，痛苦、无助、气愤情绪伴随而来，哭泣是主要的表现方式，并伴有强烈的思念之情。渴望亲人奇迹般地复原，表现出对亲人遗物的珍爱，对其音容笑貌的思念，有时仿佛看到亲人的身影，或听到他的声音，常常觉得亲人还在身边。

3. 颓丧阶段　随着时间的流逝，丧亲者能理智地承认既成的事实，但同时由于亲人逝去而带来常规生活的改变，伴随着无所适从的感觉，孤独、颓丧，对一切事物没有兴趣，对人生产生淡漠、空虚的感觉。

4. 恢复阶段　此过程是渐进的，丧亲者认清亲人已逝，折磨从颓丧中解脱出来，重新对新生活产生兴趣，重新寻找生活的方向，将亲人永远怀念。

（二）丧亲者的心理护理

护士应认识到丧亲者的痛苦开始于亲人死亡之前，其过程比死去的亲人所经历的心路历程更为漫长和痛苦。死亡是临终患者痛苦的结束，但同时又是丧亲者悲哀的高峰，护士应对丧亲者给予同情、理解和帮助，给予心理疏导和支持。

1. 做好尸体护理　体现对死者的尊重，对家属心灵上的抚慰。

2. 鼓励家属宣泄感情　护士应认真倾听他们的诉说，鼓励他们尽情宣泄长期抑郁和痛苦的感情。

3. 心理疏导和支持　提供有关知识，安慰家属面对现实，帮助他们疏导悲痛，使其意识到安排好未来的工作和生活是对亲人最好的悼念。

4. 提供生活指导和建议　根据具体对象和情况，给予经济问题、家庭组合、社会支持系统等方面的指导和建议，使丧亲者感受到人世间的温暖。

5. 随访丧亲者 目前在国外，临终机构通过信件、电话、访视对死者家属进行追踪随访。

【工作任务】

案例 肿瘤科肺癌晚期患者朱某因治疗无效而死亡，患者在离世时表现出惊人的坦然，非常安详、平静地辞世。为了对死者表示尊重和对家属的安慰，护士长带着小李护士去完成尸体护理。

任务一 如何实施尸体护理？

任务二 对本次操作作出评价。

【任务实施】

任务一 尸体护理操作流程

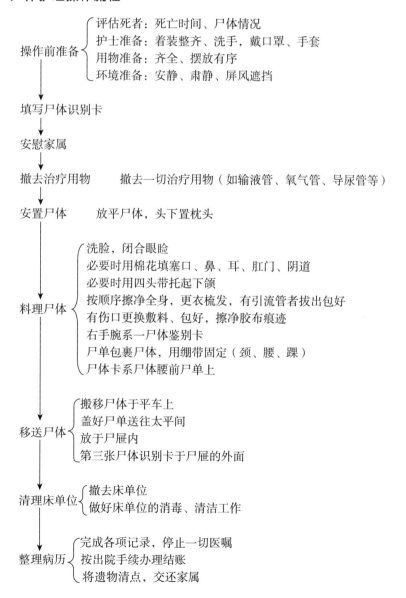

操作前准备
- 评估死者：死亡时间、尸体情况
- 护士准备：着装整齐、洗手、戴口罩、手套
- 用物准备：齐全、摆放有序
- 环境准备：安静、肃静、屏风遮挡

↓

填写尸体识别卡

↓

安慰家属

↓

撤去治疗用物 撤去一切治疗用物（如输液管、氧气管、导尿管等）

↓

安置尸体 放平尸体，头下置枕头

↓

料理尸体
- 洗脸，闭合眼睑
- 必要时用棉花填塞口、鼻、耳、肛门、阴道
- 必要时用四头带托起下颌
- 按顺序擦净全身，更衣梳发，有引流管者拔出包好
- 有伤口更换敷料、包好，擦净胶布痕迹
- 右手腕系一尸体鉴别卡
- 尸单包裹尸体，用绷带固定（颈、腰、踝）
- 尸体卡系尸体腰前尸单上

↓

移送尸体
- 搬移尸体于平车上
- 盖好尸单送往太平间
- 放于尸屉内
- 第三张尸体识别卡于尸屉的外面

↓

清理床单位
- 撤去床单位
- 做好床单位的消毒、清洁工作

↓

整理病历
- 完成各项记录，停止一切医嘱
- 按出院手续办理结账
- 将遗物清点，交还家属

任务二 评价

1. 尸体整洁，外观良好。

2. 操作规范，家属对尸体护理表示满意。

3. 护士对自己的工作态度、劝慰家属的语言、操作流程及操作效果能够作出客观评价，并能指出存在的问题和改进措施。

【执业考试考核知识点】

1. 识记

（1）濒死、死亡、脑死亡、安乐死、临终关怀的概念；

（2）尸体护理的目的及概念、死亡的概念；

（3）死亡过程的分期。

2. 领会

（1）临终关怀的理念；

（2）临终患者的生理、心理变化；

（3）尸体护理的注意事项。

3. 应用

（1）脑死亡的诊断标准；

（2）临终患者的护理；

（3）临终患者家属的护理；

（4）尸体护理的操作流程；

（5）丧亲者的心理护理。

（曾菲菲）

表 3-4-1 体温表

姓名　　　　病室　　　床号　　　入院日期　　　年　　月　　日　　　住院号

日　　　期	月　　日																								
住院天数																									
手述后天数																									
时　　间		4 8 12	4 8 12	4 8 12	4 8 12	4 8 12	4 8 12	4 8 12	4 8 12	4 8 12	4 8 12	4 8 12	4 8 12	4 8 12											

脉搏	摄氏																								

脉搏　　摄氏

180　42°　　　　　　　　　　　　　　　　　107°
160　41°　　　　　　　　　　　　　　　　　106°
　　　　　　　　　　　　　　　　　　　　　105°
140　－40°　　　　　　　　　　　　　　　　104°
120　39°　　　　　　　　　　　　　　　　　103°
　　　　　　　　　　　　　　　　　　　　　102°
100　38°　　　　　　　　　　　　　　　　　101°
　　　　　　　　　　　　　　　　　　　　　100°
80　37°　　　　　　　　　　　　　　　　　99°
　　　　　　　　　　　　　　　　　　　　　98°
60　36°　　　　　　　　　　　　　　　　　97°
　　　　　　　　　　　　　　　　　　　　　96°
40　35°　　　　　　　　　　　　　　　　　95°
20　34°　　　　　　　　　　　　　　　　　94°

呼　　吸														
大便次数														
血压mmHg														
液体输入CC	口													
	肛													
	静脉													
	总量													
尿量　CC														
痰　　量														
体重kg														
重要药品														
其　他														

第　　页

359

参考文献

1. 吴钟琪. 医学临床"三基"训练护士分册. 3 版，长沙：湖南科学技术出版社，2002.
2. 余剑珍. 基础护理技术. 2 版，北京：科学出版社，2007.
3. 李小寒、尚少梅. 基础护理学学习指导及习题集. 北京：人民卫生出版社，2006.
4. 李小寒、尚少梅. 基础护理学. 4 版，北京：人民卫生出版社，2006.
5. 李晓松. 基础护理技术. 北京：人民卫生出版社，2004.
6. 李小萍. 基础护理学. 2 版，北京：人民卫生出版社，2005.
7. 马如娅. 基础护理学. 2 版，北京：人民卫生出版社，2006.
8. 白继荣. 护理学基础. 北京：中国协和医科大学出版社，2003.
9. 余江萍. 护理学导论. 合肥：安徽科学技术出版社，2009.
10. 黄一凡. 护理学基础. 南昌：江西科学技术出版社，2008.
11. 王建荣. 基本护理技术操作规程与图解. 北京：人民军医出版社，2003.
12. 龚敏　杨敏英　郝静. 基础护理学. 西安：第四军医大学出版社，2010.
13. 李金钟. 人体解剖学. 北京：人民卫生出版社，2008.
14. 陶丽云. 护理基本技术技能实训与应试指导. 北京：人民卫生出版社，2009.
15. 冯先琼. 护理学导论. 2 版，北京：人民卫生出版社，2008.
16. 李小妹. 护理学导论. 北京：人民卫生出版社，2006.
17. 姜安丽，范秀珍. 护理学导论. 北京：人民军医出版社，2004.